LES

GRANDS ÉCRIVAINS

DE LA FRANCE

NOUVELLES ÉDITIONS

PUBLIÉES SOUS LA DIRECTION

DE M. AD. REGNIER

Membre de l'Institut

MÉMOIRES

DE

SAINT-SIMON

TOME XVIII

CHARTRES. — IMPRIMERIE DURAND
Rue Fulbert, 9.

MÉMOIRES

DE

SAINT-SIMON

NOUVELLE ÉDITION

COLLATIONNÉE SUR LE MANUSCRIT AUTOGRAPHE

AUGMENTÉE

DES ADDITIONS DE SAINT-SIMON AU JOURNAL DE DANGEAU

et de notes et appendices

PAR A. DE BOISLISLE

Membre de l'Institut

AVEC LA COLLABORATION DE L. LECESTRE

ET DE J. DE BOISLISLE

TOME DIX-HUITIÈME

DEUXIÈME TIRAGE

PARIS

LIBRAIRIE HACHETTE ET Cie

BOULEVARD SAINT-GERMAIN, 79

1915

MÉMOIRES

DE

SAINT-SIMON

(Fin de 1709.

Raisons qui me persuadent la retraite.

Il y avoit longtemps que je m'apercevois que l'évêque de Chartres ne m'avoit que trop véritablement averti des mauvais offices qu'on m'avoit rendus auprès du Roi, et de l'impression qu'ils y avoient faite[1]. Son changement à mon égard ne pouvoit être plus marqué, et, quoique je fusse encore des voyages de Marly[2], je ne pouvois pas douter que ce n'étoit[3] pas sur mon compte[4]. Piqué de tant de cheminées qui, pour ainsi dire, m'étoient tombées sur la tête[5] en allant mon chemin, de ne pouvoir démêler la véritable apostume[6], ni son remède par conséquent, d'avoir affaire à des ennemis puissants et violents que je ne m'étois point attirés, tels que Monsieur le Duc et Ma-

1. Tome XVI, p. 444-445. Comparez la notice SAINT-SIMON, tome XXI de 1873, p. 109.
2. Tome XVII, p. 83-84, et ci-après, p. 4, 66 et 384.
3. *Ne f[ust]* corrigé en *n'estoit*. — 4. Plutôt sur celui de sa femme.
5. Cette locution figurée a été relevée ici par Littré.
6. *Apostume* (ici, *aposthume*), substantif féminin, au propre « une enflure extérieure avec putréfaction, » se dit au figuré de « quelque chose de mauvais qui étoit caché et vient enfin à paroître » (*Académie*, 1718).

dame la Duchesse et que les personnages de la cabale de Vendôme[1], et les envieux et les ennemis dont les cours sont remplies, et d'autre part à des amis foibles ou affoiblis comme Chamillart et le Chancelier, le maréchal de Boufflers et les ducs de Beauvillier et de Chevreuse, qui ne pouvoient m'être d'aucun secours avec toute leur volonté, vaincu par le dépit, je voulus quitter la cour et en abandonner toutes les idées[2]. Mme de Saint-Simon, plus sage que moi, me représentoit les changements continuels et inattendus des cours, celui[3] que l'âge y pouvoit apporter, la dépendance où on en[4] étoit, non seulement pour la fortune, mais pour le patrimoine même, et beaucoup d'autres raisons. A la fin, nous convînmes d'aller passer deux ans en Guyenne sous prétexte d'y aller voir un bien considérable que nous ne connoissions point par nous-mêmes[5], faire ainsi une longue absence sans choquer le Roi, laisser[6] couler le temps, et voir après le parti que les conjonctures nous conseilleroient de prendre. M. de Beauvillier, qui se voulut adjoindre M. de Chevreuse dans la consultation que nous lui en fîmes[7], le Chancelier, à qui nous en parlâmes après, furent de cet avis dans l'impuissance où ils se virent de me persuader de demeurer à la cour ; mais ils nous conseillèrent de parler d'avance de ce voyage pour éviter l'air de dépit, et qu'il ne se répandît[8] aussi que j'eusse été doucement averti de m'éloigner. Il fallut la permission du Roi pour s'écarter si loin et si

1. L'initiale est un *v* minuscule, corrigé en majuscule.
2. Comparez encore la notice du duché de SAINT-SIMON, dans le tome XXI de 1873, p. 109.
3. Par mégarde, il a écrit : *celle*.
4. Cet *en* est en interligne.
5. Le gouvernement et la comtau de Blaye, la maison de la Cassine, le Marais de Saint-Simon : tome I, appendice IX, p. 539-543, et tome X, p. 466 ; suite des *Mémoires*, tome XVII, p. 333.
6. Il a surchargé l'*i* en une première *s*.
7. La première *s* de *fismes* surcharge une autre lettre.
8. *Rependist*, dans le manuscrit.

longtemps[1] : je ne voulus pas lui en parler dans la situation où je me trouvois ; la Vrillière, fort de mes amis, et qui avoit la Guyenne dans son département[2], le fit pour moi, et le Roi le trouva bon. Le maréchal de Montrevel commandoit en Guyenne. J'ai déjà remarqué, lors de sa promotion au bâton[3], quelle espèce d'homme c'étoit ; la tête avoit achevé de lui tourner en Guyenne[4] : il s'y croyoit le Roi, et, avec des compliments et des langages les plus polis, usurpoit peu à peu toute l'autorité dans mon gouvernement[5]. Ce n'est pas ici le lieu d'expliquer ce dont il s'agissoit entre nous, qui se retrouvera[6] nécessairement ailleurs[7] : il suffit de dire ici en gros qu'il ne m'étoit pas possible d'aller à Blaye que cela ne fût fini avec une manière de fou pour qui le Roi avoit eu toute sa vie du goût, et avec qui les raisons mêmes qui me menoient en Guyenne ne me laissoient pas espérer que raison, droit et justice de mon côté fussent des armes dont je me pusse défendre. Il y avoit deux ans que lui et moi étions convenus de nous en rapporter à Chamillart, sans que ce ministre eût pu prendre le temps de finir cette affaire : je

1. Nous avons déjà vu que Louis XIV permettait peu volontiers que l'on s'éloignât de la cour.

2. Tomes X, p. 466, XIII, p. 211, et XVII, p. 218.

3. Tome XI, p. 49-52.

4. Il a quitté en 1703 le commandement de Languedoc pour prendre celui de Guyenne, mais à contre-cœur : tome XII, p. 47-49.

5. On a vu, tome XVII, p. 302, la prétention de Montrevel à se faire donner du *Monseigneur*. Les documents du temps abondent en détails sur ses pilleries, son despotisme, ses luttes avec les autres représentants du gouvernement royal, sa prodigalité personnelle, les dépenses qu'il imposait à la ville de Bordeaux.

6. Il a écrit, par mégarde : *retouverra*.

7. Ci-après, p. 89 et suivantes, et en 1711 (tome VIII de 1873, p. 450-461). Il s'agit toujours (notre tome XVII, p. 445) des capitaines gardecôtes créés en 1705, de leur commandement et de celui des milices ; mais, deux ou trois mois après la chute de Chamillart, le 27 août 1709, notre auteur a eu la grande satisfaction de gagner au Conseil un procès engagé depuis quarante-cinq ans, par son père, contre le fermier du domaine royal de Blaye.

me mis donc à l'en presser, par la nécessité où je me trouvois là-dessus. Le même défaut de loisir, affaires, voyages, temps rompus, la différèrent toujours, tant qu'enfin arriva sa chute, qui lui ôta tout caractère de décider entre nous, et à Montrevel toute envie de s'y soumettre. Si, depuis cinq ou six mois, je m'étois déterminé à la retraite, cet événement ne fit que m'y confirmer et m'en presser. Un ami éprouvé dans une telle place et dans une telle faveur est d'un[1] grand et continuel secours pour les choses et pour les apparences, et laisse un grand vuide par sa disgrâce. Elle m'ôtoit de plus le logement de feu M. le maréchal de Lorge au château, qu'il me fallut rendre au duc de Lorge, logé jusqu'alors dans celui de son beau-père, dont le Roi disposa[2], et la cour, non seulement à demeure comme j'y avois toujours été, mais même à fréquenter, est intolérable et impossible sans un logement, que je n'étois pas alors à portée d'obtenir. Depuis le Marly où éclata le départ de Torcy pour la Hollande[3], j'en avois été éconduit[4] : ainsi la main du Roi s'appesantissoit peu à peu en bagatelles, peut-être en attendant occasion de pis. D'aller en Guyenne sans que rien fût terminé entre Montrevel et moi, il n'y avoit pas moyen d'y penser : je pris donc le parti d'aller à la Ferté[5], résolu d'y passer une et plusieurs années, et de ne revoir la cour que par moments, et pas même tous les ans, s'il m'étoit possible, sans

1. *Un* corrigé en *d'un*.

2. *Dangeau*, tome XII, p. 446, 16 juin : « Le duc de Lorge, qui n'a plus le logement qu'il avoit à Versailles chez M. de Chamillart, son beau-père, a redemandé au duc de Saint-Simon, son beau-frère, le logement qu'il lui avoit prêté dans le château, qui étoit le logement du feu maréchal de Lorge, et qu'à sa mort le Roi avoit laissé à sa famille. Le duc de Saint-Simon le lui a rendu. » Voyez tome XVII, p. 155 et 460-461.

3. Tome XVII, p. 346-347, 1er mai.

4. Cependant il a dit (tome XVII, p. 83-84) que cette exclusion datait de trois mois plus tôt, lors du voyage de février par le plus grand froid.

5. Comme au printemps, lors des obsèques de Monsieur le Prince (tome XVII, p. 83-84). Le voyage sera retardé jusqu'au mois de septembre : ci-après, p. 286.

manquer au tribut sec et pur du devoir le plus littéral. Mon assiduité auprès de Chamillart à l'Étang, aux Bruyères, à Mont-l'Évêque, à Paris, avoit déjà déplu. Je partis un mois après qu'il fut allé chercher des terres pour s'éloigner de Paris[1]; ses filles vinrent s'établir et l'attendre à la Ferté, où il revint de ses tournées[2], et où je le reçus avec des fêtes et des amusements que je ne lui aurois pas donnés dans sa faveur et dans sa place, mais dont je n'eus pas de scrupule parce qu'il n'y avoit plus de cour à lui faire, ni rien à attendre de lui : aussi y fut-il vivement sensible. Il fut assez longtemps chez moi; il y laissa ses filles, et s'en alla à Paris pour finir plusieurs affaires et le marché de la terre de Courcelles, dans le pays du Maine, qu'il acheta à la fin[3]. Je demeurai chez moi dans ma résolution première, où toutefois je ne laissai pas d'être informé de ce qu'il se passoit. Reprenons maintenant les affaires devant et depuis mon départ de la cour, et qui le[4] retardèrent de beaucoup, et après lequel je soupirois avec un dépit ardent.

Trois espèces de cabales à la cour :

L'expression me manque pour ce que je veux faire entendre. La cour, par ces grands changements d'état et de fortune de Vendôme et de Chamillart, étoit plus que jamais divisée. Parler de cabales, ce seroit peut-être trop dire, et le mot propre à ce qui se passoit[5] ne se présente

1. A la fin de juillet : tome XVII, p. 473-474, et ci-après, p. 286.

2. C'est dans le Maine que Chamillart se fixa définitivement. On voit, par une lettre que Tessé lui avait écrite de ce pays, le 2 juillet 1704 (recueil Rambuteau, p. 186), qu'il avait pensé à acquérir Lavardin lorsque le maréchal en fit le rachat. Est-ce parce qu'il y avait eu en ce pays, au quatorzième siècle, une illustre famille du nom de Chamaillart?

3. Cet achat a déjà été annoncé d'avance dans notre tome XVI, p. 62 et Addition n° 810, à propos de la mort de Montgivrault, qui avait reconstruit ou embelli le château. La Nanon de Mme de Maintenon et Mlle Graslin, attachée à la duchesse de Noailles, avaient obtenu les droits de rachat à percevoir par le Roi en cette occasion (Arch. nat., O[1] 52, fol. 193 v°; Affaires étrangères, vol. *France* 1160, fol. 76 v°).

4. Ce *le* est en interligne, et aussi, plus loin, *et,* au-dessus des mots *mon départ,* répétés, puis biffés, après *beaucoup.*

5. La seconde lettre de *passoit* surcharge *ou.*

pas. Quoique trop fort, je dirai donc cabale[1], en avertissant qu'il dépasse ce qu'il s'agit de faire entendre[2], mais qui, sans des périphrases[3] continuelles, ne se peut autrement rendre par un seul mot[4]. Trois partis partageoient la cour, qui en embrassoient les principaux personnages, desquels fort peu paroissoient à découvert, et dont quelques-uns avoient encore leurs recoins[5] et leurs réserves particulières. Le très petit nombre n'avoit en vue que le bien de l'État, dont la situation chancelante étoit donnée par tous comme leur seul objet, tandis que la plupart n'en avoient point d'autre[6] que soi-même, chacun suivant ce qu'il se proposoit de vague, comme[7] de considération,

1. C'est ainsi que Mme de Maintenon appelait son petit cercle de dames familières. — *Cabale*, terme dogmatique chez les juifs, « signifie aussi un complot de plusieurs personnes qui ont même dessein; il se prend ordinairement en mauvaise part » (*Académie*, 1718).

2. *Ententre* corrigé en *entendre*.

3. *Périphrase*, « circonlocution, tour de paroles.... pour exprimer ce qu'on ne veut pas dire en termes propres » (*Académie*, 1718).

4. On trouve le pendant de ce tableau dans une lettre que Madame écrivait à la duchesse de Hanovre le 28 septembre (recueil Jaeglé, tome II, p. 101-102) : « Toute la cour est pleine d'intrigues. Les uns veulent obtenir la faveur de la puissante dame, les autres celle de Monsieur le Dauphin, d'autres encore celle du duc de Bourgogne, car lui et son père ne s'aiment pas : le fils méprise le père, il est ambitieux et veut gouverner; le Dauphin est sous la domination absolue de sa sœur bâtarde Madame la Duchesse. La princesse de Conti est devenue l'alliée de celle-ci afin de ne pas perdre tout pouvoir sur lui. Tous sont opposés à mon fils : ils ont peur que le Roi ne le voie d'un bon œil, et qu'il ne fasse le mariage de sa fille aînée avec le duc de Berry. La Duchesse en voudrait bien pour sa propre fille : c'est pourquoi elle accapare le duc de Berry; mais la duchesse de Bourgogne, qui voudrait, elle aussi, gouverner le Dauphin aussi bien que le Roi, est jalouse de Madame la Duchesse : elle a donc fait un pacte d'amitié avec notre Mme d'Orléans pour contrecarrer l'autre. C'est une plaisante comédie d'intrigues enchevêtrées, et je pourrais dire, avec la chanson : « Si on ne mouroit « pas de faim, il en faudroit mourir de rire... » La Vieille lance ce monde-là les uns contre les autres pour gouverner d'autant mieux. »

5. Voyez ce terme dans nos tomes IV, p. 139, XVI, p. 204, et ci-après, p. 9.

6. *Autre* surcharge un autre mot. — 7. *Co^e* semble surcharger *ou*.

d'autorité, et, en éloignement, de puissance ; d'autres, de places et de fortunes à embler ; d'autres, plus cachés ou moins considérables, tenoient à quelqu'une des trois, et formoient un sous-ordre, qui donnoit quelquefois le branle[1] aux affaires, et qui entretenoit cependant la guerre civile[2] des langues. Sous les ailes de Mme de Maintenon se réunissoit la première, dont les principaux, en curée de la chute de Chamillart, et relevés par celle de Vendôme, qu'ils avoient aussi poussotté[3] tant qu'ils avoient pu, étoient ménagés, et ménageoient réciproquement Mme la duchesse de Bourgogne, et étoient bien avec Monseigneur. Ils jouissoient aussi de l'opinion publique et du lustre que Boufflers leur communiquoit. A lui se rallioient les autres, pour s'en[4] parer et pour s'en servir. Harcourt, même des bords du Rhin, en étoit le pilote[5], Voysin et sa femme leurs instruments, qui, réciproquement, s'appuyoient d'eux. En seconde ligne étoit le Chancelier, qui [étoit] dégoûté à l'excès[6] par l'aversion que Mme de Maintenon avoit prise pour lui, conséquemment par l'éloignement du Roi ; Pontchartrain de loin, à l'appui de la boule[7] ; le premier écuyer, vieilli dans les intrigues, qui avoit formé l'union d'Harcourt avec le Chancelier, et qui les rameu-

des seigneurs,

1. Nous avons déjà eu *branle*, employé au propre, dans nos tomes I, p. 75, et IV, p. 318, au figuré dans le tome IX, p. 460. *L'Académie* disait : « *Un homme donne le branle à une affaire*, pour dire qu'il a commencé une affaire, et que, par son exemple, il a déterminé les autres à y concourir..., à la faire pencher d'un côté. » Notre auteur écrit : *bransle*.

2. Avant *civile*, il a biffé *ciile*, mal écrit.

3. Ce diminutif ou péjoratif manque dans les dictionnaires.

4. Il a écrit deux fois p^r, et essayé de mettre l'élision *s'* en surcharge sur *en*.

5. Il écrit : *pilotte*. — 6. Ici, *exés*.

7. *Venir à l'appui de la boule* s'emploie « pour dire seconder quelqu'un dans une affaire qu'il a commencée, dans une proposition qu'il a faite.... » (*Académie*, 1718). Voyez un exemple dans les *Mémoires de Berwick*, tome I, p. 272, et « tenir pied à boule » dans les *Mémoires du marquis d'Argenson*, éd. Rathery, tomes II, p. 298, et III, p. 8.

toit[1] tous ; son cousin Huxelles, philosophe apparemment[2], cynique, épicurien, faux en tout, et dont on peut voir le caractère ci-devant p. 380[3], rongé de l'ambition la plus noire, dont Monseigneur avoit pris la plus grande opinion par la Choin, que Beringhen, sa femme et Bignon en avoient coiffée[4] ; le maréchal de Villeroy, qui, du fonds de sa disgrâce, n'avoit jamais perdu les étriers[5] chez Mme de Maintenon, et que les autres ménageoient par là, et par cet ancien goût du Roi qui, par elle, pouvoit renaître ; le duc de Villeroy, remué[6] par lui, mais avec d'autres allures, et la Rocheguyon, qui, ricanant[7] sans rien dire, tendoit des panneaux ; et, par Blouin et d'autres souterrains, savoient[8] tout, et avoient toute créance de jeunesse auprès de Monseigneur, et qui, quoique de loin, ne laissoient pas d'avoir influé à la perte de Vendôme et de Chamillart, ayant en tiers la duchesse de Villeroy, dont le peu d'esprit étoit compensé par du sens, beaucoup de prudence, un secret impénétrable, et la confiance de Mme la duchesse de Bourgogne en beaucoup de choses, qu'elle savoit
des ministres, tenir de court et haut à la main[9]. D'autre part, sous l'espérance que nourrissoit la naissance, la vertu et les talents de Mgr le duc de Bourgogne, tout de ce côté par affection décidée, étoit le duc de Beauvillier[10], le plus

1. Verbe emprunté au vocabulaire de la vénerie et signifiant rallier à la meute les chiens qui s'en écartent. Il manque dans les dictionnaires.
2. En apparence : voyez cet adverbe dans le *Littré*, 3°. Comparez ci-contre, p. 9, *apparent*.
3. Tome XI, p. 34-45.
4. *Ibidem*, p. 43-45. — Nous avons eu cet emploi de *se coiffer de quelqu'un* dans notre tome VI, p. 252.
5. « On dit *faire perdre les étriers à quelqu'un*, pour dire le déconcerter, le mettre en désordre » (*Académie*, 1718).
6. Mis en mouvement. — 7. Il a écrit, par mégarde : *ricananant*.
8. Ce pluriel et les suivants, venant après le singulier *tendoit*, exigeraient un autre *qui*.
9. Il a été longuement parlé d'elle et de son accession au parti de la duchesse de Bourgogne, en 1708, dans notre tome XVI, p. 261-264.
10. Par mégarde, il a écrit : *Beauviller*.

apparent[1] de tous; le duc de Chevreuse en étoit l'âme et le combinateur[2]; l'archevêque de Cambray, du fonds de sa disgrâce et de son exil, le pilote[3]; en sous-ordre, Torcy et Desmaretz, le P. Tellier, les jésuites, et Saint-Sulpice, d'ailleurs si éloigné des jésuites, et réciproquement, Desmaretz, ami du maréchal de Villeroy et du maréchal d'Huxelles, et Torcy, bien avec le Chancelier, uni avec lui sur les matières de Rome, conséquemment contre les jésuites et Saint-Sulpice, et en brassière sur ce recoin d'affaires avec ses cousins de Chevreuse et[4] surtout de Beauvillier, ce qui mettoit entre eux du gauche[5], et souvent des embarras; ceux-ci plus unis entre eux au besoin, toujours plus concertés, en occasion continuelle de se voir sans air de se chercher, affranchis des sarbatanes[6] par leurs places et voyant tout immédiatement, en état d'amuser les autres par des fantômes, et, d'un coup de main, de rendre fantômes les réalités les mieux amenées, et, par voir et savoir de source, de rompre la mesure[7] à leur gré:

1. « *Le plus apparent,* remarquable, considérable entre d'autres personnes, entre d'autres choses » (*Académie,* 1718).

2. Ce substantif n'a pas pris place dans le dictionnaire Hatzfeld, tandis que Littré l'avait relevé dans un autre passage de notre auteur, et il a été employé, avec un sens différent, par Voltaire: « L'Être combinateur de l'univers. »

3. Comme Harcourt, p. 7. — 4. *Et* est en interligne.

5. Le substantif *embarras* qui suit explique cet emploi de *gauche* pris substantivement, que nous retrouverons, mais qui n'a été relevé nulle part par Hatzfeld, quoiqu'il fût déjà dans le *Littré.* Nous avons eu autrement, dans le tome I, p. 90, « le gauche de sa province. » Nous trouverons de même ci-après, p. 405, *le louche.*

6. Au figuré, on disait *parler par sarbacanes* (ou *sarbatanes*), pour dire parler par des personnes interposées (*Académie,* 1718). Littré cite un exemple de Montaigne. Saint-Simon a écrit: *sarbatannes.*

7. Cette locution, empruntée au vocabulaire de l'escrime, a déjà passé dans l'Addition n° 458 (tome XI, p. 381). C'est, au propre, « se mettre hors de portée de recevoir un coup de fleuret ou d'épée » (*Académie,* 1718). On peut la signaler, au figuré, dans la Rochefoucauld, Sévigné, la Fontaine, etc. Nous avons eu *serrer la mesure* et *être en mesure.*

tant étoit-il vrai, de tout ce règne, que le ministère donnoit tout en affaires, quelque confiance que Mme de Maintenon y eût usurpée, qui n'osoit questionner, ni montrer[1] rien suivre, à[2] qui les choses ne venoient par le Roi qu'à bâtons rompus, et qui, par là, avoit si grand besoin d'avoir un ministre tout à elle. Ceux-ci n'admirent personne avec eux sans une vraie nécessité, et pour le moment seulement de la nécessité. Ils n'avoient qu'à parer, et, comme ils étoient en place, ils n'avoient qu'à se défendre, et rien à conquérir ; mais les rieurs n'étoient pas pour eux : leur dévotion les tenoit en brassière, étoit tournée aisément en ridicule ; le bel air, la mode, l'envie étoit de l'autre côté, avec la Choin et Mme de Maintenon. Ces deux cabales se tenoient réciproquement en respect. Celle-ci marchoit en silence, l'autre au contraire avec bruit, et saisissoit tous les moyens de nuire à l'autre. Tout le bel air de la cour et des armées étoit de son côté, que le dégoût et l'impatience du gouvernement grossissoit encore, et quantité de gens sages entraînés par la probité de Boufflers et les talents d'Harcourt. D'Antin, Madame la Duchesse, Mlle de Lillebonne et sa sœur, leur oncle, inséparable d'elles, et l'intrinsèque cour[3] de Meudon formoient le troisième parti. Aucun des deux autres ne vouloit d'eux, l'un et l'autre les craignoient et s'en défioient ; mais tous les ménageoient à cause de Monseigneur, et Mme la duchesse de Bourgogne elle-même. D'Antin et Madame la Duchesse n'étoient qu'un[4], ils étoient également décriés ; ils étoient pourtant à la tête de ce parti, d'Antin par ses privances avec le Roi, qui augmentoient chaque jour, et dont, mieux qu'homme du monde, il savoit se parer, et même

de Meudon.

1. Par mégarde, il a écrit : *monstre*.
2. Avant cet *à*, il a biffé *quelque confience qu'elle eust usurpée et*, et, ensuite, *choses* surcharge un *R* majuscule.
3. *Court*, au manuscrit.
4. Voyez nos tomes XIII, p. 234, XVI, p. 53 et suivantes, XVII, p. 121-123, 127, 137, 138, etc.

s'avantager solidement[1], lui et Madame la Duchesse, pour les leurs avec Monseigneur. Ce n'étoit pas que les deux Lorraines n'eussent encore plus sa confiance et celle de Mlle Choin, au moins, plus que les deux autres. Elles avoient de plus un autre avantage, mais alors et longtemps depuis[2] inconnu, dont j'ai parlé d'avance p. 614[3], qui étoit cette liaison avec Mme de Maintenon, si honteusement mais si solidement fondée, et, pour cela même, si cachée; mais elles étoient encore étourdies des deux coups de foudre qui venoient de tomber sur Vendôme et Chamillart. Boufflers, Harcourt et leurs principaux tenants détestoient l'orgueil du premier et la suprématie de rang et de commandement où il s'étoit élevé; Chevreuse, Beauvillier et les leurs, par ces raisons, et plus encore par rapport à Mgr le duc de Bourgogne, n'étoient pas moins éloignés de lui. Pas un de ces deux partis n'étoit donc pas pour se rapprocher de ce troisième, qui étoit proprement la cabale de Vendôme, encore troublée du coup, ni les derniers, de plus, de d'Antin, qui, dans la[4] folle espérance d'avoir la part principale à la dépouille de Chamillart, avoit travaillé si fortement à sa ruine[5]. Pour être mieux entendu, donnons un nom aux choses, et nommons ces trois partis la cabale des seigneurs, qui est le nom qui lui fut donné alors, celle des ministres, et celle de Meudon. Cette dernière avoit été plus touchée de la fâcheuse épreuve de ses forces que de la chute de Vendôme : elle ne le portoit que pour perdre Mgr le duc de Bourgogne par les raisons qui[6] en ont été expliquées[7]; ce grand coup à la fin manqué à demi, Vendôme de moins les mettoit plus au large auprès de Monseigneur, et ramassoit tout plus à eux : je dis manqué à demi, car il avoit pleine-

Crayon de la cour.

1. Tome XVII, p. 437.
2. Ces trois derniers mots ont été ajoutés en interligne.
3. Tome XV, p. 7 et 10-11.
4. *Sa* corrigé en *la*. — 5. Tome XVII, p. 421, etc.
6. *Que* corrigé en *qui*. — 7. Tome XVI, *passim*.

ment porté par leurs artifices auprès de Monseigneur, qui n'en est jamais revenu pour Mgr le duc de Bourgogne, et qui le lui fit sentir le reste de sa vie, même grossièrement. A l'égard de Chamillart, ce coup manqué auprès du Roi, on a vu, par[1] le trait que lui fit par deux fois Mlle de Lillebonne auprès de Mlle Choin[2], combien peu ils s'en soucièrent dès qu'ils le virent sur le penchant[3]; elle et sa sœur comptèrent bien sur le successeur par elles-mêmes, à cause de Monseigneur, encore plus quand elles virent Voysin l'être par leurs secrets rapports avec Mme de Maintenon. Pour Vaudémont, outre qu'il n'étoit qu'un avec ses nièces, éconduit qu'il étoit sans retour des usurpations de rang qu'il avoit essayées, établi d'ailleurs comme il étoit, tout cela lui importoit assez peu, et sa considération, déjà tombée, demeuroit sans souffrir une plus grande diminution. M. du Maine, régnant dans le cœur du Roi et de Mme de Maintenon, ménageoit tout, n'étoit à aucun qu'à soi-même, se moquoit de beaucoup, nuisoit à tous tant qu'il pouvoit, et tous aussi le craignoient et le connoissoient. Voysin, tout à Mme de Maintenon, lui valoit mieux que Chamillart, qui s'étoit livré à lui, et, Vendôme ayant péri dans son entreprise des Titans[4], l'entreprise échouée, [M.] du Maine se trouvoit soulagé d'un audacieux qui n'auroit pas voulu être inférieur à ses enfants, et dont la parité réelle[5] étoit un titre embarras-

1. P^r (pour) corrigé en *par*.
2. Tome XVII, p. 418 et suivantes.
3. Nous avons eu, au tome IV, p. 129, « le penchant de la Suède. » *L'Académie* disait : « La faveur d'un homme est sur son penchant. »
4. Cette comparaison revient fréquemment à propos de Vendôme (tome XVII, p. 326, *colosse tombé*), et notre auteur a aussi parlé (tome XVI, p. 489) des Géants amoncelant les montagnes. Le *Moréri* disait que, Titan et ses enfants s'étant révoltés contre son frère Saturne, Jupiter les vainquit, et il ajoutait : « Quelques-uns confondent ces Titans avec les Géants ; mais d'autres distinguent, et disent que les Titans firent la guerre à Saturne, et les Géants à Jupiter. »
5. Comme issus de bâtard.

sant. Monsieur le Duc laissoit faire, embourbé qu'il étoit dans son humeur, qui éloignoit tout le monde de lui comme d'une mine toujours prête à sauter, dans ses affaires de la mort de Monsieur le Prince, dans ses plaisirs obscurs, et dans sa santé, qui commençoit à devenir mauvaise. Le comte de Toulouse, non plus que M. le duc de Berry, ne prenoit part à rien. M. le duc d'Orléans n'étoit pas en volonté, ni, comme on le verra bientôt, en état d'entrer en quoi que ce soit[1], et Mgr le duc de Bourgogne, enfoncé dans la prière et dans le travail de son cabinet, ignoroit ce qui se passoit sur la terre, suivoit les impressions douces et mesurées des ducs de Beauvillier et de Chevreuse, n'avoit figuré en rien dans les[2] disgrâces de Vendôme et de Chamillart, et s'étoit contenté de les offrir à Dieu comme il avoit fait les tribulations qu'ils lui avoient causées. A l'égard de Mme la duchesse de Bourgogne, on a vu qu'elle procura l'une[3], et qu'elle ne s'épargna pas pour l'autre : cela, joint à ce qu'elle étoit à Mme de Maintenon, et Mme de Maintenon à elle, la jetoit naturellement du côté de la cabale des seigneurs, avec le goût qu'Harcourt lui avoit donné pour lui[4], l'estime qu'elle ne pouvoit refuser à Boufflers, et son amitié pour la duchesse de Villeroy ; mais, éloignée à l'excès des ducs de Beauvillier et de Chevreuse, qu'elle craignoit en cent façons auprès de Mgr le duc de Bourgogne, elle s'en étoit fort rapprochée à l'occasion des choses de Flandres, et, comme elles avoient duré longtemps, ses préventions s'étoient fort amorties par le commerce qu'elle avoit eu avec eux par elle-même, et par Mme de Levis, fort bien avec elle, une de ses dames[5] du palais, qui avoit tout l'es-

1. Il se trouvait plutôt porté vers la cabale vendômiste par ses goûts de débauche et par sa jalousie des princes du sang (tome XVI, p. 467).

2. *Dans* est en interligne, et l'initiale de *les* corrige un *d*.

3. La disgrâce de M. de Vendôme. — 4. Après *luy*, l'auteur a biffé *et*.

5. *Une de* est en interligne, au-dessus d'un *et* biffé; *ses* corrige *sa*, et *dame*, de la première rédaction, est resté au singulier.

prit possible, et qui avoit saisi ces temps favorables à son père et à son oncle, de manière qu'elle ne leur étoit pas opposée, et qu'elle nageoit entre les deux cabales. Pour celle de Meudon, la même de Vendôme, elle ne gardoit que les mesures dont elle ne se pouvoit dispenser sagement, à cause de Monseigneur et de la qualité de bâtarde du Roi de Madame la Duchesse, avec laquelle on a vu qu'indépendamment du reste, elle étoit personnellement mal. Le seul d'Antin en fut excepté, par l'usage qu'elle en avoit tiré sur la Flandres, et qu'elle s'en promettoit encore au besoin par ses privances avec le Roi. Tallard, enragé de n'être de rien, parce qu'on ne se fioit à[1] lui d'aucun côté[2], ne tenoit qu'à Torcy, qu'il avoit toujours ménagé, et au maréchal de Villeroy, de toute sa vie son parent[3] et son protecteur, sous la disgrâce duquel il gémissoit. Quoique livré aux Rohans[4], si uns[5] avec Mlle de Lillebonne et sa sœur, cela n'avoit point pris avec lui, et il petilloit de se fourrer de quelque chose, sans y pouvoir réussir. Les ministres avoient moins d'éloignement pour lui que les deux autres partis; mais cela n'alloit pas jusqu'à l'admettre. Il mouroit de jalousie contre ceux qui lui étoient préférés dans le commandement des[6] armées, il pâmoit d'envie du brillant du maréchal de Boufflers, souple toutefois avec eux, mais hors de toute portée. Villars ne doutoit ni de soi, ni du Roi, ni de Mme de Maintenon : le bonheur, infatigable pour lui, et l'expérience

1. Avant *à*, l'auteur a biffé *pas*.
2. Il est toujours prisonnier en Angleterre, n'ayant dû revenir qu'au cas où les préliminaires de paix seraient ratifiés (*Gazette d'Amsterdam*, 1709, n° XLIX).
3. Par sa mère, Catherine de Bonne d'Auriac, fille d'une Villeroy : tomes XI, p. 53-54, et XIII, p. 415.
4. Voyez la suite des *Mémoires*, éd. 1873, tome IX, p. 446, à l'occasion du mariage du fils de Tallard avec une fille du prince de Rohan, dont le frère épousera peu après Mlle d'Espinoy.
5. Le pluriel a été ajouté après coup à *un*.
6. Par mégarde, il a écrit : *es*, sans *d* initial.

lui en répondoient. Il étoit content, incapable de suite et de vues, hors les purement personnelles; il n'étoit de rien, il ne se soucioit pas d'en être, et aucun des partis ne le desiroit. Berwick ménageoit et étoit ménagé des deux parts[1]; les affaires d'Angleterre[2] l'avoient lié avec Torcy, la piété et la dernière campagne de Flandres avec les ducs de Chevreuse et de Beauvillier; il étoit fort bien d'ancienneté avec d'Antin, et c'étoit le seul de la cabale de Meudon avec qui il fût de la sorte[3]; le maréchal de Villeroy étoit son ami et son protecteur, et il étoit ami d'Harcourt, qu'il avoit toujours cultivé. Tessé, ami de Pontchartrain[4], étoit suspect aux seigneurs et aux ministres: les personnages qu'il avoit faits ne lui avoient acquis l'estime ni la confiance de personne; sa conduite à l'égard de Catinat[5] l'avoit perdu dans l'esprit de tous les honnêtes gens, et empêcha même les autres de se lier avec lui, et sa bassesse à l'égard de Vaudémont[6], de Vendôme, de la Feuillade[7], avoit achevé de l'anéantir. Son ambassade de Rome ne le releva pas, ni ses[8] lettres ridicules au Pape, qu'il n'eut pas honte de publier partout[9]. Il étoit donc souffert dans la cabale de Meudon, mais rien au delà, et rejeté des deux autres. Noailles, riche en calebasses[10] de toutes les sortes, nageoit partout, tâtant tout, reçu honnêtement partout à cause de sa tante et de son

1. Il a écrit: p^{ts}, en abrégé.
2. La tentative avortée de 1696: tome III, p. 55-56.
3. Cette cabale, en 1708, a empêché qu'il revînt parler au Roi; mais il a pris sa revanche en arrivant à Versailles (tome XVI, p. 452 et 490).
4. « Valet de tous les ministres et de toute faveur » (tome XV, p. 283 et 493).
5. Tomes III, p. 128-131, VIII, p. 261-262, IX, p. 361-370, XV, p. 283-284.
6. Tomes IX, p. 47-52, XV, p. 5 et 284.
7. Tomes XI, p. 308-309, XII, p. 125, XIII, p. 403, et XVII, p. 432-437.
8. *Les* corrigé en *ses*. — 9. Tome XVII, p. 215 et 615-616.
10. « On met des calebasses (courges séchées), vuidées et bouchées, sous les aisselles, pour apprendre à nager » (*Académie*, 1718).

langage, mais admis à rien encore, en jeune homme qu'on ne connoissoit pas assez, et dont le grand vol et les nombreux crampons[1] tenoient en égale attention et défiance. Ces cabales, au reste, avoient leurs subdivisions. Dans celle des seigneurs, Harcourt avoit ses réserves avec tous les autres, quoique cheminant avec eux, et souvent par eux, et ne faisoit comparaison avec aucun[2], pour me servir de ce terme vulgaire, excepté le Chancelier, mais qui n'étoit bon que pour le Conseil dans la situation où il se trouvoit avec le Roi et Mme de Maintenon, qui l'excluoit de pouvoir être acteur en rien, sinon quelquefois au Conseil, où il étoit sans milieu, nul, ou emportant la pièce[3] avec feu, adresse et subtilité, qui étoit son talent naturel[4], ce qu'il ne faisoit qu'aux grandes occasions, pour tomber sur le duc de Beauvillier sans l'attaquer directement, mais embarrasser un avis, et tâcher de lui donner un air ridicule[5]. Le maréchal de Villeroy, le[6] moins ardent de tous par la futilité de son esprit, son[7] incapacité naturelle, et la chute de Vendôme et de Chamillart, ses deux objets de haine[8], étoit de longue main ami particulier de Desmaretz par ses anciennes liaisons avec Béchameil, son beau-père[9], fort attaché et protégé du chevalier de Lorraine et d'Effiat[10]. Malgré sa disgrâce on a vu[11] qu'il avoit

1. Les nombreuses attaches. Cet emploi au figuré ne se trouve pas dans l'*Académie* de 1718. Littré a cité le présent exemple. Nous allons avoir, aux pages 33 et 37, *se cramponner*.

2. Voyez la note sur cette locution ci-après, aux Additions et corrections.

3. « On dit d'un homme qui raille, qui médit d'une manière atroce, qu'*il emporte la pièce* » (*Académie*, 1718). Ci-après, p. 92.

4. Voyez son portrait dans notre tome VI, p. 282-283.

5. *Ibidem*, p. 287. — 6. *Le* est en interligne.

7. Avant *son*, il a biffé un *et* ajouté en interligne.

8. Tome XIV, p. 311, et tome XV, p. 352. — 9. Tome XI, p. 95.

10. Sur leurs relations, voyez l'appendice XXVII de notre tome VIII, et nos tomes IX, p. 38 et 43, X, p. 377-378, XIV, p. 312.

11. En dernier lieu, dans nos tomes XIV, p. 19, XVI, p. 79, 254-255, etc.

conservé l'amitié, et souvent la confiance de Mme de Maintenon, une relation[1] assez fréquente avec elle, la privance de longues conversations avec elle toutes les fois qu'il alloit à Versailles, ce qui n'étoit pas fréquent, beaucoup plus souvent des lettres de l'un à l'autre[2], et des mémoires sur les choses de Flandres qu'elle lui demandoit, et qui étoient toujours bien reçus[3]. Leurs paquets passoient le plus ordinairement par Desmaretz[4], rarement par la duchesse de Villeroy. Il étoit assez bien avec Torcy, et en quelque mesure avec Beauvillier, qui tous deux n'en faisoient nul compte, et tous deux fort haïs du [duc de] la Rocheguyon et du[5] duc de Villeroy[6], autant qu'il en étoit capable, en cela, comme en bien d'autres points, divisé

1. Par mégarde, il a écrit : *relatition*.

2. Les lettres de Villeroy à Mme de Maintenon ont été publiées pour la première fois par la Beaumelle, puis par Auger et Collin, dans leur édition de 1806, qui semble offrir toute authenticité; les lettres de Mme de Maintenon à son ami n'ont paru que dans cette édition de 1806.

3. C'est à Villeroy que, sur la fin d'août 1709, Mme des Ursins envoya un projet de finance à faire agréer du contrôleur général par l'intermédiaire de Mme de Maintenon, mais qui parut impraticable et sans valeur (recueil Bossange, tome I, p. 459-460, tome II, p. 12, 15 et 110, et tome IV, p. 320 et 369; Geffroy, *Madame de Maintenon*, tome II, p. 238-239; Combes, *la Princesse des Ursins*, p. 296-297). On a vu dans notre tome XVI, p. 255, que le maréchal, rentrant en lice, à la sourdine, « commençoit à voir de loin la clarté du jour, et ne renonçoit pas aux plus grands retours de la fortune. » En 1709, le bruit courut qu'il serait un des plénipotentiaires pour la paix (*Nouveau siècle*, tome III, p. 342):

> On dit qu'auprès de la frontière,
> Le Villeroy, singeant Callière,
> Va nous rendre heureux à jamais :
> Dieu bénisse son ministère !
> Qu'il sache au moins faire la paix,
> S'il ne sait pas faire la guerre.

4. Tome XVI, p. 254.

5. Ayant ajouté après *du*, en marge, *la Rocheguyon et du*, l'auteur a oublié de corriger le premier *du* en *de*, après *haïs*, ou d'écrire : *duc de la Rocheguyon*.

6. Tous deux gendres de Louvois : ci-dessus, p. 8.

d'avec son père, quoique très unis sur le principal, et mieux ensemble depuis que leur différent genre de vie, depuis que la disgrâce du père et la charge du fils[1] les avoit séparés de lieux[2]. Chevreuse et Beauvillier, sans secret l'un pour l'autre, étoient réservés avec les leurs, et, bien que cousins germains de Torcy, un fumet[3] de jansénisme les écartoit de lui fort au delà du but. D'Antin et Madame la Duchesse, entièrement unis de vues, de besoins réciproques, de vices, et de lieux[4], se défioient fort des deux Lorraines, avec des confidences[5] néanmoins et l'extérieur le plus intime[6], que le dessein commun soutenoit pendant la vie du Roi, en attendant qu'ils s'entr'égorgeassent tous après pour la possession unique de Monseigneur devenu roi[7]. Cette cabale frayoit avec celle des seigneurs; mais elle en étoit découverte, et intérieurement haïe et crainte, comme ayant été celle de Vendôme. Pour celle des ministres, rien de plus opposé, quoique Torcy et Madame la Duchesse, et par conséquent d'Antin, eussent des ménagements réciproques par la Bouzols, sœur de Torcy[8], amie intime de tous les temps et de toutes les façons de Madame la Duchesse[9], et qui, avec une figure hideuse, étoit charmante dans le commerce, avec de l'esprit comme dix démons[10].

1. Nous avons vu, en 1708 (tome XV, p. 350-352), le père, bien à contre-cœur, passer au fils sa charge de capitaine des gardes.

2. Le dernier *que*, ajouté sur la marge, se supprimerait avec avantage.

3. Cet emploi bien connu de *fumet*, au figuré, ne se trouvait pas dans *l'Académie* de 1718. Littré a cité le présent exemple, et point d'autres; Hatzfeld n'en a même pas fait mention.

4. Tome XVI, p. 258-267. — 5. *Confidences* corrige *confiences*.

6. *Intimes*, au pluriel, ramené après coup au singulier.

7. Idée exprimée plusieurs fois dans nos tomes XVI et XVII.

8. Cette sœur que nous avons vue se marier en 1696, « déjà fort montée en graine et très laide. » Rapprochez de ce qui va suivre un passage de l'année 1711 (tome IX de 1873, p. 3).

9. Tome III, p. 35-36, et tome XV, p. 249-250. Comparez les *Souvenirs de Mme de Caylus*, p. 170.

10. Qualification déjà employée dans nos tomes XV et XVI, pour le duc du Maine et pour Mme de Lanjamet.

Blécourt relève Amelot en Espagne, mais avec caractère d'envoyé.

Telle étoit la face intérieure de la cour dans ce temps orageux, signalé par deux chutes si profondes[1], qui sembloit en préparer d'autres. Amelot étoit rappelé depuis quelque temps[2], et Blécourt, qui avoit déjà été deux fois en Espagne[3], l'alloit relever[4], mais avec simple caractère d'envoyé[5]. Les affaires avoient retenu Amelot, qui étoit là à la tête de toutes sous la princesse des Ursins, mais si bien avec elle et si capable que, pour ce qui étoit affaires, il faisoit tout[6]. On verra bientôt[7] que son retour fut une

1. Celle de Vendôme, celle de Chamillart.

2. *Dangeau*, p. 447, 461 et 476; *Sourches*, p. 336-337; *Philippe V*, par le P. Baudrillart, tome I, p. 345-347. L'ambassadeur avait demandé lui-même à revenir, plutôt que de se prêter à l'abandon de l'Espagne et d'avoir à lutter contre les Espagnols, qui voulaient se débarrasser des représentants de Louis XIV, et même de la princesse des Ursins, quoique celle-ci parût être la plus ardente pour le parti de la lutte à outrance.

3. Une fois seulement, pour accompagner son parent le duc d'Harcourt: tome VII, p. 123, 124, 211, 212, etc. Selon le précédent ambassadeur, c'était un « très honnête gentilhomme, » fort pauvre d'ailleurs. C'est Amelot lui-même qui, au mois de mai, demanda qu'on l'envoyât, d'après les lettres publiées par Chéruel à la fin du tome VII de l'édition de 1856, p. 449-453, et il fit une instruction spéciale pour lui.

4. Comme en 1700, après le départ du duc d'Harcourt, et jusqu'en 1703 (tome VII, p. 124). — Revenu à Madrid le 23 août 1709, il déplut d'abord à la princesse des Ursins, ayant eu la maladresse de lui proposer de se retirer en France; mais les Espagnols le trouvèrent honnête homme, et apprécièrent surtout qu'il ne fût pas de caractère à leur porter ombrage (*Lettres de Mme de Maintenon à Mme des Ursins*, tome IV, p. 328; *Gazette d'Amsterdam*, n° LXXXIII; *Mémoires de Noailles*, p. 214; *Philippe V*, p. 365). Son instruction de 1709 est publiée dans le tome II du recueil de M. Morel-Fatio, avec le mémoire d'Amelot.

5. Aussi trouva-t-on étrange que le duc d'Albe restât ambassadeur. Nous avons vu au tome V, p. 56, quelle était la gradation entre ambassadeur, envoyé et résident. Selon Dangeau (tomes VII, p. 212, et X, p. 162), les envoyés recevaient de douze à dix-huit mille livres et une gratification.

6. Tome XII, p. 442-444, et ci-après, p. 99-103. La princesse insista en vain pour qu'on le laissât en Espagne; la *Gazette d'Amsterdam* (n° XXV) démentit qu'il y eût eu des actes d'hostilité du duc d'Orléans.

7. Ci-après, p. 100.

Tournay investi, bien muni, Surville et Mesgrigny dedans.

époque effrayante pour tous les ministres. Tournay étoit investi[1]. Surville, lieutenant général, y commandoit[2]; Mesgrigny, lieutenant général et principal ingénieur après Vauban[3], étoit gouverneur de la citadelle. Il y avoit treize bataillons[4], quatre escadrons de dragons et sept compagnies franches en tout de quatre cents hommes[5], Ravignan maréchal de camp[6], et profusion de toutes sortes de munitions de guerre et de bouche[7]. Avec cela, notre armée de Flandres manquoit de tout[8], et on en étoit, à la cour, à Paris et

1. On en reçut la nouvelle le 2 juillet : *Dangeau*, p. 459 ; *Sourches*, tome XII, p. 2. Voyez ci-après, p. 141.

2. Son envoi dans ce poste a été annoncé dès le mois de mai (notre tome XVII, p. 398).

3. Tome II, p. 312. Nous avons tantôt *Mégrigny*, et tantôt *Megrigny*.

4. On en avait retiré cinq des dix-huit annoncés primitivement, sans doute à cause du manque de subsistances (*Correspondance des Contrôleurs généraux*, tome III, n° 362).

5. Dangeau compte (p. 469) neuf bataillons de campagne et quatre et demi de garnison, quatre escadrons de dragons, trois compagnies de fusiliers, une de suisses, une des mineurs de Mesgrigny, une de canonniers, et une d'officiers irlandais, faisant en tout cinq cent dix hommes. Précédemment (p. 458) il avait parlé de « compagnies franches de (dragons de) Parpaille, qui sont très bonnes. » Les compagnies franches, c'est-à-dire non incorporées dans un régiment (*Académie*, 1718), étaient formées soit de soldats invalides bons à mettre en garnison sur la frontière, soit, au contraire, d'hommes très actifs, sous le commandement de partisans de profession (*Milice françoise*, tome II, p. 429), et parfois on y prenait des recrues pour reconstituer les régiments. Comme dans la guerre précédente (notre tome III, p. 245), on en a levé plus de cent en 1702 et en 1704 (*Dangeau*, tomes VIII, p. 417, IX, p. 421, et X, p. 212).

6. De la promotion de Lille : tome XVI, p. 447.

7. Dangeau en vante l'abondance, p. 458 et 461-462.

8. On avait toujours grand'peine à lui envoyer du numéraire ou à assurer son approvisionnement. « L'armée de Flandre ne vit qu'au jour la journée, écrivait Mme de Maintenon (recueil Bossange, tome I, p. 436-437), et c'est un miracle que les troupes demeurent ensemble dans la nécessité où elles sont. » Cependant une lettre de Villars arriva le 8 juillet (*Dangeau*, p. 464), portant l'assurance que cette armée était belle, nombreuse, et animée de la meilleure volonté. Voyez la suite p. 142.

Affaire du rappel des troupes d'Espagne.

partout, aux prières de Quarante heures[1]. Il y avoit longtemps[2] que l'Espagne commençoit à être regardée de mauvais œil, et que les oreilles s'ouvroient au spécieux prétexte, que les alliés ne se lassoient point de semer, que cette monarchie étoit la pierre d'achoppement[3]. Personne n'avoit été d'avis de passer carrière[4] sur les énormes propositions qui avoient été faites[5] à Torcy à la Haye[6]; mais il sembloit que, trop crédules, on eût desiré que l'Espagne se trouvât ruinée d'elle-même, et que, par là, il se rouvrît une porte à la paix. De tout temps j'avois pris la liberté d'avoir un sentiment bien opposé[7]. Jamais je n'avois cru que l'Espagne fût un obstacle sérieux à terminer[8] la guerre. Je ne me figurois point les alliés de l'Empereur assez épris de la grandeur de sa maison pour ne s'épuiser que pour elle. J'étois d'ailleurs persuadé que, pas un ne voulant la paix, de rage contre la personne du Roi et de jalousie contre la France tous avoient saisi un prétexte plausible de l'écarter, durable tant qu'ils voudroient par sa nature, et j'en concluois que le seul moyen de le leur ôter étoit de secourir si puissamment le roi d'Espagne, et de seconder si fermement ses succès et le bon ordre déjà rétabli dans ses troupes et dans ses finances, et la grande volonté des peuples, que, de préférence à tout, on rendît ses frontières libres pour ôter aux alliés tout espoir d'y revenir et faire tomber cet éternel prétexte

1. Comme pendant le siège de Lille. Dangeau n'en parle que le 23 juin.
2. Les trois dernières lettres de *longtemps* ont été ajoutées en interligne.
3. Expression déjà relevée dans le tome XIII, p. 274.
4. *Idem,* tome V, p. 55.
5. Après *faittes,* l'encre change et est plus blanche.
6. Tome XVII, p. 402 et 515, et Appendice du même volume, p. 575-576 et 598-607.
7. Il a déjà exposé son sentiment sur ces questions et sur la politique à suivre vis-à-vis de l'Espagne.
8. *Terminer* est en interligne, au-dessus d'un premier *terminer* surchargeant *la paix* et biffé.

d'Espagne dont ils faisoient bouclier[1] contre toutes propositions, puisque, le roi d'Espagne délivré de la sorte, ce qui avoit été aisé quatre ans durant, il n'eût plus été soutenable aux ennemis de rien mettre en avant là-dessus, et [ils] se seroient vus réduits, lorsqu'en effet ils auroient voulu la paix, à la traiter à des conditions, à la vérité[2], qui eussent fort diminué la puissance des deux couronnes, leur seul intérêt essentiel. On étoit encore à temps d'y revenir; mais on n'aimoit pas à approfondir, et on aimoit à se flatter dans l'extrême besoin où les désastres avoient réduit le Royaume, dont on a vu ici les causes expliquées en plus d'une occasion[3]. On voulut donc se fermer les yeux à tout autre raisonnement qu'à celui d'avancer nous-mêmes le renversement d'un trône qui nous avoit coûté tant de sang et d'argent à maintenir, et, par ce moyen, nous dérober à la honte et à la nécessité de nous mettre du côté de nos ennemis communs pour y travailler conjointement avec eux à force ouverte, et cependant les adoucir en produisant le même effet qu'ils vouloient exiger de notre concours d'une manière plus dure, ou plutôt barbare[4]. La base de ce raisonnement étoit la présupposition qu'ils vouloient bien la paix pourvu que la monarchie d'Espagne revînt à la maison d'Autriche, sans faire réflexion que tout montroit qu'ils ne vouloient point de paix, et qu'ils ne songeoient qu'à leurrer leurs peuples, qui soutenoient le poids de la guerre, et à leur cacher leur dessein qui ne tendoit qu'à une destruction

1. « *Faire son bouclier de quelqu'un* se dit des personnes de la protection desquelles on tire sa sûreté, son avantage » (*Académie*, 1718). Cette locution a déjà passé dans une Addition placée au tome XI, p. 391, et dans notre tome XVI, p. 140; on va la retrouver p. 84 et 202.

2. Ces trois mots ont été ajoutés en interligne.

3. Particulièrement dans le volume précédent.

4. Voyez le recueil des *Instructions aux ambassadeurs en Espagne*, tome II, p. 153-154, *la Coalition de 1701*, par le marquis de Courcy, tome I, liv. II, chap. 1er, et *Philippe V*, par le P. Baudrillart, tome I, p. 327 et suivantes.

générale de la France[1], qu'ils ne leur osoient pas montrer, et qui, une fois découverte[2] par la continuation opiniâtre de la guerre après leur avoir ôté manifestement toute espérance sur l'Espagne par les armes, produiroit nécessairement la paix malgré le triumvirat[3] qui les gouvernoit tous par ses artifices, et qui seul vouloit éterniser la guerre, comme on le verra dans les Pièces des négociations de Torcy à la Haye, et depuis du maréchal d'Huxelles à Gertruydemberg[4]. Mais on étoit si loin de raisonner ainsi, qu'on trouvoit que les alliés n'avoient pas tort, et qu'il n'y avoit d'issue qu'en les satisfaisant sur un[5] point si essentiel pour eux, ce qui ne se pouvoit opérer[6], sans une honte déclarée, que par les moyens obliques de laisser périr l'Espagne d'elle-même[7] : il fut donc agité de congédier le duc d'Albe, de faire revenir d'Espagne toutes les troupes françoises[8], de cesser d'y faire, ou même d'y laisser passer aucune sorte de secours, et d'en rappeler Amelot, et Mme des Ursins même. On ne vouloit pas douter que les alliés, peu crédules à nos paroles, ne le devinssent à nos actions, que le roi d'Espagne, sans ressource, ne fût bientôt réduit à revenir en France, ou à se contenter du très peu que ses ennemis lui voudroient bien laisser par grâce, pour ne pas dire par aumône, et que la paix ne suivît incontinent. Ce fut dans cette pensée qu'Amelot fut rappelé, que Mme des Ursins eut ordre de se disposer aussi à quitter l'Espagne, et Bezons celui de

1. Voyez les documents reproduits dans l'Appendice de notre tome XVII, p. 601-607.

2. *Découverte,* au féminin, se rapporte à *destruction,* et non à *dessein.*

3. Eugène, Marlborough et Heinsius : tome XVII, p. 5.

4. Il a déjà renvoyé à ces Pièces dans le précédent volume, p. 178 et 399 ; il y renverra encore ci-contre, p. 24.

5. *Un* surcharge *des.* — 6. L'*o* d'*operer* surcharge un *é.*

7. Comme M. de Courcy, le P. Baudrillart conclut que la situation désespérée imposait à Louis XIV de tout céder.

8. Notre tome XVII, p. 378 et 401 ; Dépôt de la guerre, vol. 2178-2181.

passer de Catalogne en Espagne pour en ramener toutes nos troupes[1]. Le roi et la reine d'Espagne, dans la dernière alarme d'un parti si violent, se mirent aux hauts cris[2], et à demander au moins qu'on laissât tout en état jusqu'à ce qu'Amelot eût achevé de mettre ordre à des affaires importantes prêtes à terminer[3]. Dans cet intervalle, les alliés, qui ne vouloient point de paix, ou plutôt le triumvirat qui s'étoit rendu maître[4] des affaires, ajoutèrent les conditions énormes du passage de leur armée par la France, et autres qui se trouvent parmi les Pièces de la négociation de Torcy à la Haye, qui rompirent tout. Malgré la rupture, on voulut toujours rappeler nos troupes, non plus dans la vue de la paix, qui ne se pouvoit plus espérer, mais dans celle de la défense de nos frontières, sans considérer qu'elles consommeroient le meilleur temps de la campagne à se rendre où on les destineroit. Parmi ces incertitudes, Bezons reçut ordre de suspendre, suivant la demande du roi d'Espagne, jusqu'à ce qu'Amelot eût achevé ce qu'il avoit commencé : tellement qu'étant déjà en Espagne, et dans cette espèce de suspension de ramener ses troupes, il n'osoit les mettre en corps d'armée et les opposer au comte de Stahremberg, qui mettoit les siennes en mouvement[5]. Un voyage de Marly arrivé dans ces entrefaites[6] devint fort remarquable, et, pour en faire

Éclat à Marly sur le rappel des troupes

1. Lettres à Amelot, 3 et 24 juin : recueil Girardot, tome II, p. 143-153.
2. Locution déjà relevée dans le tome XIV, p. 151.
3. Le P. Baudrillart a cité les principales lettres de Philippe V à son aïeul ; une autre, du 12 juin, qui semble lui avoir échappé, ou qui peut-être ne fut pas expédiée, car c'est une minute toute raturée, et comme mise au rebut, que je copiai jadis, avec son orthographe, dans la collection Rathery, sera donnée ci-après aux Additions et corrections, p. 497.
4. *Maistres*, au pluriel, ramené au singulier.
5. *Dangeau*, tome XIII, p. 4, 9, 19, 43, 44, etc. La correspondance du maréchal de Bezons est dans le ms. Nouv. acq. fr. 3288, fol. 93-101, 107-111, 120-125, etc. On peut voir les effectifs des deux armées dans la *Gazette d'Amsterdam*, Extr. LXXIII.
6. Du 12 au 28 juin.

entendre le principal, il faut en expliquer l'accessoire. On a vu p. 676[1] que le duc de Chevreuse étoit très réellement ministre d'État sans entrer dans le Conseil, et la considération de sa femme et ses privances avec le Roi[2], et chez Mme de Maintenon même[3] à cause de lui, que l'affaire de Monsieur de Cambray n'avoit pu affoiblir que pendant quelques mois. Sa santé ne lui permettoit pas, depuis quelque temps, de mettre un corps[4], et, quoique le grand habit des dames fût banni de Marly, elles n'y pouvoient pourtant paroître qu'habillées avec un corps et une robe de chambre[5]. Cette raison avoit éloigné Mme de Chevreuse de Marly, qui y alloit tous les voyages, mais toujours en se présentant, dont personne n'étoit dispensé. Le Roi s'en étoit plaint, et, à la fin, voulut qu'elle y vînt sans corps. Alors elle ne paroissoit ni dans le salon, ni à la table du

d'Espagne.

1. Saint-Simon aurait dû renvoyer, non à la page 676, mais aux pages 674 et 675 de son manuscrit, correspondant aux pages 402 et suivantes de notre tome XV.

2. Il a expliqué les causes de cette faveur dans une Addition au *Journal de Dangeau*, tome XIV, p. 255. Voyez l'éloge de la duchesse par Fénelon (*Correspondance*, tome I, p. 301) et la suite de nos *Mémoires*, tome IX de 1873, p. 380-381 et 387.

3. Notre tome IX, p. 326.

4. « Partie de certains habillements qui est depuis le col jusques à la ceinture : *corps de jupe, corps de robe, corps de baleine* » (*Académie*, 1718). Sur les avantages et les inconvénients des corps, on peut voir les *Caractères de la Bruyère*, tome I, p. 192, la correspondance de Mme de Maintenon, recueil Bossange, tomes I, p. 257, II, p. 28 et 358, et III, p. 14, et recueil Geffroy, tome II, p. 108 et 315, les *Lettres du commissaire Dubuisson*, p. 450, etc. Rousseau et Buffon firent campagne pour leur suppression.

5. *Dangeau*, tome II, p. 11 ; *Sourches*, tome X, p. 327, note. Voici ce que dit Madame de cette tolérance (*Correspondance*, recueil Brunet, tome I, p. 262 ; comparez le recueil Jaeglé, tome II, p. 31) : « Il n'était permis ni aux ambassadeurs, ni aux envoyés, d'y venir ; il ne s'y donnait pas d'audience ; il n'y avait pas d'étiquette, et tout courait pêle-mêle. A la promenade, le Roi faisait mettre le chapeau aux hommes, et, dans le salon, il était permis à tout le monde, jusqu'aux capitaines et sous-lieutenants de la garde à pied, de s'asseoir. Cela m'a donné tant de dégoût pour le salon, que je n'ai jamais voulu y rester. »

Roi, mais le voyoit tous les jours chez Mme de Maintenon, et à des promenades particulières. M. de Chevreuse, qui aimoit sa maison de Dampierre, à quatre lieues de Versailles, le particulier, la solitude même et la retraite par piété, profitoit tant qu'il pouvoit du prétexte de la santé de Mme de Chevreuse pour se dispenser des Marlis : ce que le Roi trouvoit souvent mauvais, et avoit peine à le[1] lui accorder à cause du fil des affaires. Malgré cette facilité d'y aller sans corps, Mme de Chevreuse évitoit encore, et le Roi se fâchoit ; mais ils ne laissoient pas d'esquiver. A celui-ci, ils y furent, et la rareté donna de l'attention, parce qu'avec toute cette rareté, M. de Chevreuse avoit été du dernier voyage, et, depuis longtemps, on ne l'y voyoit plus deux fois de suite. Les grands coups s'y devoient ruer[3] tout de bon sur le rappel des troupes d'Espagne. Le duc de Beauvillier étoit le grand promoteur de l'affirmative ; Mgr le duc de Bourgogne l'y secondoit, les ministres suivoient la plupart, le Chancelier même ne s'en éloignoit pas, et, par[4] une singularité qu'on n'auroit pas attendue, Desmaretz étoit de l'avis opposé, Voysin aussi, mais avec foiblesse, soit par sa nouveauté et son peu d'expérience, soit pour voir démêler la fusée[5], et se tenir cependant un peu à quartier[6]. Monseigneur, toujours ferme en faveur de son fils, et[7] ferme à l'excès, mais uniquement sur ce chapitre, contestoit formellement pour la négative, malgré lequel l'autre avis l'emporta, et le rappel des

1. *Le* est en interligne.
2. Expression déjà relevée au tome XI, p. 228.
3. Peiresc employait la même locution (sa *Correspondance*, tome III, p. 102), que nous avons déjà eue plusieurs fois.
4. La préposition *par* corrige p^r (pour). — 5. Tome XV, p. 372.
6. Même locution que dans le tome XI, p. 166. — Torcy s'exprime ainsi dans son *Journal* (p. 107), sur Voysin : « Depuis la disgrâce de M. Chamillart, le Conseil étoit fortifié, et les affaires y étoient traitées avec beaucoup plus de solidité qu'auparavant ; M. Voysin paroissoit parler de bon sens et sans passion, et le jugement suppléoit à l'expérience. »
7. *Et* est en interligne, au-dessus d'un *mais* biffé.

troupes fut résolu. Ce débat ne s'étoit point passé sans émotion[1]. Il fut su dès le jour même[2], et ce qui avoit été résolu, et le maréchal de Boufflers en parla au Roi, qui lui avoua le fait, et, sans se laisser ébranler, le maréchal[3] alla au duc de Beauvillier[4], qui, averti de l'aveu du Roi au maréchal, ne disconvint point du fait : Boufflers lui demanda ses raisons, pour y opposer les siennes ; Beauvillier, avec ses précisions, refusa de s'expliquer parce qu'il étoit ministre, et renvoya le maréchal au duc de Chevreuse en l'assurant qu'il étoit aussi instruit que lui quoiqu'il n'entrât pas au Conseil, et que[5], n'étant tenu à rien, il le trouveroit en état de le satisfaire. Chevreuse prêta donc le collet[6] au maréchal, et se promettoit bien de sa dialectique[7] de mettre bientôt à bout le peu d'esprit du maréchal. Au lieu d'y réussir, il échauffa son homme, qui, plein de l'importance de la chose, en entretint chacun. Tout ce qui étoit à Marly ne s'entretint d'autre chose, et le courtisan, ravi d'oser parler tout haut d'une affaire de cette sorte, se partialisa selon son goût, mais avec tant de chaleur, qu'elle sembloit[8] être devenue celle d'un chacun. Le nombre et l'espèce de ceux qui tenoient pour la négative l'emporta fort sur ceux qui soutenoient l'affirmative, dont le courage accrut tellement au maréchal de Boufflers, qu'il fut trouver Mme de Maintenon, et lui en

1. Cette intention, connue en Espagne, y suscita de très mauvais discours, dont Amelot rendit compte plus tard (Affaires étrangères, vol. *Espagne* 192, fol. 242-243). Philippe V songea même à prendre l'Électeur pour commander sur la frontière de Catalogne, et à conserver, des troupes françaises, un régiment irlandais et un suisse-allemand.

2. Le manuscrit porte : *le jour le mesme*.

3. Le manuscrit porte un point avant *Le Mareschal*.

4. Saint-Simon va rapprocher Boufflers de M. de Beauvillier.

5. *Et* surcharge *il*, et *que* surcharge d'autres lettres.

6. Locution relevée déjà au tome XII, p. 199 ; voyez aussi les *Mémoires de Sourches*, tome X, p. 57.

7. « Art de raisonner » (*Académie*, 1718).

8. *Elle* corrige *il*, et *sembt* est écrit ainsi, au lieu de *sembloit*.

parla de toute sa force[1]. M. le duc d'Orléans, du même avis, crioit de son côté qu'il connoissoit l'Espagne et les Espagnols, et mille raisons particulières tirées de cette connoissance[2] : il plut tellement par là au maréchal, qu'il proposa à Mme de Maintenon que, puisqu'il étoit question d'une si importante affaire qui regardoit l'Espagne, où ce prince avoit si bien servi, le Roi l'en devroit consulter ; mais Boufflers ignoroit le fatal trop bon mot qui avoit rendu Mme de Maintenon et Mme des Ursins ses plus mortelles ennemies[3], et ne put gagner ce point[4]. Le duc de Villeroy et la Rocheguyon, son beau-frère[5], recueilloient les voix, échauffèrent Monseigneur, avec qui ils étoient à portée de tout, et poussèrent Boufflers à lui aller parler. Ce prince, bien embouché[6], et qui ne fut jamais ardent de soi que pour le roi d'Espagne, parla au Roi avec force contre le rappel de ses troupes et l'abandon. Le duc d'Albe, averti de tout ce vacarme, hasarda une chose du tout[7] inusitée jusqu'alors : il alla à Marly sans demander si on le trouvoit bon, et, tout en arrivant, une audience[8], que le Roi lui donna aussitôt, dont il usa avec tout l'esprit et la force possible[9], tandis qu'en même temps le duc de Che-

1. Mme de Maintenon n'aspirait plus qu'à la paix.

2. Après ce mot, Saint-Simon a biffé un second *particuliere*.

3. Tome XVI, p. 161.

4. Cependant Dangeau dit, le 24 juin (tome XII, p. 454) : « M. le duc d'Orléans avoit parlé au Roi très fortement pour laisser quelques troupes au roi d'Espagne, comme il le demandoit. »

5. Ci-dessus, p. 17.

6. *L'Académie* de 1718 ne donne que *mal embouché*, dans le sens de « qui parle impertinemment, qui dit ou des injures ou des paroles indécentes. » Il semble qu'ici *bien embouché* veuille dire bien préparé par les deux ducs.

7. Au sens de tout à fait. — 8. Il demanda une audience.

9. « Ce jour-là (21 juin), le duc d'Albe, ambassadeur d'Espagne, vint à Marly au sujet d'un courrier envoyé par le roi son maître sur le refus que le Roi avoit fait d'accepter les propositions des alliés pour la paix : c'étoit là ce qu'on donnoit au public ; mais, en effet, c'étoit pour supplier le Roi de ne pas vouloir retirer ses troupes

vreuse livroit chance[1] à tout le monde en plein salon, et y disputoit contre tous venants. Tant de bruit étonna le Roi enfin, et le porta, par Mme de Maintenon, à ce qu'il n'avoit jamais fait sur une affaire discutée et résolue : il suspendit les ordres, et rassembla le conseil d'État pour délibérer de nouveau sur cette affaire. Le débat de part et d'autre y fut très vif, où Monseigneur parla fort hautement, dont la conclusion fut un *mezzo termine*, tous ordinairement fort mauvais : il fut résolu[2] de laisser soixante-six bataillons[3] au roi d'Espagne, pour ne le pas tout à fait abandonner à l'entrée d'une campagne et sans l'en avoir averti à temps[4], et de faire revenir le maréchal de Bezons avec tout le reste des troupes françoises, en laissant Asfeld général de celles qui demeureroient[5], avec quelques officiers généraux. Ce parti, pris et déclaré[6], ne satisfit per-

d'Espagne » (*Sourches*, tome XI, p. 361 ; comparez *Dangeau*, p. 451 et 454). L'ambassadeur était fort hostile à la paix à tout prix.

1. « Défier, provoquer quelqu'un à la dispute » (*Académie*, 1718). On peut citer un emploi dans la *Gazette* de 1635, p. 662.

2. *Dangeau*, p. 455, 25 juin : « Le soir, chez Mme de Maintenon, le Roi travailla avec MM. de Torcy, Desmaretz et Voysin, et l'on croit présentement que les ordres pour faire revenir toutes les troupes d'Espagne vont être un peu changés. » Et, le 26 : « Il a été enfin pleinement résolu dans le conseil de ce matin de laisser vingt-cinq bataillons en Espagne, qui seront commandés par le chevalier d'Asfeld. » Les *Mémoires de Sourches* disent, le même jour (p. 363) : « Le conseil que le Roi tint le matin, à son ordinaire, dura jusqu'à une heure et demie après midi, c'est-à-dire près d'une heure plus qu'il n'avoit accoutumé de durer : ce qui fit croire que ce n'avoit pas été sans difficulté qu'on avoit décidé sur l'affaire d'Espagne. » Comparez le récit du P. Baudrillart, p. 357-360 et 405.

3. Vingt-six seulement, comme il le dira plus loin, p. 138 ; et c'est évidemment par mégarde qu'il a écrit ici : *66*. Les *Mémoires de Sourches*, p. 14, donnent le détail de ces troupes.

4. Les mots *à temps* ont été ajoutés en interligne.

5. *Dangeau*, p. 466. Voyez ci-après, p. 139.

6. Selon Quincy, on prétendit que c'était une manière de faire connaître que le moyen d'obtenir la paix était d'abandonner Philippe V à ses propres forces.

sonne[1]. Ceux qui vouloient soutenir l'Espagne s'en prévalurent pour crier qu'ils avoient donc eu raison, et pour blâmer d'autant plus de n'y laisser qu'une partie des troupes, et en rendre le tout inutile, en Espagne par ce grand retranchement, à nos frontières par la longue marche que celles qu'on rappeloit auroient à faire pour se rendre à nos armées de Dauphiné et de Roussillon, dont nous avions à garder les frontières peu couvertes des Catalans[2] assistés des ennemis, peu occupés qu'ils seroient par le roi d'Espagne si affoibli et partagé à faire tête[3] à eux au Portugal, et même en d'autres lieux plus intérieurs. Ceux qui vouloient le rappel entier demeurèrent dans le silence, honteux d'avoir perdu leur cause devant le tribunal du public, et de ne l'avoir pas gagnée dans la revision qui s'en étoit faite au Conseil ; mais ils n'en furent pas plus persuadés. Les ordres furent expédiés aussitôt conformément à cette dernière résolution[4]. Le lendemain qu'elle eut été prise, Chevreuse, prenant Boufflers par le bras, suivant[5] tous deux le Roi qui sortoit de la messe, lui dit en riant, comme pour se raccommoder avec lui : « Vous avez vaincu. » Mais le maréchal, bouillant encore, et

Boufflers aigri contre Chevreuse.

1. Mme de Maintenon ne voulut pas annoncer cette détermination à Mme des Ursins, et, sur les reproches de celle-ci (recueil Bossange, tome IV, p. 294-295), elle répondit, le 15 juillet (*ibidem*, tome I, p. 438) : « Tous les François veulent la paix ; Boufflers, Harcourt, Villeroy, Villars y sont enfin venus, à cause de la disette d'argent et de blé. Vous êtes trop bonne Françoise pour vouloir perdre la France pour sauver l'Espagne. » Et le 21 (p. 441) : « Je ne fus pas la moins agitée pendant le conseil où l'on délibéroit sur cette affaire ; mais je suis solide, et j'aimois autant que vous apprissiez cette nouvelle par M. de Torcy que par moi, outre que je ne suis pas toujours assez maîtresse de mon temps pour écrire par les courriers. »

2. Contre les Catalans.

3. Obligé de faire tête en même temps.

4. *Dangeau*, p. 456, 26 juin : « On a fait repartir après dîner un courrier pour porter en Espagne la nouvelle des vingt-cinq bataillons que le Roi y laisse. » La lettre à Amelot est dans le recueil Girardot, p. 152-153.

5. *Suivants*, avec accord, dans le manuscrit.

dépité du parti mitoyen, lui fit une si vive repartie, qu'elle déconcerta le duc, bien qu'elle n'eût rien d'offensant. Cet incident acheva de les éloigner l'un de l'autre, et Beauvillier conséquemment. Une bagatelle[1] de discussion entre un garde du corps et un chevau-léger de la garde avoit commencé cet éloignement il y avoit deux ou trois mois : le maréchal de Boufflers, impatienté des longs raisonnements du duc de Chevreuse, étoit venu chez moi m'exposer[2] l'affaire et me prier de lui en dire mon sentiment, et, comme, dans le vrai, il n'y avoit pas ombre de difficulté pour le garde, et que je le dis franchement au maréchal, il voulut que j'en parlasse au duc de Chevreuse ; je le fis, et je ne pus le persuader. Dans ce mécontentement, que Boufflers prit aussi avec trop d'amertume, vint tout ce qui a été raconté de la disgrâce de Chamillart[3] et du rappel des troupes d'Espagne, où tous deux se trouvèrent d'avis et de partis si opposés[4]. Le reste de ce voyage de Marly se sentit de la vivacité de cette dernière affaire, et les courtisans remarquèrent en M. de Chevreuse un air d'empressement qui lui étoit entièrement nouveau[5] : ils s'aperçurent qu'il cherchoit à s'approcher de Mme la duchesse de Bourgogne, et qu'il en étoit bien reçu. Cela n'étoit pas étrange : elle savoit combien il s'étoit intéressé pour Mgr le duc de Bourgogne pendant la dernière campagne de Flandres[6], par le duc de Beauvillier et par Mme de Levis, si bien et si libre avec elle, ce qui l'avoit très favorablement changée pour les deux beaux-frères. Un soir entre autres, qu'elle s'amusoit dans le salon à s'instruire du hoca, Mme de Beauvillier lui dit que M. de Chevreuse le savoit très bien pour y avoir

1. Le *t* de *bagatelle* corrige un *d*.
2. *M'exposer* surcharge un mot illisible.
3. Tome XVII, p. 425 et suivantes.
4. Ci-dessus, p. 26-30.
5. Dangeau ne le nomme pas dans ce Marly.
6. Tome XVI, p. 240.

beaucoup joué autrefois[1]. Là-dessus, la princesse l'appela, et il demeura jusqu'à une heure après minuit dans le salon, à le lui apprendre. Cette singularité fit une nouvelle, car il n'en faut pas davantage à la cour. Les gens des autres cabales[2] en rioient, et disoient tout haut qu'ils alloient envoyer charitablement avertir chez la duchesse de Chevreuse et chez le duc de Beauvillier, où, à heure si indue, on les croyoit sûrement perdus. Cette cabale des seigneurs[3] tâcha de prendre l'ascendant, et soutint longtemps l'autre à force de hardiesse. Peu après le retour[4] de cet orageux Marly à Versailles, M. de Chevreuse raisonnant dans la chambre du Roi avec quelques personnes en attendant qu'il allât à la messe, le maréchal de Boufflers les joignit[5], et brusqua le duc d'humeur, et, pour le coup, sans raison, et s'engoua de dire, et de dire si mal, que quelques-uns des siens qui par hasard s'y trouvèrent ne purent s'empêcher de l'avouer, toutefois sans rien d'offensant.

1. Le hoca ou hocca était un jeu de hasard importé en France par les Italiens que Mazarin avait amenés, et il se jouait sur un tableau de roulette, avec des boules creuses contenant un billet numéroté. Les pamphlets l'avaient fortement reproché au cardinal ; néanmoins, il fut très en vogue jusque vers 1660, où la police et le Parlement durent l'interdire à cause des pertes énormes qui en résultaient et des fraudes qu'on y commettait. Il ne faut pas le confondre avec le hoc, aussi importé d'Italie, et qui était un jeu de cartes. (*Lettres de Mme de Sévigné*, tome IV, p. 247-248 ; *Souvenirs de Mme de Caylus*, p. 108 ; *Mémoires du jeune Brienne*, tome II, p. 142 ; *Mémoires de Mademoiselle*, tome IV, p. 277 ; *Correspondance de Madame*, recueil Brunet, tomes I, p. 315, et II, p. 189, et recueil Jaeglé, tome II, p. 249 ; Delamare, *Traité de la police*, tome I, p. 460 et suivantes ; *Archives de la Bastille*, tome IV, p. 53 ; ms. Mélanges Colbert, vol. 156, fol. 381-384.) Chaulieu a dit :

Il est au monde une aveugle déesse
Dont la police a brisé les autels ;
C'est du Hoca la fille enchanteresse.

2. Ci-dessus, p. 5-18. — 3. *Ibidem*, p. 7-8.
4. Ces mots *le retour* ont été ajoutés en interligne.
5. Il y a *joignoit* au manuscrit.

Conversation sur les deux cabales, et en particulier sur le maréchal de Boufflers, avec le duc de Beauvillier, puis avec le duc de Chevreuse, et ma situation entre les cabales.

Toutes ces choses me firent beaucoup de peine par les suites d'aversion que j'en craignois. Tous deux[1] étoient intimement mes amis, et les ducs de Chevreuse et de Beauvillier n'étoient qu'un : autre raison du plus grand poids pour moi. Je connoissois leur naturelle foiblesse, et combien le maréchal étoit poussé, qui, jusqu'alors, avoit bien vécu avec eux, au moins avec mesure. Je redoutois un orage conduit par Mme de Maintenon, pressé par sa cabale, tous gens fermes et actifs. J'essayai donc d'abord d'adoucir Boufflers, et je reconnus que la chose n'étoit pas en état d'être précipitée ; en même temps, je fis des pas vers les deux ducs, tant pour les ramener au maréchal, que pour les exciter à[2] se cramponner bien, mais sans leur rien dire de[3] tout ce que je voyois, pour ne pas intimider des gens déjà trop timides[4]. M. de Beauvillier m'étant venu voir dans ces entrefaites[5], et m'ayant[6] trouvé seul, je voulus en profiter : je le mis sur ce qui s'étoit passé à Marly ; il me le conta sobrement[7] et avec indifférence, mais franchement. Je lui contestai son avis sur le rappel des troupes, dont le sort étoit jeté, uniquement pour entrer mieux en matière, et, de cette façon, je vins au point que je voulois traiter avec lui, qui étoit la cabale opposée qui en vouloit à tous les ministres, qui commençoit à prendre force et à parler haut. Il me dit que tout cela ne lui importoit guères ; qu'il disoit son avis comme il le pensoit, parce qu'il avoit droit de le dire au Conseil ; que du reste il lui importoit peu, en son particulier, qu'il fût goûté ou non, pourvu qu'il fît l'acquit de sa conscience[8], moins encore de la cabale, qu'il voyoit bien toute formée et toute mena-

1. Boufflers et Chevreuse.
2. *A* est en interligne, au-dessus de *de*, biffé. — 3. *Du* corrigé en *de*.
4. Comparez la notice SAINT-SIMON, au tome XXI de 1873, p. 87-88.
5. *Entrefaitte*, au singulier, dans le manuscrit.
6. *M'estant* corrigé en *m'ayant*. — 7. Avant *sobrem^t*, il a biffé *mais*.
8. « *Faire quelque chose pour l'acquit de sa conscience, à l'acquit de sa conscience*, pour dire afin de n'en avoir point la conscience chargée » (*Académie*, 1718).

çante ; que je l'avois vu, dans la crise des affaires de Monsieur de Cambray, dans un état bien plus hasardeux, puisqu'il étoit près alors d'être congédié à tous les instants[1] ; que je lui pouvois être témoin que je ne l'en avois vu ni plus ému, ni plus embarrassé, aussi content de se retirer en sa maison que de vivre parmi les affaires, et même davantage ; qu'il regardoit les choses du même œil présentement ; qu'à son âge, dans l'état où se trouvoit sa famille, et pensant comme il faisoit depuis si longtemps sur ce monde et sur l'autre, il ne regarderoit pas comme un malheur d'achever sa vie chez lui en solitude à la campagne, et de s'y préparer avec plus de tranquillité à la mort ; qu'il ne se pouvoit retirer avec bienséance dans la confusion présente des affaires, mais qu'il étoit bien éloigné de regarder comme un mal la nécessité de le[2] faire, qui lui donneroit du repos. Je lui répondis que personne n'étoit plus persuadé que je l'étois de la sincérité et de la solidité de ses sentiments, et ne les admiroit davantage, et, en cela, je disois ce que je pensois, et je ne me trompois pas, mais que j'avois un dilemme[3] à lui opposer, que je le suppliois d'écouter avec attention, auquel je ne croyois pas de réplique : que, si, charmé des biens et de la douceur de la retraite et de n'avoir plus à songer qu'aux années éternelles, il se persuadoit que son âge (il avoit lors soixante et un ans), l'état de sa famille et ses propres réflexions sur les affaires présentes le dussent affranchir de tout autre soin que de celui de vaquer uniquement à son salut, je n'avois nulle volonté de lui rien opposer, encore que je me persuadasse que je ne manquerois pas de bonnes raisons de conscience pour le faire ; qu'en ce cas-là, il devoit dès aujourd'hui remettre ses emplois,

1. Tome V, p. 148. — 2. *La* corrigé en *le*.

3. « Sorte d'argument qui contient deux propositions contraires ou contradictoires, dont on laisse le choix à l'adversaire pour le convaincre, également, soit qu'il prenne l'une, soit qu'il prenne l'autre » (*Académie* 1718). Saint-Simon écrit : *dilème*.

se[1] retirer dans le lieu qu'il jugeroit le plus propre à son dessein, et abdiquer tout soin de ce monde, mais que, s'il pensoit que chacun devoit travailler en sa manière dans sa vocation particulière, et selon la voie où Dieu avoit[2] conduit et établi les divers particuliers de ce monde, chacun dans son état, pour rendre compte à Dieu de ses talents et de ses œuvres, et qu'il ne crût pas sa carrière remplie, il n'étoit pas douteux qu'il ne dût demeurer dans le monde, et dans les fonctions où il avoit plu à la Providence de l'appeler, non pour en jouir à sa manière, mais pour y servir Dieu et l'État, et que, de cela, il compteroit devant Dieu comme feroit un moine de sa règle ; que, cela étant ainsi, il ne lui devoit pas suffire d'aller par routine aux différents conseils où il avoit sa voix, et d'y dire son avis par forme et avec nonchalance, content d'avoir parlé selon ce qu'il croyoit meilleur, et peu en peine de l'effet de son avis, comme feroit un moine qui, assidu au chœur, psalmodieroit avec les autres, content d'avoir prononcé les psaumes[3] dans la cadence accoutumée, peu en peine d'y appliquer son esprit et son cœur, ni de réfléchir que sa présence corporelle et l'articulation de ses lèvres étoit insuffisante sans cette double application ; que l'état de ministre, surtout dans des conjonctures aussi critiques que celles où on se trouvoit actuellement, demandoit en ses avis, non seulement la probité et la sincérité, mais la force pour les soutenir et les faire valoir leur juste poids, et de s'opposer généreusement, non pour son intérêt particulier, mais pour le bien de l'État trop chancelant, à des cabales dont le but étoit d'arriver à des fins particulières, et qui, par sa destruction, priveroient l'État de ses avis, qui néanmoins lui paraissoient tels à lui-même que sa conscience l'empêchoit de l'en priver en se retirant maintenant du monde et des affaires ; qu'il n'étoit donc

1. Avant *se*, Saint-Simon a biffé un *et*.
2. La première lettre d'*avoit* surcharge *l'*.
3. Il a écrit : *pseaumes*.

pas seulement de son devoir de dire son avis, mais de le faire valoir, mais de demeurer en place pour avoir droit de le dire, mais d'y demeurer[1] tellement qu'il n'opinât pas sans fruit, mais de faire toutes les choses nécessaires et convenables pour y demeurer, et y demeurer en autorité, sans quoi il vaudroit autant pour l'État qu'il n'y fût plus, et mieux pour lui et pour son repos et son loisir; qu'une situation mitoyenne étoit, quant au bien de ce monde et aux devoirs concernant l'autre, la pire de toutes; que vivre ainsi content de tout étoit une tranquillité et un repos anticipés hors de place, de temps et de saison, une usurpation de retraite, un synonyme[2] de prévarication[3]. M. de Beauvillier sourit de la chaleur que je mêlois à ce discours, et ne laissa pas de l'écouter avec grand attention; il m'interrompit peu, et je repris les détails, où je descendis, qu'il étoit en état de procurer, et lui seul sans qu'ils pussent être suppléés[4] par personne par rapport à Mgr le duc de Bourgogne, et même à la façon dont il étoit auprès du Roi. Il en convint. Ensuite, je passai aux autres ministres dont la ruine amenoit la sienne, et je lui dis avec hardiesse ces propres termes dont je m'étois déjà servi une autre fois, lorsque je le forçai de parler au Roi sur l'entrée résolue du duc d'Harcourt au Conseil, qu'il fit avorter[5] : qu'il n'y avoit point à se mécompter[6]; que ç'avoit été un miracle qu'il n'eût pas succombé sous la main

1. Le *d* de *demeurer* corrige un *t*. — 2. *Synonime*, au manuscrit.

3. Le *Dictionnaire de l'Académie* de 1718 définissait ce mot: « Trahison faite à la cause, à l'intérêt des personnes qu'on est obligé de soutenir, manquement contre le devoir de sa charge, contre les obligations de son ministère. »

4. Avant *suppléés*, Saint-Simon a biffé *procurés*.

5. Tome XVII, p. 162 et suivantes. — Saint-Simon avait d'abord écrit: *que ç'avoit esté un miracle*, en répétant *que* deux fois, à la fin d'une ligne et au commencement de la suivante; il a corrigé le premier *que* en *qu'il*, écrit à la suite, sur la marge: *fit avorter*, et biffé *que ç'avoit esté un miracle* au commencement de la ligne suivante.

6. Verbe déjà relevé au tome XVI, p. 13 et 186.

puissante de Mme de Maintenon lors des affaires du quiétisme ; que l'estime solide du Roi, la confiance de sa place de gouverneur des enfants de France, ni celle du ministère dont il étoit revêtu, ne l'auroient pas tiré d'affaires ; que, son salut, il ne le devoit qu'à ses entrées de gouverneur, qui, entées sur celles de premier gentilhomme de la chambre, avoient si bien accoutumé le Roi à le voir dans ses heures les plus privées, et à l'y voir en toutes depuis si longtemps, qu'elles avoient fait de lui, à son égard, une espèce de garçon bleu renforcé, qui seul avoit soutenu le seigneur, le ministre, l'homme de confiance, lequel, sans cela, eût péri ; que c'étoit donc à ce titre qu'il devoit oser se cramponner et s'affermir en toutes manières, attaquer la cabale contraire sans crainte ni mollesse, en mettre en garde le Roi par des vérités fortes et bien assénées, non pas se laisser frapper sans montrer le sentir et, par cette sorte de dévotion si mal entendue, enhardir les frappeurs[1], y accoutumer le Roi, devenir inutile, et se laisser enfin porter par terre, lui et les siens. De toutes les différentes fois que j'aie parlé à M. de Beauvillier, excepté celle de l'entrée du maréchal d'Harcourt au Conseil[2], je ne le fis jamais tant de suite, je ne dis pas de raisonnements, mais, si cela se peut dire, exhortation, ni avec une si grande impression sur lui. Il se mit d'abord sur la défensive, non plus pour quitter et se retirer, car il étoit convenu d'abord que ce n'en étoit pas le temps, non plus même sur sa foiblesse par dévotion, car, à mon raisonnement, il sentit bien qu'il n'y avoit rien de solide à répondre, mais d'abord sur sa cabale. Il s'effaroucha de ce mot ; je ne le lui contestai pas. Il se persuadoit qu'il n'y en avoit point : ses précisions le lui faisoient croire ainsi ; mais, l'effet du terme, je l'empêchai d'en[3] disputer. Il se mit sur les difficultés de

1. Ce mot n'est pas dans le *Dictionnaire de l'Académie*.
2. Ci-contre, p. 36.
3. *Je l'empeschay d'en* est en interligne, au-dessus d'*il ne put en*, biffé sauf le dernier mot.

pratiquer ce que je lui voulois[1] persuader de faire, et l'embarras des moyens en ne voulant dire mal de personne. Je répondis que cela n'empêchoit pas la force dans ses avis, les répliques étendues, ni les insinuations et les raisonnements particuliers; qu'après cela, la cabale opposée étoit composée de diverses sortes de personnes, parmi lesquelles il y en avoit de bons et de mauvais; que les mauvais étoient ceux qui, couverts du manteau du bien des affaires, ne travailloient que pour eux-mêmes; que ceux-là étoient les maréchaux d'Harcourt et d'Huxelles, que, par cela même, il étoit permis de faire connoître pour tels, de les démasquer à propos, et d'énerver[2] auprès du Roi de sorte que tout leur esprit et leur sens, si vanté par les leurs, ne servît qu'à leur nuire en donnant ombrage de leurs sentiments et de leurs avis, ce qui les écarteroit aisément dans la suite; que la piété bien entendue le demandoit, loin de s'y opposer, et que c'étoit là ce qu'il falloit faire. Nous disputâmes assez là-dessus, et je crus n'avoir pas peu gagné de l'avoir fait convenir que tout ce que j'avançois à leur égard n'étoit pas à rejeter, pourvu que cela se fît par nécessité et avec modération. Je battis encore le duc là-dessus, enclin à n'y trouver jamais la nécessité assez décisive, ni la modération assez compassée, sur quoi je lui ôtai la plupart de ses réponses. De cette discussion, nous passâmes à celle des bons, parmi lesquels je citai le maréchal de Boufflers pour exemple : le duc en convint avec empressement, et, saisissant le triomphe, me demanda d'un air content ce que je voulois qu'il fît à celui-là, qui certainement ne prenoit feu que de bonne foi. « Ce que je veux ? répliquai-je ; que vous le regagniez

1. Avant *voulois*, il a biffé un premier *vouloi[s]* surchargeant *disois de*.

2. Verbe déjà rencontré en ce sens dans le tome V, p. 144. On en peut signaler d'autres exemples dans une Addition à Dangeau, tome XVI, p. 28, dans la suite de nos *Mémoires*, tomes VIII de 1873, p. 395, et XVI, p. 102, et dans la *Gazette* de 1635, p. 112.

absolument, et que, deux hommes aussi purs et aussi bien intentionnés que vous l'êtes tous deux, ne demeuriez pas plus longtemps opposés, ni la cabale où il est plus longtemps décorée d'un homme si estimable, et qui la fortifie avec tant d'avantages contre vous. » De là, je lui dis, comme il étoit vrai, que j'avois toujours reconnu du goût pour lui, fondé sur l'estime, dans le maréchal ; que j'étois même surpris que les autres l'eussent entraîné assez avant pour l'aigrir au point qu'ils avoient fait ; que c'étoit un bon homme, doux, aisé à ramener par des avances de considération, d'estime et d'amitié, et pareillement aisé à éloigner par l'indifférence et un air d'autorité et de supériorité ; que les premières manières étoient tellement les siennes à lui, M. de Beauvillier, qu'il n'y auroit nulle peine ; que, pour les secondes, qui lui ressembloient si peu, il y falloit néanmoins prendre garde dans le raisonnement, qui, étant court dans le maréchal, devoit être ménagé en ne lui contestant pas les bagatelles et réservant l'effort de la persuasion pour les choses importantes, mais avec art et douceur, tâchant de l'amener comme de lui-même, surtout de ne lui laisser sentir nul poids de ministre, ni de supériorité d'esprit ou d'expérience dans les affaires, et s'aider adroitement de flatteries sur sa capacité à la guerre, sur les choses qu'il y a effectivement faites, et sur ses bonnes intentions, qu'on ne pouvoit douter être les seules qui le menassent, et sans aucun intérêt ; qu'en s'y prenant de la sorte avec application et suite, j'étois persuadé que Boufflers seroit d'abord touché du cas qu'il sentiroit être fait de lui, et, par là, deviendroit bientôt capable d'entrer en raison ; qu'il ne seroit pas difficile de lui ôter les impressions que les autres étoient venus à bout de lui donner, et, sinon de le détacher tout à fait d'eux, de le rendre du moins un instrument dont ils ne feroient pas dans la suite tout l'usage qu'ils projetoient, et qu'ils avoient déjà commencé d'en faire. Beauvillier goûta au dernier point mon discours, et, s'ouvrant de plus en plus : « Eh ! qui, me dit-il, n'a pas envie de le raccrocher, et de faire tout ce qu'il faut pour cela ? » Puis, convint que ce que je lui proposois étoit le meilleur, et qu'il falloit incessamment travailler sur ce plan-là[1]. Je me gardai bien de lui en nommer aucuns autres. Je connoissois trop l'antipathie[2] naturelle de l'esprit et de l'humeur du Chancelier pour lui proposer rien à son égard pour[3] les rapprocher l'un de l'autre, bien moins encore pour nuire au Chancelier, mon ami au point qu'il l'étoit, ni sur l'aversion des ducs de la Rocheguyon et de Villeroy, glissant ainsi pour ne pas commettre mes amis d'une part, et ne les pas laisser dupes de l'autre. Avant finir, je repris encore un peu le propos de nuire à ceux qui ne valoient rien, et je le fis souvenir de la pacifique et silencieuse conduite de Mgr le duc de Bourgogne, qui l'avoit abattu sous le duc de Vendôme à tel point qu'il en demeuroit meurtri après même la chute de ce colosse[4]. Je lui remis que lui-même n'avoit pas approuvé cette douceur cruelle, et, comme il s'éleva contre la comparaison par sa disproportion d'avec ce jeune prince, je m'élevai à mon tour, et le mis hors de défense par la compensation de l'importance de ses places, et le devoir dont il étoit comptable au Roi et à l'État. Nous nous séparâmes enfin, lui très satisfait de toutes mes réponses, et persuadé qu'il devoit faire plus d'usage de son crédit et de son esprit, et moi au large et content au possible de m'être si utilement déchargé le cœur avec lui, et de lui avoir, de plus, vivement reproché d'être si peu instruit de mille choses qui se passoient à la cour, qui, petites en apparence auprès des affaires d'État, ne laissoient pas de découvrir mille intrigues nécessaires à savoir, et dont l'ignorance conduisoit pourtant assez souvent à celle de choses qui influoient tellement à la justesse du raisonnement en choses consi-

1. Le mot *plan* surcharge *pied*. — 2. Il a écrit : *anthipathie*.
3. L'abréviation de *pour* surcharge un *b*.
4. Ci-dessus, p. 12, note 4.

dérables, qu'on se trouvoit, au besoin, court par ce défaut, et hors d'état de prendre de justes mesures, et à temps.

C'étoit aussi mon grief contre le duc de Chevreuse, auquel je l'avois très souvent reproché, et qui prétendoit s'en disculper en m'opposant qu'il n'étoit chargé de rien, avec ses précisions[1] désespérantes, parce qu'il n'entroit pas au Conseil, quoiqu'il fût en effet ministre, et entrant dans tout avec le Roi et avec les autres ministres, comme je l'avois découvert il y avoit longtemps, et que M. de Beauvillier et lui-même ensuite me l'eussent avoué dès lors, ainsi que je l'ai remarqué p. 676[2]. Il étoit de plus l'âme de la cabale des ministres[3], et considéré comme tel par toutes les trois. Je lui contai dès le lendemain la conversation que j'avois eue avec M. de Beauvillier. Quoiqu'il fût accoutumé à ma franchise et à ma liberté avec son beau-frère et avec lui, il ne laissa pas d'être extrêmement surpris de la hardiesse dont j'avois usé dans les choses et dans les termes, et il m'en remercia : d'où je pris occasion de lui reprocher fortement pourquoi il ne parloit pas de même, puisqu'il trouvoit cette force nécessaire avec son beau-frère, avec lequel il étoit à toute portée, en toute confiance et intimité, et si entièrement au fait de tout, au lieu d'entretenir ses mesures étroites et sa foiblesse par la sienne propre. Il s'excusa avec plus de gentillesse que de solidité, et convint pourtant de l'excès des mesures du duc de Beauvillier, et du tort que cela faisoit aux affaires par ne vouloir pas user de son esprit et de son crédit, demeurer dans des entraves continuelles de réserve, de retenue et d'inaction, qui arrêtoient tout de leur part et donnoient jeu aux autres, dont ils savoient bien profiter, jusque-là qu'il m'avoua que Mmes de Chevreuse et de Beauvillier[4] n'en étoient pas plus contentes que lui, et que tous trois y échouoient[5]

1. Voyez ce mot, tome XVII, p. 247; il a passé ci-dessus, p. 27 et 37
2. Ci-dessus, p. 25 et note 2. — 3. Ci-dessus, p. 9.
4. Ici, par hasard, *Beauvilliers*.
5. *Échoüoyent*, avec les trois dernières lettres surchargées.

continuellement. Nous approfondîmes fort la matière, et même avec un grand détail. Je n'en crus pas le temps perdu, parce qu'en lui inculquant les choses que je croyois nécessaire[1], c'étoit parler avec le même succès à eux tous, et jusqu'à Mgr le duc de Bourgogne ; la suite me le persuada encore davantage : ils devinrent plus éveillés[2] sur tout ce qu'il se passoit, plus attentifs à m'en demander des nouvelles, à en raisonner avec moi, plus occupés à parer les coups, et même à en porter, et M. de Beauvillier encore plus au large avec moi, et sur tous chapitres. Je m'aperçus bien, par le maréchal de Boufflers même, qu'ils n'étoient pas demeurés oisifs pour le rapprocher : en quoi ils auroient mieux et plus tôt réussi, s'ils l'eussent fait plus ouvertement, à quoi je suppléois autant qu'il m'étoit possible. Ce que le monde nomme hasard, et qui, comme toutes choses, n'est qu'une disposition de la Providence, qui toute ma vie m'avoit lié avec une[3] singularité marquée à presque toutes les personnes opposées, en usoit de même à mon égard sur ces deux cabales des seigneurs et des ministres. Entièrement uni aux ducs de Beauvillier et de Chevreuse et à presque toute leur famille, lié intimement à Chamillart jusque dans sa plus profonde disgrâce, fort bien avec les jésuites, et avec Mgr le duc de Bourgogne, comme on l'a vu à propos des choses de Flandres[4], bien aussi, quoique de loin et par les deux ducs, avec Monsieur de Cambray sans connoissance immédiate, mon cœur étoit à cette cabale qui pouvoit compter Mgr le duc de Bourgogne à elle envers et contre tous. D'autre part, dépositaire de la plus entière confiance domestique et publique du Chancelier et de toute sa famille, comme on le

1. Il y a bien *necessaire*, au singulier, dans le manuscrit.

2. *Ils devinrent* est en interligne sur la marge, en place d'*il devint*, biffé, et *plus éveillés* a été rajouté aussi sur la marge, à la fin de la page 850 du manuscrit, quoique ces deux mots fussent déjà au commencement de la page 851.

3. *Une* corrige *si*. — 4. Tome XVI, p. 468-469 ; ci-dessus, p. 13 et 31.

verra encore bientôt[1], en continuelle liaison avec le duc et la duchesse de Villeroy, et par eux avec le duc de la Rocheguyon, qui n'étoit[2] qu'un avec eux, en confiance aussi avec le premier écuyer[3], avec du Mont, avec Bignon[4], lui et sa femme[5] dans toute celle de Mlle Choin, et ces derniers de la cabale de Meudon[6], qui ne seroient pas même péris avec elle, et qui y surnageoient, je ne pouvois desirer qu'aucune des deux autres succombât, d'autant plus que les ménagements constants d'Harcourt pour moi étoient tels, qu'ils m'ôtoient tout lieu de le craindre, et me donnoient tout celui d'entrer plus avant avec lui toutes les fois que je l'aurois voulu[7]. Je n'oserois dire que l'estime de tous ces principaux personnages, jointe à l'amitié que plusieurs d'eux avoient pour moi, leur donnoit, Harcourt excepté, une liberté[8], une aisance, une confiance entière à me parler de tout ce qui se passoit de plus secret et de plus important, non quelquefois sans qu'il leur échappât quelque chose sur ceux de mes amis qui leur étoient opposés, et sans que les tireurs[9] en fussent en peine. J'en savois beaucoup[10] plus par le Chancelier et

1. Ci-après, p. 85 et suivantes.

2. *Qui n'estoit* a été ajouté en fin de ligne, sur la marge, et l'abréviation de *que* au commencement de la ligne suivante.

3. Beringhen : tome XVI, p. 54, et ci-dessus, p. 7-8.

4. Armand-Roland Bignon de Blanzy, alors intendant des finances, et qui va devenir intendant de Paris : ci-après, p. 116.

5. Agnès-Françoise Hébert de Buc, fille d'un maître des requêtes et nièce de Mmes de Pomponne et de Vins, née le 6 février 1670, mariée le 4 janvier 1697 avec M. Bignon, veuf d'un premier mariage depuis 1692. Mme Bignon vivait encore en juillet 1742.

6. Ci-dessus, p. 10.

7. Après *voulu*, Saint-Simon a biffé « et co^e^ ses bons amis Villeroy et la Rocheguyon y poussoient luy et moy, » et, au-dessus d'*amis*, il a biffé un autre *amis*.

8. La première lettre de *liberté* surcharge *ai*.

9. « *Tireur*, chasseur qu'on entretient pour tirer du gibier » (*Académie*, 1718). Nous avons eu ci-dessus, p. 37, les *frappeurs*.

10. Les premières lettres de *beaucoup* surchargent *enc[ore]*.

par le maréchal de Boufflers que par les ducs de Chevreuse et de Beauvillier, peu vigilants, souvent ignorants. A ces connoissances sérieuses j'ajoutois celles d'un intérieur intime de cour par les femmes les plus instruites et les plus admises en tout avec[1] Mme la duchesse de Bourgogne, qui, vieilles et jeunes, en divers genres, voyoient beaucoup de choses par elles-mêmes et savoient tout de la princesse, de sorte que, jour à jour[2], j'étois informé du fonds de cette curieuse sphère[3], et fort souvent, par les mêmes voies, de beaucoup de choses secrètes du sanctuaire de Mme de Maintenon. La bourre[4] même en étoit amusante, et, parmi cette bourre, rarement n'y avoit [-il] pas quelque chose d'important, et toujours d'instructif pour quelqu'un fort au fait de toutes choses. J'y étois mis encore quelquefois d'un autre intérieur[5], non moins sanctuaire, par des valets très principaux, et qui, à toute heure dans les cabinets du Roi, n'y avoient pas les yeux ni les oreilles fermées. Je me suis donc trouvé toujours instruit[6] journellement de toutes choses par des canaux purs, directs et certains[7], et de toutes choses grandes et petites. Ma curiosité, indépendamment d'autres raisons, y trouvoit fort son compte, et il faut avouer que, personnage ou nul, ce n'est que de cette sorte de nourriture que l'on vit dans les cours, sans laquelle on n'y fait que languir. Mon attention continuelle étoit à un secret extrême des uns aux autres sur tout ce qui pouvoit les intéresser, à un discernement scrupuleux

1. *Par* surchargé en *avec*.
2. *L'Académie* ne donnait que *jour par jour*.
3. Au figuré, « étendue de pouvoir, d'autorité, de connoissance, de talent, de génie » (*Académie*, 1718).
4. « On dit figurément qu'*il y a bien de la bourre dans un ouvrage*, lorsqu'il y a beaucoup de choses qui ne servent qu'à le grossir inutilement » (*Académie*, 1718). Saint-Simon a encore employé cette expression dans la suite des *Mémoires*, tomes VIII, p. 449, et XVIII, p. 292-293, et dans les *Écrits inédits*, tome VIII, p. 225.
5. Il a écrit : *interrieur*. — 6. *Instruit* surcharge un *j*.
7. Avant *certains*, il a biffé le commencement du même mot.

des choses qui pouvoient avoir des suites, et, pour cela même, à les taire, quoique apparemment indifférentes, et, sur celles qui l'étoient en effet, à les conter pour payer et nourrir la confiance, ce qui faisoit l'entière sûreté de mon commerce avec tous et l'agrément de ce commerce, où je rendois souvent autant et plus que j'en[1] recueillois, sans qu'il me soit arrivé d'avoir trouvé jamais refroidissement, défiance, moins d'ouverture même dans pas un, encore qu'ils sussent très bien tous que j'étois dans le même intrinsèque avec plusieurs de la cabale opposée à la leur, et que les uns et les autres me parlassent de cette intimité très librement quand l'occasion s'en présentoit, et toujours avec mesure sur ces personnes, par égard pour moi, hors quelques occasions rares de vivacités échappées, auxquelles je fermois les yeux.

Affaire d'Espagne de M. le duc d'Orléans. [*Add. St-S. 890*]

Il faut maintenant retourner un peu en arrière pour voir tout de suite cette affaire de M. le duc d'Orléans sur l'Espagne, qui éclata en ce temps-ci, et qui a été la source de tout ce qui a depuis accompagné sa vie d'amertumes et de détresses[2], qui se sont de là répandues même sur[3] les temps les plus affranchis et les plus libres de sa vie, et dans lesquels il a été revêtu seul de tout le pouvoir souverain[4]. Sans s'étendre ici sur le caractère avant le temps,

1. Avant *j'en*, Saint-Simon a biffé un premier *je n'en recueillois* à moitié corrigé.

2. Mme des Ursins écrivait au duc de Gramont, le 12 août 1707 : « Je ne connois guère de prince né sous une étoile plus malheureuse que la sienne, ni qui mérite d'être si heureux. »

3. *Dan[s]* corrigé en *sur*.

4. Les événements qui vont être racontés ont été étudiés successivement, mais avec des conclusions tout opposées, par François Combes, dans ses communications aux congrès de la Sorbonne et dans *la Princesse des Ursins*, p. 350-382, ensuite par le R. P. Baudrillart, dans le tome II de *Philippe V et la cour de France*, consacré presque entièrement aux relations du duc d'Orléans avec l'Espagne. Fr. Combes s'était servi des mémoires du marquis de Saint-Philippe et de ceux de Saint-Simon, des *Lettres de Filtz-Moritz sur les affaires du temps* (1718), des correspondances de Mme de Maintenon, du chevalier du Bourk, du

il suffira de remarquer que son oisiveté, continuellement trompée par des voyages de Paris, amusée par des curiosités de chimie fort déplacées[1], et de recherches de l'avenir qui l'étoient bien davantage[2], livrée[3] à Mme d'Argenton,

maréchal de Bezons. Outre ces premiers documents, le P. Baudrillart a employé ceux qu'il avait rapportés de sa mission en Espagne, notamment les correspondances secrètes de Philippe V avec la cour de France ou avec le ministre Bergeyck, et les rapports de la police espagnole, les documents de nos Dépôts des affaires étrangères et de la guerre, et ceux des Archives nationales (correspondance du duc d'Orléans). Un des premiers éditeurs de nos *Mémoires*, le professeur F. Laurent, avait publié dans le tome VI de l'édition de 1818, p. 76-130, un long mémoire sur l'affaire d'Espagne, précédé de cet avertissement : « Ce mémoire a été trouvé avec les papiers du duc de Saint-Simon, et sur l'original sont écrits ces mots à la marge : MÉMOIRE QUI ME VIENT DU PALAIS-ROYAL. Il paroît avoir été composé, non par un Espagnol, comme le texte semble l'indiquer, mais par un ami du duc d'Orléans, ce prince ayant pu seul instruire l'auteur des détails qu'il rapporte. » Le mémoire est curieux, mais, malgré son intitulé, ce n'est autre chose, page pour page, que celui qui avait paru, cent ans avant, dans les *Lettres de Filtz-Moritz*, p. 226-305, et dont l'origine prétendue y est expliquée p. 178-179 et 182. Il n'est donc pas à reproduire ici, mais seulement à indiquer en référence, et à rapprocher de deux pages du marquis d'Argenson (éd. Janet, tome I, p. 181-183), qui prétendait tenir ses informations du Régent. Ajoutons que, dans l'édition de 1856, Chéruel a placé trois pièces en appendice (tome VII, p. 458 et 459), tirées de la correspondance de M. Amelot avec le duc de Noailles qui fut détruite en 1871 dans l'incendie de la bibliothèque du Louvre. — Le réquisitoire très étudié de Combes, qui se croyait mieux informé que notre auteur, concluait à une pleine et absolue culpabilité du prince français ; les documents espagnols ont donné au P. Baudrillart une opinion beaucoup plus voisine de celle de Saint-Simon, et même de celle de Filtz-Moritz : comme Voltaire (*Siècle de Louis XIV*, chap. XXII, p. 406-407), il conclut que le duc d'Orléans ne fit que se préparer à faire valoir des droits authentiquement et solennellement reconnus le jour où Philippe V serait obligé de se retirer, et que les moyens qu'il essaya de mettre en usage pour arriver à cette fin furent plutôt extravagants que criminels.

1. Il était « curieux de toutes sortes d'arts et de sciences » (tome XIII, p. 455). Voyez ci-après, p. 64-65.

2. On en a vu un exemple en 1706 (tome XIII, p. 458-463).

3. Avant *livrée*, Saint-Simon a biffé un *et*.

sa maîtresse, à la débauche et à la mauvaise compagnie, avec un air de licence, de peu de compte de la cour, et de beaucoup moins de Madame sa femme, lui avoit fait grand tort dans l'esprit du monde, et surtout dans celui du Roi, lorsque la nécessité des affaires le força de[1] l'envoyer relever le duc de Vendôme en Italie[2], et, après le malheur de Turin, arrivé de tous points malgré sa prévoyance et tout ce qu'il fit pour faire entendre raison à Marcin, et, depuis sa blessure, pour rentrer avec l'armée en Italie[3], porta le Roi à l'en consoler par le commandement des armées en Espagne[4]. Le Roi lui avoit témoigné qu'il desiroit qu'il vécût bien avec Mme des Ursins, qu'il ne se mêlât que des choses qui concerneroient la guerre, et qu'il n'entrât en rien de toutes les autres affaires[5]. M. le duc d'Orléans avoit exactement suivi cet ordre[6]. Mme des Ursins n'avoit cherché qu'à lui plaire ; elle avoit affecté de m'en écrire de ces sortes de louanges que l'on compte bien qui reviendront. Je savois les ordres du Roi sur elle, j'étois ami des deux au dernier point, je desirois leur union, qui faisoit leur bien réciproque, et plus encore celui de M. le duc d'Orléans, qui y étoit plus attaché, et j'avois eu soin de lui faire passer tout ce qui pouvoit y contribuer[7]. J'avois cimenté ces dispositions pendant le court séjour de M. le duc d'Orléans ici, entre ses deux voyages d'Espagne, et je n'avois rien oublié pour lui en faire sentir toute l'importance pour lui par l'unité de Mme des Ursins et de la reine d'Espagne, et de la même

1. A surchargé en *de*. — 2. En 1706 : tome XIII, p. 390-393.
3. Tome XIV, p. 42-49, 56-61 et 88-89.
4. En 1707 : *ibidem*, p. 300. Le prince désirait ce commandement depuis 1702 (*Mémoires de Louville*, tome II, p. 92).
5. Comparez l'ouvrage du P. Baudrillart, tomes I, p. 290-292, et II, p. 33, et les *Lettres de Louis XIV à M. Amelot*, tome I, p. 194.
6. Ceci n'est pas exact : en bien des occasions, le prince avait enfreint cette consigne et bravé le gouvernement espagnol (notre tome XVI, p. 444, note 1).
7. Tome XVI, p. 150 et 177.

ici avec Mme de Maintenon[1]. Tout alla bien entre eux jusqu'à son retour en Espagne[2], que, mal content[3] du peu de dispositions faites pour la campagne malgré les soins qu'il en avoit pris avant son retour et les promesses qui lui avoient été faites[4], et outré de ce que les mêmes manquements lui avoient fait perdre d'occasions glorieuses l'autre campagne[5], qu'il prévoyoit lui devoir être aussi nuisibles pour celle qu'il alloit commencer, ce mot, d'autant plus cruel qu'il étoit incomparable, lui échappa en plein souper, comme je l'ai remarqué p. 713[6], qui lui rendit Mme des Ursins et Mme de Maintenon sourdement irréconciliables. L'intelligence sembla continuer entre lui et Mme des Ursins nonobstant les altercations fréquentes auxquelles les vivres et les autres fournitures pour l'armée donnèrent lieu[7]; il ne laissa pas de sentir à plusieurs petites choses qu'on lui cherchoit noise, et qu'il étoit bon d'y prendre garde de près, et je l'en avertis fortement sur ce bruit répandu ici de son amour prétendu pour la reine d'Espagne[8] avec des circonstances ajustées, sur lequel il me rassura comme je l'ai dit ailleurs[9], dont

1. Cependant Mme des Ursins n'avait jamais été bien disposée à son égard; dès 1703, c'est son opposition qui avait empêché le prince d'être envoyé en Espagne (*le Cardinal Dubois*, par le comte de Seilhac, tome I, p. 88-89; notre tome XI, p. 316 et note 3), et, en 1707, il y avait eu bien des difficultés entre eux deux.

2. Au commencement de 1708.

3. *Content* est en interligne, au-dessus d'un premier *content*, biffé.

4. Tome XVI, p. 159-160.

5. Tomes XIV, p. 426-428, et XV, p. 36.

6. Tome XVI, p. 161, et ci-dessus, p. 28.

7. Recueil Bossange, tome IV, p. 217-218 et 225-226; Baudrillart, *Philippe V et la cour de France*, tome II, p. 33-37. Cependant, en mars 1708, on voit la princesse partagée entre le chagrin du départ de Berwick et l'impatience d'obtenir le retour du duc d'Orléans (lettre de la bibliothèque du Louvre publiée par Chéruel au tome VI de 1856, p. 462).

8. Marie-Anne de Bavière-Neubourg, reine douairière.

9. Tome XVI, p. 160.

il ne fut pas la moindre mention en Espagne, et qui, en effet, n'avoit pas eu le moindre fondement. Dès la fin de sa première campagne en ce pays-là, et plus encore dans son séjour après à Madrid, il sentit[1] les fautes que l'ambition et l'avarice faisoient commettre à la princesse des Ursins; il n'eut pas peine à démêler qu'elle étoit extrêmement crainte et haïe. Peut-être la simple curiosité le porta-t-elle à écouter quelques mécontents principaux : les princes, sur tous les hommes, veulent être aimés. Tout retentit en[2] Espagne, et d'Espagne ici, de ses louanges en toutes façons, travail, détails, capacité, valeur, courage d'esprit, industrie, ressources, affabilité, douceur[3], et je ne sais s'il ne prit point les hommages des desirs rendus au rang et au pouvoir pour les hommages des cœurs, ni jusqu'à quel point il en fut flatté et séduit. Après s'être aperçu par des effets, quoique assez peu perceptibles, mais qu'il ne put méconnoître, de l'imprudence de ce bon mot fatal[4], il n'en fut que plus curieux, pendant sa seconde campagne et son séjour après à Madrid[5], sur les déportements de la princesse des Ursins; il n'en fut aussi que d'un accès plus ouvert aux plaintes des mécontents, sans toutefois en faire d'usage. Stanhope[6], cousin de celui qui, de mon temps, fut ambassadeur en Espagne[7], et depuis [*Add. St-S. 891*]

1. Les mots *il sentit* ont été ajoutés en interligne.
2. Les mots *retentit en* sont en interligne, au-dessus d'un premier *retentit* surchargeant des lettres illisibles et biffé.
3. Tome XIV, p. 429-430. — 4. Ci-dessus, p. 28 et 48. — 5. En 1708.
6. Jacques Stanhope, petit-fils du premier Chesterfield, servait en Catalogne depuis 1705, avait conquis Minorque en 1708, et était lieutenant général du 1er janvier 1709. Il restera dans la péninsule jusqu'en 1712, sera fait secrétaire d'État en 1714, premier lord de la Trésorerie en 1717, comte Stanhope en 1718, et aura alors mission de négocier la Quadruple alliance à Paris et à Madrid, mais mourra le 16 février 1721. (*Moréri*, tome IX, 2e partie, p. 555; *National biography*, tome LIV, p. 14-19.)
7. Tome XVIII de 1873, p. 184-185. — Guillaume Stanhope (1690-1756), premier comte de Harrington, colonel de dragons et membre de la Chambre des communes, sera envoyé en mission à Madrid le 19 août

secrétaire d'État en Angleterre, commandoit les Anglois, et étoit la seconde personne de l'armée du comte de Stahremberg opposée à celle que M. le duc d'Orléans commandoit. Ce général anglois avoit été fort débauché. Il avoit passé du temps à Paris, alors assez jeune[1]; il y avoit connu l'abbé Dubois[2], comme on dit, entre la poire et le fromage[3], et de là M. le duc d'Orléans, qui avoit fait avec lui, tout un hiver et un été, force parties, toutes des plus libres. Le prince et le général, devenus personnages en Espagne vis-à-vis l'un de l'autre, se souvinrent du[4] bon temps, se le témoignèrent autant qu'ils le purent réciproquement, et saisirent également, pour s'écrire par des trompettes, des occasions de passeports, d'échanges de prisonniers, et autres semblables[5]. Les mécontents du gouvernement et de Mme des Ursins se rassemblèrent autour de lui. Il en fit si peu de mystère, que, de retour de l'armée[6] à Madrid, il parla pour plusieurs, en remit quelques-uns en grâce, obtint pour d'autres ce qu'ils desiroient, et répondit aux plaintes que lui en fit Mme des Ursins, en présence du roi et de la reine, qu'il avoit cru les servir en se conduisant de la sorte pour jeter à ces

1717, mais quittera cette ville pour prendre part à la campagne du maréchal de Berwick, et retournera à Madrid après la paix, jusqu'en 1726. Envoyé en 1727 au congrès d'Aix-la-Chapelle, puis de nouveau en Espagne, il rentra ensuite dans l'armée et devint général en 1737.

1. Il y était même né en 1673, et fut obligé de se faire naturaliser en Angleterre en 1696, après avoir fait son éducation à Eton et à Oxford.

2. Cette intimité lui fut utile plus tard pendant la Régence (*les Correspondants de la marquise de Balleroy*, tome II, p. 304; Wiesener, *le Régent, l'abbé Dubois et les Anglais*, p. 95-100, 280-286, 470-509).

3. « Sur la fin du repas, lorsque la gaieté que donne la bonne chère fait que l'on parle librement » (*Académie*, 1718). Nous retrouverons cette expression.

4. *De* corrigé en *du*.

5. De là vint sans doute que le prince put se figurer que, s'il arrivait au trône d'Espagne, l'accommodement serait plus facile avec les Anglais : ci-après, p. 67.

6. *De l'* surcharge *à M.*

gens-là un milieu[1] entre Madrid et Barcelone, où ils se seroient précipités, s'ils n'avoient eu recours à lui, et s'il ne les eût retenus[2] par ses paroles et son secours. Pas un de[3] trois n'eut le mot à répondre, et, sur ce qu'il offrit de n'en plus écouter, ils le prièrent de continuer à le faire, ils le pressèrent de hâter son retour en Espagne, et se séparèrent, à ce qu'il parut, fort contents[4]. Il laissa, dans ce dessein d'une fort courte absence[5], tous ses équipages avec un nommé Renaut[6] que le duc de Noailles lui avoit donné[7], et qui lui servoit souvent de secrétaire[8], pour presser de sa part, en son absence, les préparatifs convenus pour la campagne suivante, lui en rendre compte, et des choses dont il desireroit d'être instruit[9]. Le comte de Châtillon[10], premier gentilhomme de sa chambre, sei-

1. *Milieu,* « un certain tempérament qu'on prend dans les affaires pour accommoder des intérêts différents, pour concilier des esprits opposés » (*Académie,* 1718). Nous avons déjà rencontré cette expression, au même sens, dans notre tome XIV, p. 155.

2. *Retenu,* au singulier. — 3. Il y a bien *de* au manuscrit.

4. Voyez *Philippe V,* tome II, p. 64-66.

5. Ses projets pour la campagne de 1709 sont au Dépôt des affaires étrangères, vol. *Espagne* (Supplément) 11, fol. 208-212. Nous avons aussi (Arch. nat., G[7] 1094, 17 février 1709) une lettre du prince sur la nécessité de préparer des approvisionnements en blés d'Afrique.

6. Deslandes de Regnault ou Regnault des Landes (notre auteur écrit : *Renaut;* il signait : REGNAULT et REGNAULD). En 1661 (Arch. nat., E 345A, fol. 251), Pierre Regnault, écuyer, sieur des Landes, était engagiste du domaine de Vitry ; mais nous avons vainement cherché des renseignements sur celui de 1709.

7. Les *Mémoires de Noailles,* p. 216, en qualifiant Regnault d'homme d'esprit et adroit, ne donnent pas ce détail, qu'on retrouve cependant dans trois Additions au *Journal de Dangeau,* tomes XII, p. 407, XV, p. 417, et XVI, p. 140, où notre auteur dit même que le rôle compromettant joué en 1709 par Regnault amena son premier maître à se brouiller avec le second ; mais, ci-après, p. 403, il fera confusion avec Flotte.

8. On ne le trouve point dans les états de la maison du prince.

9. *Lettres de Filtz-Moritz,* p. 210-212.

10. Claude-Elzéar : tome II, p. 206. Il avait déjà accompagné le duc dans la campagne de Turin en 1706 (notre tome XIV, p. 510)

gneur fort pauvreteux[1], et père du duc de Châtillon[2] qui, sans y penser, a si rapidement fait la plus grande fortune, demeura aussi en Espagne sous prétexte de s'épargner six cents lieues en si peu de temps, en effet pour courtiser Mme des Ursins et tâcher d'attraper une grandesse, demeura aussi[3]. Ce Renaut, que je n'ai jamais vu, étoit, par ouï-dire, un drôle d'esprit et d'entreprise, actif, hardi, intelligent[4]; on verra bientôt que le jugement n'étoit pas de la partie. Vers la fin de l'hiver, le Roi demanda à son neveu ce que c'étoit que Renaut, pourquoi il ne l'avoit pas ramené, et ajouta qu'il feroit bien de le rappeler, parce c'étoit un intriguant, qui se fourroit indiscrètement parmi les ennemis de Mme des Ursins, à qui cela faisoit de la peine[5]: M. le duc d'Orléans répondit

1. Le *Dictionnaire de l'Académie* de 1718 ne donnoit point ce mot; on ne le trouve dans aucun lexique, et Littré n'en a cité que deux exemples de notre auteur, qui ont été omis dans le dictionnaire de Hatzfeld. Saint-Simon écrit: *pauvretteux*.

2. Alexis-Madeleine-Rosalie, comte de Châtillon, né le 24 septembre 1690, colonel de dragons en 1703, brigadier en 1712, grand bailli d'Haguenau en avril 1713, inspecteur général de la cavalerie et des dragons en 1714, mestre de camp général de la cavalerie légère en 1716, puis commissaire général et mestre de camp général, maréchal de camp en 1719, chevalier des ordres en 1731, lieutenant général en 1733, fut nommé gouverneur du Dauphin et premier gentilhomme de sa chambre le 12 novembre 1735. En avril 1736, la terre de Mauléon, en Poitou, fut érigée en duché en sa faveur, sous le nom de Châtillon-sur-Sèvre, et il eut la lieutenance générale de Bretagne en 1739, mais subit une longue disgrâce à la suite du voyage de Metz en 1744. Il mourut le 15 février 1754.

3. Cette répétition est bien au manuscrit. — Il ne quitta l'Espagne qu'en septembre 1709, très mécontent aussi de n'être promu maréchal de camp (*Gazette d'Amsterdam*, n° LXXXIII; vol. Guerre 2179, n° 25).

4. A ce portrait les *Mémoires de Noailles* (p. 216) ajoutent que c'était un homme dangereux; par contre, le R. P. Baudrillart (*Philippe V*, tome II, p. 42) estime qu'il était très honnête.

5. Philippe V écrivait à son grand-père, le 13 avril: « Cet homme d'esprit, adroit et dangereux, voit secrètement des seigneurs mal intentionnés, qui se vantent d'avoir le prince à leur tête contre le gouver-

aux questions, et dit qu'il alloit mander à Renaut de revenir; et il le lui ordonna en effet. Renaut répondit qu'il s'alloit préparer au retour, et M. le duc d'Orléans n'y songea pas davantage[1]. Quelque temps après, le Roi lui demanda s'il avoit bien envie de retourner en Espagne[2]: il répondit d'une manière qui, témoignant son desir de servir, ne marquoit aucun empressement, et ne fit nulle attention qu'il pût y avoir rien d'important caché sous cette question[3]. Il me le conta: je blâmai la mollesse[4] de sa réponse, je lui représentai[5] combien il lui importoit[6] que la paix seule mît fin à ses campagnes; que, cessant de servir pendant la guerre, il se trouveroit au niveau des autres généraux d'armée remerciés, et tout ce qu'il avoit fait oublié sans qu'il lui restât d'autre considération que celle de sa naissance, au lieu qu'achevant cette guerre, et continuant d'y bien faire, il étoit difficile qu'il ne demeurât pas de quelque chose à la paix[7]. D'ailleurs, car on comptoit encore alors que Monseigneur et Mgr le duc de Bourgogne serviroient[8], nul autre pays ne lui convenoit comme l'Espagne, où, éloigné de concurrence d'envie et de courriers du cabinet, il étoit en liberté. De servir en Flandres sous Monseigneur, ou en Allemagne sous Mgr le duc de Bourgogne, ce n'étoit plus commander une armée: en Flandres, c'étoit figurer péniblement dans une cour qui auroit ses épines, risquer sa réputation, si la politique l'emportoit, sinon s'exposer à des contradictions fâcheuses dont le poids de l'envie et des mauvais offices

nement. » Il insistait en même temps pour que le duc d'Orléans ne revînt pas en Espagne. D'autre part, il écrivait à Mme de Maintenon pour que Regnault fût expulsé de Madrid et relégué dans quelque coin.

1. Ceci est purement inadmissible.
2. C'est vers ce temps-là qu'on renonça au premier projet.
3. Voyez ci-après, p. 55, la lettre de Louis XIV à Philippe V, 29 avril.
4. *Molesse*, au manuscrit. — 5. La lettre *s* surcharge une autre lettre.
6. *Importoit* surcharge deux autres lettres.
7. Ces trois derniers mots ont été ajoutés en interligne.
8. Tome XVII, p. 173 et 400-401.

retomberoient[1] sur lui selon que les événements seroient bons ou mauvais, lorsqu'ils auroient paru les suites de son opinion ; en Allemagne, c'étoit un voyage, et non une campagne, où le duc d'Harcourt et le duc d'Hannovre ne chercheroient qu'à subsister[2]. Ne servir plus, outre ce qui a été d'abord[3] remarqué, ce seroit, en cas de malheurs et de discussions, s'exposer à être saisi comme une ressource pour aller réparer des fautes peut-être peu réparables, et peut-être également dangereuses à réparer pour la politique, et à ne pas réparer pour l'État et sa propre réputation, se perdre aisément en acceptant, et plus sûrement encore en refusant. Ces raisons parurent déterminer M. le duc d'Orléans à un desir plus effectif de retourner en Espagne. A peu de jours de là, le Roi lui demanda comment il se croyoit être avec la princesse des Ursins, et, parce qu'il[4] lui répondit qu'il avoit lieu de se persuader d'être bien avec elle parce qu'il n'avoit rien fait pour y être mal[5], le Roi lui dit qu'elle craignoit pourtant fort son retour en Espagne, qu'elle demandoit instamment[6] qu'on ne l'y[7] renvoyât pas, qu'elle se plaignoit que, encore qu'elle eût tout fait pour lui plaire, il s'étoit lié à tous ses ennemis, que ce secrétaire Renaut entretenoit avec eux un commerce étroit et secret[8] qui l'avoit obligée à demander son rappel dans la crainte qu'il ne lui fît de la peine par le nom de son maître[9].

1. Ce verbe est bien au pluriel dans le manuscrit.
2. Tome XVII, p. 385, 386, 397, 398, etc.
3. *Dabort*, au manuscrit.
4. L'abréviation de *que* a été ajoutée après coup.
5. Une lettre écrite par lui à la princesse le 17 décembre 1708 établit que, même revenu d'Espagne, il comptait ou feignait de compter absolument sur elle (Baudrillart, *Philippe V*, tome II, p. 47).
6. Il y a *instem^t^* dans le manuscrit. — 7. *L'y* surcharge une *n*.
8. Les *Mémoires de Saint-Philippe*, tome II, p. 208, nomment Montalto, Montellano, Mancera.
9. Une lettre de Regnault, fort longue et mystérieuse, ayant été interceptée à Madrid, le jeune roi l'avait envoyée à son grand-père le 26 mars, en demandant le rappel de cet agent et une promesse que son maître ne reviendrait pas en Espagne; Louis XIV répondit en exigeant

M. d'Orléans répondit[1] qu'il étoit infiniment surpris de ces plaintes de Mme des Ursins, qu'il avoit toujours eu grand soin, comme S. M. le lui avoit recommandé, de ne se mêler d'aucune affaire que de celles de la guerre, qu'il n'avoit rien oublié pour ôter à Mme des Ursins tout ombrage qu'il voulût entrer en rien, et pour lui témoigner qu'il vouloit vivre en union[2] et en amitié avec elle, comme il y avoit en effet vécu, et conta au Roi l'éclaircissement qu'il avoit eu avec elle, et que j'ai rapporté ci-dessus[3], dont elle étoit demeurée très satisfaite, ainsi que Leurs Majestés Catholiques[4], qui y étoient présentes, et qui, tous trois, l'avoient prié de continuer à écouter et ramener les mécontents, et à presser son retour en Espagne, dont il étoit lors[5] près de partir[6]. Il ajouta

de véritables preuves, auquel cas il abandonnerait Regnault à toutes les rigueurs. Mme de Maintenon et Amelot vinrent à l'appui, et Philippe V adressa de nouveau à Versailles deux lettres du 3 avril, dont l'une seulement devait être montrée au duc d'Orléans lui-même. Le P. Baudrillart a reproduit ces textes (p. 68-75).

1. Lettre de Louis XIV, du 29 avril (*ibidem*, p. 75) : « J'ai parlé à mon neveu ; il m'a protesté que, pendant son séjour en Espagne, il n'a jamais entré en rien de ce qui regardoit le gouvernement ; il m'a pris même à témoin de son silence au sujet de mon ambassadeur, qu'il n'a pas songé, comme il est vrai, à faire rappeler. A l'égard du nommé Regnault, il m'a dit qu'il l'a employé uniquement à cause de la connoissance qu'il avoit de la langue espagnole, et que, sa conduite vous ayant déplu, il alloit lui écrire de revenir incessamment. Je crois que c'est ce que vous pouvez demander de sa part. De la mienne, j'ai pris des prétextes pour ne pas envoyer cette année mon neveu en Espagne. » Cette lettre, dont l'original est aux archives d'Espagne, avait été publiée par Grimoard dans les *Œuvres de Louis XIV*, tome VI, p. 199-200.

2. Les deux mots *en union* ont été récrits en interligne, au-dessus d'un premier *en union* biffé.

3. Ci-dessus, p. 50-51. — 4. Il écrit toujours, en abrégé : *L. M. C.*

5. *Lors* est en interligne.

6. Voyez, dans *Philippe V*, p. 47-48, la lettre très probante qu'il lui avait écrite de Paris le 17 décembre 1708, et quelles démarches la princesse fit encore en janvier 1709 pour qu'on récompensât de toutes manières le vainqueur de Lerida et de Tortose.

qu'il étoit vrai qu'il savoit beaucoup de malversations et de dangereux manèges de la princesse des Ursins, qui ne pouvoient tourner qu'à la ruine de Leurs Majestés Catholiques et de leur couronne ; que Mme des Ursins, qui s'en doutoit peut-être, craignoit en lui ces connoissances, et, pour cela, ne vouloit pas qu'il retournât, mais qu'il avoit si bien retenu ce que S. M. lui avoit prescrit, qu'il osoit la prendre elle-même à témoin que c'étoit là la première fois qu'il prenoit la liberté de lui en parler ; que, quelque nécessité qu'il vît à lui rendre compte, il l'eût toujours laissé dans le silence, s'il ne l'eût lui-même obligé à le rompre là-dessus en lui parlant de l'éloignement de Mme des Ursins pour lui, également ignoré et non mérité par lui. Le Roi pensa un moment, puis lui dit que, les choses en cet état, il croyoit plus à propos qu'il s'abstînt de le renvoyer en Espagne ; que les affaires se trouvoient en une crise où on doutoit à qui elle demeureroit ; que, si son petit-fils en sortoit, ce n'étoit pas la peine d'entrer en rien sur l'administration de Mme des Ursins ; que, s'il conservoit cette couronne, il seroit à propos alors de parler à fonds de cette administration, et qu'il seroit, en ce temps-là, bien aise d'en consulter son neveu. M. le duc d'Orléans s'en tint là, et me le conta, médiocrement fâché à ce qu'il me parut, et moi plus que lui, par les raisons qui ont été rapportées. Il me dit que cette intrigue s'étoit toute conduite de Mme des Ursins à Mme de Maintenon immédiatement, et que c'étoit du Roi qu'il l'avoit appris, c'est-à-dire que Mme des Ursins s'étoit adressée à Mme de Maintenon là-dessus sans aucun autre canal intermédiaire : aussi n'en avoit-elle pas besoin, surtout sur une vengeance commune[1]. Peu après, il devint public que M. le duc d'Or-

1. On peut suivre leur correspondance, depuis la fin de janvier 1709, dans le recueil Bossange. Mme des Ursins ne parlait alors que de quitter son poste, et recevait cette réponse : « Vous pensez qu'il faut périr plutôt que de se rendre ; je pense qu'il faut céder à la force.... On peut désunir la France et l'Espagne par une suite d'infortunes qu'on ne peut

léans ne retourneroit point en Espagne, parce que, ne s'y agissant guères que d'en ramener les troupes françoises[1], cet emploi ne lui convenoit pas. Alors, le Roi dit à M. d'Orléans d'en faire revenir ses équipages, et lui ajouta à l'oreille d'y envoyer les chercher par quelqu'un de sens, qui, dans la conjoncture présente, pût[2] être le porteur de ses protestations à tout événement, si, par un traité, Philippe V quittoit le trône d'Espagne, et son neveu conserver ses droits en faisant doucement recevoir ses protestations. Au moins fut-ce [ce] que m'en dit alors M. le duc d'Orléans, et ce que peu de gens voulurent croire dans la suite, car il faut parler avec exactitude[3]. Ce prince choisit pour cet emploi un nommé Flotte[4], que je n'ai jamais vu, non plus que Renaut, parce que je n'ai jamais eu d'habitude dans sa maison et n'y ai connu personne. C'étoit un homme de beaucoup d'esprit, d'adresse, de hardiesse, à ce que j'ai ouï dire à M. de Lauzun, qui en faisoit cas, qui avoit été à lui au temps de ses plus importantes affaires avec Mademoiselle[5], qui s'en étoit beaucoup mêlé, à laquelle il étoit [Add. St-S. 892]

prévoir; mais on ne peut désunir nos rois, et le nôtre regardera toujours les services que vous rendrez à LL. MM. comme rendus à lui-même. » (Tome I, p. 414, 421-422, 428-429, 437, 454, et tome IV, p. 277-282.)

1. Ci-dessus, p. 21-24. — 2. Le verbe *pust* a été ajouté en interligne.

3. Saint-Simon y croit-il bien lui-même ?

4. Joseph de Flotte-la-Crau, d'une bonne famille de Provence, d'abord capitaine au régiment de Sault, avait été aide de camp général du duc d'Orléans en Piémont et son gentilhomme ordinaire, et le prince lui avait donné en 1708 un petit gouvernement dans la vicomté d'Auch. Lorsqu'il reviendra de sa prison d'Espagne, le Régent lui accordera une pension de six mille livres et la châtellenie de Cravant, en Touraine (1er octobre 1717); il mourra à Paris, en 1742 ou 1743, âgé de quatre-vingt-cinq ans, ou de quatre-vingt-dix selon le marquis d'Argenson.

5. Ce serait donc vers 1670, et, si Flotte n'avait que l'âge qu'on vient de voir lorsqu'il mourut en 1742 ou 1743 (*Mémoires du marquis d'Argenson*, éd. Rathery, tome I, p. 38), il n'était pas âgé de plus de quinze ou dix-huit ans en 1670. Plus loin, p. 403, notre auteur dira, par erreur, que Flotte avait été donné au duc d'Orléans par le duc de Noailles.

passé ensuite, mais comme l'instrument principal de tout entre eux dans les temps les plus fâcheux, et dans ceux de la prison de M. de Lauzun jusqu'à son retour, et ses brouilleries depuis avec Mademoiselle, à la mort de laquelle il étoit entré chez Monsieur, et, à la mort de Monsieur, il étoit demeuré à M. le duc d'Orléans, qui s'en étoit servi à la guerre d'aide de camp de confiance en Italie et en Espagne. Cet homme, nourri comme on voit dans l'intrigue, s'en alla droit à Madrid[1]. En chemin, il reçut des nouvelles de Renaut, qui y étoit toujours demeuré, qui lui donnoit avis[2] du jour de son départ et du lieu où il le rencontreroit[3]. Flotte ne le trouva point au rendez-vous : il crut qu'il avoit différé son départ, et qu'il le rencontreroit plus loin. Avançant toujours sans le voir, il ne douta pas qu'il ne le trouvât encore à Madrid, et qu'il l'y attendoit. Il y arriva, y séjourna quelque temps, y[4] chercha Renaut inutilement. Il y vit quelques personnes, et même quelques grands en commerce avec Renaut, qui ne purent lui en donner de nouvelles[5]. Je n'ai point su ce que Flotte en pensa ; mais il séjourna assez à Madrid, puis s'en alla à l'armée, qui étoit encore

1. Il était porteur d'une lettre de créance datée du 5 mai, et conçue en termes vagues, dont le P. Baudrillart a publié le texte dans son rapport de 1889 sur les archives espagnoles, p. 83. Voyez aussi Fr. Combes, *la Princesse des Ursins*, p. 337-339.

2. Il a écrit : *avs*, avec le point au dessus du *v*.

3. Avant *rencontreroit*, Saint-Simon a biffé *trouveroit*. — Le P. Baudrillart dit que cette lettre de Regnault fut interceptée.

4. Avant *y*, Saint-Simon a biffé un *il*.

5. Les deux Français se rencontrèrent à Madrid, quoi qu'en dise notre auteur, et agirent ensemble auprès de certains personnages d'importance ; mais, l'un de ceux-ci ayant révélé à Philippe V qu'on lui proposait de servir le duc d'Orléans, le roi fit arrêter Regnault repartant pour la France, ordonna de l'interroger longuement tandis qu'il était détenu dans un village écarté, et envoya plus tard à Versailles des extraits de ses réponses, mais, pour le moment, ne notifia cette arrestation ni par lui-même, ni par l'ambassadeur Amelot (*Philippe V*, p. 76-77). Voyez ci-après, p. 69.

répandue dans ses quartiers d'assemblée[1]. Il y salua le maréchal de Bezons, pour lequel il n'avoit point de lettres, et demeura trois semaines à rôder de quartier en quartier[2] sans rien répondre de précis ni de juste à Bezons, qui ne voyoit point de fondement à ce long séjour, dont il étoit surpris, et qui le pressoit de retourner en France. Enfin Flotte fut prendre congé du maréchal et lui demander une escorte pour s'en aller de compagnie avec un commissaire des vivres qui vouloit aussi repasser les Pyrénées[3]. Lui et ce commissaire partirent un matin[4] de chez Bezons, tous deux dans une chaise à deux, avec vingt dragons d'escorte. Comme ils s'éloignoient du quartier du maréchal, le commissaire vit de loin deux gros escadrons qui s'approchoient d'eux peu à peu, qu'il reconnut être de la cavalerie du roi d'Espagne. Le soupçon qu'il en prit lui fit bientôt passer la tête par la portière, d'où il vit que ces escadrons les suivoient : il le dit à Flotte, qui d'abord n'en prit point d'ombrage, mais qui, à demi-lieue de là, commença aussi à s'en inquiéter. Ils raisonnèrent ensemble dans la chaise, et firent encore deux lieues, au bout desquelles ils remercièrent leur escorte, comme n'en ayant plus besoin, pour voir alors ce que deviendroient ces deux escadrons. Les dragons, qui étoient françois, insistèrent un peu à les suivre par civilité, puis voulurent les quitter; mais, aussitôt que les escadrons s'en aperçurent, ils vinrent au trot[5], et empêchèrent les dragons de

Flotte arrêté en Espagne, et Renaut aussi.

1. « Le lieu où les troupes doivent se réunir » (*Académie*, 1718).

2. On dénonça ces menées, pour lesquelles il paraissait accrédité tout comme Regnault, et plusieurs officiers généraux se plaignirent d'en avoir été l'objet. Nous voyons dans une lettre de Madame (recueil Jaeglé, tome II, p. 95-96) comment elle s'efforça de travestir ces faits.

3. C'était un commissaire des guerres appelé Flobert, et nous avons (vol. Guerre 2178, n° 13) la lettre par laquelle il rendit compte immédiatement de l'arrestation.

4. Le 1er juillet, comme il ressort de l'ordre donné par le marquis d'Aguilar à don Thomas Idiaquez, commandant des gardes du corps, ou le 2 selon Flobert. Voir les lettres de Bezons, *ibidem*, nos 26 et 34-35.

5. Avant *trot*, Saint-Simon a biffé un premier *trot*, qui corrigeait *trop*.

se retirer. Ce bruit si proche obligea le commissaire à regarder ce que ce pouvoit être, et, voyant alors qu'il y avoit dessein sur eux, il le dit à Flotte, et lui demanda s'il n'avoit point de papiers sur lui : Flotte fit bonne contenance ; mais, un moment après, remarquant quelques cavaliers détachés qui les côtoyoient, il pria le commissaire de se charger d'un portelettre[1] qu'il lui fit doucement couler. Il n'en étoit plus temps : un des cavaliers le remarqua ; il arrêta la chaise, que les escadrons enveloppèrent en même temps. Les dragons, là-dessus, firent mine de la vouloir défendre ; mais celui qui commandoit les escadrons s'approcha du lieutenant de dragons, lui dit civilement qu'il avoit ses ordres, que l'inégalité du nombre le devoit retenir puisqu'il s'opposeroit vainement à ce qu'il devoit faire, et qu'enfin il seroit fâché d'être obligé de les faire désarmer. A cela il n'y avoit, et n'y eut point de réplique : les dragons se retirèrent. Un exempt des gardes du corps du roi d'Espagne[2], jusque-là mêlé[3] parmi les cavaliers, s'avança à la chaise, se fit connoître par un ordre par écrit qu'il montra, fit mettre pied à terre à Flotte et au commissaire, fouilla entièrement la chaise, puis Flotte partout, et, averti qu'il fut, il commanda au commissaire de lui remettre ce que Flotte lui avoit fait couler, et l'avertit de ne s'exposer pas au mauvais traitement qui l'attendoit, s'il lui donnoit la peine de le fouiller. Le commissaire ne se le fit pas dire deux fois, et donna le portelettre : après quoi l'exempt lui dit qu'il étoit libre, et lui permit de remonter en chaise et de continuer son voyage. En même temps, Flotte fut mis sur un cheval, environné d'officiers, qui s'assurèrent bien de sa personne, et conduit chez le marquis d'Aguilar[4] au même quartier d'où il venoit de

1. « Sorte d'étui ou de petit portefeuille, dans lequel on met des lettres et des papiers, et que l'on porte dans sa poche » (*Académie*, 1718).

2. Don Blas de Loya. — 3. La lettre *l* surcharge une autre lettre.

4. Iñigo-de-la-Croix Manrique de Lara, comte, et non marquis d'Aguilar : tome XII, p. 135.

partir[1]. Le marquis d'Aguilar, grand d'Espagne, fils du vieux marquis de Frigilliana[2], est le même qui vint à Paris persuader le malheureux siège de Barcelone, et sur lequel je me suis étendu p. 509[3]. Il commandoit alors en chef les troupes d'Espagne sous le maréchal de Bezons[4]; il étoit lors vendu à Mme des Ursins, et il se retrouvera encore dans la suite. Dès qu'il fut averti de la capture, il alla trouver Bezons, à qui il dit tout ce qu'il put de plus soumis pour excuser ce qu'il venoit de faire exécuter sans sa permission ni sa participation, dans son armée, fondé sur un ordre par écrit de la main propre du roi d'Espagne, qu'il lui fit lire. Bezons, tout irrité qu'il étoit, l'écouta sans l'interrompre, et lut l'ordre du roi d'Espagne, positif pour cette exécution et pour ne lui en rien communiquer[5]. En le rendant au marquis d'Aguilar, il lui dit qu'il falloit que Flotte, qu'il avoit connu et cru un garçon fort sage, fût bien coupable, puisque, appartenant à M. le[6] duc d'Orléans, le roi d'Espagne se portoit à cette extrémité[7]. Il congédia Aguilar, étonné au dernier point; mais, sans perdre le jugement, il manda l'aventure à M. le duc d'Orléans, l'avertit qu'il n'en rendroit compte au Roi que par l'ordinaire, qui ne pourroit arriver que six jours après un courrier qu'il venoit [de] dépêcher, le fit rattra-

1. Voyez les pièces dans le rapport du P. Baudrillart, p. 83-85. Notre récit est exactement conforme à la lettre de Flobert.

2. Rodrigue-Manuel Maurique de Lara: tome VII, p. 313.

3. Tome XIII, p. 172-175. Il l'a dépeint alors comme « le plus méchant homme d'Espagne et le plus laid..., plein d'ambition, de ruse, de fausseté, de noirceur. » Voyez aussi notre tome VIII, p. 569, note.

4. Il venait d'être nommé, au mois de juin, commandant en chef des troupes de Valence et d'Aragon, à la place de Villaroël. Il sera disgracié et remplacé en octobre (*Gazette d'Amsterdam*, n° XCI).

5. Notre auteur prend ceci dans Dangeau (p. 467). D'après le P. Baudrillart, Amelot avait averti Bezons par un billet chiffré, qui n'arriva qu'une fois l'ordre exécuté.

6. Les mots *à M. le* sont écrits en surcharge sur *au Ro*[*i*].

7. On trouve dans le rapport du P. Baudrillart, p. 85-88, le compte rendu des interrogatoires du prisonnier.

per avec ce billet, avec ordre de le rendre à M. le duc d'Orléans à l'insu de qui que ce fût : de manière que ce prince en fut averti six jours entiers avant le Roi et avant personne[1]. Il tint le cas si secret, qu'il m'en fit un à moi-même, et cependant je ne sais quel usage il fit de l'avis reçu si fort à temps. Il vint au Roi par l'ordinaire qui arriva le 12 juillet de l'armée et de Madrid[2]. Le Roi le dit à son neveu, qui fit le surpris, et qui avoit eu le loisir de se préparer : il répondit au Roi qu'il étoit étrange qu'on arrêtât ainsi un de ses gens ; qu'ayant l'honneur de lui appartenir de si près, c'étoit à S. M. à en demander raison, et à lui à l'attendre de sa justice et de sa protection. Le Roi repartit que l'injure le regardoit plus en effet lui-même que son neveu, et qu'il alloit donner ordre à Torcy d'écrire là-dessus comme il falloit en Espagne[3]. Il n'est pas difficile de comprendre qu'un tel éclat fit grand bruit en Espagne et en France ; mais, quel qu'il fût d'abord, ce ne fut rien en comparaison des suites. J'en parlai alors à M. le duc d'Orléans, qui me dit ce qui a été raconté de ses protestations, et qui me parut tout attendre de l'effet des lettres du Roi. Je lui demandai, à cette occasion, des nouvelles de Renaut, et j'appris qu'il n'en avoit eu aucunes depuis la réponse qu'il lui avoit faite à l'ordre de revenir ; que Flotte ne l'avoit trouvé ni sur la route, ni à Madrid, et qu'on ne savoit ce qu'il étoit devenu[4]. Tout cela me fit entrer en soupçon qu'il y avoit

1. Les lettres de Bezons au Roi et au ministre de la guerre étaient du 4 (vol. Guerre 2178). Les *Mémoires de Sourches* n'en parlent que le 14.

2. Depuis mars 1701, l'ordinaire partait de Madrid toutes les semaines au lieu de tous les quinze jours, et il mettait dix ou douze jours pour arriver jusqu'à Bruxelles ; un courrier pour Paris pouvait arriver en sept ou huit (*Gazette* de 1661, p. 12; *Gazette d'Amsterdam*, 1701, Extr. xxx; *Journal de Dangeau*, tomes X, p. 231, et XIV, p. 174).

3. Lettres à Philippe V et à Amelot, du 13 juillet, citées par le P. Baudrillart, p. 79. Le Roi, tout étonné, demanda des explications.

4. Ci-dessus, p. 58.

du plus[1] en cette affaire, que Renaut avoit été arrêté, et que ces choses ne s'étoient point exécutées sans la participation du Roi. Je dis à M. d'Orléans que cela seul, de n'avoir point eu de nouvelles de Renaut depuis le départ de Flotte, lui auroit dû donner de l'inquiétude de l'un, et des précautions pour l'autre : il en convint, puis me dit que, Flotte n'étant allé que sur ce que le Roi lui avoit dit de ses protestations[2], il n'avoit pu prendre de défiance ; qu'à la façon dont le Roi lui avoit parlé, il ne pouvoit croire qu'il y fût entré, mais un coup de hardiesse et de curiosité de Mme des Ursins, qui donnoit en cela un second tome des dépêches de l'abbé d'Estrées[3] pour découvrir à quels ennemis elle avoit affaire et cacher la sienne[4] sous le prétexte d'une affaire[5] d'État dont les moindres soupçons excusent tous les éclats. Ce raisonnement, que la connoissance des artifices et de la hardiesse de la princesse des Ursins m'avoit déjà fourni en moi-même, me persuada encore plus de la bouche de M. le duc d'Orléans, et je crus qu'il falloit suspendre tout raisonnement jusqu'à l'arrivée de la réponse d'Espagne. Cependant on ne l'attendit pas pour exciter le déchaînement contre M. le duc d'Orléans. La cabale de Meudon avoit manqué à demi son coup sur Mgr le duc de Bourgogne ; mais elle l'avoit détruit auprès de Monseigneur[6]. L'occasion étoit trop belle contre le seul du sang royal qui pût figurer, pour n'en pas profiter dans toute son étendue et se faire place nette. Cette politique se trouvoit aiguisée de la haine personnelle de Madame la Duchesse, fondée sur les distinctions de rang auquel les[7] princes du sang ne pouvoient s'accoutumer, plus vivement encore sur de ces choses de galanterie qui, pour avoir vieilli, ne se pardon-

Déchaînement contre M. le duc d'Orléans [Add. St-S. 893]

1. Ci-après, p. 67.
2. Ci-dessus, p. 57. — 3. Tome XII, p. 65-66 et 541-548.
4. Sa curiosité ou son affaire. — 5. *Affaire* a été ajouté en interligne.
6. Tome XVI, p. 328-329, et ci-dessus, p. 11 et 26.
7. Ainsi au manuscrit.

nent point, enfin sur la jalousie du commandement des armées, quoiqu'elle fût fort éloignée d'aimer Monsieur le Duc, lequel ne se contraignit point de dire et de faire du pis qu'il put. Il se publia que M. le duc d'Orléans avoit essayé de se faire un parti qui le portât sur le trône d'Espagne en chassant Philippe V sous prétexte de son incapacité, de la domination de Mme des Ursins, de l'abandon de la France retirant ses troupes ; qu'il avoit traité avec Stanhope pour être protégé par l'Archiduc, dans l'idée qu'il importoit peu à l'Angleterre et à la Hollande qui régnât en Espagne pourvu que l'Archiduc demeurât maître de tout ce qui étoit hors de son continent, et que celui qui auroit la seule Espagne fût à eux, placé de leur main, dans leur dépendance, et, de quelque naissance qu'il fût, ennemi, ou du moins séparé de la France[1]. Voilà ce qui eut le plus de cours[2]. Il y en avoit qui alloient plus loin : ceux-là ne parloient de rien moins que de la condition de faire casser à Rome le mariage de Mme la duchesse d'Orléans, comme indigne et fait par force[3], et, conséquemment, déclarer ses enfants bâtards à la sollicitation de l'Empereur ; d'épouser la reine[4] sœur de l'Impératrice et veuve de Charles II[5], qui avoit encore alors des trésors, monter avec elle sur le trône, et, sûr[6] qu'elle n'auroit point d'enfants, épouser après elle la d'Argenton ; enfin, pour abréger les formes longues et difficiles, empoisonner Mme la duchesse d'Orléans. Grâces aux alambics[7], aux laboratoires, aux amusements de physique

1. Le rapport du 15 juillet cité par le P. Baudrillart dans sa *Mission en Espagne*, p. 81 et 85-86, explique ces relations entre Flotte et Stanhope. Selon le marquis de Saint-Philippe (tome II, p. 295-305), c'est le comte de Louvignies, gouverneur de Lerida, qui les dénonça à Mme des Ursins.

2. Les bruits rapportés par l'annotateur des *Mémoires de Sourches* (tome XII, p. 24) sont beaucoup plus modérés.

3. Tome I, p. 58 et suivantes.

4. Ci-dessus, p. 48. — 5. *Ch.*, en abrégé.

6. *Sur* corrigé en *seur*. — 7. Écrit : *alembics*.

et de chimie[1], et à la gueule ferrée[2] et soutenue des imposteurs, M. le duc d'Orléans ne laissa pas d'être heureux que Madame sa femme, qui étoit grosse, et qui eut en ce même temps une très violente colique[3], qui redoubla ces horreurs, s'en tira heureusement, et bientôt après accoucha[4] de même[5], dont le rétablissement ne servit pas peu à les faire tomber. Cependant la réponse d'Espagne n'arrivoit point: la plus saine partie de la cour commençoit à se hérisser[6], M. le duc d'Orléans l'attendoit toujours[7]. Le

1. Ci-dessus, p. 46. Le Roi l'appelait le docteur de la famille (*Journal du commissaire Narbonne*, p. 78). Madame (recueil Jaeglé, tomes II, p. 105, et III, p. 142-143, 151 et 169) parle à différentes reprises de son laboratoire, de ses recherches sur la chimie et sur la pierre philosophale, et de ses relations avec les savants, même avec Leibniz. Peut-être devait-il à Dubois ses premières connaissances scientifiques et le goût du merveilleux qu'il conserva toujours. Saint-Simon en reparlera.

2. « On dit, bassement et populairement, d'un homme qui est fort en paroles, que *c'est une gueule ferrée* » (*Académie*, 1718).

3. Dangeau n'en parle pas; mais les *Mémoires de Sourches* disent, au 27 août (p. 44) : « On sut que la duchesse d'Orléans avoit la fièvre depuis trois jours et prenoit du quinquina quoiqu'elle fût grosse de six mois. »

4. Saint-Simon a bien mis *tira* et *accoucha* à l'indicatif.

5. C'est le 11 décembre, à huit heures et demie du matin, qu'elle accoucha de la fille (notre tome IX, p. 277) qui épousa plus tard le roi Louis Ier d'Espagne (*Dangeau*, tome XIII, p. 71, lettre de la marquise d'Huxelles; *Sourches*, tome XII, p. 127; *Lettres de Madame*, recueil Jaeglé, tome II, p. 110; procès-verbal de Desgranges, ms. Mazarine 2745, fol. 172 v°; *Lettres de Mme de Maintenon*, recueil Bossange, tome II, p. 20).

6. Le *Dictionnaire de l'Académie* de 1718 ne donnait pas *se hérisser* au figuré. Voyez notre tome XV, p. 369, les tomes IX, p. 2, et XXI, p. 126, de l'édition de 1873, et ci-après, p. 335 et 336.

7. Le roi d'Espagne écrivit à son grand-père, au sujet de ces affaires, les 6, 14, 22 et 28 juillet, 12 et 16 août, et Louis XIV lui répondit les 13, 19, 26 juillet, 5 et 25 août, 2 septembre; ces lettres sont citées par le P. Baudrillart d'après les copies du volume *Espagne* 192; il y en a copie aussi à la Guerre, vol. 2179. Dans les deux premières, Philippe V donnait tous les éclaircissements fournis par les interrogatoires de Flotte et de Regnault et par les papiers saisis sur eux; il accusait formellement le duc d'Orléans d'avoir négocié avec ses ennemis pour lui enlever la couronne, et Louis XIV fut convaincu que son neveu était coupable tout au moins de légèreté et d'imprudence. Flotte avait « trop parlé, » comme le fit entendre Amelot.

Roi, et plus encore Monseigneur, le traitoient avec un froid qui le mettoit fort mal à l'aise; à cet exemple, la plupart de la cour se retiroit ouvertement de lui. J'étois alors, comme je l'ai remarqué, en espèce de disgrâce; je n'allois plus à Marly [1], et cette situation désagréable étoit visible: ma liaison si étroite avec M. le duc d'Orléans inquiéta mes amis, qui me pressèrent de m'en écarter un peu [2]. L'expérience que j'avois de ce que savoient faire ceux qui me haïssoient ou me craignoient, surtout la cabale de Meudon, qui étoit celle de Vendôme, en particulier Monsieur le Duc et Madame la Duchesse, me fit bien faire réflexion à moi-même que, dans l'état où je me trouvois avec le Roi, cette liaison si grande leur donnoit beau jeu; mais, tout considéré, je crus qu'à la cour comme à la guerre, il falloit de l'honneur et du courage, et savoir avec discernement affronter les périls: je ne [crus] donc pas [3] en devoir témoigner la moindre crainte, ni marquer la moindre différence dans ma liaison ancienne et si intime avec M. le duc d'Orléans [4] au temps de son besoin, par l'étrange abandon qu'il éprouvoit. Enfin, les réponses d'Espagne venues depuis assez longtemps sans qu'on en eût parlé [5], ce prince m'avoua que plusieurs gens considérables, grands d'Espagne et autres, lui avoient persuadé qu'il n'étoit pas possible que le roi d'Espagne s'y pût soutenir, et, de là, lui avoient proposé de hâter sa chute et

1. Ci-dessus, p. 1 et 4.
2. L'ordre même avoit été donné en haut lieu d'éviter le prince.
3. Le manuscrit porte: *je nes donc pas.*
4. *D'Orleans* a été ajouté en interligne.
5. Ci-devant, p. 65. Comparez, dans le rapport du P. Baudrillart, p. 81, la lettre que le secrétaire d'État Grimaldo écrivit au duc d'Albe le 14 juillet, sur l'évidence reconnue des visées du duc d'Orléans et des menées de Flotte; le duc d'Albe répondit en dépeignant l'inquiétude du duc d'Orléans dont parle notre auteur, l'agitation furieuse de ses amis, les demi-aveux de M. de Torcy, les efforts du Roi pour tout assoupir. On avait remarqué que le prince s'abstint, pour des raisons de santé, de paraître à la cour du 19 mai au 13 juin.

de se mettre en sa place ; qu'il avoit rejeté cette proposition avec l'indignation qu'elle méritoit, mais qu'il étoit vrai qu'il s'étoit laissé aller à celle de s'y laisser porter si Philippe V tomboit de lui-même sans aucune espérance de retour, parce qu'en ce cas, il ne lui causeroit aucun tort, et feroit un bien au Roi et à la France de conserver l'Espagne dans sa maison, qui ne lui seroit pas moins avantageux qu'à lui-même ; que, cela se faisant sans la participation du Roi, il ne se trouveroit point embarrassé de renoncer par la paix, ni les ennemis en peine d'un prince porté sur le trône par le pays même, séparément de la France, avec qui l'apparence d'union et de liaison ne pourroit pas être telle qu'avec Philippe V[1]. Cet aveu ne me donna pas opinion du projet, ni desir de presser pour en savoir davantage, supposé qu'il y eût du plus[2]. Je me rabattis, dans cette crainte, à remontrer à ce prince l'absurdité d'un projet si vuide de sens que ce seroit perdre le temps que de s'amuser à raconter ici tout ce que je lui en dis et démontrai bien aisément. Je lui conseillai ensuite de faire l'impossible pour pénétrer jusqu'où le Roi en savoit, pour éviter de lui donner soupçon de plus en matières si jalouses, et de suites, au mieux qu'elles se tournassent, si fâcheuses en éloignement et en défiances irrémédiables ; lui avouer ce qu'il lui apprendroit, ou, si le Roi étoit informé, lui raconter ce qu'il venoit de me dire, surtout lui en faisant bien remarquer les bornes et l'intention ; lui demander pardon de ne lui en avoir pas fait la confidence et reçu ses ordres ; s'en excuser sur ce qu'il n'y avoit rien de mauvais dans le projet contre son service, ni contre le roi d'Espagne, et sur ce que, l'ayant su, la conscience de S. M. auroit pu être embarrassée sur les renonciations à faire à la paix[3], si alors elles lui

1. Voyez ci-dessus, p. 57 et 64.
2. Comme on l'a déjà vu p. 63, Saint-Simon a bien l'air de croire qu'il y avait eu « du plus ».
3. Les renonciations à la couronne d'Espagne. Comparez vingt-deux lignes plus haut.

étoient demandées. J'ajoutai qu'avec tout cela, je ne voyois point une plus mauvaise affaire, plus triste, ni en même temps plus folle ni plus impossible, ni un plus grand malheur pour lui que de s'y être laissé entraîner, dont toutefois, à force d'esprit de conduite de naissance[1], il falloit qu'il tâchât de sortir au moins mal qu'il se pourroit, et qu'il ne s'abandonnât pas soi-même dans le triste état d'abandon général et de clameurs les plus cruelles où déjà il se trouvoit réduit. Il goûta fort mon conseil, convint à demi de la faute et de la folie, m'avoua qu'il avoit laissé Renaut en Espagne pour la suivre, que Flotte devoit aussi s'y concerter avec lui[2]. Mme des Ursins avoit trop d'espions de tous les genres, elle étoit trop occupée de sa haine contre M. le duc d'Orléans, elle avoit conçu trop de défiance de la protection qu'il avoit donnée aux mécontents, elle avoit trop de soupçons de la conduite de Renaut laissé en Espagne depuis qu'elle avoit procuré qu'il en fût rappelé, enfin elle y fut trop confirmée par l'arrivée de Flotte sous un prétexte aussi frivole que celui de venir chercher des équipages qui ne manquoient pas de gens pour les ramener, un trop vif intérêt[3] à pénétrer et à faire des affaires à M. le duc d'Orléans, pour n'être pas instruite. Renaut se conduisit, à ce que j'ai ouï dire depuis, avec la dernière imprudence : il ne ménagea ni ses allées et venues, ni ses commerces, très justement suspects à Mme des Ursins, parce qu'il n'étoit lié qu'avec ses ennemis[4].

1. Il n'y a point de virgules entre ces trois substantifs.
2. C'est ce que prouve la lettre de créance emportée par Flotte.
3. Elle avait un trop vif intérêt.
4. Ci-dessus, p. 54. Laissé seul à Madrid, Regnault agissait auprès du roi et de la reine comme un agent officiel de son maître toutes les fois qu'il y avait à protester contre les actes du gouvernement; il fréquentait certains grands suspects, comme Medina-Celi et Montalto, ou les ministres étrangers, et néanmoins il semblait être au mieux avec Mme des Ursins et son d'Aubigny, jusqu'au jour où la princesse, menacée de renvoi comme tout ce qui était français, saisit une occasion, la présentation d'un mémoire du duc d'Orléans en faveur des privilèges

La tête de cet homme se tourna : il ne put porter le poids d'une confiance si importante, de l'entremise de choses si hautes ; il se crut l'arbitre des récompenses de tout ce qui entreroit dans le parti, et jusqu'à ses discours le trahirent, et le firent arrêter secrètement un peu avant l'arrivée de Flotte[1], qui, moins indiscret, mais marchant à tâtons sans Renaut, donna dans des pièges qui le perdirent. L'intervalle de ce rappel, en tout, puis[2] en partie, des troupes françoises[3] leur parut une conjoncture d'ébranlement à en profiter. Ceux qui, en Espagne, avoient séduit M. le duc d'Orléans de l'extravagance de ce projet impossible saisirent la même conjoncture pour grossir le parti, et tous avec si peu de précaution, que leur conduite, aussi insensée que leur projet même, le fit aisément découvrir, et causa tout cet affreux scandale.

Villaroël et Manriquez, lieutenants généraux, arrêtés en Espagne.

Tandis que j'arraisonnois[4] M. le duc d'Orléans comme je viens de l'expliquer, et qu'il se préparoit à en faire usage, et que, parmi ces conversations, je n'ai jamais bien démêlé jusqu'[où] l'affaire en étoit, moins encore jusqu'où le Roi en savoit, ni, depuis, le Roi consultoit là-dessus et sa famille et son Conseil. Il savoit le projet dès lors qu'il ordonna à son neveu de faire revenir Renaut d'Espagne[5]. Par les papiers qui lui furent trouvés en l'arrêtant[6], et

de la noblesse d'Aragon, pour amener le roi et la reine à faire un coup d'éclat et à ordonner l'arrestation de Regnault au moment même où celui-ci se dirigeait sans défiance vers la France. Ces faits sont racontés dans le mémoire publié par Filtz-Moritz, puis par Laurent, p. 88-91.

1. *Ibidem*, p. 94-96, et ci-dessus, p. 58, note 5.

2. *Puis* est en interligne, au-dessus d'un premier *puis* biffé.

3. Ci-dessus, p. 21-30, 33, etc.

4. Ce verbe, que ne donnait pas le *Dictionnaire de l'Académie* de 1718, se retrouve plusieurs fois dans notre auteur et, antérieurement, dans Peiresc, l'Estoile, Brantôme, etc. *L'Académie* l'a admis en 1798.

5. Ci-dessus, p. 86-87. La première lettre du roi à son grand-père, au sujet de Regnauld, est du 26 mars (*Philippe V*, tome II, p. 69).

6. Ces papiers, et les interrogatoires que l'on poursuivit pendant près de deux mois dans le village où il avait été arrêté, produisirent si peu de charges contre lui, que le roi eût résolu de le faire relâcher, à

depuis par ceux de Flotte[1], il en apprit beaucoup plus, et peut-être davantage encore lorsque, quinze jours après, le marquis de Villaroël, lieutenant général dans les troupes d'Espagne[2], fut arrêté à Saragosse, et en même temps Dom Boniface Manriquès[3], aussi lieutenant général, le fut à Madrid[4], et dans une église, qui est un asile en Espagne qu'on ne viole qu'avec de grandes mesures pour en tirer les plus grands criminels[5]. Ce fut un éclat si grand pour

Terrible orage

ce que dit le mémoire en question, p. 101 et suivantes, et c'est alors que Mme des Ursins obtint l'arrestation, comme complices, des deux personnages dont il va être parlé.

1. Ci-dessus, p. 58-60. On fit grand bruit des papiers saisis, parmi lesquels étaient la lettre de créance et une sorte de manifeste d'un groupe d'Espagnols favorables au duc d'Orléans (Baudrillart, *Mission en Espagne*, p. 84-88).

2. Antoine, marquis de Villaroël, lieutenant général, après avoir servi sous le duc d'Orléans, venait d'être remplacé par Aguilar à la tête des troupes d'Espagne qui servaient dans l'armée du maréchal de Bezons, et il était venu hardiment à Madrid, comme ne se sentant pas coupable. Plus tard, il passa à l'Archiduc, devint généralissime des rebelles de Barcelone, et fut fait prisonnier lors de la reddition d'octobre 1714.

3. Boniface Manriquez y Lara, ancien menin de la reine mère, était lieutenant général, mais ne servait plus depuis trois ans, et, selon la *Gazette d'Amsterdam*, n° LXVII, il déblatérait publiquement contre Amelot et Mme des Ursins. — *Manriquès*, dans le texte.

4. Selon l'ambassadeur Amelot (Affaires étrangères, vol. *Espagne* 192, fol. 144, lettre du 29 juillet), Manriquez fut arrêté sur ce qu'on avait saisi dans les papiers de Flotte un mémoire de sa main promettant d'enrôler des partisans et d'aller catéchiser l'Andalousie et l'Estramadure. Selon le texte publié par Filtz-Moritz et Laurent, il se défendit victorieusement d'avoir rien fait de plus que de prévoir le cas où Philippe V abandonnerait l'Espagne et laisserait la place à son cousin d'Orléans.

5. C'est dans Dangeau (p. 478, 28 juillet) que notre auteur prend la mention de ces arrestations; voyez aussi les *Mémoires de Sourches*, tome XII, p. 24, note. Dangeau dit : « On a arrêté en Espagne deux lieutenants généraux espagnols, dont l'un, qui s'appelle don Boniface Manriquès, a été pris dans une église à Madrid, quoique les églises, en Espagne, soient des asiles pour les plus grands criminels. L'autre, qui s'appelle le marquis de Villaroël, a été pris à Saragosse. On les garde tous deux à vue. Il y a eu encore d'autres gens arrêtés en Espagne, et l'on croit que tous ces gens-là étoient en correspondance avec Flotte. On

le pays, qu'il ne s'y pouvoit rien ajouter. C'étoit aussi ce que vouloit la princesse des Ursins pour exciter les clameurs de toute l'Espagne, nécessaire à révolter toute la France sous les secrets auspices de Mme de Maintenon. L'une et l'autre sentoient bien le vuide du fonds du complot, et qu'il avoit besoin d'autant plus de vacarmes qu'il s'agissoit de brusquer et d'entraîner aux plus forts partis contre un petit-fils de France, neveu du Roi, oncle de la reine d'Espagne et de Mme la duchesse de Bourgogne, qu'il étoit trop dangereux d'attaquer vainement[1]. Le succès passa leur espérance. Jamais clameurs si universelles[2], jamais d'un si grand fracas, jamais abandon semblable à celui où M. le duc d'Orléans se trouva, et pour une folie; car, s'il y eût eu du crime, à la fin on l'auroit su: il ne fut pas ménagé à le tenir caché, et, dès là[3] que qui que ce soit n'en sut que ce que j'ai raconté, j'en infère que le Roi, que Mme de Maintenon, que Mme des Ursins elle-

contre M. le duc d'Orléans, à qui on veut faire juridiquement le procès.

ne dit point encore les raisons qu'on a eues à Madrid pour arrêter tous ces gens-là. » Selon le mémoire réédité par Laurent, p. 104-111, Manriquez se défendit si bien, que Philippe V ordonna de lui laisser toute liberté d'allures dans sa prison. Villaroël, se voyant provoqué par d'insidieuses offres de la princesse des Ursins, alla se cacher au fond de la Galice, et c'est alors que, sur le conseil de ses amis, n'ayant pu rentrer en grâce, il passa dans le parti de l'Archiduc. Manriquez fut forcé de faire de même. — Notre auteur ne parle pas du sort ultérieur des deux prisonniers français; il se contentera de mentionner plus tard dans quelles conditions le duc d'Orléans obtint leur liberté en mai 1715 et reconnut leurs services, tout en ayant soin qu'ils ne reparussent ni dans sa maison, ni à la cour. Le mémoire publié à nouveau par F. Laurent donne beaucoup de détails sur leur longue et dure détention.

1. La princesse se plaignit à Mme de Maintenon, le 11 août (recueil Bossange, tome IV, p. 308), qu'on lui imputât cet emprisonnement, justifié cependant par les menées des deux agents, et, le 30 (p. 321), elle envoya copie d'une lettre où on lui avait dénoncé Mme d'Argenton comme dirigeant tout par dépit d'avoir été refusée d'un titre de dame d'atour.

2. La première lettre d'*universelles* surcharge un *g*.

3. Locution déjà rencontrée en ce sens au tome XVII, p. 159, et qui sera répétée ci-après, p. 95 et 341.

même n'en surent pas davantage, elles qui poussèrent sans cesse au plus violent, et qui, par conséquent, se trouvoient si intéressées aux preuves qu'il étoit mérité[1], sans que, d'aucune part, il en ait été allégué ni transpiré plus que ce que je viens de raconter, ni lors, ni en aucun temps depuis[2]. Monseigneur se signala entre tous pour sévir au plus fort. On a vu[3] qu'il a toujours aimé le roi d'Espagne. Tout ce qui[4] l'environnoit, à deux ou trois près, étoit contraire à M. le duc d'Orléans, duquel ils avoient éloigné Monseigneur de longue main. La cabale de Meudon, dont j'ai montré les raisons[5], menoit, ou se faisoit redouter de tout ce qui approchoit d'un prince qu'elle gouvernoit, dont l'intelligence étoit nulle, à qui on persuadoit les choses les plus éloignées de toute apparence, et dont l'année suivante fournira un exemple qui peut être dit prodigieux[6]. Mlle Choin n'avoit garde de ne pas suivre Madame la Duchesse et ses deux amies si intimes, Mlle de Lillebonne et Mme d'Espinoy, en chose qui leur importoit si fort, à la première de haine, aux deux autres et à elle-même de politique, et de ne seconder pas encore une fois Mme de Maintenon, avec laquelle elle étoit restée unie depuis l'affaire de la disgrâce de Chamillart[7], qui, sans oser rallier[8] comme à l'égard de ce ministre, eut soin de se montrer assez aux gens dont elle compta faire

1. Que ce fracas était mérité.

2. Ce qui précède, depuis *ni lors*, a été ajouté en interligne. — On peut voir dans l'ouvrage du P. Baudrillart, p. 89-90, ses conclusions conformes à celles de notre auteur, sur la nature des menées ou des visées du duc d'Orléans.

3. Ci-dessus, p. 12 et 63.

4. *Que* corrigé en *qui*.

5. Tomes XVI, p. 12 et 329, et XVII, p. 417 et suivantes; ci-dessus, p. 10.

6. Dans la suite des *Mémoires*, éd. 1873, tome VIII, p. 153-154, sur une affaire particulière à Saint-Simon et à sa femme.

7. Tome XVII, p. 418-425, et ci-dessus, p. 10-11.

8. Ce verbe, peut-être emprunté au vocabulaire de la vénerie, a pour complément direct, un peu plus loin, « les gens ».

usage pour faire presque le même effet sur eux que, plus à découvert, elle avoit obtenu contre le ministre. Elle n'oublia pas les ressorts intérieurs des cabinets du Roi, qu'elle avoit si utilement su remuer contre Chamillart. M. du Maine y avoit le même intérêt qui l'avoit si vivement, mais si cauteleusement mis en mouvement en faveur du duc de Vendôme contre Mgr le duc de Bourgogne[1], et, en cette occasion-ci, au lieu d'avoir à se cacher de Mme de Maintenon, il en avoit l'aveu et le desir[2]. Toute leur peine fut de ne pouvoir associer ce prince[3] à leurs cris : il demeura ferme à vouloir voir des preuves et de l'évidence, à soutenir que, quand bien même il s'en trouveroit de telles, il falloit cacher, non pas manifester à leur honte commune le crime du sang royal. Il est pourtant très certain que la partie étoit faite pour le répandre, à tout le moins de le déshonorer par une condamnation et par la prétendue clémence d'une commutation de peine qui anéantît le duc d'Orléans pour jamais. Force gens y trouvoient leur compte pour les futurs contingents[4], quelques-uns pour leur haine, les deux dominatrices[5] surtout, deçà et delà les Pyrénées, pour leur vengeance. L'affaire fut donc donnée en Espagne et en France comme le complot d'un prince si prochain des deux couronnes, et propre oncle maternel de la reine d'Espagne, qui, abusant du diplôme[6] qui le rappeloit à son rang de succession à la monarchie d'Espagne nonobstant le silence du testament de Charles II à son égard[7], abusant du pouvoir du commandement des armées, de la confiance dans les affaires, du traitement d'infant[8], se servoit de toutes ces

1. Tome XVI, p. 247. — 2. Ci-après, p. 76.

3. Le duc de Bourgogne.

4. « Les philosophes appellent *futur contingent* ce qui peut arriver ou n'arriver pas » (*Académie*, 1718). Ci-après, Addition, n° 893, p. 437.

5. Les lexiques du temps n'indiquaient pas ce féminin.

6. C'est seulement depuis 1762 que l'*Académie* admet ce substantif dans son dictionnaire, au sens de « charte, titre, acte public. »

7. Tome XI, p. 6-7, 500, 502 et 557. — 8. Tome XIV, p. 401-402.

choses pour imiter l'usurpation du prince d'Orange sur son beau-père, chasser d'Espagne la famille régnante[1], et en occuper la place sur le trône. Monseigneur, toujours si enseveli dans l'apathie la plus profonde, et qui, à force d'art et de machines, en avoit été tiré pour la première fois de sa vie contre Chamillart[2], poussé par les mêmes, montra jusqu'à de la furie, et n'insista à rien moins qu'à une instruction juridique et criminelle. Voysin et Desmaretz, trop attachés à Mme de Maintenon, l'un de reconnoissance, l'autre de crainte, n'osoient pas être d'un autre avis, que le premier appuyoit avec chaleur[3]. Torcy[4] étoit flottant et dans l'embarras[5]. Pour le duc de Beauvillier, il s'y trouvoit bien davantage : le cri public l'étourdissoit, les mœurs et la conduite de M. d'Orléans lui rendoient tout croyable, il ne pouvoit oublier sa tendresse de gouverneur pour le roi d'Espagne. Toutefois, il ne voyoit rien de clair ; la cunctation[6] de M. de Chevreuse, qui aimoit M. le duc d'Orléans par des rapports de science et des conversations par lesquelles il espéroit le convertir à Dieu, l'arrêtoit[7]. Ce prince n'avoit jamais biaisé[8] sur l'archevêque de Cambray ; il avoit toujours conservé des

1. *Regante* corrigé en *regnante*.

2. Tome XVII, p. 116 et suivantes.

3. La Beaumelle (*Mémoires de Mme de Maintenon*, tome V, p. 127-128) dit que le prince allait être arrêté lorsque Mme de Maintenon fit agir Desmaretz pour que l'affaire fût assoupie, et que la famille de ce ministre conservait la lettre que le prince lui adressa.

4. L'initiale de ce nom semble surcharger une *F*.

5. Le ministre écrit dans son *Journal*, à la date du 30 novembre (p. 47) : « Le Roi me donna un ordre secret, à son lever, au sujet de M. L. D. D. O. Quelques jours auparavant, S. M. avoit parlé au Conseil comme bien instruite de plusieurs particularités que le public croyoit qu'elle ignoroit. En même temps, elle en avoit imposé le secret.... »

6. Temporisation. — Ce latinisme ne se trouve dans aucun lexique, et Littré même ne l'a pas relevé dans le présent passage ; notre auteur semble avoir hésité à l'écrire.

7. Il a écrit : *arrestoient*, au pluriel, par mégarde.

8. Nous avons eu le substantif *biais*, au sens figuré, dans le tome XIV, p. 324. *Biaiser* se trouve dans Molière, la Rochefoucauld, etc.

liaisons avec lui, et ce prélat étoit le cœur et l'âme des deux ducs. Beauvillier, enfin, déféroit à la délicatesse de Mgr le duc de Bourgogne. Le Chancelier, effrayé d'un scandale si monstrueux dans la famille royale, n'étoit pas moins éloigné de M. le duc d'Orléans par sa conduite et par ses mœurs; il étoit extrêmement bien avec Monseigneur, sans qu'il y parût, par les raisons que j'ai marquées[1]: il ne vouloit pas perdre un si précieux[2] avantage, lié d'ailleurs avec Harcourt, qui l'avoit, comme on a vu[3], réuni avec Mme des Ursins; mais l'acharnement de son fils, qu'il connoissoit à fond, et dont il détestoit tout hors le soutien et la fortune, le[4] ramenoit vers l'avis de Mgr le duc de Bourgogne. Tout cela se préparoit et se[5] cuisoit sous la cendre[6] dès les temps que le Roi parla à son neveu de ne plus retourner en Espagne, et d'en faire revenir Renaut, qui, tôt après, fut arrêté[7]. La capture si éclatante de Villaroël, et surtout de Manriquès[8], donna un tel coup de fouet à cette terrible affaire, qu'elle mit toute autre en silence et agita violemment jusqu'aux visages de tout le monde. Dans ce tourbillon, M. le duc d'Orléans parla au Roi longtemps[9], qui ne l'écouta qu'en juge, quoiqu'il lui avouât alors le fait tel qu'il me l'avoit dit, et que je l'ai raconté ici[10]. Ce fait, tel qu'il le lui exposa, étoit bien une idée extravagante, mais qui ne pouvoit jamais passer pour criminelle; et toutefois ce n'étoit pas ce qui revenoit d'Espagne, ni ce qui étoit soufflé d'ici. On y employa tout le manège et toute l'application possible

1. Tome VI, p. 193. — 2. Ici, *prétieux*.
3. Tome XII, p. 396-397.
4. Avant *le*, Saint-Simon a biffé une lettre qui est illisible.
5. Le pronom *se* a été ajouté en interligne.
6. On ne trouve pas cette locution, au figuré, dans *l'Académie* de 1718, qui ne donnait que *couver sous la cendre*. Dans la suite des *Mémoires* (tome XIV, p. 301), nous aurons : « Tout se cuisoit de loin en Bretagne. »
7. Ci-dessus, p. 54, 56-57 et 69. — 8. Ci-dessus, p. 70.
9. Le 2 août : *Dangeau*, tome XIII, p. 2. — 10. Ci-dessus, p. 68.

pour soutenir le Roi dans la persuasion que l'aveu que lui avoit fait M. le duc d'Orléans n'étoit qu'un tour d'esprit d'un criminel qui se voit près d'être convaincu, et qui, pour échapper, donne le change, mais un change dont la grossière ineptie faisoit seule la preuve de ce qui se trouveroit, si, en l'arrêtant et le livrant aux formes, on faisoit disparoître tout ce qui le rendoit trop respectable et trop à craindre, pour que, sans une démarche si nécessaire, on pût espérer de faire dire la vérité retenue par la frayeur de sa naissance et de sa personne, mais dont toute considération tomberoit quand on le verroit abandonné et livré à l'état des criminels, puisque, à travers l'éclat et la terreur qui le protégeoit encore, cette humble vérité se rendoit déjà si palpable et se faisoit si bien sentir telle, par M. d'Orléans même, qu'avec tout son esprit il n'avoit pu imaginer qu'une folie pour l'obscurcir, et une folie destituée de toute sorte d'apparence. Contre tant de machines, d'artifices, de hardiesse, de haine et d'ambition, M. le duc d'Orléans se trouvoit seul à se défendre, sans autre appui que les larmes méprisées d'une mère et les languissantes bienséances[1] d'une femme, la volonté impuissante du comte de Toulouse, qui, avec son froid naturel, auroit voulu le servir, et les discours dangereux de l'autre beau-frère[2], qui protestoit de ses desirs et y mêloit de légers et d'inutiles[3] conseils, qu'il falloit écouter sans montrer de défiance. Le Roi, à tous moments[4] en proie à tous les accès de ses cabinets[5], sans repos chez Mme de Maintenon[6], persécuté sans cesse d'Espagne, accablé de Monseigneur, qui lui demandoit continuellement[7] justice

1. *Bienseance*, au singulier, dans le manuscrit.
2. *Beau frere* est en interligne. — 3. *Inutils*, dans le manuscrit.
4. *A tous moments* est en interligne, au-dessus de *sans cesse*, biffé.
5. A tous ceux qui avaient accès dans ses cabinets.
6. Mme de Maintenon affectait de n'en parler qu'avec chagrin.
7. *Continuellemt* est en interligne, au-dessus d'un second *sans cesse* biffé.

pour son fils, peu retenu par[1] le sage avis de Mgr le duc de Bourgogne[2], dont le poids étoit resté en Flandres, ni par Mme la duchesse de Bourgogne, qui desiroit de tout son cœur délivrer son oncle, mais qui, timide de son naturel, tremblante[3] sous Monseigneur, et plus encore sous Mme de Maintenon, dont elle apercevoit la volonté, n'osoit lâcher que des demi-paroles; le Roi, dis-je, ne sachant à quoi se résoudre, parloit au conseil d'État, qu'il trouvoit encore partagé. A la fin, il se rendit à tant de clameurs si intimes et si bien organisées, et ordonna au Chancelier d'examiner les formes requises pour procéder à un pareil jugement. Le Chancelier travailla trois ou quatre fois seul[4] avec le Roi après que les autres ministres étoient sortis du Conseil. Comme il n'avoit aucun département, il ne travailloit jamais avec le Roi: avec tout ce qui étoit répandu sur cette affaire, qui seule faisoit alors tout l'entretien, cette nouveauté[5] mit bientôt le doigt sur la lettre à la cour et à la ville[6]. J'allois presque tous les soirs causer avec le Chancelier[7] dans son cabinet, et cette affaire y avoit été quelquefois traitée superficiellement, à cause de quelques tiers. Un soir que j'y allai de meilleure heure, je le trouvai seul, qui, la tête baissée et ses deux bras dans les fentes de sa robe, s'y promenoit, et c'étoit sa façon lorsqu'il étoit fort occupé de quelque chose: il me parla des bruits qui se renforçoient, puis, voulant venir doucement au fait, ajouta qu'on alloit jusqu'à parler d'un procès criminel, et me questionna, comme de pure curiosité et comme par le hasard de la conversation, sur

Le Chancelier m'oblige à lui dire mon avis juridique sur le crime imputé à M. le duc d'Orléans; en est frappé, et tout tombe là-dessus. Desseins* et bruits incontinent après.

1. Le *p* de *par* corrige un *d*. — 2. Ci-dessus, p. 73.
3. Avant *tremblante*, Saint-Simon a biffé un *et*.
4. La première lettre de *seul* surcharge un *a*.
5. Les mots *cette nouveauté* sont en interligne, au-dessus d'*on*, biffé.
6. Comparez ce qui va suivre avec deux pages de la notice SAINT-SIMON donnée dans le tome XXI de l'édition de 1873, p. 115-117.
7. *Le Chancelier* est en interligne, au-dessus de *luy*, biffé.

* Le *d* de *desseins* surcharge un *b*. Pas de ponctuation après *dessus*.

les formes, dont il me savoit assez instruit, parce que c'est celle[1] de pairie. Je lui répondis ce que j'en savois, et lui en citai des[2] exemples. Il se concentra encore davantage, fit quelques tours de cabinet, et moi avec lui, sans proférer tous deux une seule parole, lui regardant toujours à terre, et moi l'examinant de tous mes yeux. Puis, tout à coup, le Chancelier s'arrêta, et, se tournant à moi comme se réveillant en sursaut[3] : « Mais vous, me dit-il, si cela arrivoit? Vous êtes pair de France ; ils seroient tous nécessairement ajournés[4] et juges, puisqu'il les faudroit convoquer tous ; vous le seriez aussi. Vous êtes ami de M. le duc d'Orléans : je le suppose coupable ; comment feriez-vous pour vous tirer de là ? — Monsieur, lui dis-je avec un air d'assurance, ne vous y jouez pas ; vous vous y casseriez le nez[5]. — Mais, reprit-il, encore une fois je vous dis que je le suppose coupable et en jugement ; encore un coup, comment feriez-vous? — Comment je ferois ? lui dis-je ; je n'en serois pas embarrassé. J'y irois, car le serment des pairs y est exprès, et la convocation y nécessite[6]. J'écouterois tranquillement en place tout ce qui seroit rapporté et opiné avant moi. Mon tour venu de parler, je dirois qu'avant d'entrer dans aucun examen des[7] preuves, il est nécessaire d'établir et de traiter l'état de la question ; qu'il s'agit ici d'une conspiration, véritable

1. La forme.
2. *Les* corrigé en *des*.
3. Il a écrit : *sursault*
4. « Assigner quelqu'un à certain jour en justice » (*Académie*, 1718).
5. Le *Dictionnaire de l'Académie* de 1718 ne cite cette expression qu'au sens propre ; mais le *Dictionnaire de Trévoux* la définit ainsi : « On dit qu'*un homme s'est cassé le nez*, lorsqu'il a mal réussi en quelque affaire. » Hatzfeld n'en parle pas.
6. « Contraindre, réduire à la nécessité de faire quelque chose » (*Académie*, 1718). — Sur la cour des pairs, telle qu'elle fonctionnait au moyen âge, on peut voir *les Origines de l'ancienne France*, par M. Jacques Flach, t. I, p. 227-256. Notre auteur en reparlera dans la suite des *Mémoires*, tome X de 1873, p. 372 et suivantes.
7. Le *d* de *des* surcharge un *t* écrit par mégarde à la fin d'*examen*.

ou supposée, de détrôner le roi d'Espagne et d'usurper sa couronne ; que ce fait est[1] un cas le plus grief[2] de crime de lèse-majesté[3], mais qu'il regarde uniquement le roi et la couronne d'Espagne, en rien celle de France. Par conséquent, avant d'aller plus loin, je ne crois pas la cour, suffisamment garnie de pairs, dans laquelle je parle, compétente de connoître d'un crime de lèse-majesté totalement étrangère[4], ni de la dignité de la couronne de livrer un prince que sa naissance en rend capable[5], et si proche, à aucun tribunal d'Espagne, qui seul pourroit être compétent de connoître d'un crime de lèse-majesté qui regarde uniquement le roi et la couronne d'Espagne. Cela dit, je crois que la compagnie se trouveroit surprise et embarrassée, et, s'il y avoit débat, je ne serois pas en peine de soutenir mon avis. » Le Chancelier fut étonné au dernier point ; et, après quelques moments de silence en me regardant : « Vous êtes un compère[6], me dit-il, en frappant du pied et souriant en homme soulagé ; je n'avois pas pensé à celui-là, et en effet cela a du solide. » Il raisonna[7] encore très peu de moments avec moi[8], et me ren-

1. Le verbe *est* est répété en fin de ligne et au commencement de la ligne suivante.

2. Au sens d'énorme, de grave : « *Le crime, le cas n'est pas si grief* » (*Académie*, 1718). L'adjectif figure encore dans la dernière édition de ce dictionnaire. La Fontaine (*Œuvres*, tome IV, p. 182) l'a employé au féminin : *offense griève*.

3. Sur le crime de lèse-majesté, voyez l'*Encyclopédie méthodique*, JURISPRUDENCE, tome X, p. 378-380, le *Traité historique de la souveraineté du Roi* (1767), tome I, p. 426, un mémoire de J. du Tillet conservé aux Archives nationales, carton K 719, n° 2, et les documents réunis dans les mss. Fr. 10 977 et 10 981, et Joly de Fleury 2501.

4. N'intéressant qu'un souverain étranger.

5. Capable de succéder à la couronne.

6. « On dit d'un homme que *c'est un compère*, pour dire que c'est un homme adroit, fin, qui va à ses intérêts, et dont on peut se défier » (*Académie*, 1718).

7. *Ils resonnerent* corrigé en *il raisonna*.

8. *Avec moy* a été ajouté en interligne.

voya, ce qu'il n'avoit jamais accoutumé à ces heures-là, parce que sa journée étoit faite et n'étoit plus alors que pour ses amis familiers. Comme je sortois, le premier écuyer y entra. Je trouvai l'impression que j'avois faite au Chancelier si grande, que je l'allai sur-le-champ conter à M. le duc d'Orléans, qui m'embrassa de bon cœur. Je n'ai jamais su ce que le Chancelier en fit; mais, le lendemain, il travailla encore seul avec le Roi à l'issue du Conseil. Ce fut la dernière fois, et, moins de vingt-quatre heures après, les bruits changèrent tout d'un coup : il se dit tout bas, puis tout haut, qu'il n'y auroit point de procès; et aussitôt[1] tombèrent[2]. Le Roi se laissa entendre en des demi-particuliers, pour être[3] répandu, qu'il avoit vu clair en cette affaire, qu'il étoit surpris qu'on en eût fait tant de bruit, et qu'il trouvoit fort étrange qu'on en tînt de si mauvais propos[4]. Cela fit taire en public, non en particulier, où on s'en entretint encore longtemps. Chacun en crut ce qu'il voulut suivant ses affections et ses idées. Le Roi en demeura[5] éloigné de son neveu, et Monseigneur, qui n'en revint jamais, le lui fit sentir, non seulement en toute occasion, mais jusque dans la vie ordinaire, d'une façon très mortifiante. La cour en étoit témoin à tous moments, et voyoit le Roi sec avec son neveu, et l'air contraint avec lui. Cela ne rapprocha pas le monde de ce prince, dont le malaise et la contrainte, après quelque temps d'une conduite un peu plus mesurée, l'entraîna plus que jamais à Paris par la liberté qu'il ne trouvoit point ailleurs, et s'étourdir par la débauche. Si Mme des Ursins fut mortifiée de n'avoir fait que toucher au but qu'elle s'étoit proposé, Mme de Maintenon et ses

Triste état du duc d'Orléans après l'avortement de l'orage.

1. *Et aussy tost* est en interligne, au-dessus de *puis*, biffé.
2. Les bruits tombèrent. — 3. Le manuscrit porte : *p^r qu'estre*.
4. Ceci correspond à la lettre du Roi à son petit-fils, en date du 5 août, pour assoupir l'affaire, que Grimoard a donnée, le premier, dans le tome VI des *Œuvres de Louis XIV*, p. 202-204.
5. *Demeuré* corrigé en *demeura*.

consorts[1], Mlle Choin et les siens n'en furent pas plus contents, et prirent grand soin de nourrir et de tourner en haine et aux plus fâcheux soupçons l'éloignement du Roi et de Monseigneur, et de tenir le monde dans l'opinion que c'étoit mal faire sa cour que de voir M. le duc d'Orléans: aussi son abandon demeura-t-il le même. Il le sentoit; mais, abattu de sa situation avec le Roi et Monseigneur, il ne fit pas grand chose pour se rapprocher le monde, qui néanmoins ne le fuyoit plus comme dans le fort de cette affaire et l'incertitude de ce qu'elle deviendroit.

Mérite et capacité d'Amelot. Tous les ministres menacés.

C'étoit, ce semble, le temps des orages à la cour : il en grondoit un qui menaçoit tous les ministres ; celui qui fut si près d'accabler M. le duc d'Orléans ne fut pas plus tôt passé, que l'autre sembla se renouveler. Le retour d'Amelot, toujours à la veille de partir d'Espagne[2], parut une bombe en l'air qui les menaçoit tous. Il y avoit été à la tête de toutes les affaires, qu'il avoit trouvées dans le plus grand chaos[3] et dans un épuisement étrange[4] ; il gouverna les finances, le commerce, la marine, avec tant d'application et de succès, que, malgré le malheur de la guerre, il les rétablit dans le plus grand ordre, les augmenta considérablement, acquitta une infinité de choses, régla les troupes, les rendit plus belles, plus choisies, plus nombreuses, les paya exactement, et, peu à peu, remplit toutes les sortes de magasins[5]. Cela parut une créa-

1. Fr. Combes a cependant prouvé, dès 1858, que l'action apaisante de Mme de Maintenon et de Desmaretz fut prépondérante en cette affaire.

2. Ci-dessus, p. 19. — 3. *Cahos*, comme d'ordinaire.

4. Notre auteur a déjà fait l'éloge d'Amelot lorsque celui-ci a été envoyé en Espagne en 1705 (tome XII, p. 442), et il le répétera en chaque occasion, d'accord sur cela avec tous les contemporains et les historiens de l'Espagne (*Mémoires de Sourches*, tomes I, p. 73-74, *de Noailles*, p. 203-204, et *de Mathieu Marais*, tome III, p. 112; Baudrillart, *Philippe V*, tome I, p. 228-229).

5. Outre l'ouvrage du P. Baudrillart, on peut voir, sur l'état financier et commercial de l'Espagne quand Amelot y arriva, l'étude de

tion[1], et ce qui ne fut pas moins merveilleux, c'est qu'avec une fermeté que rien n'affoiblissoit, et qui se faisoit ponctuellement obéir, il ne laissa pas de s'acquérir par ses manières les cœurs de tous les ordres de l'Espagne[2], par ses manières[3] douces, prévenantes, polies, respectueuses, au milieu de ce grand pouvoir, comme sa capacité lui en acquit l'estime, et sa probité la confiance, et cela tout d'une voix; et cependant toujours très bien, et même en amitié avec la princesse des Ursins[4]. Cette grande réputation, qui, depuis tant d'années, dure encore en bénédiction

M. Fr. Rousseau sur Orry: *Un réformateur français en Espagne*, p. 3-13, et, dans le ms. Fr. 7800, fol. 266-308, une méthode pour la régie des finances espagnoles. Nous avons d'ailleurs la correspondance de l'ambassadeur lui-même avec le contrôleur général des finances Desmaretz (Arch. nat., G⁷ 1093), comme avec Torcy, et même sa correspondance personnelle, revenue au Dépôt des affaires étrangères et mélangée avec les papiers de la série *Espagne*, vol. 172-175. Un mémoire sur l'état des choses à son arrivée en 1705 est reproduit dans le livre du baron de Girardot, tome I, p. 131-135. Desmaretz lui avait donné, pour remplacer Orry, deux financiers français, Quenneville et le Bartz. Une de ses dernières occupations fut de réformer le tarif de Castille, base principale, mais très arbitraire, du système commercial.

1. « Son chef-d'œuvre, » a-t-il dit ailleurs, tome V, p. 506.

2. Dès son arrivée, il avait cependant reconnu qu'il ne fallait pas se servir des grands (*Mémoires de Noailles*, p. 184), et il agit de concert avec Mme des Ursins pour les tenir à l'écart. Malgré cela, en juin 1706, après la levée du siège de Barcelone, la *Gazette d'Amsterdam* (nº LII) et le *Mercure historique et politique* (p. 699-701) lui ont attribué une prétendue harangue aux grands dont le texte se retrouve dans le volume *Espagne* 159, fol. 207-210, mais qui amena une protestation de sa sœur Mme de Vaubecourt (vol. *Espagne* 164, fol. 291). Le P. Baudrillart croit (tome I, p. 257-258) qu'il avait un profond mépris pour les Espagnols.

3. Cette répétition est bien au manuscrit.

4. Les lettres de la princesse et celles de Mme de Maintenon sont remplies de son éloge (recueil Bossange, tomes III, p. 188, 199, 201, 212, 222, 253, 262, 334, 352-353, 357-358, 368, 386, 395, 402, 408, 438, et IV, p. 314-315; recueil Lavallée, tome V, p. 357-358, 363, 373-374 et 398-399; Geffroy, *Madame des Ursins*, p. 252-253, 272-273, 280-281, 294, 306, 367-368 et 375-376; notre tome XIII, p. 445).

en Espagne, et où, douze ans après son retour, tout ce que j'y vis me demanda de ses nouvelles avec empressement[1], se répandit sur ses louanges, et en étonnement de ce qu'il n'étoit pas en première place en France, étoit pleinement connue en notre cour, où on sentoit le besoin de ministres d'un mérite aussi éprouvé que le sien. On parla de lui pour les affaires étrangères, où il avoit si bien réussi dans ses ambassades[2], et Torcy avoit tout à craindre de Mme de Maintenon et des jésuites[3]. On en parla pour les finances, qu'il avoit rétablies et augmentées. On en parla pour la guerre, parce qu'il n'avoit pas moins bien réussi pour les troupes, et, en ce cas, de donner les finances à Voysin, où, sur tous les autres départements, Mme de Maintenon vouloit avoir celui-là à elle : ainsi Desmaretz se crut en l'air[4] fort longtemps, parce que le retour d'Amelot se différoit toujours[5]. Enfin on en parla pour la marine, avec plus d'apparence encore par les créations, s'il faut ainsi parler, qu'il avoit faites[6] dans celle d'Espagne, qui[7] fut toute formée, rétablie et mise en ordre et en nombre par ses soins[8], par les connoissances qu'il avoit plus particulièrement acquises[9] du commerce, par

1. Déjà dit il y a longtemps, dans notre tome V, p. 506.

2. A Venise (janvier 1682), en Portugal (octobre 1684), en Suisse de 1689 à 1699.

3. Tomes XV, p. 368, et ci-dessus, p. 9.

4. Même expression que dans notre tome XVI, p. 299.

5. Voyez, en décembre 1709, le *Journal de Torcy*, p. 67, 68, 70 et 74-75.

6. Il y a *fait*, sans accord, dans le manuscrit.

7. *Que* corrigé en *qui*.

8. En 1698, l'état de la marine espagnole était navrant, disent les *Relazioni* de l'ambassadeur vénitien, série SPAGNA, tome II, p. 649-650, et, encore en 1701, on avait voulu réduire la flotte des galères (Hippeau, *l'Avènement des Bourbons*, tome II, p. 457-458); mais Amelot travailla au relèvement dès son arrivée en Espagne, et, en 1708, Philippe V appliqua les mêmes règlements qui étaient en vigueur en France (Archives de la Marine, vol. B[84], 2 septembre 1708).

9. *Acquise*, au féminin singulier.

l'administration immédiate de celui des Indes[1], enfin par la haine générale de Pontchartrain, qui n'avoit plus le bouclier[2] de sa femme[3], et dont le père étoit personnellement si mal avec Mme de Maintenon, l'évêque de Chartres et les jésuites[4]. Le comte de Toulouse s'étoit repenti plus d'une fois de ne l'avoir pas perdu lorsqu'il l'avoit pu[5], Mme la duchesse de Bourgogne ne le pouvoit souffrir, il étoit abhorré de la marine et de ses propres confrères dans les affaires[6], il ne tenoit au Roi que par l'inquisition de Paris[7], qu'il avoit mise sur ce pied-là : encore le secret et les affaires qui tenoient de l'important lui avoient-elles été soufflées par d'Argenson, en qui le Roi avoit toute confiance, et qui s'étoit acquis l'affection de beaucoup de gens considérables en soustrayant au Roi et à Pontchartrain les aventures de leurs enfants et de leurs proches, qui les auroient perdus, si elles avoient été sues[8]. Les meilleurs amis même du Chancelier n'étoient rien moins que les siens, et, avec toute sa bassesse pour les jésuites et pour Saint-Sulpice[9], il n'avoit pu gagner leur amitié. Dans cet état, son père, qui le connoissoit mieux que personne, mais qui ne pouvoit faire qu'il ne fût son fils, trembloit pour lui, se voyoit aisément entraîné dans

1. Les *Mémoires de Noailles*, p. 203-204, parlent du règlement qu'il fit en 1708 pour le commerce des Indes.

2. Locution déjà relevée ci-dessus, p. 22.

3. Voyez, sur Mme de Pontchartrain, notre tome XII, p. 324.

4. Ci-dessus, p. 9 et 16. — 5. Tome XII, p. 323-327.

6. Voyez le portrait qui en a été fait dans ce même tome XII, p. 323-324. L'abbé Esnault (tome II, p. 254-259) a reproduit un mémoire de Chamillart sur les empiètements de Pontchartrain en matière de compagnies de commerce.

7. Tomes XII, p. 324, et XIV, p. 379-380. Il écrivait à d'Argenson, le 15 juillet 1705 : « Je vous prie d'être exact à m'écrire tout ce qui peut mériter attention, et même les choses indifférentes qui peuvent réjouir le Roi » (Arch. nat., reg. O¹366, fol. 185).

8. Tome XIV, p. 379-380; suite des *Mémoires*, tome IX de 1873, . 12; Depping, *Correspondance administrative*, tome II, p. 821-822.

9. Tome XVI, p. 141.

sa disgrâce, conséquemment la ruine d'une famille qu'il n'auroit élevée que pour la douleur de la voir périr[1]. Dans cette anxiété, il me pressa d'un voyage à Pontchartrain, où j'allois assez souvent avec eux, et là, sans peur et sans aveuglement, il me fit l'honneur de me consulter dans son cabinet, où il appela la Chancelière en tiers[2]. Là, il m'exposa ses craintes et la matière de la consultation, sans s'ouvrir, pour me donner lieu de dire plus naturellement ce que je penserois. Il s'agissoit de savoir ce qu'il feroit si son fils étoit chassé, et, ce qui étoit le moins apparent, ce que feroit son fils s'il l'étoit lui-même; enfin quel parti prendre s'ils l'étoient tous deux. Au premier cas, mon avis fut qu'il tendît le dos[3] à la disgrâce; qu'il ne heurtât point le public, qui l'aimoit, lui, et l'honoroit, mais qui éclateroit de joie d'être délivré de son fils; qu'il n'augmentât pas le malaise que le Roi prenoit avec ceux qu'il jugeoit mécontents, mais qu'il prît sur lui de l'élargir, et, sans abandonner son fils, se[4] réservant entier à le protéger en un autre temps et glissant sur les motifs de cette disgrâce, il se fît un mérite de la reconnoissance de n'y être pas enveloppé, et persuadât le Roi qu'il se trouvoit bien traité, favorisé même, d'être, en cette occurrence, conservé entier, avec les sceaux, dans tous ses conseils, par conséquent dans sa confiance; que cette conduite, à connoître le Roi comme nous le connoissions, le remettroit non seulement au large avec lui, mais lui plairoit de façon à espérer de le rapprocher comme avant que Mme de Maintenon l'eût éloigné de lui, d'autant plus que le fond d'estime et de goût étoient

Singulière consultation du Chancelier et de la Chancelière avec moi.

1. Déjà dit lors de la mort de Mme de Pontchartrain, au tome XVI, p. 140.
2. Comparez ce qui s'est déjà passé à l'occasion de cette mort, mais pour retenir le fils au ministère : *ibidem*, p. 139 et suivantes.
3. Cette locution figurée ne se trouve pas dans le *Dictionnaire de l'Académie* de 1718.
4. Avant *se*, Saint-Simon a biffé *et*.

demeurés[1], jusqu'à remarquer souvent la sécheresse dont le Chancelier payoit la sienne, et jusqu'à s'en être plaint plus d'une fois ; qu'outre que cette voie étoit celle de maintenir sa considération, c'étoit la seule encore qui lui pût faire espérer le retour de son fils, soit après le Roi, par Monseigneur, avec qui il étoit bien, et dont il demeureroit ainsi à portée, soit par le Roi même, s'il venoit à se mécontenter du successeur de son fils, ou que les temps changeassent à l'égard des personnes qui[2] auroient procuré sa disgrâce, toutes choses très possibles à espérer du cours du temps, des révolutions des cours, de son âge et de sa santé, et auxquelles il falloit renoncer absolument, s'il se retiroit par la disgrâce de son fils, et consentir à survivre à sa fortune, et, au bien près, à voir ses petits-enfants au même point où lui-même s'étoit trouvé en naissant[3]. Au second cas, il ne me parut pas vraisemblable. Je ne voyois rien de personnel contre lui qui pût aller à lui ôter les sceaux, ni aucun candidat qui en fût susceptible : chassant Torcy ou Desmaretz pour faire place à Amelot, ni l'un ni l'autre n'étoient assez bien avec le Roi et Mme de Maintenon pour leur donner cette consolation imaginaire, ni pour que le Roi se pût résoudre à retenir vis-à-vis de soi un homme qu'il auroit dépouillé, et qui demeureroit outré de l'être ; que Voysin, tout nouveau, n'avoit pas besoin de ce surcroît, et que, dès que la pensée n'en étoit pas venue au Roi pour retenir et consoler son ami Chamillart, je ne voyois plus aucun péril à craindre là-dessus. Mais, pour couler à fonds cette seconde matière, quelque peu apparente qu'elle fût, mon avis étoit que son fils ne se jetât pas volontairement, lui et ses enfants, dans le précipice, mais qu'il demeurât, et se conduisît comme je venois de le[4] lui proposer à lui-même en cas de chute de son fils. Au troisième cas, où, chassés tous deux, il s'agissoit de savoir si le Chancelier retien-

1. Verbe et auxiliaire sont bien au pluriel. — 2. *Que* corrigé en *qui*.
3. Tome VI, p. 269-272. — 4. Le pronom *le* a été ajouté en interligne.

droit ou se démettroit de son office, même en rendant volontairement les sceaux, si son fils étoit chassé, si, à cette occasion, il eût pris le parti de la retraite, mon avis fut encore qu'il conservât l'office de chancelier [1]. Outre que cette sorte de démission a peu d'exemples, et aucun depuis les derniers siècles, le possesseur n'en peut être dépouillé que par jugement juridiquement [2] prononcé pour crime [3]. Tant qu'il le conserve en quelque exil qu'il soit, il demeure le second officier de la couronne [4], le chef de la justice, et nécessairement en considération assez pour être encore ménagé, lui et sa famille. Il est toujours regardé comme pouvant aisément revenir en première place. Rien de si peu stable que les sceaux pour qui n'en a que la garde, dont presque aucun n'est mort sans les avoir perdus ; et, les perdant, c'est toujours une sorte de nouvelle violence de ne les pas rendre au chancelier [5]. D'ailleurs, quand cela n'arriveroit pas de ce règne, il étoit plus que moralement sûr que cela ne seroit différé que jusqu'à l'avènement de Monseigneur à la couronne, qui, l'aimant et l'estimant de tout temps, seroit bien aise de le rapprocher pour avoir sous sa main un chancelier et un ministre de son ancienne habitude et confiance, et ces sortes de retours toujours si accompagnés de faveur, que ce nouveau crédit pourroit remettre son fils en place ;

1. Pontchartrain lui-même l'avait pris comme une sorte de retraite (*Mémoires du marquis d'Argenson*, éd. Janet, tome I, p. 2).

2. Il a ajouté après coup, sur la marge, l'abréviation de *que* et *m^t*.

3. La démission de la charge de chancelier est impossible, a-t-il dit dans la notice PONTCHARTRAIN (notre tome VI, p. 562), et tous les chanceliers disgraciés ont été seulement envoyés en exil.

4. Second officier de la couronne après le connétable, mais légiste, dira-t-il dans la suite des *Mémoires* (tome X de 1873, p. 414).

5. C'est ainsi que cela se passera pour Daguesseau sous le règne de Louis XV. En des temps plus anciens, il y avait eu des exemples de déposition : Jouvenel des Ursins en 1472, Pierre Doriole en 1482, Guillaume Poyet en 1542 ; au dix-septième siècle, presque tous les titulaires furent disgraciés, mais temporairement, et seulement privés des sceaux.

enfin, que la démission ne le conduiroit qu'à marquer son dépit, ne seroit jamais prise pour autre chose, et l'enseveliroit nécessairement dans une retraite profonde, et difficile pour un homme marié, puisqu'il n'y avoit plus moyen de se montrer sans cette robe après en avoir été revêtu, ni d'en espérer le retour par une vacance[1]. Toutefois, c'étoit le goût et le vœu du Chancelier, qui, après m'avoir écouté, me fit, sur tous les trois points agités, diverses réflexions et difficultés, qui ne purent me déranger de l'avis que je rapporte sur tous les trois. J'admirai la modestie, la défiance de soi-même, je dirai jusqu'à[2] l'humilité, d'un ancien ministre au plus haut degré de son état, plein d'esprit, de lumière, d'expérience[3], vouloir[4] consulter un homme de mon âge, et avoir la docilité de l'en[5] croire. Je fus encore plus surpris de la Chancelière[6], qui, dans une grande piété, ne laissoit pas d'aimer le monde et de craindre la solitude jusqu'à l'avouer, et qui, avec un excellent sens, en étoit fort considérée, fort instruite, et fort capable de donner les meilleurs conseils. Elle ne consulta pas de moins bonne foi que son mari, et ne se récria que sur la retraite assez grande pour être difficile à un homme marié. Elle ne voulut y être comptée pour rien, et, par ce dépouillement en faveur de l'honneur, même du seul goût de son mari, acheva de me donner l'idée de la femme forte[7]. Nous délibérâmes de la sorte plus

1. Ce dernier membre de phrase a été ajouté en interligne.
2. Le manuscrit porte : *jusque la*.
3. Ces sept derniers mots sont en interligne.
4. Construction à remarquer ; nous avons déjà vu des infinitifs ainsi employés.
5. *M'en* corrigé en *l'en*.
6. Il a déjà donné un portrait de la Chancelière dans le tome VI, p. 283-286. Mme de Maintenon l'appelait « la meilleure femme du monde » (recueil Geffroy, tome II, p. 41).
7. *Mulierem fortem quis inveniet ?* (*Proverbes*, xxxi, 10-31.) — On a un livre du P. le Moyne, illustré par Claude Vignon (1647), intitulé : *la Galerie des femmes fortes*, et une peinture du dix-septième siècle, à

de deux[1] bonnes heures tous trois, et la résolution[2] conforme à mon avis en fut la conclusion sur tous[3] les trois points. Qui nous eût dit alors que ce seroit moi qui chasserois leur fils sans retour, mais en conservant la charge au petit-fils, ce sont de ces révolutions qui semblent incroyables ; ajoutons tout pour le prodige, du vivant du père, et sans perdre sa plus tendre amitié. C'est ce qui se trouvera en son temps[4].

Mesures de retraite à la Ferté.

Tandis que je raisonnois des disgrâces et des retraites des autres, il étoit temps, et plus, d'en[5] venir à la mienne, dans la pénible situation où je me trouvois[6]. Le maréchal de Boufflers, qui ne l'ignoroit pas, ni à quoi j'en étois avec le maréchal de Montrevel[7], qui lui avoit les dernières obligations, avec ce droit sur lui et dans la brillante posture où il se trouvoit alors, il[8] crut bien valoir Chamillart pour finir ces disputes[9]. Je lui donnai carte blanche, je l'instruisis, et c'est ce qui m'arrêta. Montrevel, ravi de

l'Arsenal, en représente encore la suite : Esther, Porcia, Jahel, Sémiramis, Judith, Antiope, Marie Stuart, Déborah, Lucrèce, Pauline, Bérénice, la Judith de Grégoire de Tours et Jeanne d'Arc.

1. Le mot *deux* surcharge un *3*. — 2. Le premier *o* surcharge un *a*.

3. *Tous* est en interligne.

4. A l'entrée de la Régence.

5. La conjonction *et* surcharge un *de*, et ensuite le *d'* de *d'en* surcharge les lettres *en*.

6. Ci-dessus, p. 1 et 2. Comparez la notice SAINT-SIMON, p. 109-110.

7. Ci-dessus, p. 3. — 8. Encore un pléonasme.

9. Ci-dessus, p. 4. — On a vu que Saint-Simon contestait au maréchal de Montrevel le commandement des milices de Blaye, comme étant gouverneur de cette place, et que le maréchal le revendiquait comme gouverneur de la province. Cette querelle avait été à l'état aigu en 1704 (*Dangeau*, tome XIV, p. 370-371, avec Addition de Saint-Simon), et le volume 1792 du Dépôt de la guerre renferme (nos 33 à 52) diverses pièces de ce temps qui s'y rapportent ; il y a notamment (no 51) un mémoire de notre auteur avec la réponse du maréchal (no 52). Voyez aussi le tome III des *Écrits inédits*, p. 22-23 et 133-134, une lettre de Chamillart, en 1702, dans l'Appendice de notre tome X, p. 466, et le volume *France* 1587 du Dépôt des affaires étrangères. Saint-Simon y reviendra dans le prochain volume.

me voir destitué de Chamillart[1], crut après pouvoir tout m'embler : il fit des compliments à Boufflers, et finit par ne vouloir point s'en rapporter à lui ni à personne, dont Boufflers demeura extrêmement piqué. Je n'étois pas en temps favorable pour m'exposer à un jugement du Roi[2] : ainsi je laissai faire Montrevel tout ce que bon lui sembla ; mais je ne songeai plus à aller en Guyenne, et me rabattis à la Ferté, où mon dessein étoit de passer des années[3] ; mais, auparavant, nous crûmes qu'il étoit sage de prendre quelques mesures. Mme de Saint-Simon n'étoit jamais entrée en rien d'intime avec Mme la duchesse de Bourgogne ; mais elle en avoit toujours été traitée sur un pied d'estime, d'amitié et de distinction. Nous savions même qu'elle la vouloit à la place de la duchesse du Lude, si celle-ci, âgée et goutteuse, venoit à manquer, et nous n'en pouvions même douter[4]. Mme de Saint-Simon eut donc une conversation avec elle, dans son cabinet, seule, un matin, pour découvrir par elle la cause de la situation où je me trouvois, et les moyens d'y remédier, si cela étoit possible, avant que de prendre notre parti prêt à exécuter. Elle fut reçue personnellement avec toute la bonté et l'intérêt possible, mais avec une froideur très marquée à mon égard ; elle ne fut pas même difficile à en rendre raison, et de dire à Mme de Saint-Simon qu'il lui étoit beaucoup revenu que j'avois été extrêmement contraire à Mgr le duc de Bourgogne pendant la campagne de Flandres, et que je ne m'étois pas contraint

Conversation particulière* et curieuse, sur ma situation, de Mme de Saint-Simon avec Mme la duchesse de Bourgogne.

1. On a déjà rencontré cet emploi de *destituer* dans les tomes VIII, p. 341, et XIV, p. 153. Il y en a d'autres exemples dans le *Parallèle*, p. 40, dans les *Écrits inédits*, tome VII, p. 219, etc.; mais ce n'était pas une façon de parler particulière à notre auteur.

2. Ci-dessus, p. 3.

3. Résolution déjà prise pendant l'été (ci-dessus, p. 4 et 5), mais dont l'exécution se trouvera retardée.

4. Voyez notre tome XII, p. 437, et la suite des *Mémoires*, tomes VIII, p. 15 et 19, IX, p. 56, XVII, p. 186, et XXI, p. 105.

* La première lettre de *particulière* surcharge un *d*.

de m'en expliquer[1]. La surprise de Mme de Saint-Simon fut d'autant plus grande, qu'elle avoit su à mesure tout ce qui s'étoit passé là-dessus par Mme de Nogaret, et même par M. de Beauvillier, et qu'il n'étoit pas possible que Mgr le duc de Bourgogne ne lui eût dit lui-même combien il étoit content de moi là-dessus[2]; mais la princesse étoit légère, en proie à chacun, et il s'étoit trouvé d'honnêtes gens qui avoient détruit dans le cours de l'hiver tout ce qui s'étoit passé dans celui de cette étrange campagne. Je reviendrai à ces bons offices-là dans un moment[3]. Mme de Saint-Simon se récria, lui rappela ce que je viens de dire, et, pour lui faire une impression plus précise, la pria de s'en informer particulièrement à M. de Beauvillier, avec qui elle avoit été en si continuelle relation dans le cours de cette longue campagne, et à M. le duc d'Orléans, dont elle étoit si fort à portée, et avec lequel j'avois été en commerce de lettres continuel pendant le même temps, et si étroit avec lui toujours depuis son retour. Ces réponses firent impression. La princesse s'ouvrit davantage à mesure que Mme de Saint-Simon lui dit des faits forts et précis là-dessus, et qu'elle lui fit entendre que la cabale[4] de M. de Vendôme, ne pouvant faire pis pour se venger de ma liberté et de ma force à parler et à agir contre elle, avoit[5] semé la fausseté contraire de laquelle toute la cour avoit été témoin ; que Mgr le duc de Bourgogne étoit bien persuadé de la vivacité de ma conduite à cet égard, qui m'avoit attiré de dangereux ennemis, et qu'il seroit bien douloureux qu'elle fût la seule qui ne la fût pas après avoir vu et su par Mme de Nogaret l'extrême intérêt que j'avois pris en celui de Mgr le duc de Bourgogne. La

1. Tomes XVI, p. 304-305.
2. *Ibidem*, p. 369, 370 et 490.
3. Ci-après, p. 96-97.
4. Le *b* de *cabale* surcharge un *p*.
5. *Avoit* est en interligne, au-dessus de *que de semer que je de*, biffé, et, après *semé*, Saint-Simon a biffé le signe du pluriel.

même légèreté[1] qui l'avoit aliénée la ramena aisément au souvenir de ce qu'on avoit effacé de son esprit, et les suites ont dû nous persuader que ces fausses impressions étoient demeurées à leur tour[2] effacées. Elle dit ensuite à Mme de Saint-Simon que j'avois des ennemis puissants, et en nombre, qui ne perdoient point d'occasions de me nuire; qu'on avoit extrêmement grossi au Roi mon attachement à ma dignité, et parla de cette méchanceté de Monsieur le Duc que j'ai rapportée sur les manteaux[3]; qu'on m'accusoit de blâmer sans mesure ce qu'il faisoit, et de parler mal des affaires; que Mme de Saint Simon étoit bien avec le Roi, estimée et considérée, mais qu'il avoit conçu une grande opposition pour moi, que le temps seul et une conduite fort sage et fort réservée pouvoit diminuer; que l'on disoit que j'avois beaucoup plus d'esprit, de connoissances et de vues que l'ordinaire des gens; que chacun me craignoit et avoit attention à moi; qu'on me voyoit lié à tous les gens en place; qu'on redoutoit que j'y arrivasse moi-même, et qu'on ne pouvoit souffrir ma hauteur et ma[4] liberté à m'expliquer sur les gens et sur les choses d'une façon à emporter la pièce, que ma réputation de probité rendoit encore plus pesante[5]. Mme de Saint-Simon la remercia fort d'avoir bien voulu entrer ainsi en matière avec elle, et répliqua fort à propos que, n'y ayant rien d'essentiel à reprendre dans l'essentiel de ma conduite, ni dans le courant de ma vie, on m'attaquoit par des lieux communs qui, par leur vague, pouvoient convenir à chacun de ceux qu'on vouloit perdre; que tous ces ennemis ne s'étoient montrés que depuis qu'ayant pensé, sans y songer, aller ambassadeur à Rome[6], on s'étoit réveillé sur

1. Ici, *legerté*. — 2. Ces trois mots sont en interligne.
3. Tome XVII, p. 270.
4. Les mots *et ma* surchargent *à m'e[xpliquer]*.
5. Le bien-fondé de toutes ces accusations ressort déjà de ce que nous avons vu des *Mémoires*.
6. Tome XIII, p. 232 et suivantes.

moi pour me couper les ailes[1]; que d'Antin et Madame la Duchesse ne s'y étoient pas épargnés, le premier par la concurrence du même emploi qu'il avoit vainement brigué[2], l'autre en haine de ma hauteur à son égard sur l'affaire de Mme de Lussan[3]; que les Lorrains, mes ennemis depuis l'affaire de Monsieur le Grand et celle de la princesse d'Harcourt, que j'ai racontée[4], et qu'il ne m'avoit pas été possible d'éviter, ne cessoient de me nuire; que les envieux, si communs dans les cours, se joignoient à eux; et, sur l'esprit et le reste, parla en femme qui veut donner bonne opinion de son mari. Elle s'étendit[5] ensuite sur ce qui s'étoit passé sur ce pari célèbre de Lille qui m'avoit fait tant de mal[6], et s'étendit sur l'iniquité de se voir tourner à crime d'avoir des vues justes et des amis qui devoient faire honneur, et d'être si[7] craint lorsqu'on ne pensoit à rien, et qu'on ne vouloit mal à personne. La conversation finit par toutes sortes de marques de bonté de Mme la duchesse de Bourgogne, de peine de perdre Mme de Saint-Simon pour du temps, et d'être attentive à toutes les occasions, par elle et par Mme de Maintenon, à me raccommoder avec le Roi. Elle parla même si[8] fortement à Bloin pour[9] nous faire donner un logement[10], qu'il se détermina[11], pour lui plaire, à y faire de son mieux, à

1. « On dit *rogner les ailes à quelqu'un* pour dire lui retrancher de son autorité, de son crédit » (*Académie*, 1718).
2. Tomes XIII, p. 233-234.
3. Tome XVI, p. 304.
4. Tome VI, p. 76-84.
5. *S'estendit* est en interligne, au-dessus de *luy conta*, biffé; et *sur* a été ajouté aussi en interligne.
6. Tome XVI, p. 302-305.
7. La conjonction *si* a été ajoutée en interligne.
8. Ce *si* est encore en interligne.
9. L'abréviation *pr* surcharge un *de*, et, auparavant, Saint-Simon a biffé *du desir*.
10. On a vu ci-dessus, p. 4, comment la disgrâce de Chamillart le força de quitter le logement des Lorge.
11. *Se dermina*, au manuscrit, *se* corrigeant un *de*.

ce qu'il dit au duc de Villeroy et à d'autres de nos amis. Mme de Saint-Simon eut la prudence de ne me dire que longtemps depuis tout l'éloignement du Roi pour moi, que cette conversation lui avoit appris[1], pour ne pas trop fortifier mon dégoût extrême de la cour que je voulois abandonner pour toujours. Je fus sensible plus qu'à tout à la noirceur de la calomnie sur Mgr le duc de Bourgogne, et, pour cela seul, plus affermi à m'éloigner de scélérats si déclarés : je[2] ne pensai plus qu'à m'en aller à la Ferté.

Causes de l'éloignement du Roi pour moi.

Je me suis étendu sur cette conversation parce que rien ne peint mieux le Roi et la cour que tout ce qui fut dit à Mme de Saint-Simon par Mme la duchesse de Bourgogne[3], cette crainte et cette aversion si grande du Roi pour l'esprit et pour les connoissances au-dessus du commun, que, faute de mieux, on m'en fit un crime, qui, en toute occasion, se renouvela auprès de lui[4], mais qui me fit plus de mal que des choses qui eussent été[5] véritablement mauvaises et dangereuses. Jusqu'à la réputation de probité me nuisit auprès de lui, par le tour qu'on y sut donner, et ceux qui le connoissoient bien, et qui me vouloient perdre sans avoir de quoi, n'y trouvèrent que des louanges exagérées d'esprit et de connoissances, et de poids donné par la probité à des discours pesants. L'amitié pour moi et la confiance des principaux ministres et des seigneurs les plus distingués et les plus considérés, les plus avant dans la confiance du Roi, devenus[6] un autre démérite auprès de lui, tellement que, tout ce qui devoit lui plaire comme ce dernier article, et lui donner bonne opinion comme tous ces autres[7], c'est ce qui fit son éloi-

1. Il y a *apprise* au manuscrit, comme se rapportant à *conversation*.
2. Avant *je*, Saint-Simon a biffé un *et*.
3. Ici, un point après l'abréviation *Be*.
4. Après *luy*, il a biffé une répétition de *faute de mieux*.
5. Les mots *qui eussent esté* ont été ajoutés en marge.
6. Le pluriel masculin a été ajouté après coup.
7. *Autres* est en interligne, au-dessus de *deux*, biffé.

gnement le plus grand. Et qui encore, en premier ordre, lui souffloit ce poison ? M. du Maine et d'Antin, les deux hommes de sa cour qui avoient le plus d'esprit, d'application et de vues, et qui passoient pour tels : d'Antin, on a vu pourquoi [1] ; M. du Maine étoit l'âme de la cabale de Vendôme, et ne me pardonnoit pas mon attachement pour Mgr le duc de Bourgogne. Lui et d'Antin avoient séduit Bloin et Nyert, dont le père, comme je l'ai raconté [2], devoit sa fortune au mien, qui me rendirent tous les mauvais offices qu'ils purent, et en toutes les façons [3], sans l'avoir jamais mérité d'eux. M. [4] et Mme du Maine n'avoient pas oublié les vains efforts qu'ils avoient prodigués pour m'attirer chez eux, et dès là me craignirent pour leur rang. De là le crime auprès du Roi d'être attaché à ma dignité ; de là la haine de Mme de Maintenon, qui fut ma plus constante et ma plus dangereuse ennemie. Mme la duchesse de Bourgogne, qui nous le voulut cacher, coula, dans ce qu'elle dit à Mme de Saint-Simon, qu'elle tâcheroit, par elle-même et par Mme de Maintenon [5], de profiter de toutes les occasions de me raccommoder avec le Roi : elle savoit mieux qu'elle ne disoit, et que Mme de Maintenon y étoit le plus grand obstacle. Chamillart le trouva tel lorsque, au commencement du mariage de sa dernière fille et [6] de notre amitié, il me trouva mal avec le Roi pour avoir quitté le service [7], et m'y voulut racommoder et me remettre des voyages de Marly. Il en eut jusqu'à des disputes fortes, et souvent redoublées, avec Mme de Maintenon, avec qui, alors, il étoit dans l'entière intimité, et ce ne fut qu'avec beaucoup de temps et de peine qu'il vint à bout, non de la changer à mon égard,

1. Ci-dessus, p. 93. — 2. Tome I, p. 171 et suivantes.
3. Après *façons*, Saint-Simon a biffé *qu'ils purent*.
4. Avant *M*, il y a un *et* biffé. — 5. Ci-dessus, p. 93.
6. Ces cinq derniers mots ont été ajoutés en interligne.
7. Tome X, p. 405 et suivantes. Comparez tome XI, p. 358-370, et tome XII, p. 51.

mais d'obtenir d'elle qu'elle ne s'opposeroit plus à Marly, et qu'elle cesseroit de me nuire. Je l'ai su de Chamillart même, qui ne voulut jamais s'en laisser entendre du vivant du Roi, même depuis sa disgrâce, de peur, à ce qu'il me dit depuis, de me dégoûter trop, et d'exposer ma colère à me faire plus de mal encore avec elle[1]. Je m'étois bien douté qu'elle ne m'étoit pas favorable ; je ne savois pourquoi au juste, quoique je me défiasse de M. du Maine, qui toutefois ne se lassa[2] jamais de m'accabler de politesses, même recherchées ; mais, pour la haine, je ne le[3] sus que lorsqu'après la mort du Roi, Chamillart me demanda ce que j'avois fait à cette fée, pourquoi elle me haïssoit tant, et me conta ce que je viens de dire[4]. Pour Mme la duchesse de Bourgogne, je fus redevable des impressions dont Mme de Saint-Simon la fit revenir à M. et à Mme d'O. On a vu, p. 94[5] et depuis, quels ils étoient : le mari avoit conservé la confiance du Roi et ses entrées privées de l'éducation du comte de Toulouse ; son hypocrisie[6] étudiée, la protection du duc de Beauvillier, dupe achevée par sa charité ignorante ; son importance, une sorte de considération, et le tout à l'épreuve de sa campagne de mer et de celle de terre dont j'ai parlé[7]. Il étoit créature de Mme de Maintenon, sa femme encore davantage, et si[8] commode à Mme la duchesse de Bourgogne, qu'elle l'avoit réduite dans sa dépendance à force de services de confiance[9]. Ces gens-là avoient oublié leur état, et le prodige de leur fortune les avoit aveuglés[10]. Le gouverneur du dernier fruit du plus scandaleux double adultère osa imaginer de s'en faire un échelon pour se

Folle ambition d'O et de sa femme, qui me tourne à danger.

1. Déjà dit dans nos tomes X, p. 215, et XIII, p. 245-246.
2. Les mots *qui toutefois* sont en interligne, au-dessus de *quoyqu'il*, biffé, et *lassast* a été corrigé en *lassa*.
3. *La* corrigé en *le*.
4. Ci-dessus, p. 94. Voyez la suite au tome IX de 1873, p. 57 et 58.
5. Tome III, p. 197-204. — 6. On a vu son hypocrisie.
7. Tome XV, p. 340. — 8. *Si* corrige un *C*. — 9. Tome XVI, p. 476-477.
10. Voyez une pièce du *Nouveau siècle*, tome IV, p. 277.

faire gouverneur de l'héritier futur de la couronne[1]. Dévoué à M. du Maine plus encore qu'au comte de Toulouse, parce qu'il en espéra davantage, et protégé de Mme de Maintenon, lui et sa femme, et tous deux tenant au plus intime de la cour par les deux voies les plus opposées, ils comptèrent s'assurer cette grande place en écartant ceux qui pouvoient y atteindre, et j'ai su depuis très certainement que, m'ayant regardé comme un compétiteur dangereux et par le duc de Beauvillier, et par mes autres amis considérables[2], et par moi-même, ils avoient travaillé à me saper[3], et, pour cela, avoient persuadé cette horrible calomnie à Mme la duchesse de Bourgogne. Jamais je n'avois pensé à une place qui ne devoit être remplie que dans cinq ans; mais ces champignons[4] de fortune prenoient leurs mesures de loin. Ils en sont néanmoins demeurés à celle qu'ils avoient faite, que leur ambition leur rendit enfin amère, et tous deux ont[5] vieilli et sont morts dans la douleur et le mépris[6]: le mari, sans avoir pu dépasser la grand croix de Saint-Louis[7], et n'ayant plus d'administration chez le comte de Toulouse[8]; et la femme devenue suivante de Mme de Gondrin, dame du palais sous sa conduite avec elle[9], et rema-

1. Le jeune duc de Bretagne, qui a deux ans passés, étant né le 8 janvier 1707.

2. En 1711 (tome IX de 1873, p. 106), notre auteur rapportera que M. de Beauvillier et le duc de Bourgogne même pensèrent à lui pour ce poste.

3. Il écrit: *sapper*. Voyez, au tome XVII, p. 321, *saper par le pied.*

4. Nous avons eu, au tome XVI, p. 88, *pousser comme des champignons.*

5. Avant *ont*, l'auteur a biffé *enfin*.

6. M. d'O le 17 mars 1728, et sa femme le 12 octobre 1737.

7. En juin 1726.

8. Après avoir été si longtemps l' « âme de la maison » (Addition au *Journal de Dangeau*, tome XVII, p. 114), il perdra faveur et influence du jour où le prince sera marié avec Mme de Gondrin.

9. Mme de Gondrin avait été dame de la duchesse de Bourgogne en même temps que Mme d'O, mais sous la direction de celle-ci.

riée après[1] au comte de Toulouse[2], est morte abandonnée de tout le monde[3] dans un grenier de l'hôtel de Toulouse[4].

Changements en Espagne.

Mme des Ursins fit beaucoup de changements dans les conseils d'Espagne pour montrer des précautions et des suites de ses découvertes[5]. Le conseil du cabinet[6], autrement la junte, fut composée[7] de D. François Ronquillo, qu'elle avoit fait gouverneur du conseil de Castille[8], des ducs de Veragua et de Medina-Sidonia : le premier absolument dans sa dépendance[9], l'autre[10], grand écuyer, chevalier du Saint-Esprit[11], nullement à craindre, mais personnage du

1. *Apres* est en interligne.

2. Le 2 février 1723 : voyez notre tome XIV, p. 261-262.

3. Octogénaire et très sourde, elle vivait fort retirée, ne conservant plus de l'ancien temps que ses appointements de dame du palais et sa pension de deux mille livres (*Mémoires de Luynes*, tome I, p. 408). Mme de Simiane, dans ses lettres, parle de ces derniers temps.

4. L'ancienne demeure de Particelli d'Hémery et de son gendre la Vrillière, aujourd'hui hôtel de la Banque de France. C'est en 1713 que le comte de Toulouse l'acheta de MM. Rouillé des postes et la fit remanier par l'architecte Robert de Cotte et décorer de sculptures et de peintures qui en font encore l'ornement. La Banque, qui y a remplacé en 1811 l'Imprimerie nationale, a fait publier en 1876 une notice historique.

5. La découverte de la conspiration Flotte et Regnault. Sur l'état des conseils à cette époque, voyez *Philippe V*, tome I, p. 337-339, les lettres d'Amelot publiées par Chéruel dans le tome VII de l'édition de 1856, p. 449-460, avec les réponses du Roi dans le recueil du baron Girardot, et la lettre du 1er juillet, au contrôleur général, que nous donnons ci-après, appendice I, p. 449-450.

6. Saint-Simon prend cette nouvelle au *Journal de Dangeau*, p. 470, 16 mai ; voyez aussi la *Gazette*, p. 341, les *Mémoires de Sourches*, p. 340, les *Mémoires du marquis de Saint-Philippe*, tome II, p. 242-244, et surtout le rapport d'Amelot, aux Affaires étrangères, vol. *Espagne* 192, fol. 7, ou l'instruction pour son successeur Blécourt.

7. Il y a bien *composée*, au féminin, se rapportant à *junte*, et, ensuite, *Fr.* est écrit en abrégé.

8. Tome XII, p. 432. Il est très monté contre les Français.

9. Tomes VII, p. 251, et VIII, p. 121. C'est le père du marquis de la Jamaïque qui a perdu la Sardaigne en 1708 : *ibidem*, p. 168-170. Amelot estimait sa fidélité et sa valeur.

10. Jean-Claros-Alphonse Perez de Guzman : tome VII, p. 255.

11. Depuis 1702 : tome X, p. 205.

nom duquel elle se voulut parer [1], et fort attaché au roi [2], qui l'aimoit; du comte de Frigilliana, père du [3] marquis d'Aguilar [4] que j'ai fait connoître p. 256 [5], et qu'il [6] falloit bien récompenser de s'être dévoué à elle, et, en sa personne, son fils d'avoir arrêté Flotte [7]; du marquis de Bedmar, homme doux qui devoit tout à la France [8], et à qui elle donna la guerre [9], qu'elle ôta au duc de Saint-Jean [10]. Amelot en étoit toujours, qui, à vrai dire [11], leur laissoit la broutille [12] ou les choses résolues, et faisoit tout ou seul ou avec la princesse des Ursins [13]. Cette nouvelle forme fut encore un prétexte de le garder en Espagne

1. Il appartenait à la junte depuis mars 1704.

2. Les *Mémoires de Sourches* (tome XI, p. 339-340) racontent une scène dans laquelle ce duc, parlant au nom des grands, protesta de leur entier dévouement à Philippe V, mais ajoutent qu'il demanda le renvoi de la princesse des Ursins.

3. *De* corrigé en *du*. — 4. Ci-dessus, p. 60, avec même erreur de titre.

5. Tome VIII, p. 206-207.

6. *Qui* corrigé en *qu'il*. — 7. Ci-dessus, p. 60.

8. Voyez, en dernier lieu, notre tome XV, p. 230.

9. Lui aussi était alors fort hostile aux Français, comme Ronquillo (*Mémoires de Noailles*, p. 216).

10. Ferdinand de Moncade, duc de San-Juan, avait été général des galères de Sicile en 1690, membre du conseil de guerre et vice-roi de Sardaigne en 1699, gentilhomme de la chambre en avril 1705, vice-roi de Navarre en juillet 1706, et avait remplacé Canalès, comme ministre de la guerre, lors du renvoi d'Orry, en septembre de la même année (lettre du 14 septembre, à Chamillart, dans le volume Guerre 1978, n° 82). Déchargé du ministère, mais nommé conseiller d'État le 30 juillet 1709, il recevra de nouveau, en octobre suivant, la vice-royauté de Navarre, et mourra à Pampelune le 28 janvier 1712.

11. Le mot *dire* a été biffé par mégarde.

12. « *Broutilles*, menues branches d'arbres dont on fait des fagots; se dit aussi de plusieurs petites choses inutiles et de nulle valeur » (*Académie*, 1718). Point de singulier dans ce dictionnaire.

13. Ci-dessus, p. 19. Les *Mémoires de Sourches* annoncèrent à tort, en mai (p. 336-337), qu'il avait été exclu des conseils espagnols. Le duc de Medina-Celi, ancien ambassadeur, fut chargé des affaires étrangères, mais sans être de la junte, non plus que le marquis de Campo-Florido, chargé des finances.

Amelot, refusé d'une grandesse pour sa fille*, arrive à Paris perdu.

quelque temps[1]. Lorsqu'il arriva enfin[2], les bruits et les frayeurs se renouvelèrent[3], quoique les ministres ne se fussent pas oubliés à faciliter les délais de son retour, et à les employer de leur mieux à se parer[4] de ce qu'ils[5] en craignoient. Lui-même aussi put y donner lieu, peu assuré[6] d'embler en France une des places du ministère toutes remplies, et hors de portée, par son état d'homme de robe, des grandes récompenses d'Espagne, où il avoit si dignement servi[7]. Il leur entra dans l'esprit, à lui et à Mme des Ursins, de faire le mariage de sa fille[8] avec Chalais[9],

1. Ses dernières lettres (Affaires étrangères, vol. *Espagne* 192, fol. 166, et Guerre, vol. 2178, nº 5 ; ci-après, p. 449) donnent des renseignements sur les nouveaux conseillers. Il était le premier à reconnaître le besoin urgent de céder la place à des Espagnols qui pussent traiter avec le roi les affaires de chaque département ; mais ceux sur qui on comptait le plus, comme le président Ronquillo et Bedmar, se tournèrent contre la France.

2. Ci-contre, p. 101. Le Roi répondit à sa lettre du 1er juillet par une permission de revenir.

3. Ci-dessus, p. 83. « Son mérite avoit trop effrayé malgré sa sagesse et sa modestie, » dira notre auteur en 1710 (suite des *Mémoires*, tome IX de 1873, p. 139). Voyez *Philippe V et la cour de France*, tome I, p. 346-347.

4. *L'Académie* de 1718 cite ces exemples : « Il est difficile *de se parer de quelque chose ;* je saurai bien *me parer de cela.* »

5. *Il*, au singulier, dans le manuscrit.

6. *Asseurer* corrigé en *asseuré*.

7. La *Gazette d'Amsterdam*, nº LXXXIII, dit qu'on lui donna dix mille pistoles pour ses frais.

8. Marie-Anne-Ursule Amelot, qui épousera en 1712 le comte de Tavannes (ci-après, p. 103), et qui mourut à Dijon le 12 janvier 1741, âgée de quarante-neuf ans. Elle avait été très bien élevée au monastère de la Visitation et était petite-nièce de la première femme du prince de Soubise.

9. Louis-Jean-Charles de Talleyrand-Périgord : tome IX, p. 199. En 1704, Mme des Ursins eût songé à le marier avec la demoiselle de Pompadour qui, depuis, a épousé Courcillon, si on avait pu obtenir la grandesse pour son père (recueil Bossange, tome III, p. 426-428 ; notre tome IX, p. 278, note 4).

* Il a ajouté après coup *pr sa fille*.

fils du frère du premier mari[1] de Mme des Ursins, dont elle avoit toujours aimé les proches, et celui-ci, qu'elle avoit fait venir auprès d'elle, et, en faveur de ce mariage, récompenser Amelot d'une grandesse pour son gendre[2]. La difficulté ne fut pas en Espagne, dont ils disposoient tous deux, et tout les persuadoit avec raison qu'ils n'y en trouveroient pas en France du côté du Roi, qui, par toutes ses dépêches, marquoit tant de satisfaction d'Amelot, qui méprisoit les dignités, et à qui ce consentement ne coûtoit rien, et tenoit lieu d'une grande récompense : leur surprise ne fut pas médiocre lorsqu'ils y en trouvèrent, et telle qu'ils ne purent la vaincre[3]. Pendant cette sorte de combat, dont Mme des Ursins, avertie peut-être en secret par Mme de Maintenon, se tint fort à quartier[4], Amelot arriva à Paris et à la cour[5]. Sa réception y fut brillante, mais néanmoins sans voir le Roi en particulier que quelques instants[6]. Il[7] alla voir les minis-

1. Ce frère du premier mari était Jean de Talleyrand, marquis d'Excideuil, puis prince de Chalais, qui, marié en février 1676 à Julie de Pompadour, ne mourut qu'en mars 1731 (tome IX, p. 199, note 1).

2. Le P. Baudrillart a publié dans son rapport sur sa mission en Espagne, p. 35-36, la lettre par laquelle la reine demanda à Mme de Maintenon permission de faire donner cette grandesse, et on la trouvera ci-après, aux Additions et corrections.

3. *Journal du marquis de Torcy*, publié par M. Masson, p. 51-52 ; Geffroy, *Lettres de Mme de Maintenon*, tome II, p. 235-236 et 238.

4. Ci-dessus, p. 26. — Les lettres de la princesse montrent cependant qu'elle fut très mécontente de ne pouvoir obtenir cette faveur (recueil Bossange, tome IV, p. 356-357).

5. Le 21 septembre : *Dangeau*, p. 41-44 ; *Sourches*, p. 82.

6. « Comme le Roi sortoit de son dîner, disent les *Mémoires de Sourches* au 22 septembre, Amelot, nouvellement arrivé d'Espagne, lui fit la révérence, et le Roi, lui mettant les deux mains sur les épaules, comme pour l'embrasser, lui dit : « Monsieur, je crois que vous êtes « aussi aise d'être ici que je suis aise de vous y revoir. » Et il le fit entrer dans son cabinet, avec lui et le marquis de Torcy, où ils restèrent quelque temps. L'après-dînée, après que S. M. eut travaillé avec le Peletier de Souzy à son ordinaire, il donna audience à Amelot tout seul. »

7. L'écriture change.

tres[1]. Le Chancelier, pour début, lui dit : « Monsieur, nous n'avons, tous tant que nous sommes, qu'à[2] nous bien tenir, et vous, desirer que quelqu'un tombe : sûrement vous auriez sa place ; mais dépêchez-vous d'enfoncer la porte du cabinet, car je vous avertis que, si vous vous laissez refroidir, vous n'y reviendrez plus. » Il disoit très vrai et en bon connoisseur. Amelot parla au Roi du mariage de sa fille et de la grandesse : il fut civilement éconduit ; quelques jours après, il revint à la charge, et le fut encore. Il en fut outré, et de n'avoir point eu d'audience particulière sur les affaires d'Espagne[3]. Il ne se put empêcher de laisser voir son mécontentement, et cependant les ministres se rassurèrent. Amelot se crut perdu, et n'oublia rien, dans sa surprise, pour en pénétrer la cause. On n'avoit pu l'attaquer sur la capacité, ni sur l'intégrité, ni sur aucune partie de l'exercice de ses emplois ; mais on persuada au Roi qu'il étoit janséniste. Dire et persuader en ce genre étoit même chose, et presque toujours le mal étoit devenu incurable avant que celui qui en étoit attaqué en eût la première notion[4] : c'est ce qui arriva à Amelot. A la fin il apprit de quoi il s'agissoit, et n'en fut guères en peine, parce que jamais il n'avoit donné lieu à ce soupçon ; mais, quand il voulut s'en purger, il trouva si bien toutes les portes fermées, qu'il en demeura perdu, et réduit au simple emploi de conseiller d'État[5], et confondu avec les man-

1. Et surtout Mme de Maintenon, avec laquelle il eut, le même jour, une longue conversation sur Mme des Ursins et l'Espagne (recueil Bossange, tome I, p. 468).

2. La préposition *à* a été ajoutée en interligne.

3. Nous venons de voir qu'il eut cependant deux audiences le 22. Notre auteur est mal renseigné sur la fin de l'année 1709, le *Journal de Dangeau* lui faisant défaut du 12 septembre au 31 décembre, comme on l'expliquera plus loin. — Mathieu Marais (tome III, p. 112) dit aussi que le Roi ne dit mot à Amelot à son retour d'Espagne.

4. Voyez ci-après, p. 260.

5. Il a été nommé conseiller d'État ordinaire le 12 juin précédent, comme étant le plus ancien semestre, à la place de Voysin : tome XVII

teaux[1] après avoir régné en effet en Espagne[2] et fait trembler ici longtemps tous les ministres. Il dit souvent depuis au Chancelier qu'il n'avoit que trop senti la justesse de son avis. Je n'ai point su qui lui enfonça ce poignard dans le sein ; mais, après tant de violents orages, le calme revint à la cour dès qu'on n'y craignit plus Amelot. Cette même fille dont il s'étoit flatté de se défaire moyennant une grandesse, épousa depuis M. de Tavannes, lieutenant général en Bourgogne[3], frère de l'archevêque de

p. 460. Ce qu'il avait demandé dès les premiers temps, ce que Mme des Ursins voulait pour lui depuis plus de deux ans, et qu'il méritait de l'aveu de tous, c'était une place ou une promesse de place au conseil royal des finances, et même Chamillart lui en avait donné l'assurance de la part du Roi, en février 1707, sous condition de garder le secret : jamais il n'y parviendra, et, lorsque se fera une vacance en 1722, elle sera pour le fils de Fagon (Geffroy, *Madame des Ursins*, p. 253, 272-273 et 294 ; Esnault, *Michel Chamillart*, tome II, p. 32-33 et 146-147 ; *Revue des Sociétés savantes*, 7e série, tome V, p. 214). Tout ce qu'il put obtenir, ce fut de reprendre la haute main dans le conseil de commerce, comme il l'avait eue depuis 1700 jusqu'en 1705, et d'en avoir la présidence à la mort de Daguesseau père. Il mourut dans cette fonction. Voyez l'appendice sur les Conseils, dans notre tome VII, p. 423, 429 et 431.

1. C'est-à-dire avec les conseillers d'État de robe, quoiqu'il eût porté l'épée comme ambassadeur : voyez notre tome XVII, p. 111.

2. « Sous le nom d'ambassadeur, il avoit fait en Espagne la fonction de premier ministre, » dira Saint-Simon en 1715 (suite des *Mémoires*, tome XII de 1873, p. 277). Sur les regrets qu'il laissa dans ce pays, on peut voir les lettres de Mme des Ursins (recueil Bossange, tome IV, p. 314-315, 319 et 348) et la curieuse lettre que la reine d'Espagne lui adressa le 16 octobre, reproduite ci-après, aux Additions et corrections.

3. Henri-Charles de Saulx, comte de Tavannes (décembre 1687-30 août 1761), d'abord guidon aux gendarmes de Berry, était devenu lieutenant général en Bourgogne, pour l'Auxois, l'Autunois et l'Auxerrois, le 19 avril 1705, par la mort de son frère aîné, et avait eu rang de mestre de camp en 1708. Capitaine-lieutenant des chevau-légers d'Anjou en 1711, il passera aux gendarmes de Flandre en 1716, et aura e grade de brigadier en février 1719. En 1722, il échangera sa lieutenance générale contre celle des bailliages de Dijon, Auxonne, etc., obtiendra en 1726 de réunir les deux lieutenances sur sa tête, y joindra en 1734 celle de Charolais, et, au mois d'août de la même année, sera

Rouen[1], et nous verrons Chalais fait grand sans chausse-pied, et malgré le Roi[2]. Amelot ne laissa pourtant pas, à la fin, de tirer parole du Roi de la première charge de président à mortier pour son fils, tant il parut honteux de ne rien faire pour lui[3]. En ce même temps, la reine d'Espagne accoucha d'un fils, qui ne vécut pas[4].

Cardinal de Médicis rend son chapeau; épouse une Gonzague-Guastalle.

Le cardinal de Médicis, dont j'ai parlé à l'occasion du passage de Philippe V à Naples et en Lombardie[5], pressé par le Grand-Duc son frère, remit[6] son chapeau[7], et conclut son mariage avec une Guastalle-Gonzague[8]. Ils prévoyoient ce qui leur est arrivé: le fils aîné[9] du Grand-Duc étoit mort sans enfants d'une sœur de Madame la Dauphine

promu maréchal de camp. Il reçut l'ordre du Saint-Esprit en 1745, le grade de lieutenant général en janvier 1748, et commanda en Bourgogne jusqu'à sa mort. Les *Mémoires* parleront de son mariage en 1712.

1. Nicolas de Saulx-Tavannes, né le 19 septembre 1690, docteur de Sorbonne, abbé de Montbenoît en 1717, évêque de Châlons en novembre 1721, abbé de Saint-Michel-en-Thiérache en mars 1725, premier aumônier de la Reine au mois de mai suivant, archevêque de Rouen en 1733, devint cardinal en 1756, grand aumônier de France le 12 juin 1757, proviseur de Sorbonne en 1758. Mort le 10 avril 1759.

2. En 1714 (suite des *Mémoires*, tome X de 1873, p. 323).

3. Ce fils, bien inférieur au cadet dont nous avons vu la fin tragique dans le tome XV, p. 255, maître des requêtes depuis 1707, ne put profiter qu'en 1711 d'une vacance de président à mortier (*Dangeau*, tome XIII, p. 421) et ne fut reçu que le 8 janvier 1712. Voyez une lettre de Mme de Maintenon, aux Additions et corrections.

4. Philippe, né le 2 juillet, mais mort au bout de huit jours (*Gazette*, p. 353 et 360; *Mercure* du mois, p. 289 et 319). La reine, depuis quelque temps, n'était pas en bonne santé, par suite de sa vie trop renfermée au dire de la princesse des Ursins (recueil Bossange, tome IV, p. 323-327).

5. François-Marie de Médicis: tomes X, p. 163, et XIII, p. 352-354. On a son portrait gravé par Halluech.

6. *Remit* est en interligne, au-dessus de *renvoya*, biffé.

7. Dans le consistoire du 19 juin (*Gazette*, p. 342-343).

8. Éléonore de Gonzague-Guastalla (ici, *Guastale*): tome X, p. 164. En 1706, le cardinal avait demandé Mlle d'Armagnac (tome XIII, p. 352-353).

9. Ferdinand, grand-prince de Toscane: tomes X, p. 164, et XIII, p. 352.

de Bavière[1]; il ne lui en restoit plus qu'un[2], brouillé comme lui avec sa femme, Saxe-Lawenbourg[3], sœur de la veuve du prince Louis de Bade[4] mère de la duchesse d'Orléans depuis[5] et grand mère de M. le duc de Chartres[6], toutes deux dernières de cette grande et première maison d'Allemagne[7], où, depuis plusieurs années, elle s'étoit retirée chez elle, comme avoit fait Madame la Grand-Duchesse en France. Le Grand-Duc, son fils et son frère étoient les seuls Médicis de la branche ducale; celle d'Ottaïano, leur aînée, mais séparée longtemps avant l'oppression des Florentins, étoit établie à Naples, toujours mal avec les Grands-Ducs[8]. Le père et le fils, hors d'espérance d'enfants, voulurent tenter que le cardinal en eût, qui n'avoit aucuns ordres, mais qui avoit cinquante ans. Son mariage fut heureux, mais stérile[9].

La duchesse de Créquy[10] ne survécut pas longtemps[11] le Mort

1. Yolande-Béatrix de Bavière: tomes X, p. 170, et XIII, p. 352.
2. Le prince Gaston: tome V, p. 73.
3. Anne-Marie-Françoise: tomes V, p. 74, et XIV, p. 254.
4. Françoise-Sybille-Auguste: tome XIII, p. 352. — 5. Tome VI, p. 73.
6. Louis-Philippe Ier d'Orléans: tome XIV, p. 256.
7. Tout cela a déjà été dit dans ce tome XIV.
8. Tome XIII, p. 353. — Ici, *Grd Ducs*.
9. Le mariage fut célébré le 14 juillet 1709 (*Gazette*, p. 368 et 403; *Gazette d'Amsterdam*, 1708, nº LXXX, de Rome; *Mercure* de décembre 1709, p. 286-293; *Journal de Verdun*, tome XI, p. 343-344). Le généalogiste Litta (tome II, tab. XVI) prétend que cette Guastalla, belle, vive et robuste, refusa de consommer le mariage avec un homme trop mûr, usé et corpulent. Son mari étant mort au bout de dix-huit mois, elle se retira à Padoue et y mourut.
10. Armande de Saint-Gelais, qui a figuré en dernier lieu dans notre tome XVII, p. 100 et 375.
11. Elle mourut le 10 août, dans sa soixante-treizième année (*Dangeau*, tome XIII, p. 7-8; *Sourches*, tome XII, p. 29; *Mercure* du mois, p. 276-278). Quatre ou cinq jours auparavant, dit la marquise d'Huxelles (lettre du 12 août), s'étant fait saigner et purger par précaution, elle tomba en apoplexie. On trouva un testament écrit sur des feuilles volantes, mais signées, par lequel elle instituait le jeune duc de la Trémoïlle son légataire universel.

de la duchesse de Créquy.

duc de la Trémoïlle son gendre[1] : si connue par sa beauté, par sa vertu[2], par la fameuse affaire des Corses de la garde du Pape qui tirèrent[3] sur elle et sur M. de Créquy ambassadeur à Rome[4], et par avoir été dame d'honneur de la Reine. On disoit d'elle que son mari la montoit à la cour tous les matins, comme une horloge[5]. Elle succéda à la duchesse de Richelieu, que Mme de Maintenon fit passer par confiance à Madame la Dauphine à son mariage[6], et Mme de Créquy fut dame d'honneur jusqu'à la mort de la Reine[7]. Depuis qu'elle fut veuve, elle alla rarement à la cour, et mena une vie très pieuse et très retirée. C'étoit une femme d'une grande douceur, et qui conserva toujours beaucoup de considération[8]. Elle étoit Saint-Gelais, comme je l'ai expliqué ailleurs[9].

Mort et caractère de Lamoignon.

Lamoignon[10], président à mortier après avoir été longtemps avocat général[11], mourut en même temps[12]. Il étoit

1. Mort le 1er juin précédent : tome XVII, p. 373-375.

2. L'*Histoire amoureuse des Gaules* (tome II, p. 80-81) prétend qu'elle fut aimée par le comte de Froullay et par un Chigi. C'est à elle qu'aurait été racontée l'histoire de l'amour feint du Roi pour Madame (*ibidem*, p. 99 et suivantes).

3. Le manuscrit porte : *tiererent*. — 4. Notre tome V, p. 11-12.

5. Comparez l'Addition n° 708, dans notre tome XIV, p. 466, et notre tome XV, p. 163.

6. En janvier 1680 : tome III, p. 221.

7. Elle eut en février 1685 une pension de douze mille livres, chose inusitée pour les dames d'honneur, dit Dangeau (tome I, p. 118).

8. On trouve son portrait, écrit par M. de Sourdis, dans *la Galerie de Mademoiselle*, éd. Édouard de Barthélemy, p. 465 ; voyez aussi les *Lettres de Mme de Sévigné*, tome VII, p. 60, qui lui trouvait peu d'esprit, les *Mémoires de Mlle de Montpensier*, tome IV, p. 416, et l'*Ambassade du duc de Créquy*, par le comte Charles de Moüy, tome I, p. 119-122. Elle était sœur de lait de Louis XIV (*Dangeau*, tome XII, p. 429). Nous avons dans les Papiers du Contrôle général, carton G^7 543[1], plusieurs lettres autographes d'elle à Desmaretz.

9. Tome XIV, p. 347-349.

10. Chrétien-François : tome XVII, p. 218. — 11. Tome V, p. 84-85.

12. Le 7 août (*Dangeau*, tome XIII, p. 6 ; *Mercure* d'août, p. 273-276). La marquise d'Huxelles écrivit, le 9 : « Le président de Lamoignon

président à mortier.

fils aîné du premier président Lamoignon, et frère du trop fameux Bâville intendant de Languedoc; mais Bâville[1] étoit à lui, où il avoit tant qu'il pouvoit force seigneurs de la cour[2] quelques jours pendant les vacances, et toujours le célèbre P. Bourdaloue[3]. C'étoit un homme enivré de la cour, de la faveur, du grand et brillant monde, qui se vouloit mêler de tous les mariages et de tous les testaments[4], et[5] à qui, comme à tout Lamoignon, il ne se falloit fier que de bonne sorte[6]. Il avoit cédé sa charge à son fils[7], que le fils de celui-là possède[8] encore, qui, en

mourut avant-hier au soir, ayant défendu toute cérémonie, jusqu'aux tentures de deuil même, mais ordonné sa sépulture pour son corps auprès de sa tante, à Saint-Leu, leur ancienne paroisse, et son cœur aux Cordeliers, où est le premier président. On le regrette extraordinairement. » Je donnerai une notice sur lui dans les *Mémoires de la Société de l'Histoire de Paris*, année 1904.

1. Il a déjà été question de cette terre dans notre tome XIII, p. 139. Les cartons des Archives nationales S 6162 et 6164 contiennent les pièces relatives aux établissements de filles de la Charité faits en 1699 et 1706, par le président, à Saint-Cheron et à Boissy-sous-Saint-Yon, qui dépendaient de Bâville.

2. Bien plutôt des littérateurs, des érudits, des religieux éminents, que « des seigneurs de la cour. »

3. Voyez l'ouvrage du P. Chérot sur Bourdaloue (1899), p. 103-117.

4. *A* corrigé par surcharge en *et*.

5. Gros de Boze a dit de lui, dans son éloge académique : « Ce fut un tribunal domestique que la confiance des personnes de la première qualité lui avoit érigé, et où terminant beaucoup plus d'affaires qu'au Palais, il avoit souverainement acquis l'art de pacifier les familles divisées par des intérêts ou par des conseils dangereux. » On trouvera dans la notice indiquée ci-dessus quelques noms de personnes qui eurent recours au président, et l'indication des services qu'il rendit aussi au Palais et à la famille judiciaire.

6. Notre auteur lui garde rancune d'avoir voulu faire manquer son mariage avec Mlle de Lorge (notre tome II, p. 269).

7. Les premières lettres de *fils* surchargent *pe[re]*. — C'est Chrétien de Lamoignon : tomes XI, p. 207, et XVII, p. 222.

8. Chrétien-Guillaume de Lamoignon, marquis de Bâville et de Milhart, baron de Saint-Yon, né le 1er octobre 1712, conseiller au Parlement (juin 1730), commissaire aux requêtes du Palais le 6 juillet sui-

tout, ont bien[1] moins valu même que celui dont il s'agit ici.

Mort de Ricousse et de Villeras. [Add. SᵗS. 894]

Ricousse mourut aussi, qui avoit été envoyé en Bavière[2] : c'étoit un homme d'esprit, de valeur, de ressource, estimé, et qui avoit beaucoup d'amis qui lui faisoient grand honneur ; et Villeras, sous-introducteur des ambassadeurs[3], fort honnête homme et modeste, savant, qui leur plaisoit à tous, et dont on se servoit à toutes les commissions délicates à leur égard. Il s'étoit fait fort estimer, et voyoit gens fort au-dessus de son état, par un mérite digne d'être remarqué[4]. Son père étoit secrétaire du président

vant, eut, le 10 du même mois, la charge de président à mortier, dont son père se démettait en sa faveur, la résigna en 1747, et mourut le 23 mai 1759.

1. Le *b* de *bien* corrige *de*, et, plus loin, *mesme* est en interligne, au-dessus d'*encore et en tout*, biffé.

2. Louis-Gaspard de Ricous : tome VIII, p. 249-250. C'est Puységur, qu'il avait introduit auprès du maréchal de Luxembourg, qui obtint pour lui, en 1701, la mission à Münich. Il y rendit des services, et l'Électeur lui donna le grade de lieutenant général dans ses troupes quoiqu'il n'eût jamais été que capitaine d'infanterie. Cela mécontenta Villars ; mais Ricous eut le bon sens de renoncer à prendre rang parmi les officiers généraux de l'armée française (*Mémoires de Villars*, tome II, p. 110, 134, 307 et 334 ; *Villars d'après sa correspondance*, tomes I, p. 243, et II, p. 359-360, 388, 399, 413, 419-420 ; Soulavie, *Pièces inédites sur les règnes de Louis XIV et de Louis XV*, tome I, p. 256-259). Il mourut à Versailles, le 12 août 1709, d'une goutte remontée, à l'âge de cinquante-cinq ans environ (*Dangeau*, p. 8 ; *Sourches*, p. 29 ; registres de l'état civil de Versailles ; *Lettres de Mme de Maintenon*, recueil Bossange, tome I, p. 449).

3. Claude Labbé de Villeras, d'une famille de Paris, avait été longtemps capitaine au régiment de Piémont, et avait obtenu une place de gentilhomme servant. Par la protection du duc du Maine, il remplaça Girault, le 16 novembre 1699, comme « secrétaire à la conduite des ambassadeurs, » et il mourut le 14 août 1709, à cinquante-neuf ans. Il était chevalier de Saint-Louis, et a laissé des mémoires sur sa charge : Bibl. nat., mss. Nouv. acq. fr. 3123-3133 ; le baron de Breteuil s'en est beaucoup servi pour rédiger les siens.

4. Comparez le *Journal de Dangeau*, tome XIII, p. 11, et les dépêches vénitiennes de 1699, ms. Ital. 1916, p. 483. La place fut donnée à un gentilhomme servant du nom de Merlin, également ancien capitaine et chevalier de Saint-Louis.

de Mesmes[1], et mort chez lui[2], où Villeras logea aussi toute sa vie.

Mort du fils unique du duc d'Albe. [*Add. St-S. 895*]

Le duc d'Albe[3] perdit son fils unique, qui avoit sept ou huit ans[4]. Il le faisoit appeler le connétable de Navarre, dignité héréditaire dans sa maison[5], vaine et réduite au seul nom comme celles de connétable et d'amirante de Castille[6] ; mais ces deux-ci ont la grandesse, que l'autre prétendoit, et qu'elle n'a eue que de Philippe V lorsqu'il envoya le duc d'Albe ambassadeur en France. Tous les vœux[7] et les dévotions singulières que fit la duchesse d'Albe pour obtenir la guérison de son fils surprirent fort ici, jusqu'à lui faire prendre des reliques en poudre par la bouche et en lavement[8]. Enfin il mourut, et son corps

1. Jean-Antoine : tome XI, p. 43.

2. L'hôtel de Mesmes, autrefois de Montmorency, qui s'étendait de la rue Sainte-Avoye aux rues du Chaume et de Braque, vendu par le prince de Condé après la mort du dernier duc de Montmorency, fut embelli pour Jean-Antoine de Mesmes par Boffrand et Bullet. Le premier président cherchera à le vendre dès 1712, et, en 1718, Law y établira les bureaux de la Compagnie d'Occident. On en a une description dans Germain Brice, éd. 1752, tome II, p. 67-68. Il n'en reste plus rien aujourd'hui, tandis que l'hôtel construit en face, de l'autre côté de la rue, par Claude de Mesmes, et acheté par le duc de Beauvillier, subsiste presque en entier (notre tome II, p. 342).

3. Ci-dessus, p. 28.

4. Nicolas-Joseph Alvarez de Tolède Ponce de Léon mourut le 28 août, dans la maison d'Orry à Bercy, louée par la duchesse. Il avait dix-neuf ans, et on parlait de le marier avec une Noailles (*Dangeau*, p. 21 ; *Sourches*, p. 46 ; *Gazette*, p. 432 ; *Gazette d'Amsterdam*, n° LXXIII ; notre tome VIII, p. 545 ; lettre de Mme des Ursins, dans le recueil Geffroy, p. 191 ; lettre de la marquise d'Huxelles du 16 août).

5. Dans l'Addition placée ici, notre auteur explique comment cette dignité passa à la maison d'Albe par le mariage de l'héritière des Beaumont, bâtards du dernier roi de Navarre de la maison d'Évreux, et il en reparlera.

6. Tomes IX, p. 170, et XII, p. 96-97. — 7. Le manuscrit porte : *veux*.

8. Sur cette étonnante pratique, voyez, outre l'Addition placée ci-contre, une lettre de Louville à Torcy, dans ses *Mémoires*, tome II, p. 107-108.

fut renvoyé en Espagne en habit de cordelier, autre dévotion espagnole[1]. Ils furent fort affligés, surtout la duchesse d'Albe, avec des éclats étranges[2]. Le Roi leur envoya faire compliment, et les fils de France, et toute la cour y fut.

Listenois chevalier de la Toison d'or.

Mme de Mailly, qui n'avoit pas donné grand chose à Mme de Listenois en mariage[3], fit en sorte, par Mme de Maintenon et[4] Mme la duchesse de Bourgogne, de faire donner la Toison à Listenois, son gendre[5], malgré la belle équipée dont j'ai parlé[6], et dont elle avoit été la dupe. Son nom étoit Bauffremont, gens de qualité distinguée de Bourgogne, dont plusieurs autrefois avoient eu ce même ordre[7]. Leur père, dont j'ai parlé ail-

[Add. S^tS. 806]

1. Il n'était pas rare, même en France, surtout au moyen âge, que les personnes affiliées à un tiers-ordre se fissent revêtir du costume religieux au lit de la mort, et cela se pratique encore aujourd'hui. C'est peut-être par erreur que Saint-Simon parle d'un habit de cordelier, car les membres de la maison de Tolède, ayant une grande dévotion pour sainte Thérèse, native d'Albe, se faisaient habituellement enterrer en habit de carme.

2. Selon Mme de Maintenon, la mère était tellement affligée, qu'elle souhaitait de mourir pour que le père pût se remarier et avoir d'autres enfants (recueil Bossange, tome IV, p. 331-332). On verra ci-après, aux Additions et corrections, ce qu'en dit Mme de Maintenon.

3. Tome XIII, p. 185-186.

4. Ici, l'auteur a mis par mégarde une préposition *de*.

5. *Gazette*, p. 415. — « On apprit que, l'abbé de Bauffremont étant allé à Madrid reporter au roi d'Espagne le collier de l'ordre de la Toison d'or de son père le marquis de Meximieux, S. M. Catholique le lui avoit rendu en faveur du marquis de Listenois, son neveu » (*Sourches*, p. 42). Et Dangeau ajoute (p. 20) : « Le Roi et Mme la duchesse de Bourgogne avoient écrit en sa faveur. » Voyez aussi le recueil Bossange, tomes II, p. 122, 150, 154, 162-163, et IV, p. 312. Mme de Maintenon, avec laquelle ce marquis avait, par son mariage, une parenté d'alliance, ne négligeait aucune occasion de le recommander (*Villars d'après sa correspondance*, tome I, p. 325 et 333-334).

6. Tome XV, p. 280-283, à l'année 1707.

7. Comparez la notice inédite des *Chevaliers du Saint-Esprit* qu'on trouvera ci-après à l'Appendice, n° II. Il y a des filiations dans la continuation du P. Anselme par Pol de Courcy, tome IX, 1re partie, p. 533-537, dans le tome VI de l'*Histoire généalogique des pairs de France*, par le chevalier de Courcelles, et dans le *Mercure* de janvier

leurs[1], ne l'avoit point, et, bien qu'élevé auprès de Charles II, avoit suivi le sort de la Franche-Comté, où il avoit beaucoup de bien, et étoit mort en France assez jeune[2], ayant un régiment de dragons[3]. Cette Toison parut assez sauvage, non pour la naissance, mais par toutes autres raisons[4].

Changements parmi les intendants

Je[5] marquerai ici un changement qui se fit de quelques intendants, parce que quelques-uns de ceux-là ont fait

1706, p. 264-269. Analysant le mémoire de l'intendant de Franche-Comté, en 1698, sur cette province, Boulainvilliers a dit : « La maison de Beaufremont *(sic)*, dont le marquis de Listenois est le chef, est illustre par son antiquité, soutenue d'alliances, et par les honneurs et dignités qui y sont entrés. On trouve un Pierre de Beaufremont qui, dans un tournoi, tua le comte de Bar en combat singulier peu après la mort de saint Louis. Il y a eu dans cette maison trois chevaliers de la Toison, des sénéchaux ou gouverneurs de Bourgogne, et plusieurs baillis d'Aval. Le marquis possède les terres de Châteauneuf, Durnes, Clervans, Traves et Rang, qui sont substituées à l'aîné. L'abbé de Beaufremont, outre les abbayes de Saint-Paul et de Luxeuil, possède la baronnie de Scey-sur-Saône. »

1. Non dans les *Mémoires*, mais dans les *Chevaliers du Saint-Esprit* (note précédente). Pierre de Bauffremont, marquis de Listenois, élevé enfant d'honneur du roi Charles II d'Espagne, mais entré au service de la France en 1674, reçut alors un régiment d'infanterie et un régiment de dragons, avec le titre de grand bailli d'Aval, et, en 1680, fut créé premier chevalier d'honneur du parlement de Besançon ; il mourut le 29 août 1685, à trente-trois ans. Dans la seconde conquête de la Franche-Comté, lui et son frère, qui mourut en 1674, se mirent à la tête du parti hostile à l'Espagne et contribuèrent puissamment à la réunion de leur province (*Gazette* de 1673, p. 184 et 340 ; *Mémoires de Gourville*, tome I, p. XXXII-XXXIII ; Piépape, *Réunion de la Franche-Comté*, tome II, p. 364-370, 384, 401 et 432 ; Ordinaire, *Deux époques militaires*, tome I, p. 109 ; recueil de Fontette, ms. Arsenal 3723, fol. 124-135).

2. Le 29 août 1685 : *Dangeau*, tome I, p. 213, avec l'Addition.

3. Ce régiment, par un privilège particulier, était conservé à la famille alors même que le titulaire devenait maréchal de camp, et cela en souvenir de quatre corps qu'ils avaient levés lors de l'annexion de leur province (*Mémoires de Luynes*, tome VIII, p. 226).

4. L'Addition n° 896 explique pourquoi les Listenois n'étaient pas bien en cour.

5. Ici, l'écriture change.

parler d'eux depuis[1]. Bouville, conseiller d'État, beau-frère de Desmaretz[2], voulut revenir d'Orléans; il avoit acquis à la porte de Vernon un petit lieu appelé Bisy[3], en belle vue, qu'il avoit bâti et accommodé en bourgeois qu'il étoit[4], et dont Belle-Isle, depuis son échange dont il sera parlé en son lieu[5], a fait une habitation digne en tout d'un fils de France[6]: Ribeyre[7], conseiller d'État estimé, obtint que
[Add. SᵗS. 397] la Bourdonnaye, son gendre[8], vînt de[9] Bordeaux à Orléans,

1. *Dangeau*, p. 9-10, et *Sourches*, p. 30-32, 13 août 1709.
2. Tome XIV, p. 342. Il avait été nommé conseiller d'État ordinaire à la place de la Reynie, le 16 juin précédent, et obtint pension en se retirant.
3. *Bizy*, aujourd'hui écart de la commune de Vernon; le château était bâti sur l'emplacement d'un ancien prieuré de chartreux.
4. Cabinet des titres, *Dossiers bleus*, vol. 371, dossier 9801. Le premier Jubert paraît avoir été lieutenant à Vernon en 1512, et M. de Bouville avait eu l'engagement de ce domaine en 1674. La généalogie qu'on trouve au folio 57 du dossier porte des marques de fausseté; selon d'Hozier, la prétention de remonter à un Guillaume Jubert écuyer servant sous le maréchal de Clermont en 1354 était sans valeur.
5. En 1718: tome XVI de 1873, p. 170-171.
6. Lorsque le comte de Belle-Isle eut échangé ce domaine des Foucquet contre les comtés de Gisors et de Vernon, il acquit de M. de Bouville le château de Bizy, pour deux cent cinquante mille livres, par acte du 30 mars 1721 (minutier de Mᵉ Cocteau, à Paris; Arch. nat., reg. T* 336; *Mémoires de Luynes*, tomes V, p. 69, VI, p. 299, IX, p. 509, et XII, p. 24). Au moment de la Révolution, c'était la propriété du duc de Penthièvre, de qui Bizy passa à la famille d'Orléans; il appartient actuellement à M. le baron F. de Schickler, qui a fait reconstruire le château et rétablir les cascades du parc, dont nous avons des croquis de 1724 au Cabinet des estampes. Des notes sur sa décoration sont dans le ms. Arsenal 4041 (recueil Bachaumont), fol. 582 et 588.
7. Antoine de Ribeyre: tome II, p. 85.
8. Yves-Marie de la Bourdonnaye, ancien conseiller au parlement de Bretagne, maître des requêtes en 1689, intendant à Poitiers en septembre de la même année, à Rouen en 1694, et à Bordeaux par commission du 27 août 1700, conseiller d'État semestre le 8 octobre 1708, passa à Orléans le 13 août 1709, et y resta jusqu'en mars 1713, fut promu conseiller ordinaire le 4 décembre 1720, mais se retira aux Camaldules de Grosbois, et y mourut le 27 ou le 28 août 1726, à soixante-treize ans. Il avait épousé Catherine de Ribeyre en 1687.
9. Il a corrigé *de* en *d'* et écrit l'initiale d'*Orléans* sur une autre lettre.

et on envoya à Bordeaux Courson[1], fils de Bâville, qui, dans le manège des blés dont j'ai parlé[2], se fit presque assommer[3] à Rouen[4], et à diverses reprises, où il n'osoit plus se montrer, et où ce qu'il fit depuis à Bordeaux[5] fait soupçonner qu'il ne s'y oublia pas. Il avoit la dureté et la hauteur de son père ; mais il n'en avoit que cela : ignorant, paresseux, brutal à l'excès. Il causa tant de désordres, qu'il fallut y envoyer M. de Luxembourg, gouverneur de la province, ami de Voysin, et l'y tenir longtemps, qui fit évader Courson, qui, sans lui, eût été assommé[6]. Richebourg[7] le releva à Rouen, où il réussit fort mal et se fit enfin révoquer[8]. Le fils de Mansart[9] le[10] fut

1. Guillaume-Urbain de Lamoignon : tome XIV, p. 384 et 646.

2. Tome XVII, p. 196 et suivantes. — 3. Il écrit : *assomer*.

4. *Correspondance des Contrôleurs généraux*, tome III, n°s 392 et 475 ; Papiers du Contrôle, G⁷ 14, juillet 1709.

5. On le verra dans la suite des *Mémoires*, tome XIV, p. 87-92.

6. Sur cette sédition de Rouen, on peut voir la *Correspondance des Contrôleurs généraux*, tome III, n°s 475 et 499 ; Floquet, *Histoire du parlement de Normandie*, tome VI, p. 189-191 ; Fallue, *Histoire du diocèse de Rouen*, tome IV, p. 272. Notre auteur en reparlera. Courson fut déplacé le mois suivant, sur la demande de son père et malgré les instances du duc de Luxembourg et du premier président de Rouen, qui craignaient que cette mesure ne parût une concession faite à la populace (*Contrôleurs généraux*, n°s 493 et 530, note).

7. Charles-Bonaventure Quantin de Richebourg, né le 23 mai 1673, fils d'un maître des requêtes et proche parent de la chancelière de Pontchartrain, conseiller au Parlement, avec dispense, en janvier 1696, maître des requêtes, comme son père, le 21 février 1705, fut nommé intendant à Rouen en août 1709, passa à Poitiers le 27 juin 1712, et fut rappelé en février 1716. Il acheta alors du jeune ménage Tessé le marquisat de Précy, en Berry, et le fit ériger de nouveau en 1722. Ces Quantin étaient une famille de l'échevinage de Loches, et le grand-père avait été adjudicataire général des gabelles, secrétaire du Roi en 1634.

8. C'était pourtant un homme sage et modéré, protégé par les Pontchartrain (*Correspondance des Contrôleurs généraux*, tome III, n°s 530, note, et 1415). Son nom est resté à une rue du faubourg Saint-Sever.

9. Jacques Hardouin-Mansart de Sagonne : tome VII, p. 160. Il avait épousé une fille de Samuel Bernard, qui mourut sans enfants en 1716.

10. *Le* est en interligne.

aussi de Moulins[1]. C'étoit un débauché qui ne savoit et ne faisoit rien, et qui, pour vivre à l'abri de ses créanciers[2], se fit gendarme[3]. On envoya à sa place Turgot gendre de Peletier de Souzy[4], que son crédit avoit mis et soutenu longtemps à Metz, mais si lourde bête, qu'il l'en fallut ôter[5]

1. Il y avait été nommé en janvier 1708 et fut rappelé dès août 1709, quoique s'étant bien conduit lors des désordres survenus au mois d'avril précédent (*Correspondance des Contrôleurs généraux*, tome III, nos 224 et 564; *Mémoires de Sourches*, tome XI, p. 325).

2. La première lettre de *créanciers* corrige un *d*.

3. Cela lui donnait la facilité d'obtenir des lettres d'état contre ses créanciers. La marquise d'Huxelles écrit, le 20 novembre 1709 (*Dangeau*, p. 65): « M. de Sagonne, fils de feu M. Mansart, vend sa charge de maître des requêtes, se met aux mousquetaires, achète un régiment, et quitte la plume pour l'épée. C'est une vérité, et non un conte pour rire. » C'est dans les gendarmes de la garde qu'il entra en 1711. Sur ses débauches et ses prodigalités, on peut voir les *Mémoires du président Hénault*, p. 133, le Chansonnier, ms. Fr. 12 693, p. 417, et les dossiers du Cabinet des titres. Après la mort de sa femme, il épousa, comme nous le raconterons plus loin aux Additions et corrections, la maîtresse dont il avait eu deux fils, qui marquèrent encore dans l'architecture et ont laissé certains monuments. Ce comte de Sagonne mourut à Paris, le 27 octobre 1762, âgé de quatre-vingt-six ans. Son comté, situé en Bourbonnais, avait été acheté par Hardouin-Mansart, le 17 mars 1699, sur la succession de Philippe de Laubespine, frère de Mme de Saint-Simon la mère, et le titre renouvelé en juillet suivant; le château est aujourd'hui en ruine (Arch. nat., X1A 8693, fol. 357; *Revue du Centre*, année 1883, p. 395-404 et 429-441).

4. Jacques-Étienne Turgot, seigneur de Soumont, né le 26 octobre 1670, fait avocat général aux requêtes de l'hôtel le 4 avril 1689, devint maître des requêtes le 22 mai 1690, fut nommé intendant à Metz et dans les Trois-Évêchés en avril 1696, et dut quitter en mai 1700 par suite de démêlés avec le duc de Lorraine. Il fut alors envoyé à Tours en février 1701, enfin à Moulins en août 1709. Rappelé en novembre 1713, pour des motifs d'intérêt privé, il mourut le 28 mai 1722. Il avait épousé, le 26 février 1688, Marie-Claude le Peletier de Souzy, et Santeul composa une poésie latine à cette occasion; sa femme mourut le 5 mai 1711.

5. Ses lettres comme intendant, publiées dans la *Correspondance de Contrôleurs généraux*, donnent en effet une triste idée de sa valeur. Saint-Simon dira encore, dans la suite des *Mémoires*, tome VIII de 1873, p. 312, que c'était un « butor ».

et, pour contenter son beau-père, lui donner de petites intendances, d'où, à la fin, il fut révoqué. Son fils[1] ne lui a pas ressemblé : il est devenu conseiller d'État après avoir montré onze ans son intégrité et sa capacité dans la place de prévôt de[s] marchands, où il a fait de belles et bonnes choses, et où il a été fort regretté[2]. On rappela aussi de Caen le fils de Foucault conseiller d'État, qui lui avoit succédé dans cette intendance[3], où il fit toutes les folies et toutes les sottises imaginables[4]. Il s'appeloit Magny[5], et fit bien des sortes de personnages dans la suite, et un enfin qui le bannit du Royaume, et dont il sera parlé en son temps[6]. On voit ainsi un échantillon des intendants mis en place d'insulter et de ruiner les provinces, sans[7] esprit, sans aucun sens, sans capacité, et moins

1. Michel-Étienne Turgot, né le 9 juin 1690, conseiller au Parlement le 31 juillet 1711, président aux requêtes du Palais le 25 janvier 1717, fut élu prévôt des marchands de Paris le 14 juillet 1729, et prorogé jusqu'au 16 août 1740. On pensa alors à lui pour l'intendance de Paris. Entre temps, il avait été nommé conseiller d'État semestre le 29 avril 1737. Il fut désigné pour remplir les fonctions de premier président du Grand Conseil pendant l'année 1741, fut élu membre honoraire de l'Académie des inscriptions en mars 1743, à la place du cardinal de Fleury, passa conseiller d'État ordinaire le 20 novembre 1744, et mourut le 1er février 1751.

2. Les principaux ouvrages exécutés pendant son administration à Paris sont le grand égout et le quai des Morfondus ou de l'Horloge.

3. Nicolas-Joseph Foucault de Magny avait succédé à son père en 1706, comme intendant de Caen : tome XIII, p. 438.

4. Ce changement fut fait dans un moment d'agitation qui parut à certaines personnes du pays être mal choisi (*Correspondance des Contrôleurs généraux,* tome III, n° 499). Magny avait essayé d'obtenir l'intendance de Lyon en 1707.

5. Terre située à une lieue au N. de Bayeux (dép. Calvados, cant. Ryes), que son père avait achetée de Chamillart en 1694, et qu'il avait fait ériger en marquisat en 1695 : c'est là que Foucault réunissait ses collections, et Galland y traduisit les *Mille et une nuits.*

6. En 1718 (suite des *Mémoires,* éd. 1873, tomes XIV, p. 332-333, XVI, p. 144, et XVII, p. 214 et 316).

7. Avant ce premier *sans,* il a ajouté en interligne, puis biffé *ou,* et, avant le suivant, il a également biffé la conjonction *ou.*

encore d'expérience, mis et maintenus par crédit. La Briffe[1], fils du feu procureur général[2], alla réparer les désordres de Magny, et est mort longues années depuis conseiller d'État et intendant de Bourgogne, extrêmement considéré pour sa capacité, sa bonté et son intégrité[3]. Phélypeaux[4], conseiller[5] d'État et frère du Chancelier, attaqué d'apoplexie, quitta l'intendance de Paris[6], que le Chancelier fit donner à Bignon intendant des finances[7], fils de sa sœur[8], avec parole de la première place de conseiller d'État quoique ses deux frères le fussent déjà[9], et de vendre alors sa charge d'intendant des finances à Bercy, gendre de Desmaretz[10]. C'est ce Bignon dont la femme[11] étoit l'amie la plus intime de Mlle Choin, et lui aussi[12]. Il faut ajouter

1. Pierre-Arnaud II de la Briffe, né le 20 juillet 1678, d'abord substitut du procureur général son père, en 1695, puis conseiller au Parlement en 1699, maître des requêtes en février 1704, intendant à Caen en août 1709, en Bourgogne en février 1712, et conseiller d'État en janvier 1724, mourut à Dijon le 7 avril 1740, âgé de soixante et un ans.

2. Tome II, p. 53.

3. Les lettres de cet intendant abondent dans le tome III de la *Correspondance des Contrôleurs généraux*.

4. Jean Phélypeaux : tome XVI, p. 143-148.

5. L'initiale de *Cons*r surcharge une autre lettre.

6. *Sourches*, tomes XI, p. 125, et XII, p. 32 ; *Dangeau*, tome XIII, p. 12 et 14 ; *Mercure* d'août 1709, p. 280-282. Comme chargé de Paris, il recevait sept mille huit cents livres de plus que les autres intendants. On lui avait donné pour auxiliaires deux trésoriers de France, qui furent maintenus auprès de son successeur par arrêt du 10 septembre 1709 (Arch. nat., E 1948, fol. 184).

7. Armand-Roland Bignon de Blanzy : tome VI, p. 274, note 2.

8. Suzanne Phélypeaux : tome IV, p. 2.

9. Jérôme III, conseiller d'État semestre depuis 1698, et Jean-Paul, abbé Bignon, conseiller d'État d'Église depuis 1701 : tome VI, p. 274. M. Bignon de Blanzy avait la commission de l' « état au vrai, » qui rapportait douze mille livres, sans presque donner d'occupation.

10. Charles-Henri Malon de Bercy : tome XVI, p. 435. Son beau-père vient de lui donner les ponts et chaussées et le contrôle des affaires à porter à la Chambre des comptes.

11. Ci-dessus, p. 13. — 12. Ci-dessus, p. 8 et 43.

ici que l'abbé Languet[1] eut aussi une petite abbaye[2], premier pas de sa fortune, et bien bas et petit compagnon en ce temps-là, que j'ai vu, aumônier de Mme la duchesse de Bourgogne, attendre souvent et longtemps dans l'antichambre de ses dames, et y faire force courbettes. C'est cet[3] archevêque de Sens qui a tant fait parler de lui depuis par ses violences[4], ses calomnies, ses fausses citations, ses tronquements[5] de passages, et les gros ouvrages adoptés et donnés sous son nom en faveur de la bulle *Unigenitus*[6], qui a fait sa fortune, mais qui l'a laissé inconsolable que tant et de si étranges personnages qu'il a faits, même sa Marie Alacoque[7], ne lui aient pas procuré le chapeau qu'il a brigué toute sa vie, et qu'il a cru tenir plus d'une fois. Ce personnage se retrouvera dans la suite[8].

1. Jean-Joseph Languet de Gergy, docteur du collège de Navarre, fait aumônier de la duchesse de Bourgogne en décembre 1702, official et grand vicaire de l'évêque d'Autun pour le Bourbonnais, fut nommé à l'évêché de Soissons en juin 1715, entra à l'Académie française en 1721, reçut l'abbaye de Saint-Just en 1723, passa à l'archevêché de Sens en 1731, eut une place de conseiller d'État d'Église en décembre 1747, et mourut à Sens le 11 mai 1753, âgé de soixante-quinze ans.

2. *Dangeau*, p. 11-12; *Sourches*, p. 32. — Cette abbaye de Coëtmalouen, au diocèse de Quimper, à vingt-six kilomètres de Guingamp, dans la commune actuelle de Kerpert, rapportait quatre ou cinq mille livres.

3. *Cet* corrige *l'*.

4. Un loup, a-t-il dit ailleurs (Appendice de notre tome IV, p. 456).

5. Seul exemple de ce mot qui ait été cité par Littré.

6. L'*U* initial de ce mot corrige un *u* minuscule. — Les nombreux ouvrages de M. de Gergy sur ce sujet ont été traduits en latin et réunis en deux volumes in-folio, en 1752, sous le titre : *Opera omnia pro defensione constitutionis UNIGENITUS.*

7. *Vie de Marguerite-Marie Alacoque, religieuse de la Visitation de Sainte-Marie du monastère de Paray-le-Monial*, publiée par ordre de la Reine en 1729. Cet ouvrage, qu'on a attribué au jésuite Claude de la Colombière, fut suivi, l'année d'après (1730), d'un *Recueil de plusieurs pièces au sujet de la vie de Marie Alacoque.* — Celle-ci, née le 22 juillet 1647, avait fait profession à la Visitation de Paray le 6 novembre 1672, et y était morte, en odeur de sainteté, le 17 octobre 1690; elle fut l'initiatrice de la dévotion au Sacré-Cœur de Jésus.

8. Notamment en 1719 (suite des *Mémoires*, tome XVI de 1873,

Mme de Mantoue à Vincennes; ses prétentions, ses tentatives; voit le Roi et Monseigneur en particulier; réduite à l'état de simple particulière. [Add. St-S. 898]

Mme de Mantoue, ennuyée de son couvent de Pont-à-Mousson[1], peu amusée de quelques tours à Lunéville sous la tutelle de sa sœur de Vaudémont et la grandeur de la souveraine du pays[2], se flatta qu'il étoit temps de la venir faire elle-même sur le théâtre de Paris et de la cour, dont elle tiroit de grosses pensions[3]. Sa mère[4] ne le desiroit pas moins qu'elle ; elle comptoit sur son crédit auprès de Mme de[5] Maintenon, sur l'amitié si marquée de Mme de Maintenon pour Mme de Dangeau, dont le fils avoit épousé la fille unique de Mme de Pompadour, sa sœur[6], depuis le mariage de sa fille, et qui, outre leur union, seroit intéressée à la relever, et sur la facilité si ordinaire en ce pays-ci pour les prétentions et les chimères ; elle ne comptoit pas moins sur l'appui de M. de Vaudémont et de ses nièces, par conséquent sur Monseigneur. Le retour fut donc résolu. Sous prétexte du besoin de prendre l'air et du lait, Mme d'Elbeuf obtint que sa fille s'établît à Vincennes, et qu'on y meublât pour elle l'appartement qu'y occupoit autrefois Monsieur quand la cour y étoit, et des chambres pour le[7] domestique, dont ce château, depuis tant d'années entièrement vuide, ne manquoit pas[8]. Ce début d'un si grand air nourrit leurs espérances[9]. Mme de

p. 388-392). Comparez les *Mémoires de Luynes*, tomes VIII, p. 351-352, et XII, p. 80, et le *Journal de Barbier*, tome V, p. 251.

1. Tome XV, p. 37-38.

2. Le duc et la duchesse de Lorraine y faisaient leur résidence depuis 1702, comme il a été dit dans notre tome X, p. 383.

3. Tome XVI, p. 157-158. — 4. La duchesse d'Elbeuf.

5. Les mots *M^e de* sont répétés deux fois, en fin de ligne et au commencement de la ligne suivante.

6. Tome XVI, p. 83-89. — 7. Le mot *le* surcharge *t[ous]*.

8. Voyez ce qu'en disent, en 1660, les documents publiés dans l'*Annuaire-Bulletin de la Société de l'Histoire de France*, année 1834, 2e partie, p. 208-209, et, en 1665, le *Journal du voyage du cavalier Bernin*, p. 101 ; le livre de Saugrain (1716) : *les Curiosités de Paris,... Vincennes*, etc., p. 370-376, et l'*Histoire du donjon et du château de Vincennes*, par P.-J. de Beauchamp (1814), tome I, p. 24-31.

9. Dangeau disait, dans son *Journal* (tome XII, p. 118, 28 janvier

Mantoue arriva à Vincennes avec le dessein de se former un rang pareil[1] à celui des petites-filles de France, c'est-à-dire de ne donner la main, ni de fauteuil, à qui que ce fût, ni aucun pas de conduite. La maréchale de Bellefonds, depuis longues années retirée dans ce château, dont son mari et ses enfants avoient été et se trouvoient encore gouverneurs et capitaines[2], et qui vivoit dans une grande piété et une grande séparation du monde, y fut attrapée : elle alla voir la duchesse de Mantoue, et fut si étourdie de se voir présenter un ployant[3], qu'elle se mit dessus : mais, quelques moments après, revenue à soi, elle s'en alla, et n'y remit pas le pied davantage. Mme de Pompadour n'osa s'adresser à des femmes titrées, mais y en mena d'autres tant qu'elle put, dont le concours pourtant s'arrêta brusquement, et laissa Mme de Mantoue livrée à son

1709) : « Mme la duchesse de Mantoue, dont la santé est assez mauvaise, se rapprochera de Paris pour faire des remèdes, et le Roi lui prête pour un an un appartement dans le château de Vincennes et des logements pour tous ses domestiques. Mme la duchesse d'Elbeuf, sa mère, y aura un appartement aussi, quand elle voudra aller tenir compagnie à sa fille. » Et, le 16 mai suivant (p. 416) : « Mme la duchesse de Mantoue arriva à Vincennes, où le Roi a eu la bonté de lui prêter un appartement magnifique.... Elle prendra du lait à Vincennes, et ne verra le Roi qu'après que sa première année de deuil sera passée. » Voyez aussi des lettres de Mme de Maintenon, dans le recueil Bossange, tome I, p. 378-379 et 385. Selon Desgranges, on avait décidé de ne pas lui donner un appartement réservé aux personnes royales (ms. Mazarine 2745, fol. 172). Nous ne croyons pas que la cour y fût allée depuis le 21 avril 1671, que le Roi y coucha.

1. Le mot *pareil* a été ajouté en interligne.

2. *Capᵉ* corrigé en *capᵉˢ*. — Voyez notre tome III, p. 212.

3. Il a déjà été parlé des sièges ployants, notamment aux tomes III, p. 2 et 62, et VI, p. 20. C'était le siège auquel pouvaient seules prétendre les duchesses devant les petites-filles de France. Notre auteur, d'accord en cela avec Sainctot (ses *Mémoires*, ms. Fr. 14 117, p. 83), ne faisait pas de différence entre le ployant ou pliant et le tabouret ; plus tard, le duc de Luynes (*Mémoires*, tomes I, p. 247, II, p. 221, et VI, p. 128) met le tabouret au dernier rang. Saint-Simon avait dit, dans les *Écrits inédits*, tome III, p. 151, que les pliants étaient inventés pour éviter de donner des fauteuils. On en faisait aussi avec un dossier bas.

domestique, nombreux d'abord, mais qui se raccourcit bientôt faute de vivres[1]. Pendant tout cela, Mme d'Elbeuf négocioit le traitement de sa fille, et ne réussit à rien. Mme de Maintenon, comme je l'ai quelquefois remarqué, avoit des fantaisies et des hauts et bas[2] pour ses mieux aimées. Mme d'Elbeuf ne se rencontra pas alors dans la bonne veine[3], et, par une merveille, le Roi, pour cette fois, ne se rendit pas facile aux prétentions. M. de Mantoue étoit mort, et n'avoit point de successeur[4]; ses États étoient, et demeurèrent occupés par l'Empereur[5]; le souvenir du mariage fait malgré ses défenses[6] étoit encore présent, et celui de toutes les tentatives et de tous les artificieux manèges de M. de Vaudémont pour les siennes[7]: il ne voulut donner aucun pied à Mme de Mantoue à la cour, pour éviter les importunités de ses prétentions[8], et il régla qu'elle viendroit, vêtue comme pour Marly, le voir chez Mme de Maintenon, où se trouveroit aussi Mme la duchesse de Bourgogne, et, la visite faite, s'en retourneroit tout court à Vincennes. Cela se passa de la sorte. Elle arriva à heure précise, avec Mme d'Elbeuf, à Versailles, entrèrent chez Mme de Maintenon le Roi y étant déjà, n'y demeura[9] que fort peu de moments, le Roi debout,

1. La marquise d'Huxelles écrivait, le 21 août: « Mme de Mantoue a un trop nombreux équipage, en femmes surtout, vu le temps, cherchant à trafiquer une ordonnance de quatre-vingt mille francs qu'on lui a donnée. Elle vouloit louer une grande maison sur le quai, auprès de l'hôtel de Bouillon; mais elle n'a pu en venir à bout sans caution bourgeoise. »

2. Tomes XII, p. 115, et XVII, p. 232. Nous trouverons « les hauts et bas de la fortune » dans la suite des *Mémoires*, tome XVII de 1873, p. 311.

3. Le *Dictionnaire de l'Académie* ne donnait pas cette expression.

4. Tome XVI, p. 156-159. — 5. Tomes XIV, p. 450-451, et XV, p. 37.

6. Tome XII, p. 226-249. — 7. Tome XV, p. 1-63.

8. Une lettre de Mme de Maintenon à la princesse des Ursins explique combien la situation de la duchesse était difficile (recueil Bossange tome I, p. 452). Voyez aussi celle qui est donnée ci-après, p. 455.

9. *Demeura* a été corrigé en *demeurerent*, par addition en interligne, puis rétabli comme avant.

et qui ne la baisa point, ce qui parut extraordinaire, se retira par le grand cabinet à la suite de Mme la duchesse de Bourgogne, qui l'y embrassa, et où Mgr le duc de Bourgogne et M. le duc de Berry se trouvèrent. On ne s'assit point; et, en moins d'un quart d'heure, fut congédiée, et s'en alla tout de suite avec sa mère à Vincennes, sans avoir pu voir Mme de Maintenon en particulier[1]. Quelques jours après[2], elles allèrent voir Monseigneur à Meudon, et arrivèrent comme il sortoit de dîner. Messeigneurs ses fils et Mme la duchesse de Bourgogne étoient dans[3] sa petite galerie du château neuf[4] avec lui[5] : il les y reçut sans les faire asseoir, sans leur rien proposer à manger ni à boire, ni aucun jeu, ni promenade; une demi-heure au plus termina une visite si sèche, et la mère et la fille, qui ne revit Meudon de sa vie, s'en retournèrent à Vincennes fort déconcertées de ces deux réceptions[6]. La princesse de Montauban[7], qui s'étoit fort mise sous la protection de Mme d'Elbeuf, se laissa persuader ensuite d'aller à Vincennes ; ce fut la seule femme titrée qui y alla, apparemment pour y en exciter d'autres, et pour faciliter à Mme de Mantoue de baisser équivo-

1. Dangeau (*Journal*, p. 12-13, 16 août) raconte la réception d'une manière bien plus favorable; mais notre auteur a dit, dans l'Addition indiquée ci-dessus, que, sur ce sujet, il était « ampoulé » parce que son fils avait épousé la cousine germaine de la duchesse. Les lettres de Mme de Maintenon (recueil Bossange, tomes I, p. 420, et IV, p. 275) corroborent plutôt les dires de Saint-Simon, on a aussi le procès-verbal de Desgranges, ms. Mazarine 2745, fol. 172.

2. Le 20 août (*Dangeau*, p. 16). On verra bientôt, p. 129, qu'il y avait ce jour-là une émeute sur le boulevard de Paris, à cause de la cherté du pain, et, dans la traversée du faubourg Saint-Antoine, le carrosse de la duchesse dut être dégagé par les mousquetaires.

3. Avant *dans*, Saint-Simon a biffé *avec luy*.

4. Tome XVII, p. 431.

5. *Ou* corrigé en *avec*.

6. Au contraire, Dangeau dit que « Monseigneur lui fit beaucoup d'honnêtetés malgré l'*incognito* ».

7. Charlotte Bautru de Nogent : tome V, p. 259.

quement[1] d'un cran[2]. Elle prit, comme par hasard, un ployant qui se trouva derrière elle, sans affecter de place, et en donna un à Mme de Montauban ; mais cette gentillesse[3] ne tenta personne. Mme d'Elbeuf, difficile à rebuter, tenta après le siège[4] à dos[5] pour sa fille chez Mme la duchesse de Bourgogne. Les femmes et les veuves de vrais souverains réels et existants, dont les ministres sont reconnus et reçus dans les cours et les assemblées de l'Europe pour les négociations et les traités, ont eu constamment[6] un siège à dos, une seule fois, au cercle de la Reine, après quoi jamais qu'un tabouret, et parmi tous les autres, sans distinction et sans différence des duchesses. La duchesse de Meckelbourg[7], sœur du maréchal de Luxembourg, et d'autres souveraines avoient eu ce traitement du règne du Roi, et en dernier lieu Mme de Meckelbourg, qui, après cette unique fois de siège à dos, n'eut plus qu'un tabouret partout, alloit au souper du Roi, et à qui pas une duchesse ni princesse étrangère ne cédoit[8]. Néanmoins, Mme de Mantoue n'y put atteindre, et Mme d'Elbeuf en fut refusée jusqu'à quatre différentes fois. Elle et sa fille, outrées de se voir si loin de leurs projets, crurent pourtant qu'il ne falloit pas bouder, pour ne se fermer pas la porte à des retours[9] favorables : la mère négocia pour sa fille une seconde visite chez Mme de Maintenon ; le Roi l'accorda. Elles l'y trouvèrent

1. Le *v* de ce mot corrige une *n* ou un *u*. *Équivoquement* ne se trouve pas dans les lexiques.

2. « On dit figurément que la fortune, la réputation, la santé, l'esprit d'un homme *ont baissé d'un cran*, pour dire qu'ils diminuent, baissent, commencent à diminuer » (*Académie*, 1718).

3. Le manuscrit porte *gentilesse*, comme nous l'avons déjà eu.

4. La troisième lettre de *siége* surcharge une autre lettre.

5. Tomes VI, p. 20, et XIV, p. 411 avec l'Addition n° 737, p. 486.

6. Au sens de régulièrement, invariablement, de façon indiscutable.

7. Ici et plus bas, *Mecklbourg*. — Voyez tome I, p. 218.

8. Déjà dit dans l'Addition n° 103, placée au tome II, p. 400.

9. La fin du mot *retours* corrige des lettres illisibles.

comme la première fois, et Mme la duchesse de Bourgogne[1]. Le singulier fut que le Roi et elle s'assirent, et[2] laissèrent la mère et la fille debout sans qu'on leur donnât de ployants[3], sans que le Roi leur proposât de s'asseoir en aucune façon ; il lui dit quelques mots à diverses reprises, et puis la congédia. Elle passa dans le grand cabinet, où Mme la duchesse de Bourgogne la fut trouver aussitôt, et, un moment après, l'y laissa, et rentra dans la chambre. Mme de Mantoue trouva dans ce cabinet des dames du palais et quelques autres de celles qui avoient la liberté d'y entrer. Elle essaya de se les concilier par les politesses et les amitiés les plus excessives, et repartit de là pour son Vincennes[4]. Ces dégoûts étoient grands pour des projets si hauts : Mme d'Elbeuf avoit eu la folie de parler de M. le duc de Berry comme d'un parti sortable à peine pour[5] sa fille, et je pense que cela eut quelque part au refus[6] du siège à dos. Éconduites à la cour, où Mme de Mantoue[7] ne remit plus le pied de sa vie[8], elle voulut du moins dominer dans Paris, et s'y former un rang à son gré : elle parut d'abord aux spectacles avec sa mère, toutes deux réduites à s'y faire suivre par Mme de Pompadour, qui que ce soit n'ayant voulu tâter de leur compagnie, où elles firent une [fois] vider une loge à de petites bourgeoises, dont le petit état couvrit l'affront et empêcha[9] le monde de crier. La première aventure qui lui arriva, outre celles des fiacres[10], fut à la seconde porte du Palais-Royal,

1. Le 24 février 1710 : *Dangeau*, p. 107 ; *Sourches*, p. 158.
2. Avant *et*, Saint-Simon a biffé un *p* ajouté en interligne.
3. Selon Madame (recueil Jaeglé, tome I, p. 205), les princesses elles-mêmes n'avaient que des tabourets chez Mme de Maintenon.
4. Comparez les *Écrits inédits*, tomes V, p. 203-204, et VIII, p. 28.
5. L'abréviation p^r surcharge un *a*.
6. La première lettre de *refus* corrige une *s*.
7. Les mots *de Mantoüe* ont été ajoutés en interligne.
8. Elle mourra le 16 décembre de l'année suivante.
9. Le *c* d'*empecha* surcharge une *s*.
10. Ce terme de *fiacre* (tome XIII, p. 326) est employé en 1657 dans

avec M. et Mme de Montbazon, qui étoient seuls ensemble dans leur carrosse à deux chevaux, que celui de Mme de Mantoue voulut faire reculer avec hauteur. Sur la résistance, Mme d'Elbeuf, qui étoit avec sa fille, envoya un gentilhomme dire à M. de Montbazon que c'étoit Mme de Mantoue qui le prioit de reculer : M. de Montbazon répondit que, s'il étoit seul, il le feroit avec grand plaisir, mais qu'il étoit avec Mme de Montbazon, et qu'il ne savoit pas que Mme de Mantoue eût aucun droit sur elle. Un moment après, le même gentilhomme revint lui dire que Mme de Mantoue ne cédoit qu'à l'électeur de Bavière[1], qui étoit lors à Paris, car je raconte ceci tout de suite pour n'avoir plus à revenir là-dessus, et qu'il vît donc ce qu'il vouloit faire. M. de Montbazon répondit sagement que c'étoit à sa maîtresse à voir si elle vouloit livrer combat, parce qu'il n'étoit pas résolu à reculer, qu'il avoit beaucoup de respect pour Mmes d'Elbeuf et de Mantoue, mais nulle disposition à leur céder aucun rang. Là-dessus, chamaillis[2] entre les cochers, et quelques injures, Mme d'Elbeuf, la tête à la portière, criant qu'on fît reculer, et M. de Montbazon, qu'il alloit mettre pied à terre et donner cent coups à quiconque oseroit approcher. Enfin, à la faveur de la largeur de la voûte, et aux dépens des petites boutiques le long des murs, les deux carrosses[3] passèrent en se frôlant, et finirent la ridicule aventure[4]. Au partir de là, M. et

le *Voyage de deux jeunes Hollandais*, p. 170. Sauval en a parlé dans son chapitre des VOITURES, et Delamare dans son *Traité de la police*.

1. Dans le manuscrit, il y a *El.*, qu'on avait cru pouvoir lire *Électrice* dans l'édition de 1873 ; mais c'est l'Électeur qui était alors (novembre 1709) à Paris, ainsi qu'on le verra ci-après, p. 222, tandis que sa femme se tenait à Venise (*Dangeau*, p. 63).

2. *Chamaillis*, « mêlée, combat où l'on chamaille » (*Académie*, 1718). Nous retrouvons ce mot dans Mme de Sévigné, recueil Capmas, tome II, p. 258 et 277, et dans le *Mercure* de janvier 1704, p. 212. Mme de Motteville disait *chamaillerie* (ses *Mémoires*, tome III, p. 387).

3. *Carrosse*, au singulier.

4. C'est le 20 novembre qu'eut lieu cette rencontre (*Mémoires de Sour-

Mme[1] de Montbazon allèrent se consulter à l'hôtel de Bouillon, qui, en pareil cas, avoit autrefois appris à vivre à Mme d'Hannovre comme je l'ai raconté[2], et de là à Versailles, où M. de Bouillon rendit compte au Roi, le lendemain matin, de ce qui étoit arrivé à son gendre et à sa fille. Plusieurs ducs l'appuyèrent; tout Versailles et tout Paris se leva contre Mme de Mantoue[3] et Mme d'Elbeuf, qui avoit fort crié qu'elle demanderoit justice au Roi[4]. Comme on étoit dans l'attente de ce qui en arriveroit[5], Mme de Mantoue entra chez Mme de Lillebonne comme Madame la Grand-Duchesse[6] en alloit sortir : les gens de Mme de Mantoue voulurent faire ranger ceux de Madame la Grand-Duchesse, et, parmi ce débat, Mme de Mantoue descendit de carrosse, trouva[7] vis-à-vis d'elle Madame la Grand-Duchesse prête à monter dans le sien qui se reti-

ches, tome XII, p. 121). Voici le récit qu'en fit la marquise d'Huxelles dans une lettre du 22 (*Journal de Dangeau*, tome XIII, p. 67) : « Il y a eu ici une aventure à qui reculeroit. M. et Mme de Montbazon sortant de chez Mme de Montauban par la cour des cuisines du Palais-Royal, les chevaux déjà sortis à moitié, Mme de Mantoue survint avec son cortège, qui en prit la bride et boucha le passage de la rue des Bons-Enfants. Comme cela fit beaucoup de bruit, les écuyers descendirent, et trouvèrent M. de Montbazon, qui leur dit que, s'il avoit été seul, il auroit reculé pour la moindre dame du monde, mais que Madame sa femme ne cédoit point. La souveraine s'en alla, qui a porté sa plainte à M. de Torcy. »

1. *M. et M.* — 2. En 1693 : tome I, p. 110-112.

3. Elle était fort mal vue de tout le monde (*Lettres de Mme de Maintenon*, recueil Bossange, tome IV, p. 380).

4. Nous donnerons aux Additions et corrections une lettre de Mme de Mantoue à Mme de Maintenon, sur cette affaire, qui est dans le tome VIII de la Beaumelle, mais ne se retrouve pas dans les recueils manuscrits et authentiques.

5. Il n'en arriva rien, et le Roi ne prit pas de décision, comme l'avait bien pronostiqué la marquise d'Huxelles (*Dangeau*, p. 67); voyez ce qu'en disent les *Mémoires de Sourches*, p. 124-125.

6. Toujours *G. Duchesse*, en abrégé, comme p. 105. Voyez notre tome XV, p. 17.

7. *Truva*, dans le manuscrit.

roit du bagarre[1], à qui Mme de Mantoue essaya de gagner le dessus. Cette insolence étoit complète : jamais duc de Mantoue n'avoit rien disputé au Grand-Duc, et, d'une petite-fille de France à Mme de Mantoue, la distance étoit encore toute autre ; aussi fut-elle bien relevée, et contribua-t-elle fort à la réduction de tant de folies à raison. Mme de Mantoue ne fit pas la moindre civilité à Madame la Grand-Duchesse sur ce qu'il se passoit; mais, vingt-quatre heures après, elle eut ordre d'aller demander pardon à Madame[2] la Grand-Duchesse, qui, amie de Mme de Lillebonne, passa la chose doucement. Mme d'Elbeuf fit écrire sa fille, sur l'aventure de M. de Montbazon, à Torcy, comme ministre des affaires étrangères : elle n'eut point de réponse. Elle écrivit une second[e] fois, longuement et fort hautement. Torcy en rendit compte une seconde[3] fois, porta la lettre au Conseil : elle y fut moquée[4] et trouvée très ridicule ; Torcy eut ordre de lui conseiller d'abandonner cette affaire, dont elle ne tireroit aucune raison, et de ne[5] se pas commettre à s'en faire de nouvelles[6]. La mortification fut si publique et si sensible, qu'elle corrigea enfin Mme de Mantoue de tout hasarder, et la persuada enfin d'abandonner ses projets pour éviter de nouveaux dégoûts : elle comprit qu'ils ne se pouvoient soutenir destitués des protections dont elle s'étoit flattée, et qu'elle et sa mère étoient trop foibles pour en faire

1. Nous avons déjà vu (tome VII, p. 350) que Saint-Simon faisait *bagarre* du masculin ; comparez la suite des *Mémoires*, tome XVII, p. 45.

2. Le manuscrit porte *M*, et non *Me*.

3. Ici, mais non à la ligne précédente, il a corrigé *2d* en *2de*.

4. L'initiale de *mocquée* surcharge *tr*. — *L'Académie* de 1718 dit que *moquer* ne s'emploie qu'avec le pronom personnel, mais quelquefois cependant au participe avec l'auxiliaire *être*. Nous en trouvons plusieurs exemples dans notre auteur, dans les *Lettres de Mme de Maintenon*, recueil Geffroy, tome I, p. 95, dans le *Journal d'Olivier d'Ormesson*, tome II, p. 559, etc.

5. *Ne* surcharge un premier *se*, et, ensuite, *s'en* corrige *en*.

6. *Mémoires de Sourches*, p. 125 ; *Journal de Torcy*, p. 26 et 35-36.

réussir aucun. Elle se résolut donc à renoncer à la cour où on ne vouloit point d'elle, et à des prétentions qui la renfermoient chez elle dans la solitude et l'ennui[1]. Elle prit maison à Paris[2], envoya complimenter toutes les dames un peu considérables dans l'espérance de les engager à la première visite. Voyant que la tentative ne réussissoit pas, elle fit répandre tant qu'elle put qu'elle ne savoit sur quoi fondé on lui croyoit des prétentions chimériques, qu'elle desiroit qu'on fût persuadé qu'elle ne vouloit pas vivre autrement que si elle étoit encore fille, qu'elle étoit offensée qu'on s'imaginât autre chose, qu'elle comptoit être si attentive à toutes sortes de devoirs et de politesse qu'on ne pourroit s'empêcher de l'aimer et de vouloir vivre avec elle. Telle fut son amende honorable au public après tant de tentatives inutiles de force ou d'adresse. Les choses ainsi préparées, elle la fit en personne : elle se mit à faire des visites sans plus en attendre de premières, et dans un seul carrosse à deux chevaux, comme tout le monde; elle accabla de civilités et de caresses les dames qu'elle trouva, et redoubla même une seconde visite à quelques-unes avant d'en avoir reçu d'elles. La duchesse de Lauzun fut de ce dernier nombre, qui, bien sûre de son fait, la fut voir ensuite : elle fut reçue avec des remerciements infinis, eut un fauteuil, la main sans équivoque, et, en sortant, fut conduite par Mme de Mantoue à travers trois pièces entières, sans qu'il fût possible de l'en empêcher, et au degré par sa sœur bâtarde[3], qui lui servoit de

1. L'élision *l'* corrige un *d*.

2. En octobre (*Dangeau*, p. 51), le bruit courut qu'elle avait loué du financier la Cour des Chiens l'hôtel de Travers bâti pour Chamillart (notre tome XVII, p. 192, 193, 431), puis (*Dangeau*, p. 63) qu'elle se retirerait à Venise, dans le palais de son mari; mais elle finit par s'installer dans un hôtel proche la porte Gaillon, et y fit faire des travaux de dorure par le décorateur Claude Audran (Jal, *Dictionnaire critique*, p. 81). Elle y mourra en 1710.

3. C'est de cette bâtarde qu'il a déjà été question dans notre tome XII, p. 241, comme ayant « tout l'esprit du monde et toute la con-

dame d'honneur, et quelques demoiselles. Elle en usa ainsi avec toutes les femmes titrées, et, pour les autres, elle les reçut sans affectation sur rien, avec une grande politesse, leur laissant les fauteuils à l'abandon, et les conduisant honnêtement. Une conduite si différente de ses premiers essais lui réconcilia bientôt le monde; elle acheva de se l'attirer par un grand jeu de lansquenet, fort à la mode alors, qu'elle tint avec beaucoup d'égards, et assez de dignité pour qu'il ne s'y passât rien de mal à propos. Ainsi fondit tout à coup en un brelan public ce grand rang de souveraine, dont le modèle le plus juste en avoit été choisi sur celui des petites-filles de France, et sans prétendre leur céder, comme on l'a vu à l'égard de Madame la Grand-Duchesse ; et à tous les projets de figurer grandement à la cour succédèrent les soins de se faire une bonne maison dans Paris. La chute fut grande et amère, et, de plus, souvent accompagnée[1] d'embarras de subsistance dans un temps où celle des armées absorboit[2] tout, et Desmaretz ne se mettant pas fort en peine de ses besoins depuis qu'elle lui eut dit, un peu imprudemment[3], qu'il pouvoit juger qu'ils étoient grands, puisqu'elle venoit elle-même les lui demander[4]. La duchesse de Lesdiguières, à ce spectacle, se remercia de nouveau et s'applaudit de plus en plus d'avoir résisté aux persécutions du duc de Mantoue, aux empressements extrêmes de Monsieur le Prince, et tout ce que le Roi voulut bien faire de démarches pour la[5] faire consentir à l'épouser[6], quoiqu'il

fiance » de la jeune duchesse. Outre les différentes filles naturelles du duc d'Elbeuf qui ont été mentionnées alors, il faut indiquer encore une Charlotte-Marguerite, baptisée à Elbeuf et élevée dans un couvent, qui fut légitimée en mai 1708 (Arch. nat., X[1A] 8705, fol. 291 v°).

1. *Accompagnés,* au masculin pluriel, dans le manuscrit.

2. Le manuscrit porte : *absorboient.*

3. *Imprudem*t surcharge des lettres illisibles.

4. On trouvera aux Additions et corrections une de ses lettres à Desmaretz et une autre à Pontchartrain.

5. *L'y* corrigé en *la.* — 6. Notre tome XII, p. 233-238.

soit à croire que, mariée de sa main et par obéissance, et n'ayant pas dans la tête les chimères que l'autre étala d'abord, elle eût été tout autrement traitée[1]. Mme de Mantoue ne vit et n'ouït parler d'aucune princesse du sang, ni Madame, ni Mme la duchesse d'Orléans.

Désordres de cherté et de pain.

La cherté de toutes choses, et du pain sur toutes[2], avoit causé de fréquentes émotions dans toutes les différentes parties du Royaume[3]. Paris s'en étoit souvent senti[4], et, quoiqu'on eût fait demeurer près d'une moitié plus que l'ordinaire du régiment des gardes pour la garde des marchés et des lieux suspects[5], cette précaution n'avoit pas empêché force désordres, en plusieurs desquels Argenson courut risque de la vie[6]. Monseigneur, venant et retournant de l'Opéra, avoit été plus d'une fois assailli par la populace et par des femmes en grand nombre, criant du pain, jusque-là qu'il en avoit eu peur au milieu de ses gardes, qui ne les osoient dissiper de peur de pis[7]. Il s'en étoit tiré en faisant jeter de l'argent et promettant merveilles ; mais, comme elles ne suivirent pas, il n'osoit plus venir à Paris. Le Roi en entendit lui-même d'assez

1. Ici, l'écriture change, et la phrase qui suit a été ajoutée dans le blanc restant à la fin du paragraphe.

2. A l'occasion des premiers récits que Saint-Simon a faits de l'hiver de 1709 et de la disette qui s'ensuivit (tome XVII, p. 26-27, 195-212, 394-397), j'ai essayé de les compléter ou rectifier d'après les documents authentiques, dans deux articles de la *Revue des Questions historiques* de 1903, actuellement réunis en tirage à part, sous ce titre : *le Grand hiver et la disette de 1709*. C'est à cette brochure que le lecteur devra se reporter suivant les indications qu'il va trouver dans le présent commentaire.

3. *Le Grand hiver*, p. 62-70. — 4. *Ibidem*, p. 62-66.

5. Voyez notre tome XVII, p. 394-396.

6. En somme, son rôle fut beaucoup plus beau que Saint-Simon ne l'a dit dans le volume précédent, et que, de nouveau, il voudrait le faire croire; Fontenelle, dans l'éloge académique du magistrat, a été plus juste. Voyez *le Grand hiver*, p. 14-15, 64-66 et 98-102, et les *Portraits historiques*, par P. Clément (1855), p. 175-232 et 512-517.

7. *Dangeau*, tome XII, p. 399-400 et 403-404.

fortes, de ses fenêtres, du peuple de Versailles, qui crioit dans les rues ; les discours étoient hardis et fréquents, et les plaintes vives et fort peu mesurées contre le gouvernement, et même contre sa personne, par les rues et par les places, jusqu'à s'exhorter les uns les autres à n'être plus si endurants, et qu'il ne leur pouvoit arriver pis que ce qu'ils souffroient, et de mourir de faim. Pour amuser ce peuple[1], on employa les fainéants et les pauvres à raser une assez grosse butte de terre qui étoit demeurée sur le boulevard entre les portes Saint-Denis et Saint-Martin[2], et on y distribuoit par ordre de mauvais pain aux travailleurs, pour tout salaire, et en petite quantité à chacun[3]. Il arriva que, le mardi matin 20 août[4], le pain manqua sur un grand nombre. Une femme, entre autres, cria fort haut, ce qui en excita d'autres. Les archers préposés à cette distribution menacèrent la femme : elle n'en cria que plus fort[5] ; les archers la saisirent et la mirent indiscrètement à un carcan voisin[6]. En un moment, tout

1. Et lui faire gagner sa subsistance avec quelque argent. On ouvrit de semblables « ateliers publics » dans diverses grandes villes : voyez *le Grand hiver*, p. 59-62, et, sur l'organisation à Paris, une lettre de M. Bignon, prévôt des marchands, reproduite dans la *Correspondance des Contrôleurs généraux*, tome III, n° 522.

2. C'est en 1673, au milieu des opérations de voirie du président le Peletier, que furent construites les portes Saint-Denis et Saint-Martin, et que le boulevard fut ouvert et aplani en place du rempart.

3. *Le Grand hiver*, p. 61.

4. *Dangeau*, tome XIII, p. 16 ; *Sourches*, p. 35 ; *Lettres de Madame*, recueil Jaeglé, tome II, p. 97-99 ; *Correspondance des Contrôleurs généraux*, tome III, n° 522, note ; *Gazette d'Amsterdam*, nos LXX et LXXI ; lettre du président Hosdier, dans les Papiers du Contrôle général, carton G⁷ 1434, 20 août, etc. On trouvera aux Additions et corrections le récit de la marquise d'Huxelles et celui de Madame.

5. *Haut* surchargé en *fort*.

6. *Carcan*, « cercle de fer avec lequel on attache par le cou à un poteau celui qui a commis quelque crime ou quelque délit » (*Académie*, 1718). Il y avait plusieurs de ces appareils de justice dans Paris (*Recherches* de Sauval, tome II, p. 589-590 et 601-603), comme l'échelle ou carcan du prieur de Saint-Martin proche la rue Au-Maire ; mais le

l'atelier accourut, arracha le carcan, courut les rues, pilla les boulangers et les pâtissiers : de main en main[1] les boutiques se fermèrent, le désordre grossit et gagna les rues de proche en proche, sans faire mal à personne, mais criant du pain et en prenant partout. Le maréchal de Boufflers, qui ne pensoit à rien moins, étoit allé ce matin-là chez Bérenger, son notaire, dans ce voisinage-là[2]. Surpris de l'effroi qu'il y trouva, et en apprenant la cause, il voulut aller lui-même tâcher de l'apaiser malgré tout ce que le duc de Gramont, qu'il trouva chez le même notaire, put lui dire pour l'en détourner, et qui, l'y voyant résolu, alla avec lui. A cent pas de chez ce notaire, ils rencontrèrent le maréchal d'Huxelles dans son carrosse, qu'ils arrêtèrent pour lui demander des nouvelles, parce qu'il venoit du côté de l'émotion[3]. Il leur dit

Boufflers apaise deux tumultes et devient dépositaire* de l'autorité du Roi à Paris ; sa rare modestie.

plus connu est celui de la justice royale qui s'élevait aux Halles, sur la place ou marché du Carreau. Piganiol de la Force le décrit ainsi : « Le Pilori est une ancienne tour de pierre et octogone, dont l'étage supérieur est percé de grandes fenêtres dans toutes les faces. Au milieu de cette tour est une machine de bois tournante et percée de trous, où l'on fait passer la tête et les bras des banqueroutiers frauduleux, des concussionnaires, et autres criminels de cette espèce qu'on y condamne. On les y expose par trois jours de marché consécutifs, deux heures chaque jour, et, de demi-heure en demi-heure, on leur fait faire le tour du Pilori, où ils sont vus en face et exposés aux insultes de la populace, à laquelle cependant il est défendu de leur jeter des pierres. »

1. *De main en main*, façon de parler adverbiale que le *Dictionnaire de l'Académie* définissait ainsi, mais au propre seulement, car l'emploi au figuré, que nous retrouverons, semble bien singulier : « De la main d'une personne en celle d'une autre, et de celle-là dans une autre, consécutivement, jusqu'à la personne à qui s'adresse ce qu'on donne à porter. »

2. Il n'y avait pas alors de notaire du nom de Bérenger, mais un Toussaint Bellanger, habitant rue Saint-Honoré, non loin des Halles, et il était associé pour la pratique à un autre notaire, du nom d'Alexandre Lefèvre, qui opérait aussi pour Boufflers et habitait au coin des rues Saint-Martin et Saint-Merry.

3. « On appelle *émotion populaire* un soulèvement de peu de durée parmi le peuple » (*Académie*, 1718). *Émeute* existait déjà.

* Par mégarde, *depoositaire*.

que ce n'étoit plus rien, les voulut empêcher de passer outre, et, pour lui, gagna pays[1] en homme qui n'aimoit pas le bruit et à se[2] fourrer parmi ce désordre. Le maréchal et son beau-père continuèrent d'aller, trouvant, à mesure qu'ils avançoient, une grande épouvante, et qu'on leur crioit des fenêtres de retourner, et qu'ils se feroient assommer. Arrivés au haut de la rue Saint-Denis, la foule et le tumulte firent juger au maréchal de Boufflers qu'il étoit temps de mettre pied à terre. Il s'avança ainsi à pied, avec le duc de Gramont, parmi ce peuple infini et furieux, à qui le maréchal demanda ce que c'étoit, pourquoi tout ce bruit, promettant du pain, et leur parlant de son mieux avec douceur et fermeté, leur remontrant que ce n'étoit pas là comme il en falloit demander. Il fut écouté ; il y eut des cris à plusieurs reprises de : *Vive M. le maréchal de Boufflers !* qui s'avançoit toujours parmi la foule et lui parloit de son mieux. Il marcha ainsi avec le duc de Gramont le long de la rue aux Ours[3] et dans les rues voisines, jusqu'au plus fort de cette espèce de sédition. Le peuple le pria de représenter au Roi sa misère et de lui obtenir du pain. Il le promit, et, sur sa parole, tout s'apaisa et se dissipa, avec des remerciements et de nouvelles acclamations de : *Vive M. le maréchal de Boufflers !* Ce fut un véritable service. Argenson y marchoit avec des détachements des régiments des gardes françoises[4] et suisses, et, sans le maréchal, il y auroit eu du sang répandu, qui auroit peut-être porté les choses fort loin ; on faisoit même déjà monter à cheval les mousquetaires[5]. A peine le maréchal

1. Nous avons eu *tirer pays* au tome X, p. 14. — 2. *A se* corrige *estre*.

3. Cette rue, dont le vrai nom était *aux Oues* (Oies), et qui existe encore en partie, prenait naissance à la rue Saint-Denis, en face de Saint-Jacques-de-l'Hôpital, et finissait à la rue Saint-Martin.

4. Avant *françoises*, l'auteur a biffé *suisses*, après avoir essayé de surcharger en *fr[ançoises]*. — Il faut se rappeler que le maréchal avait été forcé, à son grand regret, de céder le régiment des gardes à son beau-frère Guiche, fils du duc de Gramont.

5. L'auteur des *Mémoires de Sourches* donne ces détails (p. 35) :

étoit-il rentré chez lui, à la place Royale[1], avec son beau-père, qu'il fut averti que la sédition étoit encore bien plus grande au faubourg Saint-Antoine: il y courut aussitôt avec le duc de Gramont, et l'apaisa comme il avoit fait l'autre. Il revint après chez lui, manger un morceau, et s'en alla à Versailles. Il ne voulut que sa chaise de poste, un laquais derrière, et personne avec lui à cheval, jusqu'au Cours, affectant de traverser tout Paris de la sorte. À peine fut-il sorti de la place Royale, que le peuple des rues et les gens des boutiques se mirent à crier qu'il eût pitié d'eux, qu'il leur fît donner du pain ; et toujours: *Vive M. le maréchal de Boufflers!* Il fut conduit ainsi jusqu'au quai du Louvre. En arrivant à Versailles, il alla droit chez Mme de Maintenon, où il la trouva avec le Roi, tous

« Il y eut une sédition dans Paris, qui commença par les pauvres qu'on faisoit travailler au rempart, et auxquels on donnoit du pain et quelque peu d'argent. Peut-être y eut-il un peu de la faute de ceux qui en faisoient distribution ; mais, enfin le nombre des séditieux s'étant augmenté, les compagnies du régiment des gardes y marchèrent en armes. Le maréchal de Boufflers, qui étoit alors à Paris, y courut avec son beau-père le duc de Gramont, et il y fit tout ce qui étoit possible pour apaiser cette canaille, qui ne parloit pas moins que d'aller piller la Monnoie et l'Arsenal, pour y prendre des armes et de la poudre, sans compter mille insolences qu'elle vomissoit. Il contribua beaucoup à faire rentrer ces mutins dans leur devoir ; mais ce qui les persuada le mieux fut que Villars, aide-major des gardes, qui avoit fait marcher les compagnies au premier bruit de la sédition, ayant fait tirer trois coups en l'air pour intimider ces séditieux, et voyant qu'ils disoient que ce n'étoient que des coquins qui n'avoient rien dans leurs fusils, fit tirer à propos quelques coups à bout portant, qui tuèrent deux hommes et une femme, car les femmes étoient plus échauffées que les hommes et alloient continuellement chercher dans leurs hottes des pierres, que les hommes faisoient voler de tous côtés. »

1. Il y a, sur le maréchal de Boufflers à la place Royale, dans le noël de 1708, ce couplet (ms. Fr. 12694, p. 217):

Ne soyez point surpris
De me voir, inutile,
Réduit en ma maison, don don :
Je ne serois pas là, là, là,
Si j'étois plus habile.

deux bien en peine : il rendit compte de ce qui l'amenoit, et reçut de grands remerciements[1]. Le Roi lui offrit le commandement de Paris, troupes, bourgeoisie, police, etc.[2], et le pressa de l'accepter ; mais le généreux maréchal préféra à cet honneur le rétablissement des choses dans leur ordre naturel : il dit au Roi que Paris avoit un gouverneur[3], auquel il ne déroberoit pas les fonctions qui lui appartenoient ; qu'il étoit honteux qu'il ne lui en restât pas une, et que le lieutenant de police et le prévôt des marchands les eussent toutes emblées et partagées, jusque sur les troupes ; et engagea le Roi, dans ces moments de crainte, de les rendre au duc de Tresmes[4], qui les avoit si bien perdues, ainsi que ses derniers prédécesseurs[5], qu'il lui fallut expédier une patente nouvelle pour lui rendre son autorité. Il fut donc enjoint aux troupes et aux bourgeois de ne recevoir d'ordres que du gouverneur, et de lui obéir en tout et partout ; à d'Argenson, lieutenant

1. Dangeau raconte simplement ceci (p. 16) : « Le maréchal de Boufflers, qui, par hasard, étoit à Paris, et qui se trouva près de l'endroit où se faisoit ce désordre, y alla dans son carrosse, mit pied à terre, leur parla, les exhorta. Il vint, le soir, en rendre compte au Roi. » Ainsi que l'auteur des *Mémoires de Sourches*, Madame, dans une lettre que le traducteur a datée à tort du 12 août, au lieu du 22, et dans une seconde, du 24, est plus précise ; aussi, comme il a déjà été dit p. 130, donnerons-nous ce texte aux Additions et corrections.

2. Le Roi « l'a renvoyé à Paris pour y donner ses ordres. On craint qu'il n'arrive encore quelque désordre demain, qui est jour de marché, et, quoique, dans la sédition d'aujourd'hui, il n'y ait point eu de dessein formé, on ne laisse pas d'en craindre les suites, la misère étant fort grande par la cherté du pain » *(Dangeau)*.

3. Voyez nos tomes V, p. 229, et XII, p. 338 et 413-414. — Le titulaire est le duc de Tresmes ; il était venu la veille, 19 août, avec le prévôt des marchands Bignon et des députés de l'hôtel de ville, présenter au Roi le scrutin de l'élection des échevins.

4. On l'a vu (tome XII, p. 338) prendre possession du gouvernement après son père, en 1704. La famille le conserva jusqu'en 1757, par renouvellement triennal.

5. Le *Mémoire de la généralité de Paris en 1698*, publié en 1881, p. 121-124, donne la liste des gouverneurs depuis le règne de François Ier.

de police, et Bignon, prévôt des marchands[1], de lui rendre compte de tout et lui être soumis en tout, ainsi que tous[2] les différents corps de la ville. Le duc de Tresmes fut envoyé à Paris y exercer ce pouvoir, mais avec ordre de ne rien faire sans le maréchal de Boufflers, à l'obéissance duquel Argenson, Bignon, la bourgeoisie et les troupes furent aussi soumis, mais par des ordres verbaux ; et le maréchal fut aussi renvoyé demeurer à Paris. Sa modestie lui donna une nouvelle gloire : il renvoya tout au duc de Tresmes, au nom et par l'ordre duquel tout se fit, et chez qui il alloit pour les délibérations, qu'il ne voulut presque jamais souffrir chez lui. Maître et tuteur en effet du duc de Tresmes[3], et le vrai commandant, il s'en disoit au plus l'aide de camp[4], et en usoit de même. Aussitôt après, on pourvut bien soigneusement au pain. Paris fut rempli de patrouilles, peut-être un peu trop, mais qui réussirent si bien, qu'on n'entendit pas depuis le moindre bruit. Le duc de Tresmes et le maréchal de Boufflers, qui lui laissoit jusqu'au scrupule l'honneur et l'apparence de tout, alloient de temps en temps rendre compte au Roi eux-mêmes[5], mais sans découcher de Paris, puis rarement,

1. Ces cinq mots sont ajoutés en interligne.
2. Avant *tous*, il a biffé *à*.
3. Ici, *Tresme*, par exception.
4. C'est précisément ce que dit Mme d'Huxelles dans sa lettre du 23 : « M. le maréchal de Boufflers y fut joint comme un aide de camp, parce que les pauvres ont confiance en lui et qu'il a conservé tant de crédit dans le régiment des gardes, que l'on prétend que les compagnies qui sont ici en feront mieux leur devoir, par rapport particulièrement à l'égard de leurs femmes, accusées de se trouver souvent dans la mêlée. » Dangeau explique ainsi les rôles : « M. de Boufflers, qui a la confiance du Roi, laisse au duc de Tresmes, comme gouverneur de Paris, tous les dehors de l'autorité, et ils agissent de concert en tout. Ils ont travaillé avec le cardinal de Noailles et le premier président, le procureur général, le prévôt des marchands, le lieutenant général de la police et le procureur du Roi. »
5. Ces six mots sont en interligne. — C'est Dangeau qui dit, à la fin de son article du 21 : « MM. de Boufflers et de Tresmes sont venus

jusqu'à ce qu'il ne fût plus question de rien[1]. La considération de Boufflers, rehaussée de la[2] modestie la plus simple, étoit alors à son comble[3] : maître dans Paris, modérateur des affaires de la guerre, influant sur toutes les affaires à la cour ; mais la durée de ce brillant ne fut pas longue, et finit par ce qui le devoit rendre et plus solide et plus durable. On verra bientôt[4] Voysin et Tresmes affranchis de sa tutelle, Voysin devenir le maître et l'instrument de tout, Argenson et Bignon reprendre toutes les usurpations de leurs places, et celle de[5] gouverneur de Paris anéantie comme elle étoit auparavant ces mouvements de Paris[6].

Campagne d'Espagne.

Bezons, sorti enfin de ses quartiers[7], avoit reçu quatre différents contre-ordres[8]. Ces incertitudes n'affermirent

rendre compte ce soir, au Roi, de ce qu'ils ont fait ; le Roi leur a ordonné de retourner demain à Paris. » Comparez les *Mémoires de Sourches*, p. 41.

1. La dernière mention, dans Dangeau, est du jeudi 22 (p. 18) : « M. de Boufflers et le duc de Tresmes, qui revinrent hier de Paris, et que le Roi y renvoie, furent longtemps, le matin, à travailler avec M. de Pontchartrain. »

2. *La*, déjà écrit à la fin de la page 868, est répété au commencement de la page suivante.

3. Voyez notre tome XVII, p. 221-226, et ci-dessus, p. 89.

4. Ci-après, p. 218. — 5. *Du* corrigé en *de*, ou réciproquement.

6. En effet, c'était une charge toute d'apparat, précisément à raison de la présence sur place du ministre de la guerre, du prévôt des marchands, lequel avoit autorité sur la milice bourgeoise, et des commandants des gardes françaises et suisses ; mais elle produisait trente mille livres d'appointements, douze mille d'étrennes, six mille de logement.

7. Ci-dessus, p. 24, 29 et 57. Il ne se mit en campagne qu'à la fin de mai ; le *Mercure* (p. 342-353) donna l'effectif des armées en présence.

8. Ci-dessus, p. 21-29. Le 3 juin, Chamillart envoya au maréchal l'ordre de ramener toutes ses troupes en France (vol. Guerre 2177, n° 223) ; le 25, l'ordre de laisser vingt-six bataillons au roi d'Espagne (n° 288) ; le 3 juillet, celui de se mettre en marche pour la France le 12 ou le 15 (vol. 2178, n° 15). Un mouvement des ennemis l'ayant obligé à rester sur l'expectative, le Roi approuva sa conduite le 13 août (n° 132). On lui avait d'ailleurs recommandé de temporiser prudemment, au grand mécontentement des Espagnols, qui le voyaient de mauvais œil.

Faute de Bezons, à qui le Roi ne permet pas d'accepter la Toison.

pas un homme naturellement timide, et qui mouroit toujours de peur[1] de déplaire et de ne réussir pas : aussi manqua-t-il la plus belle occasion du monde de défaire les ennemis au passage de la Sègre[2]. Il fut pressé d'en profiter, il le voulut, puis il n'osa[3] : la fin de tout cela fut qu'il ramena ses troupes en France[4]. L'armée de l'Archiduc, qui fut au moment d'être perdue, la Sègre à moitié passée, par ces contre-temps, en sut profiter. Notre cour en blâma fort Bezons d'avoir été si exact à ses ordres, quoique très précis[5]; celle d'Espagne, outrée sur le récit de ses officiers généraux[6], prit un parti d'éclat : Philippe V partit brusquement pour son armée ; mais il marcha à trop petites journées. La reine l'accompagna les trois pre-

1. *De peur* a été ajouté en interligne.

2. Tome XIV, p. 429. — Les cinq derniers mots ont été ajoutés en interligne.

3. Dès le milieu de juillet il était évident que l'armée ennemie, commandée par Stahremberg, avait l'intention de passer la Sègre et d'attaquer Balaguer; c'est ce qui empêcha le maréchal de se retirer vers la frontière française. Au commencement d'août, Philippe V l'invita à se joindre à ses troupes pour marcher à l'ennemi; mais Bezons, dont l'armée ne se composait plus que de dix escadrons et onze bataillons, ne crut pas pouvoir s'y commettre, et il se contenta, le 10 août, de s'aller mettre dans un poste qui lui permît de s'opposer au passage. Dans la nuit du 25 au 26, M. de Stahremberg, lui dérobant une marche, passa la rivière sans coup férir, et alla assiéger Balaguer, qui se rendit (vol. Guerre 2178, nos 115, 121-122, 132, 139, 153 et 164; *Mémoires de Sourches*, avec une lettre d'un officier de l'armée, p. 55-60; *Journal de Verdun*, tome XI, p. 297 ; *Lettres de Mme des Ursins*, recueil Geffroy, p. 370-373; *Mémoires de Noailles*, p. 218). Le Roi et Voysin excusèrent le maréchal, comme ayant reçu de Philippe V l'ordre de ne se pas commettre mal à propos (*Sourches*, p. 92 et 96).

4. Ci-après, p. 139.

5. Les 10 et 13 septembre, Voysin lui écrivit que le Roi pensait qu'il avait été dans la complète impossibilité d'empêcher le passage (vol. Guerre 2178, nos 195, 206 et 249).

6. Sur le rapport de M. d'Aguilar (lettre d'Amelot à Voysin, 1er septembre, vol. Guerre 2178, no 168), Philippe V écrivit au maréchal une lettre très dure, qui est reproduite dans le recueil de Lamberty, tome V, p. 393; puis il se radoucit sur le vu des dépêches de France.

mières, et retourna régente à Madrid[1]. Bezons paya de respects, d'obéissance et de raisons, laissant faire le roi, mais lui représentant les inconvénients, qui[2] se vérifièrent exactement tous par l'expérience[3]. Le roi d'Espagne[4], qui avoit été fort approuvé de notre cour d'avoir pris le commandement lui-même, s'adoucit sur Bezons jusqu'à lui vouloir donner la Toison dans la vue des besoins ; mais le Roi ne voulut pas lui permettre de l'accepter[5]. De Bay[6], qui la portoit, valoit moins que lui, s'il se peut, pour la naissance, et on la vit donner depuis encore plus bassement[7]. Le roi d'Espagne, fâché de se voir hors de portée de rétablir les choses et de réparer ce qui avoit été manqué[8], quitta l'armée au bout de trois semaines, et retourna à Madrid plus vite qu'il n'en étoit venu[9]. Bezons mit ordre à la subsistance et aux quartiers des vingt-six bataillons

1. Le roi quitta Madrid le 2 septembre et arriva à l'armée le 11 (*Gazette*, p. 448, 461, 473, etc.). Il avait lancé, le 4 juillet, un manifeste très patriotique, qui fut reproduit dans toutes les gazettes (*Journal de Verdun*, tome XI, p. 347-350 et 422-430).

2. *Que* corrigé en *qui*.

3. Philippe V, voyant que rien n'était en état à son armée, se convainquit de l'impossibilité où s'était trouvé le maréchal, et lui donna alors mille marques de bonté (vol. Guerre 2178, n° 185).

4. Les mots *d'Espagne* ont été ajoutés en interligne.

5. *Mémoires de Sourches*, p. 96; *Journal du marquis de Torcy*, p. 51 ; lettre du roi Philippe V, vol. Guerre 2179, n° 71, et lettre de Bezons, n° 228, 2 octobre ; lettre de la princesse des Ursins, dans le recueil Bossange, tome IV, p. 344 ; *Mémoires de Saint-Philippe*, tome II, p. 271-277 ; notre tome XV, p. 500.

6. Avant *De Bay*, Saint-Simon a biffé les mots *du Casse et;* puis, il a corrigé *portoient* et *valoient* en *portoit* et *valoit*, au singulier.

7. Déjà dit en son temps, au tome XV, p. 287.

8. Philippe persista d'abord dans son intention d'attaquer les ennemis et s'efforça de rétablir son armée; mais, à la suite d'un rapport écrit de Bezons et d'un conseil de guerre, il recula définitivement devant les difficultés de l'entreprise (vol. Guerre 2178, n°s 168, 185-186, 190, 193-198; *Mémoires de Sourches*, p. 96).

9. Il quitta l'armée le 1er octobre ou le 2 (Guerre 2178, n°s 212-213, 226-228).

qu'il devoit laisser en Espagne sous Asfeld[1], et repassa les Pyrénées avec le reste de ses troupes[2]. Telle fut la dernière campagne des François en Espagne, puisque celles qui y étoient restées rentrèrent en France[3] avant l'ouverture de la campagne suivante, et mirent ainsi d'accord les deux cabales après tant de bruit pour et contre leur retour. Il fut funeste à l'Espagne, et peu utile à la France : fruit d'un genre de gouvernement tel que celui que nous éprouvions depuis plusieurs années, et qui, sans un miracle tout à fait étranger, eût perdu ce royaume sans aucune ressource.

Campagne de Roussillon.

En Roussillon, l'objet est trop petit pour s'arrêter à des détails[4] : le duc de Noailles[5], avec le peu qu'il y avoit, eut affaire à moins encore ; il y battit deux fois les ennemis, qu'il surprit dans des quartiers, et ces légers succès retentirent fort à Versailles[6].

Campagne de Savoie.

Berwick, sur la défensive[7], n'eut pas grand chose à faire en Dauphiné. Le duc de Savoie s'y remua tard et mollement ; il étoit fort mécontent de l'Empereur sur des fiefs de l'Empire de son voisinage que le feu empereur lui

1. Les mots *sous Asfeld* sont en interligne. — La santé de ce lieutenant général faisant craindre qu'il ne pût exercer le commandement (ci-dessus, p. 29), Bezons avait fait agréer qu'on lui substituât M. d'Avaray ; mais Asfeld se rétablit. Il eut sous lui Avaray, Brancas, du Bourk.

2. Les troupes françaises passèrent la frontière du 10 au 14 novembre, quatorze bataillons et dix escadrons allant en Roussillon, dix bataillons et dix-sept escadrons en Dauphiné ; Bezons arriva à Versailles le 28, et fut très bien reçu du Roi (*Sourches*, p. 123).

3. *En France* est ajouté en interligne, et Saint-Simon a biffé un *y* avant *rentrerent*.

4. Voyez le volume 2178 du Dépôt de la guerre, les *Mémoires de Noailles*, p. 219-221, le *Journal de Verdun, passim*, et l'*Histoire militaire*, tome VI, p. 268-275.

5. Tome XVII, p. 173.

6. Il battit, le 2 septembre, un petit corps ennemi sur le Ter, et s'empara ensuite d'un camp sous Girone (*Gazette*, p. 449 ; *Mercure* d'août, p. 323-335, de septembre, p. 228-243, et de novembre, p. 29-38 ; *Mémoires de Noailles*, p. 220).

7. Tome XVII, p. 398-399.

avoit promis, et que celui-ci ne voulut pas lui donner[1]; d'autres discussions de quartiers et de subsistances de troupes achevèrent de les brouiller : tellement que M. de Savoie ne se soucia point de profiter des avantages solides qu'il s'étoit préparés dans la campagne précédente pour celle-ci. Elle se passa en bagatelles, qui auroient pu aisément devenir utiles et avoir des suites heureuses par l'adresse du duc de Berwick[2], si le manque de vivres ne l'eût arrêté tout court[3]. Il ne laissa pas de battre Reybender, général des troupes de Savoie[4], qui, avec trois mille hommes, voulut, le 28 août, attaquer auprès de Briançon une maison appelée la Vachette[5], que Dillon[6] avoit retranchée : Dillon les fit attaquer de droite et de gauche par des piquets et quelques compagnies de grenadiers, leur tua sept cents hommes, et rechassa le reste dans la montagne[7].

Campagne de Flandres.

La Flandre, dès l'ouverture de la campagne, fut l'objet principal, pour ne pas dire l'unique, de toute l'attention

1. C'étaient Vigevano et les Langhes : *Journal de Verdun*, tomes XI, p. 195-196 et 286, et XII, p. 39-40.

2. Sur cette campagne du maréchal, on peut voir, outre les volumes Guerre 2170-2174 et le tome XI des *Feldzüge*, p. 157-184, l'ouvrage intitulé *Campagnen der Franzosen unter marschall Berwick* (Berne, 1793), la *Gazette*, p. 372, 381-382, 391, 405, 439, etc., la *Gazette d'Amsterdam*, Extr. XLVI, XLVII, LXVI et LXVIII, le *Journal de Verdun*, tome XI, p. 10, 187-188, et un article de Mme la vicomtesse de Vaulchier, dans la *Nouvelle Revue* du 15 mars 1891, p. 256-266.

3. Les réclamations de M. de Berwick pour des vivres, de l'argent, des souliers, etc., étoient très fréquentes (vol. Guerre 2171).

4. Bernard-Othon Rhebinder, natif de Livonie, passé du service de l'électeur palatin à celui du duc de Savoie, est, depuis février 1708, général de l'artillerie de ce prince et commandant général de ses troupes. Il deviendra gouverneur général en mai 1713.

5. Village, avec cassine fortifiée, sur le versant français du mont Genèvre, comm. Val-des-Prés, cant. Briançon.

6. Tome XIV, p. 83.

7. *Dangeau*, p. 25 et 28; vol. Guerre 2171, nos 349 et 351, relations de M. Dillon; *Gazette*, p. 439-440; *Mercure* de septembre, p. 182-187; *Dangeau*, p. 25 et 28; *Journal de Verdun*, p. 281; *Mémoires de Berwick*, tome II, p. 85-86.

et de toutes les inquiétudes, et le fut jusqu'à la fin de la campagne[1]. Le prince Eugène et le duc de Marlborough[2], joints ensemble, continuoient leurs vastes desseins, et de dédaigner de les cacher[3]. Leurs amas prodigieux annonçoient des sièges : dirai-je que notre foiblesse les desiroit, et que nous ne comptions sur notre armée que pour la conserver ? Il est pourtant vrai qu'Artagnan, détaché avec huit bataillons de l'armée et quatre de la garnison d'Ypres commandés pour le joindre au rendez-vous, enleva Warneton[4] fort aisément, où les ennemis avoient mis seize cents hommes avec quelques munitions, dans le dessein de le fortifier : ces seize cents hommes se rendirent à discrétion, commandés par un brigadier et quarante-cinq officiers[5]; et que le maréchal de Villars eut encore un autre petit avantage à un fourrage[6]; mais c'étoient des bagatelles. L'orage se forma sur Tournay, comme je l'ai déjà dit[7], et où Surville commandoit, et Mesgrigny, aussi lieutenant général et gouverneur particulier de la citadelle,

Artagnan s'empare de Warneton.

Tournay assiégé, Surville dedans.

1. *Mémoires militaires*, tome IX, p. 3 et suivantes.

2. Ici, *Marlboroug*.

3. Addition n° 884, dans notre tome XVII, p. 515.

4. Dép. Nord, canton du Quesnoy-sur-Deûle. C'était alors un chef-lieu de châtellenie et un poste important entre Lille et Ypres (notre tome XVI, p. 569).

5. Warneton fut enlevé, presque sans combat, le 4 juillet. M. d'Artagnan avait quinze bataillons et huit escadrons, et fut joint par deux mille cinq cents hommes de la garnison d'Ypres. Il fit sept cents ennemis prisonniers, sans compter les officiers; le reste fut tué, se noya ou s'échappa (vol. Guerre 2151, n°s 137, 140, 141, 152 et 156; *Gazette*, p. 335 et 344; *Mercure* de juillet, p. 373-377; *Journal de Verdun*, tome XI, p. 160-161 ; *Journal de Dangeau*, tome XII, p. 462-463; *Sourches*, tome XII, p. 6 ; *Mémoires du chevalier de Quincy*, tome II, p. 339-340 ; *Feldzüge*, p. 79-80).

6. *Fourrages* corrigé en *fourrage*. — Saint-Simon veut sans doute parler du petit avantage remporté sur des fourrageurs près de Seclin, le 12 août (vol. Guerre 2152, n° 54).

7. Ci-dessus, p. 20, et ci-après, p. 151. Les alliés avaient préféré cet objectif plutôt que Saint-Venant et Aire, qui pourtant leur auraient livré le Boulonnais et ouvert le chemin jusqu'à Paris, ou que Namur et la

avec les troupes dont j'ai fait mention[1]. La tranchée fut ouverte la nuit du 7 au 8 août[2]. Le maréchal de Villars laissa former ce siège et ne fit aucune contenance de s'y opposer, content de subsister et de tenir force propos[3]. Il faut dire aussi que le pain lui[4] étoit fourni peu régulièrement, que l'argent n'y arrivoit que peu à peu et par de très petites sommes[5], et que tout y étoit à craindre de la désertion et du découragement[6]. Surville [ne] tint que vingt jours, et battit la chamade le 28 juillet au soir[7]. Il

La ville rendue.

Meuse, où l'armée française n'eût pu les suivre (*Mémoires de Villars*, tome III, 54-55; *Villars d'après sa correspondance*, tome I, p. 347-348); mais ils savaient que la garnison de Tournay avait été réduite.

1. Ci-dessus, p. 20.

2. Lisez: *juillet*. Il y a une courte relation du siège dans le volume Guerre 2151, sous le nº 293, avec les nouvelles de chaque jour; on doit aussi, outre les *Mémoires de Villars*, voir le *Mercure* de juillet, p. 349-389 et 400-410, la *Gazette*, p. 331-443, *passim*, le *Journal de Verdun*, tome XI, p. 156-160, 218-246, 319-324 et 386-387, la *Gazette d'Amsterdam*, nᵒˢ LIII-LXIV, le recueil de Lamberty, tome V, p. 336-359, le *Journal de Dangeau*, tome XII, p. 464 et suivantes, les *Mémoires de Sourches*, p. 3, 6 et suivantes, les *Mémoires de Feuquière*, tome IV, p. 166 et 351, la *Correspondance de M. Lefebvre d'Orval avec Chamillart et Voysin*, publiée par A. Preuse (1875), p. 34-39, la relation de Bellerive, ci-après, p. 484-486, les *Feldzüge*, p. 76-92, etc. Il y a des estampes dans la collection Hennin, nᵒˢ 7251-7258.

3. Chamlay avait prévu le siège de Tournay et rédigé des instructions en conséquence (vol. Guerre 2471, 6 février); mais Villars ne voulut pas les suivre, ou bien ne le put. Mme de Maintenon attribua son inaction à une réelle impossibilité (recueil Bossange, tome I, p. 422, 443, 444 et 447). Une partie de leur correspondance sur le siège a été publiée dès le dix-huitième siècle, par Soulavie, dans son recueil de *Pièces inédites*, tome I, p. 303-322. Dans ses propres *Mémoires*, p. 57, le maréchal dit que, si l'on avait muni Tournay de farine, les fortifications, réputées les meilleures de l'Europe, eussent eu raison d'assiégeants qui n'avaient ni cavalerie ni fourrages.

4. Le mot *luy* est en interligne, au-dessus d'un *y* biffé.

5. Tome XVII, p. 398; *Dangeau*, p. 457.

6. Ci-dessus, p. 20. Villars se plaignit notamment du manque de subsistances et d'argent, entraînant la désertion, dans ses lettres des 10 et 30 juillet (vol. Guerre 2151, nᵒˢ 183, 184 et 295).

7. Lettres de Villars, 29 juillet (*ibidem*, nº 284), de M. de la Fre-

envoya le chevalier de Rais[1] au Roi, qu'il trouva à Marly[2], et qui dit que la garnison n'étoit que de quatre mille cinq cents hommes, réduite alors à trois mille pour entrer dans la citadelle, qu'il y avoit des brèches de trente toises aux trois attaques, que l'ouvrage à corne[3] des Sept-Fontaines[4] avoit été emporté avec le bastion voisin et le réduit de l'ouvrage, et que l'assaut s'alloit donner par les trois attaques à la fois[5]. On attendoit mieux que cela d'un homme si fraîchement remis à flot par la générosité du maréchal de Boufflers[6], et qui avoit été témoin de si près de sa défense dans Lille[7]. Le chevalier de Rais apprit qu'ils avoient toujours attaqué la citadelle par un côté en même temps que la ville, que la capitulation portoit qu'ils ne la pourroient pas attaquer par la ville, et il assura qu'il y avoit dedans quantité de munitions de guerre, pour trois mois de farines, quelques vaches et cinq cents mou-

zelière (nº 288) et de Surville lui-même, 30 juillet, avec une copie authentique de la capitulation (nºs 291 et 292), qui est imprimée dans le recueil de Lamberty, tome V, p. 336-355; *Gazette,* p. 442-443; *Journal de Dangeau,* tome XIII, p. 1-2. Comme l'argent manqua, Surville fit faire avec sa vaisselle une monnaie obsidionale à son effigie.

1. Joachim-Louis de Retz: tome XVI, p. 368, note 5.

2. Le 1er août: *Dangeau,* tome XIII, p. 1-2; *Sourches,* p. 22-23.

3. Les mots *l'ouvrage à corne* sont en interligne, au-dessus de *le bastion,* biffé.

4. Situé à l'extrémité nord de la ville, à l'opposite de la citadelle, et défendant la sortie des deux bras de l'Escaut.

5. Ces renseignements, que notre auteur prend dans Dangeau, sont confirmés par les nouvelles jointes à une lettre de M. de Broglie du 29 juillet (vol. Guerre 2151, nºs 279 et 280).

6. Tome XVI, p. 283-285.

7. Villars, écrivant à Voysin le 31 juillet (vol. Guerre 2151, nº 301) sur la défense de Tournay, dit qu'elle lui a paru « foible, » et ajoute : « M. le chevalier de Retz ne me promet pas merveilles pour la citadelle, et commence par dire que c'est la plus mauvaise place du monde j'avois été élevé dans l'opinion contraire.... Si le Roi, ou vous, n'avez pas parlé ferme sur la défense de la citadelle, elle ira fort mal. Pour moi, je veux que l'on loue et blâme vivement, et point par rapport aux recommandations de cour. »

tons. Il y avoit aussi six cents invalides, dont la moitié peu en état de bien servir[1]. Le chevalier de[2] Rais étoit arrivé à[3] Marly le jeudi 1er août. Le mardi 6, on y fut extrêmement surpris d'y voir Ravignan entrer chez Mme de Maintenon, où étoit le Roi, mené par Voysin[4], où, quelques moments après, le maréchal de Boufflers fut appelé[5]. Un envoi aussi bizarre excita une grande curiosité. Le desir et le besoin persuadoient qu'il pouvoit être question de paix, d'autant qu'il transpira assez promptement que, depuis la capitulation de la ville, Surville étoit festoyé par les vainqueurs[6], et qu'ils ne devoient faire aucune hostilité jusqu'au retour de Ravignan, fixé au 8 au soir. Enfin on sut le mystère[7] : les ennemis proposoient une suspension d'armes limitée à un temps raisonnablement[8] estimé que la citadelle pourroit se défendre, qui, au bout de ce temps convenu, se rendroit sans être[9] attaquée, et que cependant les deux armées subsisteroient à une certaine distance l'une de l'autre et de la place, sans aucun acte d'hostilité. La proposition parut aussi étrange que nouvelle, et on fut étonné que Ravignan, homme de sens et qui avoit acquis de l'honneur dans Lille, où il avoit été fait maréchal de camp[10], se fût chargé de la venir faire. Une suspension d'armes sans vue de paix, un temps marqué pour rendre une place sans être attaquée parurent des choses inouïes, un desir des ennemis de ménager leur

Voyage bizarre de Ravignan à la cour.

1. C'est encore textuellement ce que dit Dangeau, tome XIII, p. 1-2.
2. Les mots *Ch. de*, écrits en fin de la page 869 du manuscrit, sont répétés au commencement de la page 870.
3. *Le* surchargé en *à*.
4. *Dangeau*, p. 5; récit très circonstancié dans les *Mémoires de Sourches*, tome XII, p. 24-26.
5. Les premières lettres d'*appelé* surchargent *man[dé]*.
6. Il fut en effet invité à dîner par le prince Eugène (vol. Guerre 2151, n° 300).
7. *Journal de Verdun*, p. 246. — 8. Il a écrit : *raisoonablemt*.
9. Les premières lettres d'*estre* surchargent *au[tre]*.
10. Tome XVI, p. 447-448.

peine, leur argent, leurs fourrages, auxquels[1] on ne crut pas devoir consentir, avec le mépris de notre armée, qui, par cette proposition, n'étoit pas estimée en état ni en volonté de rien tenter pour le secours. Surville fut fort blâmé de l'avoir écoutée, et Ravignan de l'avoir apportée, qui fut renvoyé sur-le-champ avec le refus[2]. On crut que la réputation de la place avoit été le motif d'une proposition si extraordinaire. Mesgrigny, le premier ingénieur après Vauban, quoique inférieur en tout[3], avoit bâti cette cita-

1. *Auxquelles* corrigé en *auxquels*.

2. En effet, Ravignan repartit le jour même de son arrivée, 6 août. Il avait apporté une lettre de Surville (vol. Guerre 2152, n° 15) et deux lettres de Villars, des 4 et 5 juillet (n°s 12 et 18). Ce maréchal avait vu d'abord, dans les propositions, des pronostics de paix; à la réflexion, il conseilla au Roi de demander plutôt une suspension d'armes générale. C'est à ce parti qu'on s'arrêta; mais les ennemis refusèrent (minutes de Voysin, n°s 24 et 25; lettre de Villars, 11 août, à laquelle sont joints un billet chiffré de Surville et la copie de la réponse de Marlborough, n°s 45-47).

3. Vauban écrivait un jour à Louvois : « M. de Mesgrigny n'est point fort sur les projets; mais, en récompense, il entend les ouvrages mieux qu'aucun homme du Royaume; il est fort brave homme d'ailleurs et ne manque aucunement d'intelligence.... Son pareil ne se retrouveroit pas » (G. Michel, *Histoire de Vauban*, p. 28). En 1703 (*Nouveaux caractères de la cour de France*, p. 93), il passait pour homme de bon sens et le seul ingénieur qui excellât dans la mine. Mesgrigny fut surtout ulcéré de ce qu'on eût mis au-dessus de lui, à Tournay, un lieutenant général moins ancien, et, dit Saint-Hilaire, il « ne s'empressa point du tout à la défense de sa place, qui lui étoit autant connue qu'elle étoit inconnue à Surville. » Saint-Hilaire ajoute : « Il arriva encore qu'un commissaire des guerres que Surville, pendant le siège de la ville, avoit chargé de faire voiturer une quantité de sacs de blé ou farine, de la ville dans la citadelle, s'acquitta mal de sa commission, et que Mesgrigny, qui avoit une terre près de Tournay, en avoit fait venir les blés d'icelle, de la récolte précédente, dans les greniers de la citadelle. Soit par avarice (car les blés, en cette année, avoient manqué partout, à cause du grand hiver, et étoient extrêmement chers), soit par mécontentement, il les fit passer en sûreté dans la ville pendant qu'elle étoit assiégée : ainsi, Surville, qui apparemment n'en fut pas averti, ou ne songea pas assez à approvisionner la citadelle pendant

delle à plaisir, et comme pour lui, parce qu'il en étoit gouverneur. C'étoit une des places, de toutes celles que le Roi a faites, des meilleures et des plus régulièrement bâties, avec des souterrains excellents partout, et qui surprenoient par leur hauteur et leur étendue, contre-minée sous tous les ouvrages, et jusque sous les courtines [1], ce qui, bien manié, allonge fort un siège, déconcerte les assaillants, qui ne savent où asseoir le pied [2], et qui rebute fort le soldat. Rien n'étoit mieux fondé que la réputation de cette place, rien ne lui fut si inutile que toutes ces admirables précautions pour la conserver, ou pour la vendre du moins chèrement [3]. Elle capitula le 2 septembre, sans avoir essuyé aucun coup de main [4]. Cela parut un prodige inconcevable [5]. Un autre qui ne le fut pas

Citadelle de Tournay rendue, la garnison

qu'il le pouvoit, se trouva, avec une grosse garnison, dans une place qu'il ne connoissoit pas, et avec peu de subsistance. »

1. Il y en a une bonne description dans le *Grand dictionnaire géographique* de Bruzen de la Martinière, un plan dans l'*Histoire militaire du prince Eugène*, et trois dans le *Theatrum Europæum*. Saint-Simon l'avait visitée en 1693 (tome I, p. 279). Allent, dans son *Histoire du corps du génie*, tome I, p. 573-579, a parlé des travaux de Mesgrigny.

2. Cette expression, prise au figuré, ne se trouve pas dans le *Dictionnaire de l'Académie* de 1718.

3. Pendant le siège, Surville fit passer fréquemment de ses nouvelles. Villars, en les transmettant au ministre, les accompagnait de commentaires plutôt désobligeants : voir notamment deux lettres du 17 août, vol. Guerre 2152, nos 69 et 70.

4. La capitulation ne fut signée que le 3 : *Gazette*, p. 442 ; *Gazette d'Amsterdam*, nos LXXI-LXXIII ; *Journal de Dangeau*, p. 27-28 ; *Mémoires de Sourches*, p. 52-53 ; *Villars d'après sa correspondance*, tome I, p. 345-350 ; *Mémoires de Feuquière*, tome IV, p. 38 et 351 ; *Letters and dispatches of Marlborough*, tome IV, p. 585-590 ; *Mémoires du chevalier de Quincy*, tome II, p. 345-347 ; lettres de Villars, 3 et 4 septembre (vol. Guerre 2152, nos 139 et 146), la dernière très dure pour Surville ; lettres de Surville (nos 142 et 143) et de Mesgrigny (no 152) ; original de la capitulation (no 144) ; état des tués et des blessés (no 145).

5. L'auteur des *Mémoires de Sourches* l'explique ainsi (p. 54) : « Le 8 septembre, le comte de Ravignan arriva à la cour, apportant la capitulation de la citadelle de Tournay, qui, certainement, étoit des plus singulières ; mais le marquis de Surville avoit profité du desir que les

moins, c'est que Mesgrigny, qui avoit quatre-vingts ans, et qui, de tout le siège de la ville et de la citadelle, ne sortit presque point de sa chambre, n'eut pas honte de déshonorer sa vieillesse en se donnant aux ennemis, qui donnèrent le gouvernement de la ville au comte d'Albemarle, et conservèrent celui de la citadelle à ce malheureux vieillard[1], qui avoit aidé le maréchal de Boufflers à la défense de Namur, et qui en avoit été fait lieutenant général[2]. Surville vint saluer le Roi, et n'en fut pas mal reçu[3]: autre surprise; mais ce qu'une si molle défense

prisonnière; Mesgrigny se donne aux ennemis et en conserve le gouvernement Surville perdu pour toujours.

généraux ennemis avoient de voir cette affaire finie pour penser à de plus grands desseins, et il avoit tenu bon pour avoir tous les honneurs de la guerre comme on les lui avoit promis, bien résolu, si on les lui refusoit, de faire sauter la citadelle et de sortir pendant la nuit dans la ville, d'égorger la garde d'une des portes, et de se retirer par là, toute sa garnison lui ayant promis d'exécuter un dessein si glorieux, mais en même temps si dangereux. »

1. Dangeau ne parle pas de cette défection, et les *Mémoires de Sourches* (p. 54) la laissent seulement entendre : « On sut par Ravignan que Mesgrigny avoit une entière liberté, et même permission d'aller à Bruxelles, où il étoit marié. » Il ne mourut qu'en 1720, dans sa terre de Saint-Pouenges. Sa femme s'appelait Marie-Catherine de Tenremonde.

2. En 1695 : tomes II, p. 312-313 et 331-332, et XVI, p. 488.

3. Le 15 septembre (*Sourches*, p. 67). La raison de sa bonne réception par le Roi vint sans doute de ce que la capitulation, en somme, parut plutôt honorable et avantageuse (*ibidem*, p. 54). Cependant voici ce qu'en disent les *Mémoires de Saint-Hilaire*, dans le manuscrit que M. Lecestre suit pour l'édition qui se fait actuellement : « La capitulation militaire fut assez extraordinaire en ce que les généraux des alliés exigèrent que tous les officiers généraux et autres seroient faits prisonniers de guerre, et qu'on ne laisseroit à la garnison que leurs épées et bagages, et qu'elle seroit échangée dans l'espace de quinze jours, qualité par qualité, homme pour homme, contre autant de leurs troupes que nous avions faits prisonniers de guerre, tant à Warneton qu'en d'autres endroits en Flandres ; que, provisionnellement, cette garnison seroit conduite en toute sûreté à Douay, sans pouvoir servir dans nos troupes jusqu'à l'échange, et qu'en attendant qu'il fût fait, le marquis de Surville et les autres officiers de la garnison resteroient en otage à Tournay. A quoi l'on ajouta qu'en cas qu'il ne se trouveroit pas, parmi les prisonniers des ennemis, des officiers généraux du rang

lui devoit coûter, et en un temps où il étoit si important d'amuser longtemps les ennemis devant[1] la place, si on ne la pouvoit sauver, il le reçut de son indiscrétion, qui l'avoit déjà coulé à fonds une fois[2]. Il avoit mangé plusieurs fois avec le prince Eugène et le duc de Marlborough entre les deux sièges et après la dernière capitulation. On y parla du maréchal de Villars, qui prétendit y avoir été maltraité, et que Surville, ou complaisant, ou en pointe de vin[3], ne l'avoit pas ménagé. Surville aussi étoit blessé contre le maréchal de n'avoir pas fait la moindre démonstration pour son secours[4] : en sorte que les plaintes furent vives de part et d'autre. Surville pourtant, ne se sentant pas le plus fort, voulut capituler ; mais il trouva un homme aisé à prendre le montant[5], et qui, plein de sa fortune, ne pardonnoit point. Outre ce point de Villars, on répandit que les deux généraux ennemis parlèrent à Surville, et à table, des dernières conditions de paix qui firent rompre Torcy à la Haye[6], et qu'ils dirent qu'on n'auroit jamais osé proposer au Roi de procurer lui-même, par la force, la destitution du roi d'Espagne, comme une chose qui étoit contre la nature et contre toute bienséance[7], si un de

de ceux qui étoient dans la citadelle, pour faire un remplacement égal, on permettroit néanmoins à ceux de France d'y aller, à condition de ne pas servir jusqu'au remplacement. » Comparez Sautai, *la Bataille de Malplaquet* (1904), p. 18-20, 28, 29, 32 et 33.

1. L'initiale de *devant* surcharge un *a*.

2. Tomes XIII, p. 118-121, XIV, p. 117-118, et XVI, p. 283-285.

3. « On dit *être en pointe de vin,* pour dire avoir de la gaieté à cause qu'on a bu un peu plus qu'à l'ordinaire » (*Académie,* 1718).

4. Villars raconte qu'il partait pour secourir la ville assiégée quand Retz passa au camp pour lui apprendre la capitulation, et qu'il dut protester contre les critiques de cet aide de camp sur la valeur d'une place que le grand Condé, en son vivant, mettait au-dessus de tout. Il fit alors recommander de bien munir la citadelle, et ne pardonna jamais à Surville sa reddition sans défense.

5. Expression déjà relevée dans notre tome XI, p. 54, et employée dans les *Écrits inédits,* tome VI, p. 392.

6. Tome XVII, p. 346-347 et 401-402. — 7. *Ibidem,* p. 606.

ses principaux ministres, désignant[1] Chamillart, et dont le nom enfin leur échappa, ne leur en eût donné la hardiesse en écrivant au duc de Marlborough, qui en avoit encore la lettre, que, dès qu'il ne s'agiroit que du retour du roi d'Espagne, cet article n'arrêteroit pas la paix, et qu'il ne craignoit pas, en l'avançant de la sorte, d'être désavoué du Roi[2]. Ce propos fit grand bruit, et fut extrêmement relevé par les ennemis du malheureux ex-ministre[3]. Je lui demandai depuis si cela avoit quelque fondement: il m'assura que, longtemps avant de sortir de place, il ne s'étoit plus mêlé de la paix, et que, pour cette lettre, rien n'étoit plus faux ni plus absurde. Cela ne laissa pas d'exciter contre lui des murmures désagréables. Pour Surville, il demeura perdu sans retour[4]: il s'enterra chez lui, en Picardie, fort mal à son aise d'ailleurs, et on ne le vit presque plus[5].

Calomnie sur Chamillart.

1. *Designans* corrigé en *designants*.

2. C'est évidemment une allusion aux pourparlers secrets de 1708 et 1709 sur lesquels A. Legrelle a publié en 1893 la brochure : *Une négociation inconnue entre Berwick et Marlborough.*

3. Nous avons déjà eu la même expression dans le tome XVII, p. 471. Ici : *Exministre.*

4. C'est vainement qu'en mai 1715, Mme de Surville écrira à Mme de Maintenon pour solliciter en faveur de son mari la lieutenance générale de Franche-Comté (recueil de la Beaumelle, tome VIII des *Lettres*, p. 173-174).

5. *Lettres de la marquise d'Huxelles*, éd. Barthélemy, p. 125-126. — En dehors des *Mémoires de Villars* et des documents que son éditeur moderne y a joints, il faut voir, sur cet événement qui coûta à la France, avec une ville importante, deux officiers généraux du premier rang, les nouveaux éclaircissements que le lieutenant Sautai a produits en parlant, dans *la Manœuvre de Denain* (1903), p. 51-65, d'un personnage non militaire, le conseiller Lefebvre d'Orval. Comme notre auteur le dira plus loin de Mons, Surville était entré dans une ville épuisée par les rigueurs de l'hiver de 1709 : pas un sol d'argent, point de crédit, aucune ressource chez les habitants, point de blés, de farines, de viandes, ni sèches ni salées. Le conseiller, qui avait fait le possible pour remédier à cet état de choses, ayant été envoyé, après la prise de la ville, vers Villars et à la cour, où on lui donna une gratification de vingt mille livres, défendit courageusement Surville, et, de même, quand la citadelle fut tombée,

Digne conduite de Beauvau*, évêque de Tournay.

Beauvau, qui, de Bayonne, avoit passé à l'évêché de Tournay[1], fit merveilles de sa personne pendant le siège, et de sa bourse autant et plus qu'elle se put étendre[2]. Il offrit même à Surville de prendre l'argenterie des églises[3]. Il n'imita pas Monsieur de Fréjus[4] : il refusa nettement de chanter le *Te Deum*, dont il fut pressé avec toutes les caresses possible[5], encore plus de prêter serment, et partit le matin du jour du *Te Deum*, et avant l'heure de le chanter[6]. Le Roi le reçut très bien, et l'entretint seul trois quarts d'heure[7]. C'est le même qu'il fit archevêque de Toulouse, qui passa après à Narbonne, et qui eut l'Ordre, avec son frère[8], à la grand promotion de Monsieur le Duc, en 1724[9]. Le rare est qu'il fut beaucoup mieux traité sur les choses de la religion par le duc de Marlborough[10] que par le prince Eugène[11].

On avoit été surpris qu'ils eussent préféré de s'attacher à ce grand siège, à tâcher de pénétrer du côté de la mer. Villars, à la vérité, s'étoit avantageusement posté à l'ou-

il rejeta la responsabilité sur le commissaire qui, chargé de la munir, n'avait pas fait son devoir. Ce fut aussi le sentiment de Saint-Hilaire.

1. En 1707 (tome XVI, p. 295-296).

2. On peut voir, à ce sujet, les témoignages non suspects de la *Gazette d'Amsterdam*, nº LVIII et Extr. LVI et LXIV.

3. On n'en arriva pas à cette extrémité; mais nous avons vu ci-dessus, p. 142, que Surville fit convertir sa propre vaisselle d'argent en monnaie obsidionale.

4. Lors de l'invasion en Provence : tome XV, p. 195 et 525-534.

5. Il y a bien *possible*, au singulier, dans le manuscrit.

6. *Journal de Dangeau*, tome XIII, p. 6; *Mémoires de Sourches*, tome XII, p. 26, note. Le chapitre de Lille, se substituant à lui, avait ordonné, le 3 juillet, des prières publiques pour la victoire des alliés et la paix (*Gazette d'Amsterdam*, Extr. LXVI). Voyez la *Correspondance de Fénelon*, tome I, p. 320-321 et 330.

7. *Dangeau*, p. 6; *Sourches*, p. 26.

8. Ci-après, Additions et corrections.

9. Saint-Simon a écrit, par erreur : *1624*. — M. de Beauvau fut nommé à l'archevêché de Toulouse en 1713, et passa à Narbonne en 1719.

10. Ici encore, *Marlboroug*. — 11. *Dangeau*, p. 6.

* Ici, *Bauveau*, et *Beauveau* dans le texte.

verture de la campagne pour les en empêcher[1]; mais il n'auroit pu parer les diverses façons de le tourner, et, au pis aller, s'ils eussent voulu, le forcer à un combat. Les uns jugèrent que, plus soigneux de s'avancer solidement et commodément par les facilités que leur apportoient ces grandes conquêtes, que de se hâter de pénétrer en se laissant des derrières contraignants[2], ils avoient préféré les grands sièges pour se porter plus sûrement et plus durablement en avant. D'autres, plus flatteurs et plus occupés de faire leur cour que des raisonnements justes, prétendoient que les Hollandois, qu'on s'opiniâtroit à se vouloir figurer desireux de la paix, s'étoient opposés aux desseins du côté de la mer, et emporté[3] celui de Tournay pour amuser le temps de la campagne par quelque chose d'utile et de spécieux, mais moins dangereux pour la France, et couler ainsi l'été jusqu'au temps de remettre les négociations sur le tapis, que le poids des dépenses pourroit[4] rendre plus faciles de la part de l'Empereur et de l'Angleterre[5]. On s'endormoit ainsi à la cour sur ces idées trompeuses; elle tâchoit de les inspirer aux différentes parties de l'État, moins soigneuse des affaires que de fermer les bouches par persuasion ou par terreur. Le Roi s'expliquoit souvent sur ce qu'il appeloit les dis-

1. Sur la disposition de l'armée au début des opérations, on peut voir les *Mémoires de Villars*, tome III, p. 41-43, la *Gazette*, p. 311, 323-324 et 331, le *Mercure* de juin, p. 366-379, la *Gazette d'Amsterdam*, n° LVI. Le chevalier de Bellerive, comme on le verra ci-après, p. 483, a fait la critique de cette campagne comparée à celle de Vendôme en 1707. La correspondance de Villars avec Mme de Maintenon, publiée en 1809 par Soulavie, dans le tome Ier des *Pièces inédites sur les règnes de Louis XIV et de Louis XV*, p. 303-322, a été utilisée plus complètement, de notre temps, par M. le marquis de Vogüé.

2. Tome VII, p. 264. — 3. Et avaient emporté.

4. Saint-Simon, ayant corrigé *les* en *le* avant *poids*, a cependant laissé *pourroient* au pluriel.

5. Le lieutenant Sautai a cité (p. 16-17) un passage des *Mémoires de Goslinga* expliquant comment et pourquoi Eugène fit préférer Tournay à Ypres. Voyez ci-dessus, p. 141, note 7.

coureurs, et on devenoit coupable d'un crime sensible, quelque bonne intention qu'on eût en parlant, sitôt qu'on s'écartoit un peu de la fadeur de la *Gazette de France*[1], et de celle[2] des bas courtisans.

Boufflers s'offre d'aller seconder

Sur la fin du siège de la citadelle de Tournay, Boufflers sentit l'étrange poids des affaires de Flandres, et

1. La *Gazette*, fondée en 1631 (le premier numéro est du 30 mai) par Théophraste Renaudot, avec l'appui du cardinal de Richelieu, et à l'imitation de ce qui existait déjà dans divers autres pays, paraissait une fois par semaine, le samedi, d'abord sur quatre pages petit in-4°, puis, dès 1632, en deux parties, sur huit et douze pages. Ses Extraordinaires, qui contiennent soit des pièces officielles, soit la relation d'un événement particulier, et qui s'intercalent, comme numérotage, avec les Ordinaires, commencèrent à partir de 1634. C'est seulement en 1762 que fut pris officiellement le titre de *Gazette de France*, quoique employé dès l'origine, dans le langage courant, pour la distinguer des gazettes étrangères. Vendue, selon les temps, depuis six deniers jusqu'à quatre ou cinq sols (Loret, *Muse historique*, tome II, p. 127), elle finit par rapporter de huit à douze mille livres au directeur qui en avait le privilège, créé en 1635 (*Mémoires de Luynes*, tomes II, p. 401, et IX, p. 338). Richelieu, comprenant l'influence qu'elle pourrait avoir, non seulement la patronna et lui fournit des nouvelles, mais y fit insérer des articles de sa propre façon, et s'en servit pour répandre des informations vraies ou fausses dans le public; Louis XIII lui-même ne dédaignait pas d'y collaborer. Comme Richelieu, Mazarin, puis Louvois, Pontchartrain, et leurs successeurs eurent toujours la haute main sur la *Gazette*, et ils n'y laissaient insérer que les nouvelles qu'ils jugeaient pouvoir être divulguées. Camille Rousset a cité, dans son *Histoire de Louvois*, une curieuse lettre du 14 juillet 1674 (vol. Guerre 405, n° 195), où Vauban écrivait ceci : « Je veux bien que la *Gazette* soit sincère; mais il n'est pas défendu, en matière de gazette, d'orner une bonne nouvelle, non plus que d'en adoucir une mauvaise. Enfin je voudrois un gazetier qui fût capable de tourner en ridicule, mais bien à propos, celles de Hollande et de Bruxelles, sur l'infinité d'hyperboles qu'ils nous débitent.... Je sais que vous traitez la *Gazette* de bagatelle; mais ils n'en font pas de même, et je crois qu'ils ont raison, car, après tout, elle a pouvoir sur la réputation, et ceux qui ne voient pas ce qui se passe sur les lieux ne peuvent guère juger de nos actions que par là. » Comme notre auteur, celui des *Mémoires de Sourches* (tome XIII, p. 277) reproche à la *Gazette* d'être peu fertile ou intéressante en nouvelles. Sous ce rapport, les feuilles de Hollande valaient beaucoup mieux.

2. *Celle* est en interligne, au-dessus de *fadeur*, biffé; mais Saint-Simon a oublié d'effacer l'article *la* placé devant ce substantif.

Villars sans commandement : remercié, puis accepté.

s'inquiéta de ce qu'un seul homme en étoit chargé, qui, mis hors de combat par maladie ou par quelque autre accident, ne pourroit être remplacé à l'instant, et dans des circonstances si pressantes et si critiques. Pénétré de ce danger, il en parla au Roi, lui dit qu'il voyoit que tout se disposoit à une bataille, lui représenta[1] le péril de son armée, si, par un accident arrivé à Villars, elle tomboit dans une anarchie[2] dans des moments si décisifs ; tout de suite, il s'offrit de l'aller seconder, d'oublier tout pour lui obéir, n'être que son soulagement, et rien dans l'armée que par lui, et à portée seulement de le suppléer en cas d'accident à sa personne. Pour comprendre la grandeur de ce trait digne de ces Romains les plus illustres des temps de la plus pure vertu de leur République[3], je m'arrêterai ici un moment. Boufflers, au comble des honneurs, de la gloire, de la confiance, n'avoit qu'à demeurer en repos, à[4] jouir d'un état si radieux avec une santé qui ne lui avoit pas permis de commander l'armée[5]. Il étoit parvenu, avec réputation, à être chevalier de l'Ordre et de la Toison d'or, colonel, puis capitaine des gardes, et avoit justement sur le cœur d'avoir été forcé de quitter la première charge pour l'autre[6]. Maréchal de France, duc et pair, gouverneur de Flandres, la survivance pour son fils, maître[7] et modérateur de Paris[8], avec les entrées de premier gentilhomme de la chambre, la privance et la confiance du Roi et de Mme de Maintenon, et la tutelle du

1. Le manuscrit porte : *reprenta.*
2. « État déréglé, sans chef et sans aucune sorte de gouvernement » (*Académie,* 1718).
3. Mme de Maintenon elle-même qualifiait alors Boufflers de « notre Romain ».
4. Au-dessus d'*à,* il a mis un *d* en interligne.
5. Tout ce qui précède, depuis *avec,* a été ajouté en interligne et sur la marge, avec un signe de renvoi.
6. Déjà dit plusieurs fois.
7. Les six derniers mots, depuis *la,* sont en interligne, au-dessus d'un premier *maistre,* biffé.
8. Ci-dessus, p. 136.

ministre de la guerre [1], la gloire qu'il avoit acquise forçoit l'esprit à applaudir à une si grande fortune, sa générosité, son désintéressement, sa modestie, engageoit les cœurs à s'y complaire. Très bien avec Monseigneur et avec Mgr le duc de Bourgogne, il n'y avoit prince du sang, même bâtards, ministres, ni seigneurs, qui ne fussent obligés de compter avec lui ; et lui, au delà des grâces, des honneurs, des récompenses, et de toute espèce de lustre, il s'offroit d'aller compter avec un homme avantageux [2], tout personnel, jaloux de tout, sans principes, accoutumé à tout gain, à usurper la réputation d'autrui, à faire siens les [3] conseils et les actions heureuses, et à jeter aux autres tous mauvais succès et ses propres fautes [4]. Le comble est que Boufflers ne l'ignoroit pas, qu'il connoissoit l'impudence de sa hardiesse, l'art de ses discours, le foible pour lui du Roi et de Mme de Maintenon, et que c'étoit sous un tel homme, son cadet à la guerre de si loin, maréchal de France près de dix ans après lui, et dans son propre gouvernement où il venoit de défendre Lille [5], qu'il alloit se mettre à sa merci pour le bien de l'État [6], et exposer une réputation si grande, si pure, si justement acquise, à la certitude de l'envie, et à l'incertitude des succès, même dans la main d'un autre. Boufflers vit tout cela, il le sentit dans toute son étendue ; mais tout disparut devant lui à la lueur du bien de l'État : il pressa le Roi, et le Roi, qui n'en voyoit pas tant, bien moins encore la magnanimité d'un pareil offre [7], le loua, le remercia, et ne crut pas en avoir besoin, sans en sen-

1. Tome XVII, p. 468, et ci-dessus, p. 136.

2. Même sens que dans notre tome XV, p. 112. — 3. *Ses* corrigé en *les*.

4. A l'appui de ce portrait de Villars, bien souvent répété par notre auteur, voyez des vers imprimés dans le *Nouveau siècle de Louis XIV*, tome III, p. 351.

5. Ces six derniers mots ont été ajoutés en interligne.

6. Fût-ce comme vivandier (*Œuvres choisies de Bertin du Rocheret*, p. 208).

7. On a déjà eu *offre* masculin dans le tome XIV, p. 309

tir le prix[1]. Dix ou douze jours après, Boufflers n'y pensant plus, le Roi fit des réflexions, l'envoya chercher, et le fit entrer par les derrières : ce fut pour lui dire qu'il lui feroit plaisir d'aller en son armée de Flandres en la manière qu'il le lui avoit offert[2]. Le maréchal, qui, pour la première fois de sa vie, se trouvoit attaqué d'une goutte douloureuse, et qui avoit eu peine à se traîner jusque dans le cabinet du Roi, lui réitéra tout ce qu'il lui avoit dit la première fois sur la conduite qu'il se proposoit de garder religieusement avec Villars, prit ses derniers ordres, s'en alla à Paris, et partit le lendemain lundi, 2 septembre, pour aller trouver le maréchal de Villars[3], c'est-à-dire le jour même que la citadelle de Tournay se rendit. On fut vingt-quatre heures à le savoir parti sans en deviner la cause[4] : l'affolement de la paix étoit à un point qu'on crut qu'il étoit allé moins pour la négocier que pour la conclure[5]. La surprise ne fut pas moins

1. Comparez *Villars d'après sa correspondance*, tome I, p. 348.

2. Dangeau note ceci le 1er septembre (p. 25) : « Le Roi fut enfermé l'après-dînée avec M. de Boufflers, qui étoit entré par les cabinets de derrière, et qui fut longtemps avec lui. » Mme de Maintenon, en annonçant le départ du maréchal à Mme des Ursins, reconnut qu'il se sacrifiait aux besoins du pays (recueil Bossange, tome I, p. 457; recueil Geffroy, tome II, p. 186, 196 et 223).

3. *Dangeau*, p. 26 ; *Sourches*, p. 51-52. Ces deux journaux disent que Villars avait prié qu'on lui envoyât un second pour l'aider, et lui-même raconte qu'il avait demandé Monsieur le Duc, comme prince ayant fait ses preuves; mais cela semble contredit par la lettre que le ministre Voysin adressa à Villars le 1er septembre (vol. Guerre 2152, no 132) pour lui apprendre la décision du Roi, l'arrivée imminente de Boufflers et la situation respective qu'ils auraient vis-à-vis l'un de l'autre, situation qu'il tint encore à préciser par écrit à Boufflers lui-même (no 138).

4. D'après nos deux journaux, on sut le soir même sa destination.

5. On persistait surtout à croire que les Hollandais n'aspiraient qu'à la paix (*Sourches*, tome XII, p. 13 et 84). Il fallut que Mme de Maintenon protestât contre ces bruits dans une lettre à Mme des Ursins)recueil Bossange, tome I, p. 472); mais Desmaretz continua à insister en ce sens auprès du Roi (*Contrôleurs généraux*, tome III, p. 603). Voyez ci-dessus, p. 21 et 151.

grande à l'armée[1], où il fut annoncé par un courrier dépêché exprès douze ou quinze heures avant son arrivée. La même contagion saisit aussi l'armée ; elle n'imagina que la paix. Villars le reçut avec[2] un air de joie et de respect, le[3] pourvut de chevaux et de domestiques, et lui communiqua d'abord tous ses projets. Boufflers fut à peine[4] tiré de sa voiture, tant la goutte s'étoit augmentée, qui néanmoins ne le tint pas longtemps dans sa chambre[5]. Villars voulut recevoir le mot de lui, au moins qu'il le donnât ; après bien des compliments, ils le firent donner par le lieutenant général de jour, à qui, de concert, ils expliquèrent l'ordre à donner à l'armée, et, depuis, Villars donna toujours le mot et l'ordre[6], et Boufflers ne fit plus la façon de vouloir les recevoir de lui. Le concert et l'intelligence fut parfaite entre eux : l'un, avec des manières de confiance et des égards toujours poussés au respect ; l'autre, sans cesse soigneux d'admirer, de tout faire valoir, de tout déférer, et, s'il avoit quelque avis à ajouter ou quelque observation à présenter, c'étoit toujours avec les ménagements d'un subalterne[7] honoré de la confiance de son supérieur ; du reste, appliqué à éviter et à refuser[8] les hommages de l'armée, qui se portoient tous vers lui, à ne se mêler immédiatement de rien, à ne se charger de quoi ce fût, et à n'être rien qu'auprès du maréchal de Villars, et encore tête à tête et avec toutes les mesures

Conduite des deux maréchaux ensemble.

1. Le chevalier de Quincy a consigné dans ses *Mémoires* (tome II, p. 349-350) le souvenir de la surprise que causa cette arrivée inattendue, « action de bon citoyen, digne d'un ancien Romain. »

2. *Avec* est répété deux fois, en fin de ligne et au commencement de la ligne suivante.

3. Avant *le*, il a biffé un *et*. — 4. A grand'peine, acception non admise.

5. Le lendemain de son départ, il écrivit d'Arras (vol. Guerre 2152, n° 140) qu'il lui avait fallu, en partant de Paris, se faire porter dans sa berline, ne pouvant poser le pied droit à terre, mais que le voyage l'avait guéri.

6. Sur la distinction entre *mot* et *ordre*, voyez Additions et corrections.

7. *Subaltere* corrigé en *subalterne*.

8. Ces cinq derniers mots ont été ajoutés en interligne après coud.

qui[1] viennent d'être rapportées, dont il ne se départit jamais[2]. De cette conduite réciproque[3] personne ne put juger de ce que Villars pensa de se voir tomber tout à coup un tel second qu'il n'avoit point demandé, s'il en fut peiné, s'il s'en trouva contraint, si, dans l'angoisse des affaires, il fut bien aise d'être doublé, si sa vanité, satisfaite de conserver le généralat[4] dans son entier, en présence d'un maître à tous égards, la lui rendit agréable : en un mot, rien ne s'en put démêler. Quoi qu'il en fût[5], ces deux généraux n'en firent qu'un seul : Boufflers, fidèle à sa résolution, en garde contre l'air de censeur, donna dans tout ce que Villars voulut, sans y former la moindre résistance, et avec une bonne grâce qui dut l'élargir[6]. L'armée ennemie marcha vers Mons incontinent après la prise de la citadelle de Tournay[7]. Villars rappela tous les corps qu'il avoit détachés, et le roi d'Angleterre, qui, sous l'*incognito* et le nom de chevalier de Saint-George, faisoit la campagne volontaire comme l'année précédente[8],

Roi Jacques d'Angleterre.

1. *Que* corrigé en *qui*.

2. La lettre de Boufflers au ministre, sur la réception que lui avait faite Villars, avec copie des lettres que les deux maréchaux avaient échangées, se trouve dans le volume Guerre 2152, nos 148-150. L'annotateur des *Mémoires de Sourches* a reproduit (p. 55) les premières paroles que Boufflers adressa, dit-il, à Villars.

3. Saint-Simon a écrit : *reiproque*, par mégarde.

4. Le *Dictionnaire de l'Académie* de 1718 dit que le titre de *général* ne s'applique qu'à un commandant d'armée ou de corps d'armée, et que *généralat* est la dignité de général, en remarquant toutefois que ce terme désigne plus ordinairement l'emploi de supérieur d'un ordre religieux.

5. *Fust* surcharge *soit*.

6. Le mettre à l'aise, sens non donné par les dictionnaires.

7. Ci-dessus, p. 146. Dans le courant de juillet, un contrôleur des fortifications à Mons, qui avait formé le projet de livrer cette place aux ennemis, fut pendu (vol. Guerre 2135, no 441 ; *Sourches*, p. 354 ; *Gazette d'Amsterdam*, no LVIII).

8. Au printemps, se croyant chassé de France par la paix, il avait pensé à se retirer en Suisse ou à accepter l'hospitalité de Charles XII (*Sourches*, tome XI, p. 331, note 2 ; lettre de Mme des Ursins, recueil Bossange,

accourut avec un reste de fièvre et sans consulter ses forces : il avoit été obligé de s'éloigner un peu de l'armée par une fièvre violente[1] ; mais il ne voulut pas consulter sa santé ni sa foiblesse en[2] des moments si précieux à la guerre[3]. Il y avoit dans Mons peu de troupes et peu de vivres[4] : l'électeur de Bavière[5] en sortit, s'arrêta peu à Maubeuge, et s'en alla à Compiègne[6]. La garnison de la citadelle de Tournay[7], quoique prisonnière de guerre, fut conduite à Condé. Les ennemis lui laissèrent ses armes et son bagage, et firent à Surville la galanterie de deux pièces de canon. Elle[8] étoit encore de trois mille hommes, et destinée pour échange de leurs prisonniers faits à Warneton[9] et ailleurs. Surville et Ravignan eurent leur liberté, mais à condition que, si nous faisions des prisonniers de leur grade, on leur en rendroit deux sans échange[10].

Mons fort mal pourvu. Électeur de Bavière à Compiègne.

Campagne d'Allemagne.

Ce qui termina de bonne heure la campagne du Rhin[11] est trop important pour ne pas couper celle de Flandres afin de rapporter cet événement dans son ordre. Rien de

tome IV, p. 288). La guerre recommençant, on l'a envoyé en juin à l'armée de Flandre, pour s'en débarrasser, avec un fort petit équipage, et Mme de Maintenon l'a recommandé au maréchal de Villars (*Villars d'après sa correspondance*, tome I, p. 331 et 337-338; *Dangeau*, tome XII, p. 434; *Mercure* de juin, 1re partie, p. 354).

1. Nous en verrons le témoignage à Malplaquet.

2. *En* surcharge *dans*, effacé du doigt.

3. Notre auteur a déjà dit (tome XVI, p. 132) combien le prince s'était fait aimer par son application et sa bonne humeur; voyez aussi les *Mémoires du chevalier de Quincy*, tome II, p. 343.

4. On verra ci-après, p. 199, le siège et la prise de cette ville. Il y en a un plan dans l'*Histoire militaire du prince Eugène*, tome II, p. 287.

5. Ici encore, *Bavieres*. — Son ministre Bergeyck resta dans la ville.

6. *Dangeau*, tome XIII, p. 28 et 32; *Sourches*, tome XII, p. 56. Ci-après, p. 221.

7. Ci-dessus, p. 146. — 8. *Elle* surcharge un autre mot.

9. Ici, *Varneton*.

10. Tout ce passage est textuellement pris à Dangeau, p. 30; comparez les *Mémoires de Sourches*, p. 54, et le passage des *Mémoires de Saint-Hilaire* cité ci-dessus, p. 147, note 3.

11. Tome XVII, p. 397-398.

plus insipide que cette campagne jusqu'à la mi-août : les armées, séparées par le Rhin, se contentoient de subsister[1]. Harcourt laissa Saint-Frémond à Haguenau garder[2] nos lignes de Lauterbourg[3], et passa le Rhin les premiers jours d'août[4], sur un pont qu'il dressa à Altenheim[5], pour faire subsister ses troupes aux dépens de l'ennemi, qui s'étoit toujours tenu tranquille jusqu'alors derrière ses lignes de Dourlach[6], et qui se contenta, sur le passage du duc d'Harcourt, de garnir les gorges des montagnes pour l'empêcher de pénétrer. Le duc d'Hannover, celui qui fut fait électeur, et qui a succédé à la reine Anne à la couronne d'Angleterre[7], père de celui qui y règne aujourd'hui[8], devoit commander l'armée impériale. Il n'y arriva que vers le 15 août : il fit aussitôt passer le Rhin à son armée, qu'il mena camper auprès de Landau : sur quoi, M. d'Harcourt repassa le Rhin sur le pont de Strasbourg, et se mit derrière ses lignes[9]. Il se mûrissoit cependant un dessein Projet sur la

1. Sur cette campagne du Rhin, on peut voir l'*Histoire militaire* de Quincy, tome VI, p. 219 et suivantes, les *Mémoires de Saint-Hilaire*, tome IV, p. 218-223, les *Mémoires militaires*, tome IX, p. 215-219, 230-233 et 459-461, les *Feldzüge des Prinzen Eugen*, tome XI, p. 118 et suivantes. Harcourt manquait de tout, surtout de vivres, et son camp fut inondé dans le courant de juin (*Mémoires de Sourches*, tome XI, p. 364). Bien des gens, comme le duc du Maine (notre tome XVII, p. 601), pensaient qu'il eût mieux valu garder ce maréchal au Conseil. On peut comparer, dans le volume Guerre 2163, un mémoire sur ce qu'aurait dû être la campagne du Rhin.

2. L'initiale de *garder* surcharge une lettre illisible.

3. Barrière devenue presque infranchissable par de nouveaux retranchements, des redoutes et des abatis d'arbres dans la montagne (*Mémoires militaires*, p. 214).

4. *Dangeau*, tome XIII, p. 3. — 5. Tome X, p. 331.

6. Siège du marquisat d'une des branches de la maison de Bade, situé au pied des montagnes, à deux lieues du Rhin.

7. Georges-Louis de Brunswick-Hanovre : tome II, p. 251.

8. Georges II : tome XVII, p. 19.

9. *Dangeau*, p. 14; *Gazette*, p. 417-418; *Gazette d'Amsterdam*, Extr. LXXXIII; *Mémoires militaires*, tome IX, p. 276, etc.; lettre du maréchal à Desmaretz, carton G[7] 543[1]; ses lettres à M. le duc du Maine,

Franche-Comté. Conspiration dans cette province découverte.

vaste, conçu, ou pour[1] le moins nourri en Lorraine, comme la suite de la découverte ne permit pas d'en douter[2], qui n'alloit à rien moins qu'à porter l'État par terre par le côté le moins soupçonné[3]. Mme de Lillebonne avoit une belle et grande terre à l'extrémité de la Franche-Comté[4]; dans cette terre se tramoit par le bailli, par des curés, et par les officiers de Mme de Lillebonne, une conspiration qui, sous ces chefs, se répandit dans la province, et y entraîna beaucoup de gens principaux des trois ordres, gagna des membres du parlement de Besançon[5], avoit pris ses mesures pour égorger la garnison de cette place, s'en rendre maîtres, d'en faire autant de quelques autres, et de faire révolter la province en faveur de l'Empereur comme étant un fief et un domaine ancien de l'Empire[6].

que M. Hyrvoix de Landosle vient de publier dans la *Revue des Questions historiques* d'octobre 1904.

1. L'abréviation p^r surcharge un *d*. — 2. Ci-après, p. 169 et suivantes.

3. Le récit de cette conspiration a été fait plus ou moins longuement dans l'*Histoire de la réunion de la Franche-Comté*, par feu M. de Piépape, tome II, p. 452, dans *Neuchâtel et la politique prussienne en Franche-Comté*, p. 82-102, par M. Émile Bourgeois, et par M. A. Boussey, dans *la Franche-Comté sous Louis XIV* (1891), p. 270-325; les correspondances sont dans les volumes 2168 et 2183 du Dépôt de la guerre et *France* 1581 du Dépôt des affaires étrangères. Le *Journal de Verdun*, tome XI, p. 153, 183-184 et 286-294, résuma ou réunit les articles des gazettes étrangères.

4. La terre de Belvoir, dép. Doubs, arr. Baume-les-Dames, cant. Clerval. La princesse avait en outre la Villette, l'Abergement, Motay, Port-Aubert, Rahon, Tavaux, Châtillon, Fougerolles, Champlitte en partie, etc.

5. Ce parlement, transféré de Dôle à Besançon après la conquête de 1674, comptait en 1701 un premier président, six présidents, quarante-cinq conseillers et huit chevaliers d'honneur. Son historien, le conseiller Estignard, ne parle point d'aucune complicité dans les affaires de 1709 (tome II, p. 152-155); d'ailleurs, pas un des magistrats n'y fut inculpé, ou du moins poursuivi sérieusement.

6. Ce n'était pas en faveur de l'Empereur, mais au profit du roi de Prusse, nouvellement investi de la principauté de Neuchâtel (tome XV, p. 133-144), que la révolte devait se produire. Depuis 1707, ce prince étudiait le moyen de pénétrer en Franche-Comté pour en revendiquer tout ou partie comme ancienne terre d'Empire lorsqu'on

Le voisinage si proche de la Suisse et du Rhin, qui se traversoit aisément en de petits bateaux qu'on appelle des vedelins[1], facilitoit le commerce entre les Impériaux et les conspirateurs, et les gens de Mme de Lillebonne faisoient toutes les allées et venues. Un perruquier dont le grand-père avoit servi utilement à la seconde conquête de la Franche-Comté[2] fut sondé, puis admis dans le complot : il en avertit le Guerchoys, qui, de l'intendance d'Alençon, avoit passé à celle de Besançon[3], mon ami très particulier comme on l'a vu ailleurs[4], et de qui j'ai su ce que je rapporte[5]. Le Guerchoys l'écouta, et lui ordonna de continuer avec les conspirateurs pour être en état de

viendrait à traiter de la paix. Cependant on trouve au Dépôt des affaires étrangères, vol. *France* 1581, fol. 231-234, et dans le recueil de Lamberty, tome V, p. 277-286, un placard imprimé avec ce titre : *Mémoires pour la Franche-Comté à ce qu'il plaise à S. M. I., au corps de l'Empire et à leurs hauts alliés de délivrer cette province de la domination françoise.*

1. Tome II, p. 143. Gourville a parlé des vedelins dans ses *Mémoires*, tome I, p. 205, ainsi que Pellisson dans ses *Lettres historiques*, tome II, p. 15, et que la *Gazette* de 1676, p. 529 et 540; voyez aussi l'*Intermédiaire des chercheurs* du 25 novembre 1881. Le mot manque dans le *Dictionnaire général* d'Hatzfeld.

2. M. Bourgeois ne parle pas d'un perruquier, mais bien, d'après les documents des Affaires étrangères, vol. *Suisse* 180 et 190, d'un nommé Braconier, ancien officier au service d'Angleterre, qui était en relations suivies avec l'ambassadeur anglais en Suisse, avec le duc de Hanovre, l'agent prussien Saint-Saphorin, etc., et qu'on avait chargé, pour sa part, de surprendre le fort de Joux, Salins et Auxonne. Jugeant l'entreprise trop périlleuse, il trouva plus avantageux de la dévoiler à l'intendant moyennant une pension et un brevet de colonel réformé.

3. Il est arrivé à Besançon en juin 1708. Depuis quelques mois, il connaît les menées qui se trament dans la province; en mai 1709, on a arrêté un nommé Lorillard, maître de poste à Montbéliard, et cette arrestation a été suivie de plusieurs autres dans le courant de juin. Nous trouvons dans le volume Guerre 2168 une lettre anonyme rendant l'intendant responsable du mauvais esprit de la province.

4. Tome XIII, p. 202-210.

5. Renseignements d'autant plus précieux que les archives de Besançon ont été détruites par le feu.

savoir et de l'avertir : ce qu'il exécuta avec beaucoup d'esprit, de sens et d'adresse. Par cette voie, le Guerchoys sut qu'il y avoit dans la conspiration de trois sortes de gens : les uns, en petit nombre, voyoient les officiers principaux que l'Empereur y employoit, venus exprès et cachés au bord du Rhin de l'autre côté[1], et ceux qui les voyoient par les vedelins savoient tout, et menoient véritablement l'affaire ; les autres, instruits par les premiers, mais avec réserve et précaution, s'employoient à engager tout ce qu'ils pouvoient de gens dans cette affaire, distribuoient les libelles et les commissions de l'Empereur : ils étoient l'âme de l'intrigue et les conducteurs dans l'intérieur de la province ; les derniers enfin étoient des gens qui, par désespoir des impôts et de la domination françoise, s'étoient laissé gagner, et qui étoient en très grand nombre[2]. Le Guerchoys voulut encore davantage, et y fut également bien servi par le perruquier. Il s'insinua si avant auprès du bailli de Mme de Lillebonne et du curé de la paroisse où demeuroit ce bailli, qu'ils l'abouchèrent delà le Rhin avec un général de l'Empereur, et, chez eux, avec les principaux chefs de leur intelligence et de toute l'affaire dans la province. Il apprit d'eux qu'un gros corps de troupes de l'Empereur devoit tenter, à force de diligence, d'entrer en Franche-Comté, et tout risquer pour y pénétrer, s'il rencontroit des troupes françoises qui s'y opposassent[3]. Instruit de la sorte, le Guerchoys, qui en avoit déjà communiqué au comte de Gramont, lieute-

1. L'année précédente, trois cents soldats allemands, déguisés en paysans, avec douze officiers, avaient été arrêtés dans le canton de Schaffouse, se dirigeant sur la haute Alsace et la Franche-Comté. Les *Mémoires de Sourches* parlent aussi, en août 1709 (p. 31), d'une tentative pour surprendre Strasbourg.

2. Le *Journal de Verdun* dit que des moines étaient engagés dans le complot.

3. Dix mille hommes, fournis par l'électeur de Brandebourg et venant d'Alsace, devaient soutenir le coup de main sur Joux, Salins et Auxonne, et envahir la province.

nant général[1], qui, quoique de la province, y commandoit et étoit fort fidèle, crut qu'il n'y avoit point de temps à perdre, et [ils] dépêchèrent un courrier au duc d'Harcourt et un autre au Roi sans qu'on s'en aperçût à Besançon, où ils prirent doucement et sagement leurs mesures. Les choses en étoient là, lorsqu'un gros détachement de l'armée de l'Empereur se mit à[2] remonter le Rhin par l'autre côté[3] pour joindre un autre corps arrivé en même temps d'Hongrie[4], mené par Mercy[5], qui donna jalousie au duc d'Harcourt qu'ils ne voulussent faire le siège d'Huningue, tandis que le gros de l'armée impériale, sous le duc d'Hannover, s'approchoit des lignes de Lauterbourg[6], et faisoit contenance de les vouloir attaquer. Harcourt avoit laissé le comte du Bourg dans la haute Alsace[7], avec dix escadrons et quelques bataillons, qui cependant étoit inquiété par le duc d'Hannovre, dont le grand projet étoit l'exécution du dessein sur la Franche-Comté, mais avec celui de tomber sur les lignes de Lauterbourg, si Harcourt les dégarnissoit trop en faveur du secours de la haute Alsace[8]. Parmi ces manèges de guerre, Harcourt,

1. Jean-Ferdinand des Granges, comte de Grammont, et non *Gramont*, d'une des principales maisons du pays (tome XIV, p. 82), est entré au service de la France en 1674, après la conquête de la Franche-Comté, et a eu alors une compagnie de dragons; passé mestre de camp en 1685, brigadier en 1690, maréchal de camp en janvier 1696, lieutenant général en octobre 1704, il a reçu le commandement de la Comté à cette dernière date, et le conservera jusqu'à sa mort, 23 juin 1718.

2. *Au* corrigé en *à*.

3. Quincy, *Histoire militaire de Louis XIV*, tome VI, p. 225 et 227.

4. Treize bataillons et vingt-trois escadrons (*ibidem*, p. 228).

5. Claude-Florimond, comte de Mercy (tome XV, p. 183), vient d'être fait lieutenant général au mois de mars. On a vu dans notre tome II, p. 453, qu'il avait quitté le service de France après avoir eu une affaire avec l'intendant de Bourgogne.

6. Ci-dessus, p. 159.

7. *Mémoires militaires*, tome IX, p. 213. Les lettres adressées à du Bourg par le maréchal sont dans le ms. Arsenal 6618.

8. Voyez les *Feldzüge des Prinzen Eugen*, tome XI, p. 308-310.

profitant du long détour que les Impériaux détachés de leur armée ne pouvoient éviter pour tomber par le haut Rhin où ils en vouloient, et averti par le courrier de Franche-Comté, se tint en apparente inquiétude sur ses lignes, et, dès qu'il vit le détachement impérial déterminé par ses marches forcées, dont il étoit bien informé, il envoya huit escadrons et cinq ou six bataillons à du Bourg[1], avec ordre de combattre les ennemis, fort ou foible, sitôt qu'il pourroit les joindre. Pendant ces mesures, Mercy, avec [ce] qu'il avoit amené d'Hongrie, traversa le Rhin à Rhinfeltz[2], et un coin du territoire des Suisses, avec l'air de le violer, tandis que le détachement impérial se préparoit à jeter un pont à Neubourg pour y passer aussi le Rhin à peu près vis-à-vis d'Huningue[3], et Mercy parut près de Brisach, résolu de pénétrer, s'il pouvoit, même sans attendre le détachement de l'armée impériale qui le venoit joindre par ce pont de Neubourg[4]. Harcourt, exactement informé, détacha encore deux régiments de dragons pour joindre du Bourg à tire-

1. Le 22 août, sous le commandement du maréchal de camp d'Anlezy (*Quincy*, p. 228).

2. Les mots *à Rhinfeltz* ont été ajoutés en interligne. — Il a déjà été question, dans les tomes II, p. 173, et XI, p. 249, de *Rheinfels*, cette forteresse de la maison de Hesse située près de Coblenz; mais, ici, *Rhinfeltz* est Rheinfelden, situé sur la rive gauche du Rhin et appartenant au canton suisse moderne d'Argovie.

3. Il passa à Saint-Jacques, à une portée de canon de Bâle. Les *Mémoires de Sourches* (tome XII, p. 47) rapportent une conversation que le Roi eut à cette occasion avec le colonel suisse Reynold, et le comte du Luc se plaignit hautement aux Suisses qu'ils eussent supporté cette violation de leur neutralité (*Gazette d'Amsterdam*, n° LXXVII).

4. Le récit de Saint-Simon laisserait supposer que Mercy ne rejoignit pas le détachement qui était à Neubourg : en réalité, après avoir passé près de Bâle, il se rendit dans l'île de Neubourg, où les Impériaux venaient d'établir un pont, et c'est de là qu'il partit le 26 août, au matin, se dirigeant sur Brisach, lorsqu'il rencontra devant lui le comte du Bourg (*Histoire militaire*, p. 228-229; *Mémoires militaires*, p. 250-251).

d'aile [1], et lui réitérer l'ordre de combattre fort ou foible. Ces deux régiments de dragons arrivèrent tout à propos [2] : le jour devenoit grand, et du Bourg faisoit ses dispositions pour attaquer Mercy, qu'il venoit d'atteindre [3] ; avec ce petit renfort, il les attaqua vigoureusement, et, quoique inférieur de quelque nombre [4], il les enfonça, et, en une heure et demie, il les défit d'une manière si complète, que les Impériaux se sauvèrent de vitesse à grand peine. Le combat fut sanglant. On leur prit leur canon, leurs équipages, presque tous les bateaux de leur pont, et beaucoup de drapeaux et d'étendards, le carrosse de Mercy et sa cassette [5], qui se sauva à Bâle, et qui dut son salut à la vitesse de son cheval, après avoir soutenu jusqu'au bout quoique blessé dangereusement. C'est le même Mercy qu

Mercy défait par du Bourg ; sa cassette, etc., prise.

1. Le *Dictionnaire de l'Académie* ne donna qu'en 1740 cette ex pression, et au sens propre, comme la Fontaine l'a employée dans *Corbeau et la Gazelle*, etc. On trouve dans les *Mémoires de Sourches* tome XII, p. 55, « marcher à tire d'aile ».

2. C'est seulement le 26 août, jour de la bataille, que M. d'Harcour envoya à du Bourg deux bataillons et deux escadrons, qui, par conséquent, n'arrivèrent pas à temps (*Mémoires militaires*, p. 250). L'entrée des Impériaux en Alsace causa tant d'épouvante, que tous les habitants de Colmar, les magistrats du Conseil supérieur en tête, évacuèrent la ville, et ils n'y rentrèrent qu'après la défaite de Mercy (*Correspondance des Contrôleurs généraux*, tome III, n° 534).

3. Le 26 août, à Rumersheim, distant de quatre lieues de Brisach : vol. Guerre 2164 et 2165 ; lettres de du Bourg, dans les *Mémoires militaires*, p. 250-261 ; lettres du maréchal d'Harcourt au duc du Maine, dans la *Revue des Questions historiques*, octobre 1904, p. 565-566 ; *Mercure* d'août, p. 412-417, et de septembre, p. 187-209 ; *Gazette*, p. 430-432 ; *Journal de Verdun*, p. 288-294 ; *Gazette d'Amsterdam*, nos LXXIII et LXXV ; Zurlauben, *Histoire des Suisses*, tome VII, p. 435-443 ; Quincy, *Histoire militaire*, p. 230-232 ; *Dangeau*, tome XIII, p. 23-25 ; *Sourches*, tome XII, p. 46-50, avec un curieux récit ; relation imprimée, Bibl. nat., Lb37, n° 4353 ; *Feldzüge des Prinzen Eugen*, p. 141-146.

4. M. de Mercy avait vingt escadrons et quatorze bataillons, le comte du Bourg sept bataillons seulement et dix-huit escadrons (*Sourches*, p. 47).

5. En 1758, le maréchal de Contades perdit aussi toute sa correspondance dans la déroute de Minden.

commanda en 173[4[1]] l'armée impériale en Italie, et qui y fut tué à la bataille de Parme[2]. Le comte Breüner[3] fut tué en ce combat d'Alsace, et quantité de leurs troupes, dont on fit deux mille cinq cents prisonniers. On crut qu'ils y avoient[4] eu quinze cents tués, et plus de mille noyés dans le Rhin. Du Bourg n'envoya rien au Roi[5]; mais, aussitôt après le combat, il fit partir d'Anlezy[6], de la maison de Damas[7], l'un des deux maréchaux de camp qu'il avoit avec lui, vers le[8] duc d'Harcourt, qui, dans l'instant qu'il le reçut, le fit repartir pour en porter la nouvelle au Roi. Il arriva à Versailles le soir du dernier août[9]; le Roi l'avoit sue la veille par Monseigneur, à qui Madame la Duchesse venoit de montrer une lettre de Dijon, de Monsieur le Duc, à qui du Bourg avoit écrit un mot par un officier du régiment de Charolois[10] qui s'étoit trouvé à l'action, où Saint-Aulaire, colonel de ce

1. Le dernier chiffre est resté en blanc.

2. M. de Mercy, alors feld-maréchal, gouverneur du Milanais depuis le mois de décembre 1733 et commandant en chef de l'armée, fut tué devant Parme le 29 juin 1734. L'avocat Barbier (*Journal*, tome II, p. 474), en notant sa mort, fait remarquer qu'il avait perdu onze batailles.

3. Dangeau a écrit : *Breiner*, ainsi que les *Mémoires de Sourches* et que du Bourg lui-même. — Ferdinand, comte Breuner, était général-mestre de camp et l'homme de confiance du prince Eugène.

4. Il a mis après coup au pluriel *il* et *avoit*.

5. Par déférence pour le maréchal d'Harcourt (*Sourches*, p. 47).

6. Louis-Antoine-Érard Damas, comte d'Anlezy, mousquetaire en 1686, capitaine de cavalerie en 1688, mestre de camp en 1696, brigadier en 1703, était maréchal de camp du 20 mars 1709; il mourut en avril 1712, commandant dans Huningue.

7. Tome X, p. 146.

8. *Vers le* est en interligne, au-dessus d'*au*, biffé.

9. *Dangeau*, p. 24; *Sourches*, p. 47. On trouve les lettres d'Harcourt au duc du Maine, sur cette victoire, au Dépôt de la guerre, Supplément, carton VII.

10. Ce régiment, créé en février 1706 pour le jeune duc d'Enghien, s'appelait encore Enghien, et ne prit le second nom qu'en passant au comte de Charolais le 15 septembre suivant.

régiment[1], avoit été tué, et qui venoit, de la part du corps, le demander à Monsieur le Duc pour le major[2], le lieutenant-colonel ne s'y étant pas trouvé[3]. Deux heures après que Mercy fut entré dans Bâle, il envoya un trompette savoir ce qu'étoit devenu un officier lorrain, et prier, s'il étoit prisonnier, de le lui vouloir renvoyer sur sa parole : il[4] étoit prisonnier, et du Bourg, galamment, le lui renvoya sans réflexion sur cet empressement. Le lendemain, il reçut un courrier de le Guerchoys, qui lui mandoit de prendre garde sur toutes choses à ce Lorrain, s'il étoit pris, et le félicitoit de sa victoire, qui sauvoit[5] la Franche-Comté, et par conséquent la France, d'un embarras auquel il seroit resté peu de remède. Il n'étoit plus temps : le Lorrain étoit en sûreté[6], et la cassette de Mercy,

1. Louis de Beaupoil de Saint-Aulaire (ici, *S. Aulére*), fils aîné d'un premier gentilhomme de Monsieur le Prince qui avait acheté en 1688 la lieutenance de Roi de Limousin, possédait un régiment d'infanterie de son nom depuis 1702 lorsqu'il fut choisi par Monsieur le Duc, en mars 1706, comme colonel-lieutenant du nouveau régiment d'Enghien; il avait épousé une fille du marquis de Lambert, mais ne laissa pas de postérité masculine.

2. Ce major s'appelait M. de la Villardière (*Mémoires militaires*, p. 259); il n'obtint pas le régiment, qui fut donné au jeune Lassay, dont le père avait épousé en troisièmes noces la bâtarde de feu Monsieur le Prince Henri-Jules.

3. *Dangeau*, p. 23; *Sourches*, p. 46-47. Le général Susane, dans son *Histoire de l'infanterie*, tome V, p. 103, appelle ce lieutenant-colonel Virieu, et dit qu'il fut tué aussi dans l'action; mais le comte du Bourg, dans ses lettres des 27 et 30 août, ne cite comme tués, parmi les officiers supérieurs, que le marquis de Saint-Aulaire et le lieutenant-colonel du régiment de Rennepont.

4. *Il* surcharge d'autres lettres.

5. Les mots *qui sauvoit* surchargent *et par consequent*, reporté à la ligne suivante.

6. Voici la version des *Mémoires de Sourches* sur cet incident (tome XII, p. 50): « Un gentilhomme du duc de Lorraine, sur le pied de la neutralité, passoit familièrement au travers des troupes de France sans parler à personne, et, ayant traversé le Rhin sur les ponts des places du Roi, il revenoit de même et recommençoit souvent le même manège, et, comme le comte du Bourg marchoit aux ennemis, il tra-

envoyée à Harcourt, et par lui au Roi[1], ne causa que plus de regret à l'indiscrète générosité de du Bourg, qui demeura encore quelque temps sur le haut Rhin, qu'il n'eut pas de peine à nettoyer des restes échappés d'une défaite complète, qui avoient repassé ce fleuve comme ils avoient pu, et la campagne s'acheva avec la même tranquillité qu'elle avoit commencé. M. d'Harcourt s'étoit avancé au fort Louis[2] sur ce que M. d'Hannover avoit enfin fait repasser le Rhin à son armée voyant qu'on n'avoit point pris le change qu'il avoit essayé de donner, et marchoit vers le haut pour envoyer des renforts à Mercy; mais il rebroussa dès qu'il eut appris sa défaite, et M. d'Harcourt retourna vers ses lignes, où il ne fut plus question que de subsister de part et d'autre[3] jusqu'à la séparation des armées[4]. Du Bourg fut, aussitôt après sa victoire, nommé chevalier de l'Ordre[5]; d'Anlezy eut un cordon rouge[6],

Du Bourg chevalier de l'Ordre.

versa encore ses troupes de la même manière; mais il se le fit mener, et, après lui avoir reproché sa manière d'agir, il lui dit qu'il alloit combattre les ennemis, et qu'il vouloit lui en donner le plaisir. En effet, il l'emmena avec lui, et, après qu'il eut battu les ennemis, il lui dit d'aller porter cette nouvelle à son prince. » D'après M. Boussey (*la Franche-Comté sous Louis XIV*, p. 320), ce prétendu officier était un nommé Courchetet, avocat au parlement de Besançon et frère d'un officier des troupes impériales, l'un des chefs de la conspiration. Nous avons un dossier de cette famille bisontine au Cabinet des titres, *Pièces originales*, vol. 883, dossier 19 911.

1. Après *Roy*, Saint-Simon a biffé *et*.

2. Tomes II, p. 143, et XIV, p. 27.

3. *Autres*, au pluriel. — 4. *Mémoires militaires*, p. 261 et suivantes.

5. *Dangeau*, p. 29; *Sourches*, p. 54. Sur la réception de ses preuves, voyez les mss. Clairambault 1176, fol. 146, et 1177, fol. 39, et le volume *France* 1167 du Dépôt des affaires étrangères, fol. 183-185. Par brevet du 18 novembre, le Roi lui fit don de deux des pièces de canon prises à Rumersheim, avec autorisation de les placer dans sa terre de Sassangy, en Chalonnais. Le chevalier de Quincy rapporte (*Mémoires*, tome II, p. 348) que, la nouvelle de Rumersheim étant arrivée en Flandre, Villars eut le mauvais goût de s'écrier: « M. le comte du Bourg commence donc à tirer l'épée ! »

6. On croyait le cordon vacant par la mort du comte de Narbonne;

Quoadt[1], l'autre maréchal de camp de ce petit corps de du Bourg, trois mille livres de pension, et Fontaine[2], qui avoit apporté les drapeaux et les étendards à Harcourt, qui l'avoit envoyé au Roi, fut fait brigadier[3].

La cassette de Mercy découvrit[4] bien moins de choses qu'elle n'apprit qu'il y avoit bien des mystères cachés. Elle manifesta[5] la conspiration dans la Franche-Comté[6], mais avec une grande réserve de noms, tout le dessein

Cassette de Mercy. [*Add. St-S.* 899]

mais la nouvelle de cette mort se trouva fausse, et M. d'Anlezy n'eut qu'une expectative (*Sourches*, p. 54 et 91).

1. Guillaume-Henri de Quadt de Landscron, ayant servi d'abord dans le régiment de cavalerie de son père, l'avait obtenu en 1693, lorsque celui-ci périt à Nerwinde commandant la brigade où était Saint-Simon (tome I, p. 227 et 253). Brigadier en 1704, il avait été fait maréchal de camp le 20 mars 1709; il deviendra colonel du régiment Royal-Allemand en 1713, lieutenant général en 1718, et mourra le 31 mars 1756, à quatre-vingt-cinq ans. Après Ramillies, il avait écrit au Roi une fort belle lettre pour lui remettre la pension qu'on lui avait accordée, mais que, dans le malheur public, il ne jugeait pas devoir conserver (*Galerie de l'ancienne cour*, tome III, p. 154-155).

2. Nicolas, comte de Fontaine, d'origine picarde, né en 1660 et neveu du comte de Fontaine tué à Rocroy étant au service d'Espagne, avait eu un régiment de cavalerie en mars 1696; il sera fait brigadier au mois de septembre 1709, et deviendra maréchal de camp le 1er février 1719 (*Chronologie militaire*, tome VII, p. 57-58).

3. Son fils eut en outre une compagnie du régiment (*Dangeau*, p. 30).

4. *Découvrit* surcharge *apprit*.

5. Même emploi qu'aux tomes VI, p. 29, et XV, p. 211. *Manifester*, au sens actif, était plutôt usité en affaires de religion, selon le *Dictionnaire de l'Académie* de 1718.

6. *Dangeau*, p. 24, avec l'Addition indiquée ici; *Sourches*, p. 50 et 53; recueil Bossange, tome IV, p. 329. M. du Bourg dit, dans sa lettre du 27 août (*Mémoires militaires*, p. 253): « On a pris la cassette de M. le comte de Mercy, où étoient ses papiers. Je m'en suis saisi; je les examinerai tous, après quoi je vous enverrai ceux qui regardent le service de S. M.; j'en ai déjà lu un concernant la Franche-Comté.... Par quelques lettres de M. le duc d'Hanovre, et autres écrites à M. le comte de Mercy, je vois que leur dessein étoit sur la Franche-Comté. » On peut consulter les volumes 2164 et 2165 du Dépôt de la guerre.

d'y pénétrer par ces troupes et de s'y établir, et, sans fournir de preuves positives contre M. de Lorraine, elle ne laissa pas douter qu'il n'y fût entré bien avant, et qu'il n'eût fomenté ce projet de toutes ses forces[1]: sur quoi on peut voir dans les Pièces[2] ce qui le regarde dans le voyage de Torcy à la Haye[3]. Dès les premiers jours de mai, M. de Vaudémont, sous prétexte des eaux de Plombières, étoit parti de Paris, avec sa chère nièce Mlle de Lillebonne, pour se rendre en Lorraine; et avoient été toujours depuis beaucoup plus assidus à Lunéville qu'à Plombières, ni même à Commercy[4]. Ils y étoient encore lors de ce combat, et il falloit plus que de la grossièreté pour ne s'apercevoir pas, au moins après cela, de la cause d'un voyage d'une si singulière longueur, fait si à propos et si fort en cadence. Ils séjournèrent encore un mois après en Lorraine, et, pour que la chose fût complète, ils[5] en partirent pour arriver à Marly dans le milieu d'un voyage. Ils en furent quittes pour l'étonnement de tout le monde, mais muet, tant ils s'étoient rendus redoutables[6]. Il est vrai pourtant que le Roi les reçut avec beaucoup de froid et de sérieux[7]. Ce pendant le Guerchoys

Voyage plus que suspect de Vaudémont et de Mlle de Lillebonne.

Procédures,

1. La complicité du duc de Lorraine ne semblait pas faire doute parmi les courtisans (*Mémoires de Sourches*, p. 50 et 90); elle n'a pas paru prouvée à M. Bourgeois (p. 101, note), quoique des pièces venues de la cassette de Mercy (vol. Guerre 2165, n°s 31-35) établissent que Léopold eut pour le moins connaissance du complot.

2. Voyez ce qui a été dit dans le tome XVII, p. 175-178, au sujet de ces Pièces et des négociations de M. de Torcy à la Haye.

3. Pages 596, 598; 602, 603, 605, de l'édition Poujoulat des *Mémoires de Torcy*. Il y eut de la part de Heinsius une proposition d'ériger la Franche-Comté en royaume pour Philippe V.

4. Principauté appartenant au duc de Lorraine, mais dont il cédait la jouissance à M. de Vaudémont, comme nous l'avons vu au tome XV, p. 39-40.

5. *Il*, au singulier. — 6. Ici, il a biffé *mais*.

7. Dangeau a interrompu son journal au 11 septembre. Les *Mémoires de Sourches* disent, le 27 (p. 88): « L'on vit arriver à Marly le prince de Vaudémont et sa nièce Mlle de Lillebonne, qui étoient depuis long-

commença des procédures juridiques. Le bailli, les officiers, quantité de fermiers de Mme de Lillebonne, et le curé de sa principale paroisse s'enfuirent, et n'ont pas reparu depuis; beaucoup de ses vassaux disparurent aussi. Les preuves contre tous ces[1] gens-là se trouvèrent complètes : ils furent contumacés[2] et sentenciés[3]. Un de ses meuniers, plus hardi, renvoyé dans le pays par les autres aux nouvelles, y fut pris et pendu avec plusieurs autres[4]. Quantité d'autres un peu distingués prirent le large à temps[5]. Tel fut le succès d'un complot si dangereux, parvenu jusqu'au

etc., et suites.

temps à Commercy; » et, le 3 octobre (p. 90) : « Le Roi donna au prince de Vaudémont une longue audience dans son cabinet, pendant laquelle il lui permit de s'asseoir; mais, quand il en sortit, il parut avoir le visage fort enflammé, et l'on ne douta pas que le Roi ne lui eût parlé du duc de Lorraine, duquel on faisoit alors courir des bruits assez bizarres. »

1. Ici, *ses*, possessif.

2. *Contumacer*, « instruire la contumace, poursuivre l'instruction de la contumace : *il s'est laissé contumacer* » (*Académie*, 1718).

3. *Sentencier*, « condamner quelqu'un par une sentence. Il ne se dit guère qu'en matière criminelle, et il n'a guère d'usage qu'au participe et aux temps qui en sont formés;... il n'est en usage que parmi le peuple » (*ibidem*).

4. Une chronique anonyme publiée dans les *Mémoires et documents pour servir à l'histoire de la Franche-Comté*, tome VII, p. 344, dit : « L'an 1709, à Besançon, furent pendus les nommés Dezetan, proche Bauvoy ou Belvoy, le nommé Maldiné, gendre dudit Dezetan, charpentier de profession, le fils d'un nommé Navette, cordonnier, demeurant à Besançon, Lorrain de nation, et Jean Lamant, menuisier de profession, Flamand de nation; lesquels furent tous exécutés d'un jour sur la place Labourée, pour avoir été accusés et convaincus de vouloir faire entrer les Allemands dans la ville de Besançon, etc. » La *Gazette d'Amsterdam* (n° LXI) annonça l'exécution de quelques coupables dans le courant de juillet. Le meunier de la princesse de Lillebonne, qui s'appelait Denis Janoutot, demeurant au moulin d'Avouteau, sur la paroisse de Sancey-le-Grand, ne fut exécuté que le 13 mai 1710 (*Boussey*, p. 321-322).

5. Il y a dans les Papiers du Contrôle général, G⁷ 571, une lettre anonyme, du 27 septembre 1709, sur les Francs-Comtois retirés à Vienne et sur les récompenses qu'ils sollicitaient du gouvernement autrichien, mais qui firent défaut. D'autres complots seront dénoncés en 1710 et 1713 : Affaires étrangères, vol. *France* 1581, fol. 235 et 256.

point de l'exécution, sans qu'on osât parler des plus grands et des plus véritables coupables : ce qui, faute de preuves parfaites, s'étendit jusqu'à des membres du parlement de Besançon, lequel on ne voulut pas effaroucher[1]. On se souviendra ici de ce qui a été rapporté p. 623[2] des trahisons de Vaudémont et de ses nièces, qui, au fait de tout à notre cour, ne laissoient rien ignorer à Vienne par le canal de M. de Lorraine. Beaucoup d'autres gens, et quelques-uns[3] distingués, s'absentèrent aussi. Tel fut[4] le succès des pratiques si dangereuses que la maison de Lorraine n'a cessé de brasser contre la France et contre ses Rois, depuis François Ier jusqu'à la fin de Louis XIV, qui n'ont tous cessé de leur prodiguer biens, honneurs, charges, faveur et rangs, et qui se sont montrés sans cesse aussi infatigables à dissimuler et à lui pardonner ses crimes qu'elle a en[5] commettre toutes les fois qu'elle l'a pu, et de montrer son éternel regret d'avoir manqué le grand coup de la Ligue, et de n'avoir pu exterminer les Bourbons et leur arracher la couronne pour se la mettre sur la tête[6] : sentiment tellement inné en elle, que les moins capables d'entreprise et les plus comblés ne peuvent s'empêcher de le laisser échapper, témoin ce qui est rapporté de Monsieur le Grand p. 616[7]. Il se trouva dans la cassette de Mercy un mémoire instructif du prince Eugène à ce général, dont plusieurs endroits étoient d'une obscurité mystérieuse, difficile à pénétrer[8]. On y lut, entre

Courte réflexion sur la conduite de nos Rois et de la maison de Lorraine.

Pièce importante de la cassette de Mercy*.

1. Ci-dessus, p. 160. — 2. Tome XV, p. 60-64. — 3. *Un*, au singulier.
4. Saint-Simon a biffé *aussy*, ajouté en interligne.
5. *En* est en interligne.
6. Voyez nos tomes XIV, p. 451, et XV, p. 17 et 60-65. Il y a des réflexions analogues de Brienne père dans ses *Mémoires*, p. 106-108.
7. Tome XV, p. 17-19.
8. Le maréchal d'Harcourt envoya à Voysin des extraits des lettres et papiers trouvés dans la cassette (vol. Guerre 2164, nos 140 et 194), gardant les originaux en vue du procès à faire aux coupables dont on avait pu s'emparer. Le mémoire dont parle notre auteur n'est pas mentionné.

* La manchette est deux lignes trop bas dans le manuscrit.

autres, qu'il falloit tout tenter pour remettre la France hors d'état à jamais d'inquiéter l'Europe et de plus sortir de ses limites, où il falloit la rappeler[1], et, si on n'y pouvoit enfin réussir par les armes, on seroit obligé[2] d'avoir recours aux grands et derniers remèdes. Cela, avec d'autres choses qu'on tint fort secrètes, donna beaucoup à penser au Roi et à ses ministres; il parut même qu'ils étoient fort fâchés que ceci eût échappé à leur silence. Il étoit trop vrai pour courir après; mais on étouffa ce trait autant qu'on le put. L'exécution en a été si familière à la maison d'Autriche dans tous les temps jusqu'à ceux-ci, témoin la reine d'Espagne fille de Monsieur[3] et le prince électoral de Bavière, désigné héritier de la monarchie d'Espagne du consentement de toute l'Europe[4], que je ne sais pourquoi on fut si secret sur cette cassette, dont presque tous les mystères ne purent être bien développés.

Reprise de la campagne de Flandres.

Tournay pris[5], les ennemis repassèrent l'Escaut la nuit du 3 au 4 septembre[6], et la Haisne[7] le 5, au-dessus de Mons, gagnant la Trouille avec beaucoup de diligence pour la passer aussi[8]. La nôtre[9], avec les deux maréchaux, marcha le 4 septembre[10]; elle arriva le 6, au matin, à Quié-

1. Voyez l'extrait de la *Gazette d'Amsterdam* donné dans notre tome XVII, p. 603-605.

2. *Obliger* corrigé en *obligé*, et le *d* qui suit écrit sur la lettre *r*.

3. Il en a parlé en dernier lieu dans notre tome XVI, p. 432-433.

4. Tome VI, p. 114-115, où il a été dit dans le commentaire que les bruits d'empoisonnement qui coururent alors ont été réfutés par le dernier historien de l'empereur Léopold, Onno Klopp. Selon M. Boussey (*la Franche-Comté sous Louis XIV*, p. 291-299), l'auteur du crime aurait été un abbé franc-comtois nommé Gonzel.

5. Ci-dessus, p. 146. — 6. *Sept.* est en interligne.

7. La Haine est un affluent de droite de l'Escaut, dans lequel elle se jette à Condé après avoir arrosé le Hainaut, qui tire d'elle son nom, et elle reçoit à Mons la petite rivière de Trouille.

8. *Aussy* est en interligne. — 9. Notre armée.

10. Quincy, *Histoire militaire*, tome VI, p. 186; *Mémoires du chevalier de Quincy*, tome II, p. 348-349.

vrain[1], d'où Ravignan fut dépêché au Roi pour lui rendre compte de l'état et de la disposition des choses[2]. Les divers corps détachés y rejoignirent l'armée. Elle quitta ce camp de Quiévrain la nuit du 8 au 9[3], précédée d'un gros détachement commandé par le chevalier de Luxembourg[4] :

1. Petit bourg, aujourd'hui belge, sur le ruisseau de l'Hogneau, entre Valenciennes et Saint-Ghislain, à dix kilomètres S. E. de Condé-sur-Escaut. — Notre auteur en écrit le nom *Quievrain* et *Quiévrin*.

2. *Journal de Dangeau*, p. 30. Là s'arrête Dangeau, qui partit sur la nouvelle de la blessure de son fils. Le récit d'après lequel Saint-Simon va donner tant de détails précis est peut-être celui de M. de la Frezelière : on trouvera aux Additions et corrections une note sur ce point, avec la bibliographie de la journée de Malplaquet.

3. C'est ici que commence le récit du chevalier de Quincy, qui prit part à la bataille dans l'aile droite, sous les ordres du marquis de Vieuxpont ; il est des plus intéressants (ses *Mémoires*, tome II, p. 351-382). Comparez ci-après, p. 486-487, le texte du chevalier de Bellerive.

4. Saint-Hilaire raconte ainsi cette opération (ms. Nicolay) : « Le chevalier de Luxembourg eut ordre de s'avancer aux lignes de la Trouille avec son camp volant ; mais il n'y fut pas longtemps sans revenir joindre l'armée, car, ayant vu l'avant-garde de celle des ennemis en deçà de la Haine vers le pont d'Obourg et d'Havré, il ne douta pas qu'elle ne fût suivie par tout le reste de l'armée ; et, ne se trouvant pas assez en forces pour leur disputer l'entrée de ces lignes, ou bien ayant ordre de s'en retirer à la première apparution des ennemis, il en décampa, à ce qu'il parut à d'aucuns, un peu trop hâtivement, pour venir rejoindre la nôtre, car les ennemis s'étoient arrêtés à Obourg et à Havré pour attendre le reste de leur armée, et ne surent que le matin que nous n'avions plus personne dans nos lignes. Ainsi cette avant-garde n'y entra que sur les dix heures du matin. Cela nous fit comprendre que, si notre armée ne se fût point arrêtée à Quiévrain, comme elle le fit, et y eût marché tout droit, elle y fût arrivée avant les ennemis, qui ne les auroient certainement point attaquées, car elles étoient des meilleures, ayant la rivière presque tout du long. Cela auroit épargné la vie à bien des gens de part et d'autre, qui la perdirent dans la bataille qui se donna quelques jours après, et sauvé Mons, où le chevalier de Luxembourg ne put jeter les bataillons qu'il avoit eu ordre d'y faire entrer, car la nuit de sa retraite fut des plus noires et accompagnée de grosses pluies, qui la rendirent assez tumultueuse et désordonnée, si bien que ces bataillons se trouvèrent fort petits et mêlés les uns avec les autres, sans qu'il fût possible de les débrouiller. » Comparez, dans le livre du

la marche se passa sans inquiétude, quoique par un terrain fort coupé; et [elle] prit à neuf heures du matin[1] le camp de Malplaquet et de Tesnières[2], la droite et la gauche appuyées sur deux bois, des haies et des bois assez étendus devant le centre, qui y laissoient deux plaines par leurs coupures. Villars en occupa les hauteurs, y établit son canon, mit son infanterie aux lisières des bois coupés par ces deux plaines à la demi-portée de son canon, et ordonna quelques retranchements pour la couvrir[3]. Marlborough et le prince Eugène marchoient de leur côté, et, dans la crainte que Villars[4] ne les gagnât de la main[5] et ne les embarrassât pour le siège de Mons, qu'ils avoient résolu, ils avoient fait un très gros détachement, avec lequel le prince héréditaire de Hesse, depuis roi de Suède[6], devança leur armée pour observer la nôtre. Il arriva à

lieutenant Sautai qui sera indiqué p. 181, note 2, la relation du major Dauger, p. 112-114, et voyez les *Mémoires du chevalier de Quincy*, p. 351.

1. Le rassemblement ne fut complet que vers midi.

2. Malplaquet est un hameau de la commune de Taisnières-sur-Hon (dont le nom fut donné par les étrangers à la bataille du 11) à vingt-huit kilomètres N. O. d'Avesnes ; il n'y avait qu'une cense de deux ou trois petites maisons. La disposition des lieux et des armées se peut voir sur les estampes du temps classées dans la collection Hennin, nos 7259-7266 du catalogue. Selon Pelet, les meilleurs plans sont ceux que publièrent les Anglais et les Allemands, par exemple celui qui est placé dans l'*Histoire militaire du prince Eugène* ; mais le lieutenant Sautai en a donné une suite très importante, et, à l'exemple de M. de Vogüé, il a étudié le terrain sur place pour en établir une description très précise.

3. Comparez les plans ou croquis des retranchements donnés par le lieutenant Sautai, ou bien la relation du chevalier de Folard, p. 158-160, et le récit de Bellerive, ci-après, p. 487. Voltaire fait observer que ces retranchements étaient indispensables pour des troupes neuves, mal ou point nourries.

4. Les premières lettres de *Villars* surchargent *ne*.

5. Nous avons eu ci-dessus, p. 8, *tenir haut à la main*.

6. Ce prince héréditaire, que nous connaissons déjà, avait songé, disait-on, à épouser la reine Anne six mois auparavant, avec l'appui de Marlborough (*Dangeau*, tome XII, p. 351). Il était beau-frère du prince de Nassau-Orange et général de la cavalerie hollandaise.

vue du camp de Malplaquet en même temps qu'elle y entroit, dont il fut averti plus tôt qu'il ne l'eût été par trois coups de canon que la fanfaronnade de Villars fit tirer comme pour un appel au prince Eugène et au duc de Marlborough[1], dont[2] il voyoit toute l'armée assez proche[3], et dont il douta encore moins lorsqu'il aperçut les colonnes du prince de Hesse, qui détacha même quelques gens pour escarmoucher pour mieux découvrir notre armée et le terrain qu'elle occupoit. Il fit, presque en même temps, avancer des colonnes d'infanterie vers notre droite, ce qui fit juger qu'il vouloit engager l'action; mais il se contenta de faire avancer du canon pour contenir Villars en respect et en attention, et persuader que toute leur armée étoit là[4]. Sa crainte cependant étoit extrême d'être lui-même attaqué[5], et il paya tellement d'effronterie par la hardiesse de sa contenance, qu'on n'osa le tâter. Le canon tira de part et d'autre, avec un médiocre effet, depuis deux heures après midi jusqu'à six, que les ennemis se retirèrent un peu de portée, mais demeurant en présence[6]. La nuit fut tranquille. Le lendemain 10, les escarmouches recommencèrent[7]; le canon tira presque tout le jour, sans faire grand mal, sinon que Coëtquen[8], allant d'un lieu

1. Ici, *Marleborough*. — 2. *Dont* surcharge *que*.

3. On dit aussi que c'était un signal convenu avec le comte de Broglie; cependant le chevalier de Quincy raconte que l'armée avait fait cette marche en pleine nuit et sans le moindre bruit.

4. Selon tous les rapports étrangers, les alliés regrettèrent de n'avoir pu donner la bataille dès le 9, où ils eussent eu une victoire plus complète; la faute en fut aux Anglais, qui attendaient un fourrage, et à vingt bataillons qui devaient venir de Tournay. On verra ci-contre, p. 177, note 2, que le même reproche fut fait à Villars par sa propre armée.

5. *Luy mesme* est écrit en interligne, au-dessus d'*eux mesmes*, biffé, et *attaqués* a été ensuite corrigé au singulier.

6. Selon le chevalier de Quincy, qui se trouvait en face de la grande trouée, la canonnade fit beaucoup de mal aux troupes de son aile par suite de la mauvaise position qu'on leur avait fait prendre.

7. *Mémoires du chevalier de Quincy*, p. 358.

8. Maréchal de camp de 1708: tome XVI, p. 365 et 447.

à un autre, eut une jambe emportée : ce fut par le courrier qui en vint à sa famille qu'on sut les armées en présence[1]. Marlborough et le prince Eugène, avertis de l'état périlleux où se trouvoit le prince de Hesse, qui étoit perdu s'il eût été attaqué, comme Villars en fut souvent pressé, qui ne le voulut jamais[2], forcèrent leur marche pour arriver à lui, et le joignirent dans le milieu de la matinée du même[3] jour 10. Leur premier soin fut de venir examiner la position de notre armée, et celle que la leur pouvoit prendre. Pour le faire avec plus de loisir et de succès, et attendre leur arrière-garde, ils se servirent d'une ruse qui leur réussit pleinement : ils firent approcher de nos retranchements, que notre infanterie perfectionnoit vers le centre, quelques officiers qui avoient l'air de subalternes, avec ordre de tâcher à lier[4] quelque conversation avec nos gardes avancées, et de passer outre sur parole. Il y a lieu de croire qu'ils ne choisirent pas ces officiers au hasard, par l'adresse dont ils s'en acquittèrent : ils s'avancèrent à pied au bord de nos retranchements, excitèrent la curiosité de quelques-uns de nos subalternes, causèrent avec eux, demandèrent à parler à des capitaines et à des commandants de corps, firent sortir le commandant d'un bataillon de la brigade de Charost, lui dirent

Artificieux colloque des ennemis.

1. Ce courrier, arrivé le 11 à dix heures du soir, expliqua en effet la disposition des armées, et dit que, l'ennemi ayant voulu occuper un ravin, le chevalier de Luxembourg les avait prévenus, et qu'on avait eu des prisonniers de part et d'autre. Peu après, un courrier exprès des troupes de l'Électeur annonça, à la grande joie des uns, à l'étonnement d'autres moins crédules, qu'Albergotti était en conférence avec lord Cadogan pour la paix (*Sourches*, p. 56-57 ; *Gazette d'Amsterdam*, n° LXXVI ; Guerre, vol. 2156, etc.).

2. Certains critiques, notamment Feuquière, ont fait un crime à Villars de n'avoir pas livré bataille, et ainsi en pensèrent des témoins oculaires, Saint-Hilaire, le chevalier de Quincy, des Bournays, Folard ; cependant la Frezelière reconnaît qu'on n'était pas prêt. Mais l'armée alliée ne l'était pas davantage : ci-dessus, p. 176, note 4. Voyez plus loin, p. 193.

3. *Mesme* surcharge *10*.

4. « *Il taschoit à me persuader, à m'embarrasser* » (*Académie*, 1718).

qu'un gros d'officiers qu'on voyoit un peu dans l'éloignement étoit Cadogan[1], qui voudroit bien dire un mot à un officier général, s'il y en avoit là quelqu'un qui voulût bien s'avancer un peu et permettre qu'on s'approchât de lui sur parole[2]. Ces colloques duroient déjà depuis assez longtemps, lorsqu'Albergotti passa par là, visitant les retranchements, qui demanda ce que c'étoit, comme[3] le marquis de Charost[4], qui venoit d'en être averti, commençoit à faire retirer ces officiers ennemis et à remmener les nôtres. Albergotti ne fut pas si difficile : il manda à Cadogan qu'il étoit là, lui marqua une certaine distance pour s'y avancer tous deux, et s'y achemina suivi de peu d'officiers. Cadogan vint : c'étoit le confident de Marlborough[5], et, au désintéressement près, le Puységur de leur armée. Il prolongea les compliments et les verbiages, qui durèrent assez longtemps. Albergotti l'écouta avec sa glace accoutumée, lui dit que, si le maréchal de Villars se fût rencontré là, il l'auroit volontiers entretenu sur la paix, et lui auroit témoigné qu'elle n'étoit pas si difficile à faire. Cela servit d'objet à la conversation demandée, et de prétexte à l'allonger : la troupe d'officiers grossit peu à peu autour d'eux ; le propos de paix courut en un moment par les retranchements, et, dans peu d'autres, par toute notre armée. Villars, à qui Albergotti n'avoit rien mandé, trouva fort mauvais cette espèce de conférence sans sa

1. Tome XVI, p. 357. Cet officier est lieutenant général depuis le 1er janvier 1709 et membre du parlement anglais ; un « boute-feu contre la paix. » Les *Mémoires de Goslinga*, p. 108-110 ; qui s'arrêtent au moment où la bataille s'engagea, ceux *de Villars*, p. 53, la relation du chevalier de Folard reproduite dans le nouveau livre du lieutenant Sautai, p. 187-188, ne permettent pas de douter que les missions de reconnaissance et d'espionnage ne fussent effectivement dans les attributions ordinaires de Cadogan, aussi bien que les négociations diplomatiques où nous l'avons vu intervenir.

2. Cadogan avait avec lui les princes de Hesse et de Brandebourg.

3. L'abréviation *coe* est en interligne ; au-dessus de *lorsque*, biffé.

4. Ci-après, p. 195. — 5. Ici, *Marlborough*.

permission, s'avança vers où elle se[1] tenoit, manda à Albergotti de la finir[2]. Elle se termina de la sorte par des desirs respectifs de la paix, et des compliments qui ne signifioient rien. On se retira lentement; les officiers ennemis s'opiniâtrèrent si longtemps à demeurer auprès des retranchements, sous prétexte d'embrassades et de compliments à ceux des nôtres dont ils s'étoient accostés sans les connoître, qu'il en fallut venir à diverses reprises aux menaces de tirer sur eux, et même à tirer quelques coups en l'air pour les faire retirer[3]. Pendant tous ces manèges, un très petit nombre de ce qu'ils avoient d'officiers plus expérimentés, et de leurs meilleurs officiers généraux à cheval, petit pour ne rien montrer et ne donner point de soupçon, et un peu plus grand nombre d'ingénieurs et de dessinateurs à pied, profitoit de ces ridicules colloques pour bien examiner tout, jeter sur le papier de principaux traits du terrain, prendre tout ce qu'ils purent de remarquable, désigner les endroits à placer leur canon, se bien mettre dans la tête le plan de leur disposition, et considérer avec justesse tout ce qui pourroit leur être avantageux ou nuisible, dont ils ne surent que trop bien profiter. On sut après cet artifice

1. *Se* est ajouté en interligne.

2. Villars raconte lui-même ainsi les choses dans ses propres *Mémoires*, p. 69.

3. C'est l'incident annoncé par le courrier bavarois (ci-dessus, p. 177, note 1), et l'annotateur des *Mémoires de Sourches* a ajouté (p. 57): « Cadogan, l'homme de foi de Marlborough, engagea peut-être cette conversation pour donner aux troupes qui venoient aux ennemis de toutes parts le temps de joindre leur armée. » Tous les écrivains contemporains interprètent l'incident dans ce sens. Le chevalier de Folard, dans la relation reproduite par le lieutenant Sautai, p. 161-162, comparant la ruse de Cadogan à celle de Scipion l'Africain devant Utique, et le chevalier de Quincy, qui, lui aussi, était là, attribuent le succès de l'attaque du lendemain à cette reconnaissance préalable D'autre part, on a vu que, le bruit étant venu aussitôt que les généraux alliés s'étaient abouchés avec Albergotti, la cour croyait encore à la paix quand arriva la nouvelle de Malplaquet.

par les prisonniers. Albergotti s'excusa avec l'esprit et cet air de négligence qui ne lui manquoient jamais. Villars le craignoit à la cour, où il avoit de puissants appuis; Boufflers l'aimoit, et ne se portoit point pour général de l'armée; ils en avoient besoin pour le lendemain, au delà duquel on voyoit bien que la bataille ne se pouvoit différer[1] : ainsi Villars[2] se contenta de tomber vaguement sur la sottise des subalternes qui avoient donné la première occasion à ce parlementage[3], et on ne songea plus qu'à se disposer à bien recevoir l'ennemi. La nuit se passa avec la même tranquillité que la précédente; un gros brouillard la continua jusque vers six heures du matin. Les députés des États-Généraux à l'armée[4] avoient eu grand peine à consentir à une action: contents de leurs avantages, ils les vouloient pousser par les sièges[5], et s'avancer ainsi solidement sans rien mettre au hasard. Ce ne fut que le[6] 10, veille de la bataille et jour de ces artificieux colloques, que le prince Eugène acheva de les persuader[7]. Lui et Marlborough prirent toutes leurs mesures dans cette même journée, en sorte qu'ils se

1. Au dire de Fénelon, Albergotti était dur, hautain, plein d'humeur, mais vaillant, actif et instruit, et Saint-Simon a déjà raconté (tome XVI, p. 360-362) son attitude singulière dans l'incident de Menin et Ath, en 1708. Dans la journée de Malplaquet, où il fut blessé à la hanche, Boufflers reconnut en lui « toute la valeur, la fermeté et la capacité d'un parfaitement bon officier général. »

2. *Villars* surcharge *on*.

3. Substantif fabriqué sans doute pour la circonstance, et que Littré n'a relevé qu'ici, mais dont Hatzfeld n'a pas tenu compte.

4. Ces députés étaient : J. van Randwyck, W. Hooft, S. van Goslinga (l'auteur des *Mémoires*, qui eut un cheval tué sous lui), et P.-F. Vegelin de Claerbergen. Les gazettes hollandaises publièrent leurs rapports sur la bataille.

5. Ci-dessus, p. 150-151. — 6. *Ce* corrigé en *le*.

7. Sautai, *la Bataille de Malplaquet*, p. 163-164; *Mémoires du chevalier de Quincy*, p. 360. Le lieutenant Sautai cite, à ce sujet, la correspondance de Goslinga; nous avons aussi des lettres d'officiers étrangers publiées dans la *Gazette d'Amsterdam*, nos LXXV et suivants.

trouvèrent en état d'attaquer le 11, au matin[1], l'armée du Roi[2].

Bataille de Malplaquet

On a vu ci-devant[3] qu'elle avoit sa droite et sa gauche appuyée[4] à deux bois, qu'elle en avoit un[5] au centre qui partageoit une plaine, dont il faisoit deux petites, ou deux grandes trouées; maintenant il faut remarquer que, vis-à-vis ce centre et derrière le bois et les deux trouées, il y avoit une petite plaine, et un bois au bout, que nous ne tenions point, propre à dérober aux ennemis les mouvements de notre centre, mais bien plus à cacher dedans des troupes fort près de notre centre, et à les avoir très brusquement sur les bras sans pouvoir s'en apercevoir[6].

1. Jour anniversaire de la défaite des Turcs par le prince Eugène à Zentha, en 1697.

2. Nous reportons aux Additions et corrections une note sur la bibliographie, en imprimés ou en manuscrits, de cette journée du 11 septembre 1709. D'ailleurs, deux officiers très érudits, le lieutenant Sautai, déjà connu pour ses livres sur Lille et Denain, et le lieutenant le Faivre, ont étudié tout à la fois les documents français, particulièrement ceux du Dépôt de la guerre, et les documents étrangers; le premier même vient de faire paraître un volume : *la Bataille de Malplaquet*, déjà cité dans les notes qui précèdent. Ce serait pure présomption que de vouloir présenter encore quelque chose de nouveau; au contraire, nous sommes heureux d'avoir été devancés ainsi et de pouvoir, à bon escient, d'après ces deux officiers, commenter, critiquer ou expliquer le récit de Saint-Simon, récit très détaillé, très précis et circonstancié, sans qu'on puisse dire avec certitude où il en a pris les éléments, mais dont le caractère nettement hostile à Villars, autant que partial pour Boufflers, n'a pas besoin d'être signalé aux lecteurs des *Mémoires*. Les appréciations et critiques sont de lui, mais non point le fond même.

3. Ci-dessus, p. 175. — 4. *Appuyée* est bien au singulier.

5. Le bois Thierry.

6. La trouée de Malplaquet, selon M. de Vogüé, a environ deux mille cinq cents mètres du côté de la frontière actuelle de France, davantage du côté belge, où le petit bois, aujourd'hui disparu, la partageait en deux. Voici comment le général-major Grovestins, de l'armée hollandaise, expliqua la position de l'armée française : « L'aile gauche devant Blaugies, ayant devant eux les bois de Blaugies et du Sart, leur corps de bataille devant Erquennes et Taisnières, leur aile droite appuyée contre le bois de Jansart, l'ouverture entre les deux bois étant

Villars ne mit pas ses lignes droites, mais un peu recourbées en croissant, c'est-à-dire les pointes des deux ailes bien plus avancées que le centre, par conséquent moins difficiles à envelopper et à enfoncer que dans la disposition droite et ordinaire[1]. Le même maréchal, jugeant sa gauche plus jalouse[2] que sa droite, voulut s'y mettre, et le maréchal de Boufflers se chargea de la droite[3]. Sur les sept heures du matin, que le brouillard fut dissipé[4], on aperçut les colonnes des ennemis marcher et se déployer, et, pendant quelque canonnade, les deux ailes de notre armée furent vigoureusement attaquées par l'infanterie des ennemis[5]. Ils avoient eu la précaution de tenir leur cavalerie

d'environ trois mille pas, retranchée, de même qu'un hameau devant leur retranchement, couvert de bons fossés et de buissons, et ayant retranché les deux côtés du bois et garni les avenues de canon » (*Gazette d'Amsterdam*, n° LXXV). Comparez, *ibidem*, la lettre du comte de Tilly, ou, dans le livre du lieutenant Sautai, la description par Saint-Hilaire et par Folard. Le chevalier de Quincy donne la composition de chaque corps de bataille. Du côté des ennemis, le prince Eugène commanda l'attaque de droite contre notre gauche et Villars lui-même; le duc de Marlborough, avec le prince héréditaire de Hesse et le transfuge prince d'Auvergne, celle du centre; le comte de Tilly, avec le prince de Nassau, celle de gauche, en face de Boufflers et de la maison du Roi. Là se trouvaient aussi Artagnan, le duc de Guiche et Hautefort, la Frezelière avec l'infanterie, Gassion et la Vallière avec la cavalerie et le jeune roi anglais.

1. Voyez ci-après, p. 183. — Voltaire, familier de Villars, et, en quelque sorte, son porte-parole, a défendu cette mise en bataille peu ordinaire : « Quelques historiens ont blâmé le général de sa disposition. « Il devait, disent-ils, passer une large trouée, au lieu de la laisser « devant lui. » Ceux qui, de leur cabinet, jugent ainsi ce qui se passe sur un champ de bataille ne sont-ils pas trop habiles? » Comparez la relation insérée dans l'*Histoire du prince Eugène*.

2. Plus exposée : voyez nos tomes XIII, p. 85, et XIV, p. 181, 186, 240, et comparez plus haut, p. 163, *donner jalousie*.

3. Peut-être Villars laissa-t-il cette droite à son ancien pour lui faire honneur, ou parce qu'elle était plus forte.

4. Ce fut vers huit heures d'après la plupart des témoins.

5. Ayant écrit d'abord : *l'infanterie ennemie*, il a mis ce dernier mot au masculin pluriel et ajouté *des* en interligne.

éloignée et presque en colonnes, pour ne la pas exposer à notre artillerie, tandis que la nôtre, qui barroit les deux trouées pour soutenir notre infanterie, étoit fouettée par leur canon à demi-portée, et y[1] perdit beaucoup, sans utilité, six heures durant, avec cette inégalité que notre canon ne pouvoit tirer que sur de l'infanterie éloignée, et qui fut bientôt aux prises avec la nôtre[2], ce qui fit cesser notre artillerie sur elle[3]. L'attaque ce pendant se poussoit vertement à notre gauche. Les ennemis profitèrent de tous les[4] avantages d'avoir bien reconnu notre terrain, et ne se rebutèrent point des difficultés qu'ils y rencontrèrent à tâcher de rompre les pointes de nos ailes et d'en culbuter les courbures[5]; ils jugèrent bien que l'attaque faite à toutes les deux à la fois attireroit toute l'attention du maréchal de Villars, et qu'ayant une plaine vis-à-vis de son centre, c'est-à-dire les deux trouées qui ont été expliquées et la petite plaine au delà, il dégarniroit le centre au besoin, dans la pensée qu'il auroit toujours loisir d'y[6] voir former

1. Il a ajouté les mots *à demi portée* en interligne et surchargé *sa[ns]* en *et y*.
2. *Nostre* est en interligne, au-dessus de l'abréviation *ne*, biffée.
3. Ce passage paraît vraiment être emprunté à la relation de M. de la Frezelière, qui prit le commandement du régiment de Navarre, relation reproduite par le lieutenant Sautai. Il y est dit (p. 190) : « Notre artillerie fut bien servie, mais avec des effets fort différents de celle des ennemis, puisqu'ils tiroient à demi-portée sur des escadrons très serrés, et que nous ne pouvions tirer que sur des troupes fort éloignées et qui étoient en colonnes, ou sur de l'infanterie qui fut bientôt aux mains avec la nôtre, et par conséquent hors d'état de souffrir longtemps du canon. » Folard dit que la canonnade « alloit comme la mousqueterie. » L'artillerie française tira huit mille boulets, et n'en avait plus quatre cents quand la journée finit.
4. L'initiale de *les* surcharge une autre lettre.
5. *Courbure,* « inflexion, état d'une chose courbée » (*Académie,* 1718). Nous trouvons le même terme dans le texte de l'*Histoire du prince Eugène* reproduit par Pelet : « Le centre remplissoit la grande ouverture entre le bois de Jansart et celui de Sart; il y formoit une courbure intérieure, dont les extrémités flanquoient la profondeur.... »
6. *Loisir* surcharge *le,* et *d'y* surcharge *lo[isir]*.

l'orage, et d'y pourvoir à temps. C'est ce qui fit le malheur de la journée[1]. Les ennemis, repoussés de notre gauche, y portèrent leurs plus grandes forces d'infanterie, et la percèrent. Alors Villars, voyant ses troupes ébranlées et du terrain perdu, envoya chercher presque toute l'infanterie du centre, où il ne laissa que les brigades des gardes françoises et suisses et[2] celle de Charost[3], sans qu'avec ce renfort il pût rétablir cette gauche, sur laquelle les ennemis continuèrent de gagner force terrain. Attentifs en même temps à ce qu'ils avoient compté qui arriveroit au centre, ils firent sortir de ce bois qui étoit au bout de la petite plaine qui étoit vis-à-vis des deux trouées et de notre centre, beaucoup d'infanterie dont ils l'avoient farci sans que nous l'eussions pu apercevoir, laquelle fondit sur ces brigades des gardes françoises et suisses, et sur celle de Charost, où le marquis de Charost fut tué d'abord[4], de[5] la résistance desquelles on ne parla pas bien, et qui furent culbutées presque aussitôt qu'attaquées par une grande supériorité de nombre[6]. Malgré le désordre de

1. Feuquière, à qui peut-être Voltaire a fait allusion, critique ces dispositions (*Mémoires sur la guerre*, tome II, p. 170-171, et tome V, p. 47-53), et aussi le chevalier de Quincy (ses *Mémoires*, tome II, p. 353-355). Le général Pelet semble avoir été du même avis.

2. *Et* est en interligne. — 3. Ci-dessus, p. 177.

4. Ci après, p. 195.

5. Avant *de*, l'auteur a biffé *et*.

6. La lettre d'un « officier de distinction français » publiée dans l'Extraordinaire LXXXI de la *Gazette d'Amsterdam* dit que les retranchements furent l'objet d'une lutte acharnée : « Les Hollandois ne furent pas si heureux à notre droite, parce que notre infanterie y fit des merveilles et ne fut forcée qu'après avoir défendu ses retranchements pendant quatre heures entières, par un feu des plus violents. Il est constant aussi que les ennemis ont infiniment souffert de ce côté-là; ils furent renversés par plusieurs reprises, et ce fut là où il se passa des actions héroïques de part et d'autre. L'avantage du terrain, trois retranchements consécutifs, rien ne fut capable d'intimider nos terribles ennemis, et on les voyoit venir à corps découvert, non comme des hommes, mais comme des démons. Des décharges de vingt pièces de canon, portant à plomb tout à la fois dans leurs bataillons, ne pouvoient les ébranler quoi-

notre gauche, on y combattoit toujours, et elle vendoit son terrain chèrement[1], lorsque le maréchal de Villars y reçut une grande blessure au genouil[2], Albergotti une autre, qui les mit hors de combat[3], et Chemerault[4] tué, tout cela à cette gauche, dont la défaite, déjà bien avancée alors, ne tint presque plus depuis malgré[5] les efforts et les exemples du roi Jacques d'Angleterre[6]. A la droite, le combat fut très vif[7]. Le maréchal de Boufflers, après avoir

qu'elles renversassent des rangs entiers. » Cette lettre est-elle bien authentique? Cependant Saint-Hilaire vante de même l'ardeur furieuse des assaillants : « Malgré de si grands avantages, nous combattions, je puis le dire, comme des lions attaqués par d'autres lions, jusqu'à ce que le maréchal de Villars jugea qu'il étoit temps de faire retraite. » C'est cette ligne de retranchements que la relation de l'*Histoire du prince Eugène* reproduite par Pelet (p. 357) représente comme « une espèce de gueule infernale, un goufre de feu, de soufre et de salpêtre, d'où il ne sembloit pas qu'on pût approcher sans périr. » Mais, au dire de Villars (p. 71-72), quelques bataillons, à la tête du petit bois, ayant perdu leur brigadier, commencèrent à plier, ainsi que les gardes qui étaient à gauche, et le centre fut enfoncé.

1. Quoique séparée et sans soutien, elle tint encore deux heures, surtout les Irlandais et quelques régiments de dragons à pied.

2. Il se sert de cette orthographe, encore académique en 1718.

3. Villars fut blessé au moment où il causait avec Saint-Hilaire de la nécessité de renforcer le centre, et où la gauche pliait. Voyez ses *Mémoires*, p. 72, et la relation de Saint-Hilaire.

4. Ci-après, p. 195.

5. Cette fin de phrase, depuis *malgré*, a été ajoutée en interligne.

6. Ce jeune prince, encore malade de la fièvre, ne cessa de prendre du quinquina pendant la bataille; il n'était pas à la gauche, mais au centre droit, avec la maison du Roi (ci-dessus, p. 132; *Sourches*, p. 67; *Mémoires du chevalier de Quincy*, p. 378). Sa belle conduite acheva de le rendre populaire parmi les Anglais mêmes, qui, nous l'avons vu, avaient si fort loué son action en 1708, comme faisant contraste avec celle du duc de Bourgogne (notre tome XVI, p. 132, 200 et 478; *Lettres de Mme de Maintenon*, recueil Bossange, tome I, p. 465; lettre de Fénelon au duc de Bourgogne, dans le tome I de sa *Correspondance*, p. 297-298; *Journal de Verdun*, tome XI, p. 437-438; *Mercure* de septembre, p. 334-339 et 412-414; *Mémoires du chevalier de Quincy*, tome II, p. 343).

7. La droite fut attaquée par les Hollandais renforcés de six régiments écossais.

vaillamment repoussé l'infanterie qui l'avoit attaqué, avoit renversé la cavalerie qui étoit venue la soutenir, et gagné un grand terrain ; il traita de même d'autre cavalerie qui s'étoit présentée devant lui, et jusqu'à trois fois de suite avec le même succès, lorsque, tout occupé de pousser sa victoire, il apprit la défaite du centre et le désastre de la gauche déjà toute ployée par la droite des ennemis, la[1] retraite de la personne de Villars hors du combat par sa blessure, et que, le poids de tout portant désormais sur lui seul, c'étoit à lui à la tirer[2] des précipices où Villars l'avoit engagée. Outré alors de se voir la victoire qu'il tenoit déjà arrachée de la main. et par des mains françoises, frappé des affres du péril où se trouvoit l'État par celui où il voyoit l'armée, il se mit à inspirer l'audace aux divisions de son aile par de courts propos en passant, et, s'abandonnant à son courage, il leur donna l'exemple de cette témérité permise aux affaires désespérées qui leur fait quelquefois changer de face, et il chargea en personne si démesurément, à la tête de tant d'escadrons et de bataillons, que cela put passer pour incroyable[3]. Ses troupes,

1. *Et* surchargé en *la*. — 2. A tirer l'armée.

3. Comparez le *Mercure galant* de septembre, p. 339-345, le rapport de Contades, dans les *Mémoires militaires*, p. 371-372, et le récit de M. Sautai, p. 71-72. Trois jours plus tard, Mme de Maintenon écrivait au duc de Noailles (recueil Geffroy, tome II, p. 226) : « Le maréchal de Boufflers s'est acquis une gloire dont il n'avoit pas besoin. Il n'y a point de régiment à la tête duquel il n'ait chargé ; il étoit comme un lion pour le courage, et donnoit les ordres avec un sang-froid comme s'il eût été dans sa chambre. » Le chevalier de Quincy raconte que le maréchal, ayant pris d'abord une cuirasse, s'en défit parce qu'elle l'incommodait. Nangis rapporta aussi au Roi (*Sourches*, p. 73) que, pendant un demi-quart d'heure, Boufflers se trouva tellement mêlé avec les ennemis, qu'il fut obligé de faire disparaître la cocarde blanche de son chapeau. Le major Dauger écrivit au duc du Maine (*Sautai*, p. 140 et 149) : « C'est un miracle qu'il n'ait pas été tué mille fois ; il a chargé et donné des coups d'épée comme un simple cavalier. La maison du Roi, la gendarmerie, l'infanterie même, l'a vu entrer dans les ennemis à sa tête. C'est un Romain, un héros, et plus encore, s'il est possible,

animées par la vue des prodiges depuis si longtemps inconnus d'un général si prodigue de soi, l'imitèrent à l'envi ; mais, parmi tant d'efforts, Boufflers, craignant de perdre inutilement ce qui lui restoit en gagnant un terrain qui ne lui serviroit qu'à le séparer de plus loin du reste de l'armée, chercha à le gagner en biaisant pour se rapprocher sur le centre, où il trouva les ennemis pris en flanc par un seul régiment sorti de ceux des autres, [qui] les avoit obligés à se rejeter dans le bois, et que notre cavalerie, profitant de ce moment, avoit passé les retranchements pour les suivre et les pousser de plus en plus[1] ; mais cette cavalerie rencontra un si grand feu d'artillerie de ce bois, qu'elle fut contrainte de se retirer où elle étoit auparavant, sous ce feu croisé, qui fit un grand fracas dans ces troupes. Par ce feu, les ennemis nous éloignèrent toujours, et, entretenant toujours le combat de la droite à notre égard, profitèrent de ces mouvements pour achever d'enfoncer notre centre[2]. Ce fut là qu'on dit encore plus de mal des régiments des gardes[3] et de celui du Roi, qui s'y étoit porté, et qui, en un instant, laissèrent emporter

que tout cela.... Quel homme ! et que le Roi seroit heureux, si, à proportion, nous étions tous faits comme lui ! » Le rapport officiel imprimé dit que le chevalier de Saint-Georges prit part à ces mêmes charges.

1. On peut reproduire cette phrase avec ses incorrections, telle que le manuscrit la donne, mais en ajoutant un *qui* après *autres,* ou avant *sorti.*

2. *Centre* surcharge un autre mot.

3. Ci-dessus, p. 184. Folard rapporte ceci (dans *Sautai,* p. 166-168, note, et p. 176): « La brigade des gardes, ayant aperçu l'infanterie qui venoit sur la droite, tira quelques coups en l'air, et les soldats s'enfuirent passant entre les jambes des chevaux de la maison du Roi, qui voulut les retenir, et, sans regarder derrière, s'en allèrent, et courent encore. » Le chevalier de Quincy affirme que, si les gardes avaient tenu bon, les brigades qui étaient derrière, inutiles, eussent eu le temps d'accourir. Madame fut particulièrement furieuse contre les officiers des gardes : « La plupart sont de jeunes niais, des fils de gens de robe de Paris qui, de leur vie, n'ont vu un homme mort. Toutes ces charges ont été achetées ; quand ils doivent se battre, ils prennent peur

les retranchements du centre[1]. Les ennemis, s'en trouvant maîtres, s'y arrêtèrent, n'osant exposer leur infanterie à cette cavalerie qui avoit soutenu un si furieux feu avec tant d'intrépidité ; mais ils envoyèrent chercher leur cavalerie, qui n'avoit presque pas combattu avec leur infanterie contre notre droite, et, avec cette cavalerie fraîche, arrivée à toutes jambes, firent passer par les intervalles de nos lignes une vingtaine d'escadrons. La nôtre attendit trop à charger cette cavalerie, qui grossissoit à tous moments, et la chargea enfin mollement, et tourna aussitôt : c'étoit la gendarmerie ; la cavalerie qui la soutenoit ne fit pas mieux, tant la valeur et ses efforts ont leurs bornes. Quelques instants après parurent les mousquetaires, et Coettenfao[2] à la tête des troupes rouges[3] de la maison du Roi, qui

et se sauvent, et les soldats, quand ils voient cela, font de même » (recueil Jaeglé, tome II, p. 117).

1. Si personne ne protesta contre les accusations à l'endroit du régiment des gardes, en revanche il y eut nombre de réclamations en faveur de celui du Roi (*Journal de Verdun*, tome XII, p. 37-39). La gendarmerie eut une conduite au-dessus de tout éloge.

2. Selon les *Mémoires de Sourches*, p. 73, cet officier, rendu avec une blessure par les ennemis, fut trépané. — François-Toussaint de Querhoent-Kergounadech, marquis de Coetanfao (c'est la signature la plus ordinaire), avait débuté dans les gendarmes de la garde en 1678, puis était passé aux chevau-légers en 1681 ; et, ayant pris part à toutes les campagnes, avait eu la sous-lieutenance en 1695, le grade de brigadier en 1696, la première sous-lieutenance en 1702, et avait obtenu enfin le grade de maréchal de camp, avec une pension de trois mille livres, en octobre 1704, mais tardivement, alors qu'il était doyen des brigadiers et qu'on avait fait passer le vidame d'Amiens avant lui. Depuis, il a combattu à Ramillies (*Luynes*, tome II, p. 157) et à Oudenarde. Il sera créé lieutenant général le 29 mars 1710, achètera à la fin de la même année la charge de chevalier d'honneur de la duchesse de Berry ; servira jusqu'en 1713, se démettra de la sous-lieutenance en 1718, et mourra le 25 février 1721, dans sa soixante-quatrième année, sans avoir pu profiter de la présentation de la princesse pour un cordon bleu (*Chronologie militaire*, tome IV, p. 643-644). Notre auteur se vantera de l'avoir fait entrer dans la maison de la duchesse de Berry et de lui avoir rendu d'autres services.

3. Voyez ce terme dans notre tome I, p. 44.

arrêtèrent cette cavalerie victorieuse et l'enfoncèrent, mais qui rencontrant plusieurs lignes formées les unes derrière[1] les autres, à la faveur desquelles cette cavalerie poussée se rallia, il fallut s'arrêter. Alors arrivèrent les quatre compagnies des gardes du corps, qui enfoncèrent toutes ces lignes de cavalerie ennemie l'une après l'autre. Le salut de celle-ci fut une chose bien bizarre : elle trouva derrière toutes ses lignes renversées l'une sur l autre nos retranchements qu'elle avoit passés ; cela la contint par la difficulté de les repasser, et donna le temps au prince de Hesse et au prince d'Auvergne[2] de l'arrêter et de la rallier sous la protection du feu[3] de leur infanterie, restée à nos retranchements qu'elle avoit gagnés. Alors les escadrons de la maison du Roi se trouvèrent rompus par tant et de si vives charges, et sans être soutenus d'aucunes troupes, et perdirent du terrain, dont la cavalerie ennemie, qui se rétablissoit et grossissoit à chaque instant, se saisit, que[4], de battue, elle[5] devint victorieuse. Cette reprise de combat dura longtemps et fut disputée têtes de chevaux contre têtes de chevaux, tant qu'à la fin il fallut céder au grand nombre et lui abandonner le champ de bataille[6]. Ce fut le dernier vrai combat de cette fatale journée. Notre gauche étoit déjà retirée sous les ordres d'Artagnan[7], qui

1. Le manuscrit porte : *derrieres*, comme, souvent, *arrieres*.

2. Ils commandaient sous Marlborough au centre.

3. Ayant écrit : *le feu*, il a ajouté en interligne *la protection du*, puis corrigé *le* en *du*, et biffé le *du* d'interligne, qui faisait double emploi.

4. Ayant écrit : *saisit celuy cy et*, il a biffé *celuy cy*, ajouté *se* en interligne, et surchargé *et* en un *que* qui aurait besoin d'être précédé de *tellement* ou *tant*, comme trois lignes plus bas.

5. *Elle* est en interligne.

6. Ce récit du combat de la droite se complète par celui qu'en donne dans ses *Mémoires*, tome II, p. 365-370, le chevalier de Quincy, qui y était avec le régiment de Bourgogne.

7. Ici, *Artagnan*. — « D'Artagnan a eu trois chevaux tués sous lui et s'est fort distingué; non seulement pour la bravoure, mais aussi pour la conduite, » écrivit Mme de Maintenon au duc de Noailles. Pelet a publié le rapport de cet officier général.

en avoit rassemblé les débris[1], et qui les présenta si à propos et si fermement aux ennemis, qu'il les empêcha de troubler le commencement de leur retraite. Dans ce fâcheux état, Boufflers, ne pouvant plus rien exécuter avec une armée dispersée, une infanterie accablée, tout son terrain perdu, ne songea plus qu'à éviter le désordre, et à faire une belle et honorable retraite. L'infanterie de la droite et de la gauche avoit eu le temps de s'y disposer pendant ce long combat de la cavalerie. A trois heures après midi, toute notre cavalerie passa les défilés en grand ordre, derrière lesquels elle se mit en bataille sans avoir été pressée[2]. A quatre heures, le maréchal de Boufflers mit toute l'armée sur quatre colonnes, deux d'infanterie de chaque côté le long des bois, deux de cavalerie dans la plaine au milieu des deux autres. Elle se retira ainsi lentement, Boufflers à l'arrière-garde de tout, sans que les ennemis donnassent la moindre inquiétude pendant toute la marche, qui dura jusqu'à la nuit, et sans perdre cent traîneurs[3]. Tout le canon fut retiré, excepté quelques pièces, et, de bagage, il n'en put être question, parce qu'il avoit été renvoyé lorsqu[on] s'étoit mis en marche pour aller chercher les ennemis[4]. L'armée ainsi

1. Ce terme est exagéré, me fait observer le lieutenant le Faivre; il n'y eut ni anéantissement, ni désordre.

2. Selon Villars lui-même (*Mémoires*, tome III, p. 73), M. de Boufflers, au centre, essayait de reformer les régiments et d'encourager les corps de la maison du Roi, lorsque, à trois heures, « par une fatalité inouïe, » la gauche, commandée par le Gall et Puységur, commença à battre en retraite, sans être inquiétée. Le Gall s'en expliqua le lendemain avec son général (*ibidem*, p. 266).

3. Les vainqueurs parlèrent avec admiration de cette retraite. Toute la disposition fut prise par Puységur, et l'arrière-garde menée par Rosel. Voyez le récit Sautai, p. 73-76, la relation de des Bournays, *ibidem*, p. 214-215, et les *Mémoires du chevalier de Quincy*, p. 372-373.

4. La relation de l'*Histoire du prince Eugène* dit : « Ainsi finit cette journée si mémorable par le nombre de combattants, par leur opiniâtreté presque inouïe dans l'attaque et dans la défense, et par la quantité de sang qui y fut répandue. Rien de semblable ne s'étoit vu,

ensemble arriva au ruisseau de la Ronelle[1], et campa derrière, entre Valenciennes et le Quesnoy, où elle séjourna longtemps[2]. Les blessés se retirèrent en ces deux places, et à Maubeuge et à Cambray. Les ennemis passèrent la nuit sur le champ de bataille et sur vingt-cinq mille morts, et marchèrent vers Mons le lendemain au soir. Ils avouèrent franchement qu'en hommes tués et blessés, en officiers généraux et particuliers, en drapeaux et en étendards[3], ils avoient plus perdu que nous[4]. Il[5] leur en coûta en effet sept lieutenants généraux, cinq autres généraux, environ

que je sache, depuis plus de cent ans. Les batailles de Hochstedt et de Turin furent grandes, décisives, et d'un succès admirable ; mais celle-ci fut bien plus meurtrière : elle coûta seule plus de sang que ces deux-là ensemble. » — Boufflers tint à rendre un hommage public à ses troupes : « Leur gloire, dit-il dans sa seconde lettre au Roi, est infiniment au-dessus de ce que j'ai marqué à Votre Majesté, et même au-dessus de ce que je pourrois lui en dire ; elle le saura par les relations mêmes des ennemis, qui ne peuvent assez exalter ni vanter l'audace, la valeur, la fermeté et l'opiniâtreté des troupes de Votre Majesté, dont ils ont ressenti bien durement les effets.... » Et M. de Vogüé a conclu ainsi son récit (tome I, p. 380) : « Les fuyards d'Oudenarde, devenus les glorieux vaincus de Malplaquet, seront deux ans plus tard les vainqueurs de Denain. »

1. La Rhônelle, sortie de la forêt de Mormal, traverse Valenciennes et s'y jette dans l'Escaut.

2. Dans sa même lettre du 13 au Roi, Boufflers dit : « Toute l'armée de Votre Majesté s'est rassemblée hier entre le Quesnoy et Valenciennes, campée en très bon ordre en front de bandière, et dans toute la meilleure disposition du monde de recommencer une action, s'il le falloit, pour le service de Votre Majesté ; et, bien loin d'avoir l'air abattu, je puis assurer Votre Majesté qu'elle l'a beaucoup plus audacieux. » Selon le chevalier de Quincy, p. 386, on critiqua Boufflers d'avoir pris cette direction plutôt que celle de Bavay, comme Villars l'avait conseillé pour empêcher le siège de Mons.

3. Nangis en apporta trente-deux, qui furent placés à Notre-Dame, sauf six accordés à Villars (mss. Mazarine 2745, fol. 170 v°, et 2332, fol. 171; *Sourches*, p. 73 ; *Gazette d'Amsterdam*, n° LXXIX).

4. Surtout dans les corps hollandais, où la perte fut si énorme, que le prince de Mecklenbourg-Schwerin accusa Eugène de les avoir sacrifiés (*Sourches*, p. 89-90).

5. *Ils* surchargé en *il l*.

dix-huit cents officiers tués ou blessés, et plus de quinze mille hommes tués ou hors de combat[1]. Ils avouèrent aussi tout haut combien ils avoient été surpris de la valeur de la plupart de nos troupes, surtout de la cavalerie, et leurs[2] chefs principaux ne dissimulèrent pas qu'elle les auroit battus, si elle avoit été bien conduite[3]. Ils n'avoient pas

1. Selon la première relation imprimée en France, l'ennemi avait perdu deux tiers de plus que nous, vingt-cinq mille hommes contre huit mille, et trente-deux drapeaux ou étendards contre neuf. Le rapport de l'armée du prince Eugène avoua dix-neuf cent quatre-vingt-quatre morts et trois mille quatre cent trente et un blessés, celui de Marlborough trois mille cinq cent soixante-trois morts et neuf mille trois cent soixante-quinze blessés. La *Gazette de Leyde*, n° 77, donna les pertes, par grades, du contingent hollandais. Tout cela était beaucoup trop pour une victoire où les vaincus ne furent pas entièrement défaits, et qui ne donna que la prise d'une place. On trouve dans les *Mémoires militaires*, p. 354 et 378-381, l'état des officiers perdus de notre côté. Le chiffre officiel des pertes françaises fut de onze mille hommes (ci-après, p. 195); comparez les détails recueillis par l'auteur des *Mémoires de Sourches*, p. 60, 64-70, 72-80, 82-88, 91, 94-95, les *Mémoires de Saint-Hilaire*, tome IV, p. 217-218, les rapports classés dans les volumes du Dépôt de la guerre 2138-2141 et 2152-2153, et les gazettes à la main du comte de Lionne, ms. Mazarine 2332, fol. 223-226, 231-232.

2. Avant *leurs*, il a biffé *de*.

3. « Voilà les Français redevenus braves, nous revoilà bons amis, » dirent les vainqueurs. Eugène même, sans doute pour faire valoir sa victoire, affecta de déclarer que ses adversaires avaient montré toute l'habileté possible. Boufflers écrivit, le 14 : « Les dispositions étoient si bonnes, que j'avois lieu d'espérer un heureux succès. La vérité est que j'ai souhaité d'être attaqué, et, pour que Votre Majesté puisse comprendre quelle a été la prodigieuse perte des ennemis, j'aurai seulement l'honneur de lui dire que la bataille a duré près de huit heures, qu'ils ont attaqué cent vingt bataillons de Votre Majesté avec près de cent quatre-vingts; que, pendant les premières heures, ils n'ont pas gagné un pouce de terrain, qu'on les a repoussés plusieurs fois des endroits où ils avoient pénétré, et que, dans les attaques de postes, le soldat qui est à couvert fait un furieux massacre des troupes qui ne l'emportent pas d'abord. » En Espagne, on se félicita (recueil Bossange, tome IV, p. 341-342) que cette belle résistance eût pour effet de désabuser un ennemi qui croyait entrer impunément en France, et on fit des feux de joie comme pour une victoire.

douté, à la seule disposition de notre armée, qu'elle la seroit mal[1], puisque, du lieu où commença le combat de cavalerie, nos officiers virent leur camp tendu. En effet, avec plus d'art et de mesure, on pouvoit soutenir nos retranchements; mais le terrain coupé qui étoit au delà et la hauteur que tenoient les ennemis ne pouvoient laisser espérer de les déposter après les avoir repoussés. Ce fut sans doute ce qui leur persuada l'attaque dans la pensée d'obtenir la victoire, s'ils emportoient le champ de bataille, et, s'ils étoient repoussés, de n'y pouvoir perdre que des hommes, et rien de plus, desquels ils ont bien plus que nous, et des recrues tant qu'ils veulent. L'idée du maréchal de Villars est demeurée fort difficile à comprendre[2]. Pourquoi, de si loin, marcher aux ennemis pour s'en laisser attaquer exprès, ayant pu aisément les attaquer lui-même deux jours durant avant d'être attaqué, au moins un grand jour et demi, pour parler avec la précision la plus exacte[3]? Si on oppose qu'il ignoroit que ce qu'il prit pour toute leur armée n'étoit qu'un gros corps avancé, on peut répondre qu'il falloit être mieux informé en chose si capitale, et qu'on l'est quand on veut s'y adonner et bien payer. D'ailleurs, s'avançant sur ce qu'il voyoit, quand l'armée y[4] eût été toute entière, il n'auroit fait que ce pour quoi il avoit marché à elle[5], gagnoit la hauteur sur elle, et mettoit derrière lui ce bois funeste de vis-à-vis son centre qui acheva la perte de la bataille, et ce bois encore de son centre, avec ses deux trouées, qui, en

Fautes et inutilité de la bataille.

1. Bien des officiers ennemis, au contraire, proclamèrent l'habileté des dispositions prises par Villars.

2. La relation de M. de la Frezelière semble répondre à cette insinuation dénigrante.

3. Ci-dessus, p. 176-177. Ces deux nuits et un jour furent utilisés à élever les trois retranchements destinés à l'infanterie et les épaulements pour couvrir la cavalerie. Le lieutenant Sautai a consacré quelques pages (p. 46-53) à l'examen des témoignages contemporains sur la faute prétendue de Villars. Comparez les critiques de Feuquière, t. IV, p. 36-63.

4. Cet *y* a été ajouté après coup. — 5. *Au* corrigé en *à elle*.

partageant en deux son champ de bataille, coupa son armée, donna lieu de la battre en détail, et rendit inutile la constante victoire de sa droite. Il paroît donc constant qu'il ne pouvoit jamais gagner la bataille dans un terrain si désavantageux. Si on examine la disposition qu'il en fit, elle ne se trouvera pas plus savante que le choix de ce bizarre terrain : une forme de croissant qui, comme on l'a dit[1], présente deux pointes difficiles à défendre, aisées à envelopper ; un centre tout aussitôt dégarni, qu'on ne[2] peut sauver de faute énorme, et dont[3] le souvenir d'Hochstedt[4] eût au moins dû préserver ; un grand corps de cavalerie posté sous le feu des batteries ennemies sans aucun fruit à en pouvoir attendre ; enfin, nulle nécessité de combattre après avoir laissé tranquillement prendre Tournay, et, pour Mons, en tenant d'abord les ennemis de plus près, on eût aisément choisi un lieu plus avantageux, mieux encore de laisser[5] former le siège, et se poster à temps de manière à les attaquer affoiblis, tant par le siège même, que par la garde de leurs tranchées et de leurs postes. Enfin il parut que, de tous les moments et de tous les terrains à choisir pendant toute cette campagne, le temps et le terrain ne le pouvoient être plus mal pour combattre. Ce jugement fut celui des deux armées[6] ; on verra[7] qu'il ne fut pas celui du Roi et de Mme de Maintenon. Les enne-

1. Ci-dessus, p. 182 et 183. — 2. *Ne* est en interligne.

3. *Et dont* est en interligne, au-dessus de *que*, biffé, et, plus loin, *préserver*, au-dessus d'*empescher*, biffé.

4. Notre auteur, précisément, a disserté, comme ici, sur les dispositions de Tallard en 1704 (tome XII, p. 169 et 171-174).

5. *De* est en interligne, et *laissé* a été corrigé en *laisser*.

6. Nous avons vu, au contraire, que le prince Eugène affecta de louer les dispositions de Villars, presque autant que Boufflers lui-même. Quant à celui-ci, on fut unanime à regretter qu'il eût manqué d'initiative après le premier succès et n'eût pas pris l'offensive comme les troupes le demandaient alors. Peut-être craignit-il d'être gêné par tant de retranchements entassés les uns sur les autres.

7. Ci-après, p. 203.

mis eurent en cette bataille cent soixante-deux bataillons, trois cents escadrons, cent vingt pièces de canon, c'est-à-dire quarante-deux bataillons, quarante escadrons, et quarante-deux pièces[1] de canon plus que l'armée du Roi[2], qui y perdit dix mille hommes tués et blessés, Chemerault et Pallavicin, lieutenants généraux, et le marquis de Charost[3]. Il étoit fils aîné du duc de Charost, dans la plus haute piété, et qui eût moins réussi à la cour qu'à la guerre. Il n'avoit point d'enfants[4] de la fille de Brûlart premier président du parlement de Bourgogne[5], qui, longues années depuis[6], est devenue seconde femme du duc de Luynes[7], aussi sans enfants, et dame d'honneur de la Reine après la maréchale de Boufflers[8]. Chemerault étoit excellent officier général, fort dans le grand monde, et honnête homme, quoique dans la liaison la plus intime de M. de Vendôme[9]. Il ne laissa point d'enfants de la fille de

1. Il a corrigé *120* en *42 p.*

2. C'est Boufflers qui donna ces chiffres dans sa lettre du 13, et le Roi les annonça aux courtisans le 16 (*Sourches*, p. 69 et 72). Selon l'historien du prince Eugène il y avait deux cent soixante-onze escadrons seulement, et cent soixante-dix bataillons. Le lieutenant le Faivre ne compte que cent quarante-quatre bataillons et deux cent soixante-dix escadrons : au total, cent dix-huit mille hommes, contre quatre-vingt-six mille de notre côté.

3. Ci-dessus, p. 177 et 184. — 4. Une fille était morte toute jeune.

5. Tome VI, p. 184. Nous avons vu (tome XII, p. 335) ce mariage se faire en 1704, et Charost venir dîner chez Saint-Simon avec ses parents. Comme tout d'abord son corps n'avait pas été reconnu, il courut une légende que cette mort était fausse, ainsi que jadis celle du comte de Moret, et elle se perpétua si bien, que l'on prétendit en 1732, quand Mme de Charost se remaria, que le marquis venait seulement de décéder (*Revue rétrospective*, 2e série, tome V, p. 38).

6. En 1732. — 7. L'auteur des *Mémoires* : notre tome XII, p. 335.

8. Par brevet du 28 octobre 1735.

9. Cela a déjà été répété bien des fois depuis notre tome VI, p. 197 ; mais nous avons vu que Chemerault avait fini par venir au parti du duc de Bourgogne, comme il sera dit ci-après, p. 489. Ses services sont établis dans le *Mercure* de mars 1708, p. 303-305, et surtout dans la *Chronologie militaire*, tome IV, p. 504-506. Gros, gras, grand mangeur, disait-on dix ans auparavant.

Mme de Moreuil, qui avoit été longtemps dame d'honneur de Madame la Duchesse, dont le mari étoit un boiteux fort plaisant et fort singulier, bâtard de cette grande maison de Moreuil éteinte il y a longtemps, et toute sa vie à Monsieur le Prince et à Monsieur le Duc, et[1] fort mêlé dans le monde[2]. Pallavicin, aussi très bon officier général[3], étoit ce transfuge piémontois de foi très douteuse, d'aventure fort ignorée, dont le maréchal de Villeroy avoit fait son favori[4], et le[5] seul homme peut-être capable d'estimer et de se fier à celui-là. Il n'étoit point marié[6]. Il

1. *Et* est en interligne.

2. Il a déjà été dit quelques mots (tomes I, p. 98, et IV, p. 32) de ces époux Moreuil et de l'origine de leur maison ; voyez le Cabinet des titres, *Dossiers bleus*, vol. 617, dossiers 16299-16300. Ils s'étaient mariés par contrat du 27 mars 1676 (Arch. nat., Y 233, fol. 200 v°), le Roi donnant à la dame une lieutenance au gouvernement de Berry. Le mari, fait premier gentilhomme du grand Condé en 1685, puis de Monsieur le Duc en 1686, est celui à qui nous devons un récit de la mort de Vatel (*Lettres de Mme de Sévigné*, tome II, p. 187-190). La femme était dame d'honneur de Madame la Duchesse, mais donna sa démission en janvier 1697, et mourut en juin 1700. Ils avaient marié leur fille à Chemerault par contrat du 29 novembre 1695 (reg. Y 266, fol. 248), et lui firent une donation le 11 avril 1697 (reg. Y 269, fol. 42). Mme de Chemerault fut très affectée de la mort de son mari, comme nous allons le voir ; on craignit même qu'elle ne devînt folle (*Sourches*, p. 81).

3. Tué à côté de Nangis, en tête des Irlandais.

4. Cela a été raconté dans notre tome XII, p. 32-34. La conduite de Pallavicin en Italie et à l'égard du duc de Savoie avait été fort suspecte, comme le dit notre auteur. Sans Vendôme il n'eût pu ni vivre, ni se maintenir ; mais, autrement, on reconnaissait sa capacité.

5. Ce *le* surcharge un *p*.

6. C'est une erreur, et même Mme d'Huxelles (*Dangeau*, p. 39-40) raconte ce détail touchant : « Mmes de Pallavicin et de Chemerault font pitié. Elles se sont retirées aux Religieuses récollettes. Les deux maris, amis, car ces quatre personnes n'en faisoient qu'une, ont été tués ensemble et enterrés dans la même fosse. On donne de grandes louanges, particulièrement, à M. et Mme de Pallavicin. » Cette dernière était Diane de la Cisterne, fille du prince de ce nom et veuve d'un marquis de la Creste en premières noces. Elle mourut en 1734, ayant deux filles mariées en Italie.

y périt bien d'autres gens, mais moins connus que ceux-là. Courcillon, fils unique de Dangeau, dont j'ai parlé ailleurs, y eut une jambe emportée[1]. Le prince de Lambesc[2], fils unique du comte de Brionne fils aîné de Monsieur le Grand, y fut pris, et renvoyé incontinent après sur sa parole[3]. Les deux armées furent aussi également persuadées que le sort des armes étoit décidé longtemps avant que le maréchal de Villars fût blessé, quoiqu'il n'ait rien oublié pour qu'elle[4] fût cause de tout le désastre[5].

1. *Sourches*, p. 64, 66, 74, 94, 107, 114 et 136. Son père, qui s'était transporté à l'armée pour le soigner (on trouvera ci-après, appendice III, ses lettres du camp), le ramena en novembre, toujours très gai, et Mme de Maintenon se montra fort attentive auprès de lui. La première opération ayant été mal faite, les chirurgiens la recommenceront en 1710, et Saint-Simon racontera alors de nouvelles « pantalonnades ».

2. Louis de Lorraine, mestre de camp : tome VIII, p. 130.

3. Mme d'Huxelles en parle dans sa lettre du 16 septembre, et les *Mémoires de Sourches* disent (p. 67) : « On eut des nouvelles certaines que le prince de Lambesc étoit prisonnier chez le prince de Würtemberg, et qu'il n'avoit qu'un petit coup à la joue, mais que son gouverneur, un officier de son régiment et trois de ses gens avoient été tués auprès de lui, et qu'on devoit le renvoyer sur sa parole. » L'annotateur a rectifié : « Cela n'étoit pas vrai, car il avoit deux coups de sabre sur la tête, et l'on disoit qu'il ne s'étoit sauvé la vie qu'en promettant trois cents pistoles, qui n'étoient pas faciles à trouver en ce temps-là. » Les vainqueurs rendirent ainsi tous les blessés à condition que, s'ils guérissaient, ils fussent comptés comme prisonniers de guerre et compris dans un échange à la première occasion. La lettre par laquelle Marlborough en fit la proposition à Villars est dans ses *Letters and dispatches*, tome IV, p. 596-597.

4. Sa blessure.

5. On l'accusa même d'avoir eu peur, et on en fit des chansons (*Nouveau siècle*, tome III, p. 342-343). Au retour, il assura qu'il eût gagné la bataille ; mais, peu de personnes le crurent, sauf peut-être Mme de Maintenon (recueil Bossange, tome II, p. 28). La vérité est qu'il écrivit ceci au Roi, le 12 : « Les ennemis peuvent dire avoir gagné la bataille, puisqu'ils sont demeurés maîtres du champ de bataille ; mais l'armée de Votre Majesté l'a véritablement gagnée par le nombre prodigieux de morts qu'il y a chez eux. » Le *Mercure* publia un grand éloge de lui dans le volume de septembre, p. 345-348, et les ennemis eux-mêmes reconnurent que sa blessure avait été un coup de fortune pour eux.

On soupçonna aussi que l'aile du maréchal de Boufflers, qui fut toujours victorieuse, eût peut-être rétabli l'affaire, s'il eût d'abord poussé sa pointe avec moins de précaution ; mais, très certainement, on crut qu'il auroit remporté l'honneur de la journée, si le dégarnissement[1] du centre par la défaite de la gauche ne l'eût forcé d'aller à leur secours[2]. Mais, si la victoire lui fut arrachée des mains de la façon[3] qui vient d'être racontée, personne ne lui put ôter l'honneur de la plus belle retraite qui ait été faite depuis celle d'Altenheim qui a immortalisé M. le maréchal de Lorge[4], et qui eut, supérieurement à celle-ci[5], le découragement de l'armée par la mort de M. de Turenne, la division des chefs, l'armée ennemie sans cesse sur les bras, et le Rhin à passer devant eux et malgré eux, et les équipages à sauver[6] ; mais ces grandes différences ne sauroient ternir la gloire de celle-ci, qui, dans un genre, à la vérité, très inférieur pour les difficultés, fut également sage, savante, ferme, et dans le meilleur et le plus grand ordre qu'il est possible[7]. L'armée conserva sous lui un

Belle retraite du maréchal de Boufflers, fort inférieure à celle d'Altenheim.

Mons assiégé ;

1. Littré seul a relevé ce substantif dans un autre passage des *Mémoires*, mais pas ici.

2. Il n'y put aller, et son tort fut de n'avoir pas profité de l'échec du premier assaut pour pousser en avant : ci-dessus, p. 194, note 2.

3. *Facon*, dans le manuscrit. — 4. Tome X, p. 331.

5. Plus à son désavantage sur la retraite du 11 septembre 1709.

6. Voyez les *Mémoires de Feuquière*, tome III, p. 226-241, les *Mémoires de Saint-Hilaire*, éd. Lecestre, tome I, p. 208-214 et 330-338, et l'*Histoire des princes de Condé*, tome VII, p. 626-628.

7. Ci-dessus, p. 190-191. Boufflers lui-même en dit ceci dans sa première lettre au Roi : « Jamais retraite après un combat aussi long, aussi sanglant et aussi opiniâtre, ne s'est faite avec plus d'ordre et de fermeté. Je ne crois pas que les ennemis aient fait vingt prisonniers en nous suivant, et tous ceux qu'ils ont ont été faits dans l'action. Je ne crois pas non plus que nous ayons perdu aucun étendard, ni drapeau, ou du moins que très peu, et on m'a dit que nous en avons plusieurs des ennemis. Ils nous ont suivis en bataille et en très bon ordre jusqu'au défilé de Taisnières, et avec respect, n'ayant rien osé débander sur nous. » Comparez la relation officielle, dans les *Mémoires militaires*, p. 353, 361 et 362, et celle qui est insérée dans l'*Histoire militaire du prince Eugène*.

air d'audace et un desir d'en revenir aux mains qui pensa être suivi de l'effet, mais qui se trouva arrêté court par misère. Les ennemis ouvrirent la tranchée le 23 septembre devant Mons[1]. Boufflers et son armée petilloient de leur faire lever ce grand siège[2] : quand ce[3] vint aux dispositions, point de pain et peu de paye[4] ; le prêt avoit manqué souvent, et n'étoit pas mieux rétabli ; les subalternes, réduits au pain de munition, s'éclaircissoient tous les jours ; les officiers particuliers mouroient de faim avec leurs équipages ; les officiers supérieurs et les officiers généraux étoient sans paye et sans appointements dès la campagne précédente ; le pain et la viande avoient manqué souvent des six et sept jours de suite ; le soldat et le cavalier, réduit aux herbes et aux racines, n'en pouvoit plus ; nulle espérance de mieux pour cette fin de campagne : nécessité par conséquent de laisser échapper les occasions de sauver Mons, et de[5] ne penser plus qu'à la subsistance la moins fâcheuse qu'on pourroit, jusqu'à la séparation des armées[6]. Misère de l'armée françoise.

« Les ennemis, dit celle-ci, ne songèrent qu'à sauver leur artillerie et à faire une honorable retraite.... Ils obtinrent à cet égard ce qu'ils desiroient.... Les alliés passèrent la nuit sur le champ de bataille, ne sachant pas bien encore jusqu'où alloit leur victoire, ni ce qu'elle leur avoit coûté. Cela ne leur fut bien connu qu'au bout de quelques jours : il fallut du temps pour parcourir ce vaste terrain tout couvert de cadavres, d'armes et de dépouilles, ces bois, ces barricades et ces retranchements, qui, étant vus hors de tout danger, excitoient encore une espèce de terreur en ceux qui les regardoient. »

1. Dans la nuit du 25 au 26, ou du 26 au 27 : *Sourches*, p. 89 ; *Mémoires militaires*, p. 101-103 ; *Feldzüge des Prinzen Eugen*, p. 111-114.

2. Pelet a publié (p. 108 et 390-395) une « Discussion sur les moyens de secourir Mons. »

3. *Se*, au manuscrit. — 4. Ci-dessus, p. 20, 129 et 142.

5. *Ne* corrigé en *de*.

6. Voyez le dernier chapitre du *Grand hiver de 1709*, p. 117-121, et le manuscrit des Mémoires de Paris la Montagne conservés aux Archives nationales, KK 1005[c], p. 31-35 et 58-75 ; comparez *la Manœuvre de Denain*, par M. Sautai, p. 65-67, et toute une partie de son *Malplaquet*, p. 7-13 et 21-28. Nous donnerons aux Additions et corrections quelques lettres de Villars sur cette triste situation de son armée.

Lettres pitoyables de Boufflers. Nangis dépêché au Roi *.

Aussitôt après la bataille, Boufflers dépêcha un courrier au Roi pour lui en rendre compte[1]. Sa lettre[2] fut juste, nette, concise, modeste, mais pleine des louanges de Villars, qui étoit au Quesnoy, hors d'état de s'appliquer à rien[3]. Le lendemain[4], Boufflers en écrivit une plus étendue, en laquelle tout ce qu'il avoit vu faire aux troupes et son attachement pour le Roi l'égarèrent trop loin. Il y songea tant à consoler le Roi et à louer la nation, qu'on eût dit qu'il annonçoit une victoire, et qu'il présageoit des conquêtes[5]. Nangis, duquel j'ai parlé plus d'une fois, étoit maréchal de camp dans cette armée[6]; Villars l'aimoit, et le voulut avoir à la gauche sous sa main : il le choisit

1. La nouvelle était arrivée dès le 12, au soir, par un valet de chambre venu de la part de M. de Guiche (*Sourches*, p. 60).

2. C'est la lettre du 11, qu'on trouve imprimée partout, comme celle du 13, à commencer par la *Gazette* (Extraordinaire) et par le *Mercure* du mois. Les gazettes étrangères les reproduisirent, avec leurs critiques ordinaires : voyez celle du 13 dans la *Gazette d'Amsterdam*, n° LXXX. Au contraire, on ne donna pas au public les lettres de Villars.

3. Boufflers y rejoignit Villars à huit heures du soir, et, selon les *Mémoires de Villars* (p. 74), ils décidèrent de remarcher le matin contre les alliés; mais les autres officiers généraux préférèrent se placer derrière un retranchement qu'on eût étendu jusqu'à Valenciennes.

4. Le 13 seulement.

5. « Le prince Eugène et mylord Marlborough.... parlent avec admiration de la beauté de notre retraite, de sa bonne disposition et de la fierté avec laquelle elle a été faite. Ils disent qu'ils ont reconnu en cette action les anciens François, et qu'ils voient bien qu'il n'y avoit qu'à les bien mener et leur donner une bonne disposition.... Ils donnent, sur toutes choses, des louanges infinies aux charges que la maison de Votre Majesté a faites : dans la vérité, elles sont au-dessus de l'humanité et de toutes expressions.... Tout ce que je puis avoir l'honneur de dire à Votre Majesté, c'est que depuis longtemps armée n'a acquis plus de gloire et n'a plus mérité l'estime du maître et des ennemis, etc. » Cette lettre semble aussi avoir gêné Mme de Maintenon (recueil Bossange, tome II, p. 9-10), et Jean Rousset, dans son *Histoire militaire du prince Eugène*, tome II, p. 281-286, en a rapproché la réfutation publiée par la *Gazette d'Amsterdam*.

6. Il s'était distingué le 25 juillet en enlevant l'abbaye d'Hasnon.

* Cette manchette a été écrite six lignes trop haut; mais Saint-Simon, s'en apercevant, a mis un signe de renvoi pour indiquer la vraie place.

aussi pour aller rendre compte au Roi du détail et du succès de la bataille. Le maréchal comptoit sur son amitié : il avoit fort contribué à l'avancer ; il sentoit l'importance d'envoyer un homme affidé, et qui avoit ses appuis à la cour. Nangis, avec moins d'esprit que le plus commun des hommes, mais rompu au monde et à la cour dès sa première jeunesse, eut assez de sens pour craindre de se trouver entre les deux maréchaux malgré toute leur intelligence. Villars le pressa. Il fut à Boufflers pour se faire décharger de la commission ; mais il suffisoit à Boufflers que Nangis fût du choix de Villars pour vouloir qu'il se soumît à son desir : il le chargea d'une lettre par laquelle il marqua toute la répugnance du courrier qui ne partoit que par obéissance[1]. Le premier courrier avoit porté toute la disgrâce de la nouvelle dont il étoit chargé ; on étoit d'ailleurs si malheureusement accoutumé aux déroutes et à leurs funestes suites, qu'une bataille perdue comme celle-ci la fut sembla une demi-victoire. Les charmes de l'heureux Nangis rassérénèrent l'horizon de la cour[2], où il ne faut pas croire qu'au nombre, au babil et à l'usurpation du pouvoir des dames[3], sa présence fût inutile à rendre le malheur plus supportable. Nangis rendit bon

1. En effet, c'est Boufflers lui-même qui raconta cela dans sa lettre du 13 : « M. le maréchal de Villars a jeté les yeux sur M. le marquis de Nangis pour aller porter à Votre Majesté les drapeaux et les étendards ennemis que l'on rassemble, et qui se trouvent déjà en assez grand nombre. Mondit sieur le marquis de Nangis m'a témoigné de la répugnance à accepter cette commission par le malheur que nous avons eu de perdre le champ de bataille ; mais cette bataille et notre retraite ont tant l'air d'une victoire, et la prodigieuse perte des ennemis tant l'air d'une défaite, que je l'ai déterminé à faire ce plaisir à M. le maréchal de Villars, et personne n'est plus capable de rendre un compte exact.... Il a combattu, à son ordinaire, avec une valeur des plus grandes et des plus distinguées. »

2. Il arriva le 17, et eut une longue audience du Roi entre le lever et la messe, pour remettre les drapeaux, qui furent envoyés à Notre-Dame, comme il a été dit ci-dessus, p. 191, note 3.

3. Voyez notre tome XII, p. 271-272.

compte, mais concis, ne se piqua point de parler de ce qu'il n'avoit point vu, évita par là force questions embarrassantes, et se tira d'affaires sans s'en être fait avec personne. Il exalta Villars tant qu'il put, et fit bouclier de sa blessure; c'étoit pour cela qu'il étoit venu, et il y fut appuyé par la lettre qu'il apporta du maréchal de Boufflers, qui enchérit sur la première jusqu'à l'enthousiasme, sur les louanges de Villars, sur la valeur de la nation, et sur les flatteries d'espérances pour consoler le Roi. Cette lettre[1], qui fut rendue publique, parut si outrée, qu'elle fit un tort extrême au maréchal de Boufflers. D'Antin, ami intime de Villars, en saisit tout le ridicule pour l'obscurcir auprès du Roi; ses fines railleries prirent avec lui jusqu'aux airs de mépris, et le monde, indigné d'une lettre si démesurée, en oublia presque Lille, et ce sentiment héroïque qui l'avoit porté à l'aide de Villars. Tel fut l'écueil qui froissa ce colosse de vertu à l'aide des envieux et des fripons, et[2] qui donna lieu à une raison plus cachée, qui se verra bientôt[3], de réduire[4] cette espèce de dictateur à la condition commune des autres citoyens.

Villars pair.

Le fortuné Villars, enrichi à la guerre, où tous les autres se ruinent, maréchal de France pour une bataille qu'il crut perdue lors même que d'autres que lui l'eurent gagnée[5], chevalier de l'Ordre parce que le Roi s'avisa de le donner à tous les maréchaux de France[6], duc vérifié pour un simple voyage en Languedoc[7] où il se mit de niveau avec un brigand en traitant sans fruit d'égal avec lui[8], fut fait

1. Celle du 13.
2. *Et* est en interligne. — 3. Ci-après, p. 212-218.
4. Les mots *de reduire* ont été ajoutés en interligne, ainsi qu'*autres* avant *citoyens*, à la ligne suivante.
5. Celle de Friedlingue : tomes X, p. 298-305, et XI, p. 152-153.
6. En 1705 : tome XII, p. 351 et suivantes.
7. *Ibidem*, p. 372-375.
8. *Ibidem*, p. 118. C'est Cavalier : voyez le *Bulletin de la Société du Protestantisme français*, année 1904, p. 163-166.

pair pour la bataille de Malplaquet[1] dont on vient de voir[2] les fautes et le triste succès. Le cri public sur sa naissance et sur la récompense durent le mortifier[3]. Harcourt en frémit de rage : il sut des bords du Rhin crier si haut au Roi et à Mme de Maintenon[4], qu'il emporta d'emblée la pairie[5], mais avec le dépit de l'occasion, et de n'être pair qu'après Villars[6], qui, en naissance et en toutes choses, étoit si loin de lui, et fait duc vérifié si longtemps après lui[7]. Harcourt pair.

1. La lettre du 20 septembre par laquelle Louis XIV lui annonça son élévation à la pairie est dans les *Œuvres*, tome VI, p. 204-205, et a été reproduite dans l'édition de nos *Mémoires* donnée en 1818, tome VI, p. 192, et par le général Pelet, *Mémoires militaires*, tome IX, p. 382. Le texte des lettres d'érection est dans l'*Histoire généalogique*, tome V, p. 99-101. Nous verrons dans notre tome XIX les incidents auxquels donna lieu leur rédaction. On prétendit à la cour, selon les lettres de Mme d'Huxelles, que cette pairie avait été promise du jour où Boufflers partait pour rejoindre son collègue.

2. L'initiale de *voir* corrige une *f*.

3. Voyez les couplets du *Nouveau siècle de Louis XIV*, tome III, p. 348, et ce que notre auteur dira encore à ce sujet dans la suite des *Mémoires*, tome XV de 1873, p. 422-423. Villars, d'ailleurs, n'avait point attendu la bataille pour demander une récompense : le 6 juin, il a écrit à Mme de Maintenon pour obtenir la charge de premier gentilhomme de la chambre; et a « grondé » fort qu'un autre lui eût été préféré (*Villars d'après sa correspondance*, tome I, p. 328 ; Geffroy, *Lettres de Mme de Maintenon*, tome II, p. 209 ; *Mémoires de Villars*, tome III, p. 263-268) ; le 20 août, il a fait au ministre Voysin des insinuations pour la pairie (Soulavie, *Pièces inédites*, tome I, p. 317-318).

4. Dépôt de la guerre, lettre à Voysin, 22 septembre, dans le volume 2164, n° 247, qui vient d'être publiée, par M. Hyrvoix de Landosle, dans la *Revue des Questions historiques*, octobre 1904, p. 567.

5. Ici, *pairrie*.

6. Le texte des lettres patentes se trouve dans l'*Histoire généalogique*, tome V, p. 118-119, et l'information pour sa réception est dans le carton K 617, n° 11. Lors de la rédaction des lettres, il y eut une protestation contre la clause qui permettait aux descendants mâles de racheter le duché à une fille (*Pièces pour servir à l'histoire de la maison de Nicolay*, tome II, n°s 708-709).

7. Harcourt était duc à brevet depuis novembre 1700, Villars depuis 1704; mais le Roi décida en faveur de ce dernier (lettres de Mme d'Huxelles, dans le *Journal de Dangeau*, p. 69-70). Cependant l'armée

Artagnan maréchal de France.

Artagnan[1] reçut en même temps le bâton de maréchal de France[2] : il avoit pour lui M. du Maine, Mme de Maintenon, surtout les valets intérieurs ; le public ni l'armée ne lui furent pas favorables, que ses airs d'aisance[3], et de s'y être attendu depuis longtemps, acheva[4] de révolter. Le dépit et le murmure de cette prostitution de la première dignité de l'État et du premier office militaire éclata si haut malgré la politique et la crainte, que le Roi en fut assez peiné pour s'arrêter tout court : en sorte que ces dernières récompenses, au delà desquelles, chacune en leur genre, il n'est rien de plus, furent les seules qui suivirent la perte de la bataille de Malplaquet[5], où tant de gens de tous grades s'étoient si fort signalés[6]. Artagnan avoit paru dans le monde sous ce nom d'une terre[7] qui étoit dans sa branche, mais dont il n'étoit pas l'aîné[8]. Son

Famille, fortune et caractère d'Artagnan.

du Rhin était toute favorable à son général, qui ne prélevait rien sur les sauvegardes ou autres profits, et ne s'occupait que de fournir aux besoins de ses troupes.

1. Comparez ci-après, p. 457-459, la notice inédite, et voyez le *Dictionnaire critique* de Jal, p. 73-74.

2. Lettres de provisions du 15 septembre (Arch. nat., O[1] 53, fol. 134 v°), expédiées par Pontchartrain comme secrétaire d'État en mois (*Sourches*, tome XIII, p. 261, note); lettre du Roi à Villars, déjà indiquée p. 203, note 1. Hamilton adressa à la nouvelle maréchale des vers, auxquels Malezieu répondit (*Œuvres d'Hamilton*, tome I, p. 533-536). Artagnan remercia le Roi et le ministre par deux lettres autographes du 21 septembre (vol. Guerre 2152, n°s 238 et 239). Le *Mercure* publia (octobre 1709, p. 261-274, et novembre, p. 8-29) l'état de ses services et un article sur sa nomination.

3. « Homme désinvolte, » a-t-il dit dans notre tome X, p. 182.

4. Le manuscrit porte : *acheva*, quoiqu'on ait donné le pluriel *achevèrent* en 1873.

5. Par mégarde, l'auteur a écrit : *d'Hochstett*, pour *de Malplaquet*.

6. Voyez ci-après, p. 212.

7. Commune du département actuel des Hautes-Pyrénées, dans le canton de Vic-en-Bigorre,

8. Tome I, p. 126. Le rameau aîné de la branche avait alors pour chef son cousin germain Joseph de Montesquiou, comte d'Artagnan : ci-contre, note 7. Les généalogies se trouvent au Cabinet des titres, *Dossiers bleus*, volumes 459-462.

père[1] étoit lieutenant de Roi de Bayonne, où il mourut. Il avoit épousé une sœur du maréchal de Gassion[2] plus de dix ans avant qu'il fût maréchal de France, et que sa fortune n'étoit pas commencée[3]. On ne connoissoit point alors l'ordre du tableau[4], et il se formoit de grands hommes qui alloient vite. Artagnan fut mis dans le régiment des gardes, qu'avoit le maréchal de Gramont, gouverneur de Bayonne, Navarre, etc.; il passa par tous les grades de ce régiment, presque toujours dans l'état-major, il en fut longtemps major, et ce fut par les détails de cet emploi qu'il sut plaire au Roi[5]. Lui[6] et Artagnan mort capitaine de la première compagnie des mousquetaires, et chevalier de l'Ordre en 1724[7], étoient enfants des deux frères[8]. Une

1. Henri de Montesquiou d'Artagnan, seigneur de Tarasteix, commandant du château de Montaner-en-Béarn (1628), lieutenant de Roi de Bayonne (16 août 1635), fait capitaine au régiment de Béarn la même année, fut chargé en 1662 de la délimitation de la frontière de la Bidassoa (*Gazette*, p. 1222), et mourut en 1668.

2. Jeanne de Gassion, mariée le 3 juin 1632, mourut avant 1685.

3. Tome XV, p. 439. — 4. Tome XIII, p. 341.

5. Il a été parlé des majors des régiments au tome XV, p. 447. Dans les gardes françaises, la majorité valait dix-sept ou dix-huit mille livres, et le titulaire avait huit mille livres de pension ; de plus, il travaillait directement avec le Roi, et, quand le régiment allait en campagne, il faisait fonction de major général de l'infanterie (*Dangeau*, tome IX, p. 103 ; *Sourches*, tome VIII, p. 12 ; *Mémoires du duc de Luynes*, tomes VII, p. 116, et XIV, p. 304 ; *Mémoires de Feuquière*, tome I, p. 146-148).

6. *Luy* surcharge *ils*, effacé du doigt.

7. Joseph de Montesquiou, comte d'Artagnan, né le 27 mars 1651, entra aux mousquetaires en 1668, eut une enseigne aux gardes en 1673, passa sous-lieutenant en 1674, lieutenant en 1680, capitaine en 1682, cornette des mousquetaires en 1684, brigadier des armées en 1691, sous-lieutenant en 1694, maréchal de camp en 1696, lieutenant général en 1702, eut le commandement de la Provence en 1708, devint capitaine-lieutenant de la première compagnie des mousquetaires en 1716; gouverneur de Nîmes en avril 1719, chevalier de l'Ordre en 1724, et mourut le 4 janvier 1729, à soixante-dix-neuf ans. Notre auteur avait servi sous ses ordres en 1691 (tome I, p. 527).

8. Arnaud de Montesquiou, seigneur d'Artagnan, qui testa en 1652,

sœur de leur père avoit épousé un M. de Castelmore[1] dont le nom étoit Baatz[2], dont elle eut deux fils : l'aîné mourut en 1712, à plus de cent ans[3], gouverneur de Na-

était frère aîné d'Henri, ci-dessus ; l'un et l'autre fils d'un Jean de Montesquiou mort en 1608.

1. Françoise de Montesquiou, mariée par contrat du 6 février 1608 à Bertrand de Batz, seigneur de Castelmore, dans la paroisse de Lupiac, département actuel du Gers. — Ici, *M.* signifierait-il *marquis* ?

2. Il y a une notice généalogique sur cette famille de Batz, et non *Baatz*, dans le *Nobiliaire de Guyenne et Gascogne*, par O'Gilvy, tome I, p. 437-469, avec des additions dans le tome IV, p. 353-368 ; comparez l'*Intermédiaire des chercheurs et des curieux*, année 1891, p. 574-575, mais surtout un travail de M. Paul Laplagne-Barris, dans la *Revue de Gascogne* d'avril 1883, p. 153-157, avec des notes complémentaires en juillet et août, et celui de M. l'abbé de Carsalade, dans les *Archives historiques de la Gascogne*, tome I, p. 179-181, qui ont élucidé l'origine et la noblesse, plutôt problématique, des Batz d'Artagnan, enfin une étude de M. de Jaurgain sur *les Trois mousquetaires* d'Alexandre Dumas, dans la *Revue de Béarn, Navarre et Lannes*, année 1883.

3. Paul de Batz entra d'abord aux mousquetaires (Jal, *Dictionnaire critique*, p. 70-71) et s'attacha à Mazarin, qui le fit maréchal de camp et gouverneur de Rocroy ; mais, pendant la Fronde, il passa dans le parti de Condé et joua un rôle important en Guyenne et en Gascogne. Rentré en grâce en 1653, il devint gouverneur du petit Mancini, eut en 1657 la lieutenance de Roi de Béarn et le gouvernement de Navarrenx, et mourut en juillet 1703 (*Dangeau*, tome IX, p. 238), et non en 1712, comme on le répète toujours d'après le présent passage[a]. Selon Dangeau, il avait près de cent dix ans. En 1666, il avait demandé l'érection en fief de sa maison de Castelmore. Outre son cadet Charles, dont il va être parlé ci-après, et qui n'était que le troisième fils, il eut un autre frère, Jean, qui devint en 1667 lieutenant général, et dont M. l'abbé de Carsalade, aujourd'hui évêque de Perpignan, a restitué la biographie. — Paul de Batz fut condamné par M. le Gendre, intendant de Montauban, faute d'avoir pu produire ses titres de noblesse ; mais le Roi le releva du jugement de forclusion, ou, du moins, fit faire surséance à l'exécution, sur le vu de ce placet, joint à une lettre de l'intendant du 10 mai 1702 : « Paul de Bats, seigneur de Castelmore, gouverneur de Navarrenx, remontre très

a. Saint-Simon, dans la notice ci-après, p. 459, avait daté cette mort de 1702, en ayant trouvé une première mention à cette année-là dans le *Journal* (tome VIII, p. 447), sans s'apercevoir qu'elle était démentie et rectifiée en 1703, et, ici, il se copie mal lui-même.

varrins[1]; le cadet[2] trouva le nom d'Artagnan plus à son gré, et l'a porté toute sa vie[3]. Il se fit estimer à la guerre

humblement à Votre Majesté qu'il a eu l'honneur de servir le feu Roi votre père, d'heureuse mémoire, et Votre Majesté pendant tout son règne, ayant même reçu une grande blessure au siège de Turin sous M. le comte d'Harcourt, en y faisant la charge de major des dix compagnies des gardes de Votre Majesté qui étoient au siège. Son grand âge, ses longs services, qu'il continuera jusqu'au dernier soupir, et ceux du feu sieur d'Artaignan, son frère cadet, qui fut tué au siège de Maëstricht en 1673, commandant la première compagnie des mousquetaires, lui font prendre la liberté de supplier Votre Majesté de le décharger de l'exécution d'un jugement par forclusion qui vient d'être rendu contre lui par le sieur intendant de Montauban, au sujet de sa noblesse, faute, par le suppliant, d'avoir pu rapporter ses titres, lesquels il lui seroit difficile de ramasser à l'âge où il est, n'ayant point d'enfants à qui il puisse confier ce soin. Il espère que, par ces considérations, Votre Majesté aura la bonté d'ordonner qu'on lui laisse finir en repos le peu de vie qui lui reste, et il continuera ses prières pour la santé et prospérité de Votre Majesté. » (Arch. nat., carton G^7 395.)

1. *Navarrenx*, en Béarn, actuellement chef-lieu de canton du département des Basses-Pyrénées; le gouvernement rapportait environ huit mille livres et passa à Blécourt, ci-dessus, p. 19.

2. Charles de Batz de Castelmore, d'abord cadet au régiment des gardes, entra aux mousquetaires en 1644, devint gentilhomme du cardinal Mazarin en 1646 (*Gazette*, p. 546, *pour* 536), lieutenant aux gardes en 1649 et capitaine en 1650, eut de 1654 à 1656 la charge de capitaine de la volière des Tuileries (Arch. nat., KK 1454, fol. 167 v°), passa à la première compagnie des mousquetaires, comme sous-lieutenant, le 15 janvier 1657, comme lieutenant en juin 1658, fut chargé en 1661 de la garde du surintendant Foucquet, eut en 1666 la meute des petits chiens du Roi (*Journal d'Ormesson*, tome II, p. 473), devint capitaine de la première compagnie des mousquetaires, à la place du duc de Nevers, par brevet du 15 janvier 1667, eut le grade de brigadier le 5 mai de la même année, celui de maréchal de camp le 15 avril 1672, et fut tué devant Maëstricht le 12 juin 1673. C'est l'auteur prétendu des Mémoires apocryphes publiés en 1700 par G. des Courtilz de Sandras. Eugène d'Auriac a fait paraître en 1847 deux volumes intitulés: *D'Artagnan*, qui ne semblent guère plus conformes à l'histoire que le célèbre roman d'Alexandre Dumas, et Jal a réuni quelques notes dans son *Dictionnaire critique*. Il a été récemment question d'élever une statue à ce d'Artagnan.

3. Non seulement lui, mais son frère aîné Paul (ci-dessus), portèrent toute leur vie le nom d'Artagnan, qu'ils signaient: ARTAIGNAN, comme le nouveau maréchal. O'Gilvy a cherché à expliquer pourquoi.

et à la cour, où il entra si avant dans les bonnes grâces du Roi[1], qu'il y a toute[2] apparence qu'il eût fait une fortune considérable, s'il n'eût pas été tué devant Maëstricht en 1673[3]. Ce fut à cause de lui que celui dont il s'agit ici prit le nom d'Artagnan[4], que ce capitaine des mousquetaires avoit fait connoître, et que le Roi[5] aima toujours, jusqu'à avoir voulu qu'Artagnan[6] mort chevalier de l'Ordre[7] passât, de capitaine aux gardes qu'il avoit été longtemps, à la sous-lieutenance des mousquetaires gris[8], dont il fut capitaine après Maupertuis[9]. Pour revenir au nôtre, il se poussa ténébreusement à la cour par l'intrigue, et rendoit compte[10] de beaucoup de choses au Roi par les derrières, par des lettres, et par les valets intérieurs, de presque tous lesquels il se fit ami[11]. Il sut gagner par les mêmes voies Mme de Maintenon et M. du Maine : en sorte que, souple sous ses colonels, ils ne laissoient pas de

1. C'est ce dont témoigne une lettre de Colbert à la connétable Colonna, en 1663 (Depping, *Correspondance administrative*, tome IV, p. 669).

2. *Apparence* surcharge deux autres lettres.

3. D'un coup de mousquet au travers du corps (*Gazette* de 1673, p. 623 ; *Lettres historiques de Pellisson*, tome I, p. 327-328 ; *Histoire de la guerre de Hollande*, tome I, p. 95 et 97 ; O'Gilvy, *Nobiliaire*, tome IV, p. 365-366). Il était si aimé de sa compagnie, que plus de quatre-vingts mousquetaires se firent tuer pour relever son corps, dit l'annotateur des *Mémoires de Sourches*, tome II, p. 176.

4. C'est une erreur : la terre d'Artagnan (ci-dessus, p. 204) était dans la maison de Montesquiou depuis 1524, qu'elle fut apportée en dot par Jacquemette d'Estaing à Paul de Montesquiou, de la branche de Salles (*Généalogie de la maison de Montesquiou-Fezensac* [par Chérin et Vergès], 1784, p. 66-68). Actuellement encore, elle appartient au poète Robert de Montesquiou.

5. Les mots *le Roy* sont en interligne, au-dessus d'*il*, biffé.

6. Ici, *Artaignan*, et, jusque-là, *Artagnan*.

7. Joseph de Montesquiou : ci-dessus, p. 205.

8. Non la sous-lieutenance, mais la cornette, en 1684 (*ibidem*).

9. Le capitaine-lieutenant sous qui notre auteur fit son apprentissage en 1691 : tome I, p. 30.

10. Le *c* de *compte* corrige un *t*.

11. Cela sera encore répété à diverses reprises, notamment en 1711.

le ménager beaucoup. Il fut inspecteur, puis directeur d'infanterie[1], des détails de laquelle il sut amuser le Roi, armures, habillements, exercices nouveaux, toutes ces choses qui firent sa fortune, et[2] ne le firent pas aimer dans le régiment des gardes, dans l'infanterie, ni même à la cour, où il vécut toujours assez obscurément, toutefois bon officier et entendu, mais avec qui on ne vivoit pas en confiance[3]. Devenu maréchal de France, il prit le nom de maréchal de Montesquiou[4], qui est le nom de leur maison[5]. Là-dessus, Monsieur le Duc entra en furie, vomit tout ce qu'il est possible de plus violent et de plus injurieux, dit qu'il étoit bien insolent de prendre le nom d'un traître qui avoit assassiné son cinquième[6] aïeul[7], et publia que, partout où il le rencontreroit, il lui feroit un affront et une insulte publique. Antoine[8] de Montesquiou,

Artagnan prend le nom de sa maison; féroce éclat de Monsieur le Duc. [Add. S^tS. 900]

1. Ces deux fonctions ont été expliquées dans nos tomes II, p. 209-210, et XIV, p. 259.
2. *Et* est en interligne.
3. Suite des *Mémoires*, tome IX de 1873, p. 110; *Correspondance de Fénelon*, tome I, p. 354, 360 et 503; *Mémoires du chevalier de Quincy*, tome II, p. 372. Un portrait du maréchal, peint par Largillière, et conservé au musée d'Amiens, a été gravé pour *la Manœuvre de Denain*, du lieutenant Sautai.
4. Il prit d'abord le nom de maréchal d'Artagnan, et c'est après de longues hésitations qu'il préféra celui de Montesquiou (*Dangeau*, tome XIII, p. 88; *Sourches*, tome XII, p. 99, 104 et 136). Voyez ci-après, appendice V, les lettres qu'il adressa à ce propos au secrétaire d'État Pontchartrain. Il signa depuis lors: LE MAR^al DE MONTESQUIOU D'ARTAIGNAN. Le chevalier de Quincy (*Mémoires*, tome III, p. 3) fait connaître quel sobriquet gaulois les soldats tiraient du nom de famille.
5. La généalogie de Chérin citée ci-dessus, l'*Histoire de la maison de Montesquiou-Fezensac* publiée en 1847 par le duc de Fezensac, l'*Histoire généalogique*, le *Moréri*, l'*Armorial de Béarn* (1889, tome II, p. 109-114, etc.) rattachent les seigneurs de Salles et d'Artagnan à la maison de Montesquiou, dont ils se seraient séparés vers le milieu du quinzième siècle. Comparez le *Mercure* de novembre 1709, p. 8-29.
6. *Cinquiesme* est en interligne, au-dessus de *quatriesme*, biffé.
7. Louis Ier, prince de Condé: tomes IV, p. 49, et XVII, p. 278.
8. *Ant.*, au manuscrit, ici et plus loin.

et qui en portoit le nom, lieutenant des gens d'armes du duc d'Anjou depuis Henri III[1], tua de sens froid et par derrière le prince de Condé, chef des huguenots et frère d'Antoine roi de Navarre, père d'Henri IV, à la bataille de Jarnac, en 1569, comme ce prince[2] venoit d'être pris, la jambe cassée, assis à terre et appuyé contre un arbre[3]. Cette branche, distinguée des autres Montesquious par le nom de Sainte-Colombe[4], prétend avoir dans ses archives l'ordre du duc d'Anjou pour tuer le prince de Condé[5]. Le crime n'en est ni moins honteux ni moins noir ; mais ce prince de Condé étoit le cinquième[6] aïeul de Monsieur le Duc, et le Montesquiou qui le tua étoit issu de germain du grand-père du maréchal[7] : c'étoit là porter le ressentiment bien loin[8]. Monsieur le Duc crut se rendre par là

1. Antoine de Montesquiou, seigneur de Sainte-Colombe par sa mère, capitaine des gardes suisses du duc d'Anjou, fut tué le 15 décembre 1569, au siège de Saint-Jean-d'Angely.

2. Le *P* de *Prince* corrige un *p* minuscule.

3. Cet assassinat est attribué par les uns à Antoine, par d'autres à son fils Joseph-François, sénéchal de Béarn et grand ami de Brantôme ; mais M. Denys d'Aussy, dans la *Revue des Questions historiques* d'avril 1891, p. 573-582, a montré que l'accusation est hypothétique et que les témoignages contemporains sont loin de s'accorder. Comparez le *Bulletin de la Société des archives historiques de la Saintonge et de l'Aunis*, 1883, p. 397-399.

4. *Histoire généalogique*, tome VII, p. 280-282; *Dictionnaire de Moréri*, tome VII, p. 719-720. Cette branche, appelée aussi de Gélas, ne figure pas dans la généalogie de Chérin.

5. C'est l'*Histoire généalogique* qui le dit, p. 280 ; voyez l'Addition n° 900, placée ci-dessus.

6. Ici encore, *4e* est corrigé en *5e*.

7. Le grand-père du maréchal de 1709, Jean de Montesquiou, seigneur d'Artagnan, mort en 1608, était en effet cousin issu de germain d'Antoine, tous deux ayant pour bisaïeul commun Barthélemy de Montesquiou, seigneur de Marsan, qui mourut entre 1481 et 1483.

8. Dangeau parle de ce changement de nom sans commentaire aucun ; mais l'annotateur des *Mémoires de Sourches* a ajouté à la même mention (p. 136) : « C'étoit son véritable nom, mais qui est désagréable pour l'action d'un homme de sa maison qui tua le prince de Condé à la bataille de Jarnac. »

redoutable[1]: il n'avoit pas besoin pour cela d'une si étrange férocité[2]; celle qu'il montroit chaque jour le faisoit fuir assez, sans qu'il prît soin de s'écarter encore plus tout le monde[3], qui en cria autant qu'il en eut peur. Quelque étrange abus qu'il fît de sa qualité de prince du sang, le maréchal de Montesquiou ne s'en émut pas, se contint en respect, mais garda le nom de Montesquiou, et dit que, des insultes et des affronts[4], il n'en connoissoit que les faits, et point les personnes dont ils venoient, et que des propos qu'il ne pouvoit croire vrais ne l'empêcheroient point d'aller et de se présenter partout sous le nom de sa maison. On peut juger dans quel redoublement de furie un propos si ferme et soutenu de ne point changer de nom mit Monsieur le Duc, à qui le maréchal ne fit rien dire. Il vint à Paris et à la cour après la campagne[5], et il alla en effet librement partout : il ne rencontra Monsieur le Duc nulle part, qui avoit eu loisir de faire ses réflexions, ou peut-être plus grand que lui les lui avoit[6] fait faire. Le maréchal demeura fort peu à la cour et à Paris, et fut renvoyé en Flandres; pendant l'hiver, Monsieur le Duc mourut[7], et aucun prince de la maison de Condé n'embrassa cette querelle, qui finit avec lui, et dont, avec ce cœur si immense en rancune, il n'avoit pu éviter qu'on ne prît la liberté de se moquer[8].

1. Le *d* de *redoutable* surcharge un *t*.
2. Sur son caractère, voyez ci-dessus, p. 13, et le prochain volume, à l'occasion de sa mort.
3. Le *Dictionnaire de l'Académie* de 1718 ne donnait pas la locution *s'écarter quelqu'un*.
4. Le *d* de chaque *des* corrige une *l*, l'initiale d'*affronts* corrige un *c*, et, plus loin, *ne* a été surchargé en *n'en*.
5. Dangeau ne parle pas de sa venue en cour.
6. *Avoit* est en interligne, au-dessus d'*eust*, biffé.
7. On verra cette mort au tome XIX, comme nous venons de le dire.
8. Le grand Condé n'avait pas eu pareille susceptibilité, puisque son capitaine des gardes à Bordeaux, pendant la Fronde, était un baron de Montesquiou, dont le nom se rencontre dans la *Gazette* de 1652, p. 696, et de 1653, p. 677.

Dégoûts et chute du maréchal de Boufflers.

Le siège de Mons se continuoit, et la misère extrême de l'armée du Roi[1], qui manquoit de tout, la réduisoit à le laisser faire avec tranquillité[2]. Boufflers ne pouvoit songer qu'à la subsistance de plus en plus difficile, et sentoit avec une indignation secrète un homme tel que Villars égalé à lui pour avoir[3] perdu une importante bataille lorsqu'il n'avoit tenu qu'à lui de battre les ennemis en détail et de les mettre hors de portée de songer à Mons ni à aucun autre siège, et que lui avoit sauvé l'État en sauvant l'armée des fautes de Villars. Celui-ci[4], moins attentif à sa blessure, qui alloit bien, qu'au comble d'honneurs où une faveur inespérable venoit de le porter des bords du précipice, et de voir au secours de sa blessure Mareschal[5], premier chirurgien du Roi, et qui ne découchoit jamais des lieux où étoit le Roi, dépêché vers lui avec ordre d'y demeurer jusqu'à ce qu'il pût être ramené en France[6], et à profiter d'un état si radieux, tomba par ses émissaires sur le maréchal de Boufflers, qui, content d'avoir sauvé la France, se reposoit sur sa propre[7] générosité, la vérité, la notoriété publique, et, content de l'avoir fait aux dépens de tout, glissoit avec son accoutumée grandeur d'âme sur des bagatelles que Villars entreprit de censurer et de

1. *Du Roy* est en interligne. — 2. Ci-dessus, p. 199.
3. *Une* corrigé en *avoir*.
4. *Cy* est ajouté en interligne, comme nous l'avons vu très souvent.
5. Ce nom est écrit *Ml*, en abrégé, dans le manuscrit.
6. « Il arriva ce jour-là (27 septembre) un courrier de Flandres, par lequel on sut que la blessure du maréchal de Villars n'alloit pas bien, et qu'il s'étoit fait un sac au jarret. Sur cette nouvelle, le Roi, qui en fut fort touché, résolut de faire partir Mareschal, son premier chirurgien, le lendemain à la pointe du jour, pour aller trouver le maréchal de Villars, étant persuadé que deux ou trois chirurgiens qui le voyoient ne s'accordoient pas bien ensemble. » (*Mémoires de Sourches*, p. 88; voyez, aux Additions et corrections, une lettre de Mme d'Huxelles.) Le 2 et le 5 octobre (p. 90 et 92), il vint de meilleures nouvelles. La première impression de Mareschal fut que l'armée manquait tout autant de médicaments que de bon pain.
7. *Propre* a été ajouté en interligne.

réformer, toujours avec l'air d'un blessé qui ne songe qu'à guérir[1]. Le grand nombre de ces contradictions[2] fit sentir à Boufflers une conduite si différente de l'ordinaire, qu'il y soupçonna du dessein. Cela l'aigrit, mais non pas jusqu'à rien montrer, ni le porter à changer en rien à l'égard de l'autre, qu'il avoit comblé d'éloges et d'égards, et les choses continuèrent quelque temps à se passer ainsi en entreprises d'une part, et à supporter de l'autre avec impatience, mais sans en[3] rien témoigner. Son exactitude, qui lui faisoit mettre dans la balance jusqu'aux minuties[4], surtout quand il s'agissoit de préférences et de récompenses, lui fit perdre beaucoup de temps à proposer au Roi les sujets qui méritoient d'avoir part aux vacances des emplois. Il en avoit promis la liste plus d'une fois, qu'il remettoit toujours[5] : enfin il l'envoya par un courrier quinze jours après l'action ; mais il fut bien étonné que, le soir même du départ de ce courrier, il en reçut un de Voysin, qui lui apporta la disposition générale et entière de tout ce qui vaquoit[6], faite et expédiée, sans avoir eu le

1. La maréchale, partie sans retard pour l'armée, avait adressé de là, le 20 septembre, une lettre à Mme de Maintenon, qui est imprimée partout. Madame prétend que le blessé redoutait de mourir parce qu'on lui avait prédit anciennement qu'après être devenu très riche et avoir eu les plus hautes dignités, le bâton, un duché-pairie, il serait battu et blessé, et succomberait cette même année (recueil Jaeglé, tome II, p. 102). Mareschal tint régulièrement le Roi au courant des évolutions de la plaie (*Sourches*, p. 90, 92-94, 104 et 105).

2. Ayant d'abord écrit : *contractictions*, il a surchargé d'un *d* le premier *ct*, puis a biffé la fin du mot et remis *ictions* en interligne.

3. *En* est en interligne, et *tesmoigner* est aussi en interligne, au-dessus de *monstrer*, biffé.

4. *Minucies*, au manuscrit.

5. En effet, dans ses lettres, on le voit remettre cinq ou six fois de suite l'envoi de cet état au prochain courrier (vol. Guerre 2152 ; *Gazette d'Amsterdam*, n° LXXX).

6. Les *Mémoires de Sourches* commencent au 22 septembre l'énumération des diverses promotions et nominations d'après les on-dit ; elles furent connues en trois fois à partir du 25 septembre : *Dangeau*, p. 42-46 ; *Sourches*, p. 82, 85-88 et 94 ; *Gazette d'Amsterdam*, nos LXXX-LXXXIII.

moindre avis que le Roi songeât à la faire avant d'avoir reçu celle qu'il devoit proposer, et qui ne faisoit que partir. Ce trait fut le premier salaire du service qu'il venoit de rendre, tel que le Roi avoit dit plus d'une fois, même en public, que c'étoit Dieu assurément qui lui avoit inspiré de l'envoyer à l'armée, où tout étoit perdu sans lui. Il eut encore le dégoût que personne, dans l'armée, n'ignora ce qui lui arrivoit, et qu'il étoit peut-être le premier général d'armée sur qui un mépris aussi marqué fût tombé. La[1] vérité, qu'il faut observer avec exactitude, m'engage à[2] l'aveu des ténèbres où je suis demeuré, non sur l'occasion de la chute de Boufflers, qui[3] ne s'en releva de sa vie, mais sur l'ordre des occasions. Il y en eut trois qui le perdirent, et, ce qui est étrange, par l'avantage qu'on saisit[4] d'un aussi futile fondement que celui de ses lettres, dont le ridicule montroit, à la vérité, le peu d'esprit[5], mais le montroit par le côté le plus respectable, de couvrir les fautes de Villars au lieu d'en profiter, de vouloir encourager contre l'abattement dont il avoit vu de si tristes effets, et surtout soutenir et consoler le Roi par les motifs si purs d'attachement et de reconnoissance[6]. Villars et Voysin, d'accord, sans se concerter, à se délivrer d'un tuteur, l'un à la tête des armées, l'autre sur toutes les affaires de son département de la guerre[7], pesèrent sur tout ce qu'ils purent : l'un fournit, l'autre fit valoir; les fripons[8] intérieurs ajoutèrent tout ce qu'ils purent contre une vertu qui avoit pénétré les cabinets, et qu'ils crai-

1. *La* corrige une *l'*. — 2. La préposition *à* surcharge un *d'*.
3. *Qui* est en interligne, au-dessus de *car il*, biffé.
4. Les mots *qu'on saisit* ont été ajoutés en interligne.
5. On a déjà vu que tout le monde le reconnaissait pour être fort borné d'esprit, avec son grand cœur et sa modestie (*Relation de Spanheim*, éd. Schefer, p. 341-343 et 394-395; *Portraits et caractères de 1703*, p. 35; notre tome XVI, p. 283, et ci-dessus, p. 39).
6. Ses lettres des 11, 13 et 15 septembre (vol. Guerre 2152, n°s 171, 181 et 199) présentent bien tous ces caractères.
7. Tome XVII, p. 468-469. — 8. Le manuscrit porte : *fripos*.

gnoient jusque dans leur asile[1]. Plus que tout, la grandeur d'un service au-dessus de toute récompense a, presque dans tous les temps et en tout pays, porté par terre ceux qui les ont rendus : l'envie se réunit contre un homme qui ne peut être égalé, et pour l'autorité sans contre-poids duquel tout crie, tout applaudit, tout en parle comme d'un droit justement acquis, et on[2] a vu peu de monarques dont l'équité l'ait emporté sur l'amour-propre, et pour qui[3] la vue d'un sujet assez grand pour être arrivé au-dessus des effets de la reconnoissance qu'il a méritée par sa vertu n'ait été pesante, et même odieuse. On souffre le poids des grandes actions, parce qu'on ose se flatter qu'on n'est pas au-dessous d'en faire de semblables. Ainsi, Monsieur le Prince, M. de[4] Turenne et d'autres pareils ont été supportés, ceux-là même sans peine, parce qu'il sembloit que leurs exploits derniers n'étoient qu'une manière d'éponge passée[5] sur ceux par[6] lesquels ils avoient si puissamment travaillé à la ruine de l'État, que les uns n'étoient qu'une compensation des autres, et qu'il ne leur étoit dû que des lauriers ; mais le poids des services les plus importants, dont l'âme est la seule vertu, dont la grandeur passe toute récompense, quand celui qui les a rendus est si comblé qu'en les rendant il n'a pu se proposer que l'honneur de les rendre, cette impuissance de retour devient un poids qui tourne, sinon à crime, comme il n'y en a que trop d'exemples, au moins à dégoût, à aversion, parce que rien ne blesse tant la superbe des rois par tous les endroits les plus sensibles ; et c'est ce qui arriva au maréchal de Boufflers, et il n'en falloit pas davantage. Mais il est vrai qu'il y eut une autre cause qui lui

1. Ci-dessus, p. 135-136. — 2. L'*o* d'*on* surcharge une *n*.

3. Les mots *p^r qui* sont en interligne, au-dessus de *que*, corrigé en *qui*, puis biffé.

4. Avant *de*, Saint-Simon a biffé un second *le Prince*.

5. Comparez un pareil emploi d'*éponge* dans notre tome XVII, p. 429-430.

6. *Av*[*ec*] surchargé en *par*.

fit encore plus de mal ; toutes sont certaines, et je ne suis en obscurité que sur la date de cette dernière cause. Il est certain que le dépit de se voir Villars, et même Harcourt, lui être[1] égalés par la pairie[2], d'une si grande distance de la manière d'y être portés à celle dont lui-même y étoit arrivé, et dans la circonstance où cela se trouvoit, tourna la tête au maréchal, et y fit entrer ce qu'il n'avoit jamais imaginé jusqu'alors, et ce qu'il eût[3] rejeté avec indignation, si quelqu'un le lui avoit proposé comme un motif d'aller en Flandres : l'épée de connétable lui vint dans l'esprit ; il ne se crut pas au-dessous d'elle après ce qu'il venoit de faire[4], quand il vit Villars et Harcourt pairs comme lui[5]. La fonction qu'il avoit exercée à Paris jusqu'à son départ pour la Flandre[6], cette direction de Voysin et des affaires de la guerre qu'il avoit eue jusqu'à ce même départ[7], lui parurent des détachements des fonctions de ce premier office de la couronne[8], et des degrés pour y monter. Il ne vit point de maréchaux de France en situation de le lui disputer, ni même de lui être en moindre obstacle. De prince du sang que cela pût obscurcir, il n'y en avoit aucun : M. du Maine s'en étoit mis dès longtemps hors de portée[9] ; M. le duc d'Orléans, par la grandeur de sa naissance et par ce qu'il venoit d'éprouver[10], ne pouvoit oser même se montrer blessé de le[11] voir à la main d'un autre. Comme on se flatte toujours, ce qu'il achevoit

1. *Luy estre* est ajouté en interligne.
2. Ci-dessus, p. 202. — Encore ici, *pairrie*, et ensuite Saint-Simon a écrit : *d'une une*, le premier *une* surchargeant des lettres illisibles.
3. *Eut*, au manuscrit.
4. Il a été dit dans le tome XIV, p. 221, que Turenne eût aussi désiré obtenir l'épée de connétable.
5. *Vit* surcharge *Vi[llars]*, effacé du doigt, et *co^e luy* est en interligne.
6. Ci-dessus, p. 134-136. — 7. Ci-dessus, p. 214.
8. Le connétable avait le commandement de toutes les troupes ; il l'exerçait sans commission, et choisissait l'armée qu'il voulait diriger.
9. Le *p* de *portée* surcharge une *l*, et l'*e* final a été ajouté après coup.
10. Ci-dessus, p. 45 et suivantes. — 11. *La* corrigé en *le*.

de faire lui paroissoit devoir pleinement[1] rassurer sur le danger de faire revivre en sa faveur un si puissant office. L'abus qu'en[2] avoient fait ceux qui en avoient été revêtus[3], et qui ne pouvoit même être reproché[4] aux quatre derniers[5], ne pouvoit être craint en lui après les preuves qu'il avoit faites, et ces preuves mêmes, jointes à la grande récompense que Villars venoit de recevoir pour avoir perdu l'État, si lui-même ne l'eût sauvé, étoient des motifs assez grands pour l'emporter sur ceux de rendre un sujet trop grand et trop puissant, qui avoient fait, depuis près de cent ans, disparoître les connétables[6]. Cela, c'est ce qui est certain, et moi-même je ne puis en douter ; mais ce que j'ignore, c'est le temps qu'il hasarda cette insinuation : savoir si, de l'armée et à la chaude, il la fit à Mme de Maintenon, ou au Roi même, savoir s'il attendit son retour, c'est ce que je n'ai pu approfondir ; mais, pour l'avoir faite et appuyée, et, je crois, à plus d'une reprise, c'est ce qui n'est pas douteux, et c'est ce qui acheva de le couler à fonds. Mons rendu, les ennemis séparèrent leur armée[7] ; Boufflers en fit autant, et revint à la cour. Il y fut reçu moins bien qu'un général ordinaire sous qui il ne s'est rien passé : nul particulier avec le Roi, pas même un

1. *Plainement*, au manuscrit. — 2. *Qu'en* surcharge *de ceu[x]*.

3. Notamment le connétable d'Armagnac au quinzième siècle, et le connétable de Bourbon au seizième.

4. *Reprochés*, au pluriel, a été remis au singulier; mais *pouvoient* est resté au pluriel.

5. Le connétable Anne de Montmorency, son fils Henri Ier, et les connétables de Luynes et de Lesdiguières.

6. M. de Lesdiguières était mort en 1626, et n'avait pas été remplacé.

7. La ville capitula le 20 octobre, et les armées entrèrent aussitôt en quartiers d'hiver (*Mémoires de Sourches*, p. 105-107 ; *Gazette*, p. 527 et 537-538 ; *Gazette d'Amsterdam*, n° LXXXVII ; *Journal de Verdun*, p. 461-470 ; *Theatrum Europæum*, 1709, p. 238 ; *Dispatches of Marlborough*, tome IV, p. 631-637 ; *Mémoires militaires*, p. 110 et 395-401). On cria fort contre la perte d'une place dont Vauban avait dit en 1694 : « Ne la rendre qu'à la dernière extrémité. »

mot en passant de Flandres; silence, fuite, éloignement, quelques paroles indifférentes par-ci par-là, et rien de plus[1]. Le poids du dernier service, celui des derniers mécontentements formèrent comme un mur entre le Roi et lui, qui demeura impénétrable. Mme de Maintenon, avec qui il fut toujours aussi bien qu'il y avoit toujours été, essaya vainement de le consoler; Monseigneur même, et Mgr le duc de Bourgogne ne dédaignèrent pas d'y travailler; mais, trop vertueux pour envisager l'âge et la mort du Roi comme une ressource, puisqu'il étoit si plaint et si bien traité de ses deux nécessaires successeurs, et trop entêté pour revenir sur soi-même, il eut bien le courage de paroître le même à l'extérieur, et de ne rien changer à sa vie ordinaire pour la cour; mais un[2] ver rongeur[3] le mina peu à peu, sans avoir pu se faire à la différence qu'il éprouvoit, ni au refus de ce qu'il croyoit mériter. Souvent il s'en est ouvert à moi, sans foiblesse et sans sortir des bornes étroites de sa[4] vertu, mais le poignard dans le cœur, dont[5] le temps ni les réflexions ne purent émousser la pointe[6]. Il ne fit plus que languir depuis, sans toutefois être arrêté au lit ou dans sa chambre, et ne passa pas deux ans.

1. Les *Mémoires de Sourches* disent, le 12 novembre (p. 115): « On vit arriver à Marly le maréchal de Boufflers, qui parut bien vieilli. Le Roi étant retiré dans son cabinet, il lui fit demander la permission d'y entrer, que le Roi lui accorda sur-le-champ. S. M. le reçut avec toutes sortes de marques d'amitié, et il demeura enfermé avec elle assez longtemps. » Après cela, plus un mot du maréchal.

2. Les mots *mais un* sont en interligne, au-dessus d'*un*, surchargeant *mais*, et biffé.

3. Emploi déjà relevé dans notre tome III, p. 48.

4. *La* corrigé en *sa*. — 5. Le *d* de *dont* corrige un *p*.

6. Le correspondant parisien de la *Gazette d'Amsterdam* écrivait, le 25 octobre (nº LXXXVIII): « On dit que le maréchal de Villars s'est brouillé avec le maréchal de Boufflers et que c'est la cause pour laquelle, ce dernier ayant demandé à être rappelé, on y a envoyé le maréchal de Berwick. On ne sait pas le sujet de leur mésintelligence; mais on ne peut refuser au maréchal de Boufflers la gloire d'avoir sauvé l'armée du Roi, lorsque M. de Villars fut blessé dans la dernière

Villars arriva triomphant[1]. Le Roi voulut qu'il vînt et demeurât à Versailles pour que Mareschal ne perdît pas de vue sa blessure, et lui prêta le bel appartement de M. le prince de Conti qui étoit dans la galerie basse de l'aile neuve, parce qu'il n'avoit qu'un fort petit logement tout au haut du château, où il eût été difficile de le porter[2]. Quel contraste, quelle différence de services[3], de mérite, d'état, de vertu, de situation, entre ces deux hommes; quel fond inépuisable de réflexions[4] !

Défaite et ruine du roi de Suède par le Czar à Pultava.

Cette année en fournit encore de plus grandes par le changement qui arriva dans le Nord, l'abaissement, pour ne pas dire l'anéantissement de la Suède[5], qui avoit si souvent fait trembler le Nord, et plus d'une fois l'Empire et la maison d'Autriche, et l'élévation formidable depuis d'une autre puissance jusqu'alors inconnue excepté le nom[6], et qui n'avoit jamais influé hors de chez elle et de ses plus proches voisins. Ce fut l'effet de l'étrange parti que prit le roi de Suède, qui, enivré de ses exploits et du desir de détrôner le Czar comme il avoit fait le roi de Pologne, séduit par les funestes conseils de Piper, son unique ministre[7], que l'argent des alliés contre la France

bataille, par la résolution qu'il prit sur-le-champ de faire sa retraite avant que l'armée fût toute en désordre. »

1. Il arriva le 13 novembre à Paris, porté sur un brancard, et ayant fait le voyage dans la litière du Roi ; il descendit à son hôtel, y reçut les visites couché sur un canapé et vêtu d'une robe de chambre magnifique, don de sa belle-mère, et ne se rendit que le 20 à Versailles (*Journal de Dangeau*, p. 63-64 et 66-68 ; *Sourches*, p. 121).

2. *Journal de Dangeau*, p. 54-55 ; *Sourches*, p. 121. La marquise d'Huxelles écrit le 2 novembre (*Dangeau*, p. 57-58) : « Mme la princesse de Conti a été prévenue de toutes sortes d'honnêtetés du Roi, par un ordinaire de sa part, pour prêter le logement de feu Mgr le prince de Conti à M. le maréchal de Villars, cet emprunt fondé sur ce qu'il sera vacant apparemment la première année de son deuil. »

3. Les mots *de services* ont été ajoutés en interligne.

4. On verra la suite p. 303-304 et dans notre tome XIX.

5. Avant *Suede*, Saint-Simon a biffé *Sudde*, écrit ainsi par mégarde.

6. La Russie. — 7. Tome XIII, p. 318. Piper fut pris dans la défaite.

avoit corrompu, pour se délivrer d'un prince qui s'étoit rendu si formidable, et avec lequel ils avoient tous été forcés plus d'une fois à compter[1]. Il s'engagea à poursuivre le Czar[2], qui, en fuyant devant lui avec art, anima son courage et son espérance, l'engagea dans des pays qu'il avoit fait dévaster, ruina son armée par toutes sortes de besoins, de famine, de misères[3], le força ensuite de désespoir à un combat désavantageux où toute son armée périt sans aucune retraite[4], et où lui-même, fort blessé, n'en trouva qu'à Bender, chez les Turcs[5], où il arriva à grand peine et à travers mille périls, lui trois ou quatrième[6].

1. Phrase sans verbe, et non terminée.

2. En enregistrant en 1708 sa dernière victoire (tome XVI, p. 402), notre auteur a annoncé que ce succès lui deviendrait funeste.

3. Les combats livrés de février à avril 1709 furent relatés dans le *Mercure historique et politique,* tome XLVI, p. 646-652.

4. Le 8 juillet, à Poltawa, place forte en Ukraine, sur le Worskla, affluent du Dnieper, aujourd'hui chef-lieu d'une province de l'empire russe : *Gazette,* p. 350-351, 373-374, 398-399, 410-412, 421-422; *Gazette d'Amsterdam,* nos LXII-LXX et Extraordinaires ; *Mercure historique et politique,* tome XLVII, p. 162-170, 226-233 et 252-289 ; recueil de Lamberty, tome V, p. 397-407 ; *Journal de Verdun,* tome XI, p. 249-252 et 295-305 ; Ottieri, *Istoria delle guerre,* tome V, p. 221-232 ; *Journal de Dangeau,* tome XIII, p. 5 ; *Mémoires de Sourches,* tome XII, p. 35-41 ; *Voyages de la Motraye,* tome I, p. 411 et suivantes ; Voltaire, *Histoire de Charles XII,* 1re partie, chap. XVIII ; article de M. G. Syveton, dans la *Revue historique* de mai 1897.

5. Bender, aujourd'hui Bendery, ville de la Bessarabie, sur la rive droite du Dniester, est à une très grande distance S. O. de Poltawa ; les Turcs l'avaient entourée de fortifications régulières.

6. *Gazette,* p. 435, 483, 495, 507, 508, 517-518 et 582 ; *Gazette d'Amsterdam,* no LXX et Extraordinaire, et no LXXXVIII ; *Journal de Verdun,* tome XI, p. 448-450 et 455-456. Le chevalier de Bellerive, ce commensal de Vendôme dont nous avons eu fréquemment occasion de parler, fit un voyage à Bender en 1712, et sa relation a été publiée en 1872 par A. Demarsy. Notre auteur reviendra dans la suite des *Mémoires* sur le séjour du monarque suédois chez les Turcs, séjour qui se prolongea pendant cinq ans. Montesquieu a dit (*Esprit des lois,* livre X, chap. XIII) : « Ce ne fut pas Pultova qui perdit Charles XII. S'il n'avoit pas été détruit dans ce lieu, il l'auroit été dans un autre. Les accidents de la fortune se réparent aisément ; mais comment parer à

Électeur de Bavière*, à Paris *incognito***, voit le Roi et Monseigneur; ses prétentions de rang surprenantes.

L'électeur de Bavière, peu à peu exclus du commandement des armées, brouillé avec Villars, à qui on avoit voulu le donner, languissant dans les places de Flandres, qui se raccourcissoient tous les jours[1], et quelquefois à Compiègne, où il étoit venu de Mons sur la fin du siège de Tournay[2], avoit jusqu'alors inutilement insisté pour obtenir la permission[3] de venir saluer le Roi sous le même *incognito*[4], et sans prétendre plus qu'avoit fait son frère l'électeur de Cologne[5]. Le Roi n'aimoit point à avoir des compliments à faire, ni à se contraindre pour faire les honneurs de sa cour, quoiqu'il s'en acquittât avec une grâce et une majesté qui le relevoient encore; peut-être craignoit-il encore plus les reproches tacites de la présence

des événements qui naissent continuellement de la nature des choses? Mais la nature et la fortune ne furent jamais si fortes contre lui que lui-même. » Dans des Réflexions qui n'ont été publiées qu'en 1892 (*Mélanges inédits*, p. 171-172), le même Montesquieu le compare à Charles le Téméraire et ajoute : « Ils perdirent entièrement la prudence lorsqu'elle leur devint nécessaire. »

1. Vers le printemps, il avait songé à faire son accommodement avec les alliés.

2. Ci-dessus, p. 158. L'Électeur était déjà venu en 1708 à Compiègne (tome XVI, p. 351). Ses divers séjours en cette ville, de 1709 à 1715, ont été étudiés dans le *Bulletin de la Société historique de Compiègne*, tome IX (1899), p. 228-252. L'installation de 1709 donna lieu à des correspondances et des négociations préliminaires (vol. Guerre 2149, nos 175, 188, 199, 267 et 279; *Journal de Torcy*, p. 4-9; comparez les lettres de Mme de Maintenon, dans le recueil Bossange, tome II, p. 6 et 8, et le passeport pour les vivres nécessaires à la maison du prince : Arch. nat., O¹ 53, fol. 131 v°). Les divertissements dans la forêt occasionnèrent quelques dégâts (*Journal de Torcy*, p. 79).

3. Les dernières lettres de *permission* en surchargent d'autres.

4. Notre auteur a déjà insisté sur les inconvénients des visites *incognito* (tome XII, p. 101). Torcy raconte dans son *Journal*, p. 4, comment fut réglée la question avec M. de Monasterol, ainsi que les détails de la réception.

5. En 1706 : tome XIV, p. 96-101. Un bruit courut en décembre 1709 qu'on allait rétablir la mense de Saint-Denis pour donner cette abbaye à Monsieur de Cologne : ci-après, p. 285, note 5.

* Encore *Bavieres*, avec une *s*. — ** *Vo[it]* surchargé en *incognito*.

d'un prince qui avoit tout perdu par sa fidélité à ses engagements, et qui, n'ayant[1] plus ni États ni subsistance, étoit encore assez mal payé, par les malheurs qui accabloient la France, de ce que le Roi s'étoit obligé de lui donner[2]; néanmoins, il pressa tant, et il assura si fort qu'il n'embarrasseroit en rien, à l'exemple de son frère, qu'il n'y eut pas moyen de le refuser. Il vint donc[3], sous un autre nom[4], descendre chez Monasterol, son envoyé[5], où tout ce qu'il avoit vu de gens de la cour à l'armée s'empressèrent de l'aller voir, et d'Antin eut ordre du Roi de lui faire les honneurs avec une assiduité légère qui ne préjudiciât point à l'entier *incognito*[6]. Il demeura quatre ou cinq jours à Paris[7] parmi le jeu, les spectacles, les curiosités de la ville, et les soupers avec des dames de compagnie facile et médiocre[8]: après quoi, d'Antin le mena dîner chez Torcy, à Marly, où le Roi étoit, et[9] où le ministre des affaires étrangères lui donna un grand repas avec compagnie choisie, et le conduisit après dans le cabi-

1. *Ayant* est en interligne, au-dessus d'un premier *ayant*, surchargeant *avoit* et biffé.

2. *Journal de Torcy*, p. 19-22. — 3. *Donc* a été ajouté en interligne.

4. Sous celui de comte de Tacco ou Tackau, que le *Mercure* lui conserva dans une relation très complète (novembre 1709, p. 264-330). Il avait demandé qu'on ne fît pas plus de cérémonie que pour un duc (ms. Mazarine 2745, fol. 171 v°).

5. *Dangeau*, p. 54 et 58, lettres de la marquise d'Huxelles. M. de Monasterol habitait au faubourg Saint-Germain.

6. On était convenu qu'il ne serait traité ni d'*Altesse électorale*, ni de *Monseigneur*, et la *Gazette* ne dit mot de son voyage. D'Antin fut choisi comme ayant servi sous le prince.

7. Parti de Compiègne le 6 novembre, il s'arrêta à Chantilly pour dîner, arriva à Paris dans la soirée, et vint dès le lendemain à Marly (*Dangeau*, p. 62; *Sourches*, p. 111-113; *Mercure* de novembre, p. 269-274; *Journal de Verdun*, tome XI, p. 438-439).

8. Il a déjà été parlé, dans notre tome XVI, p. 21-22, de sa cour et de ses mœurs. A Paris, il fréquenta surtout les maisons de Mme d'Arco et de la comtesse de Rémond, ses anciennes maîtresses, venues à Paris pour lui faire fête (*Dangeau*, p. 62-63; *Sourches*, p. 113).

9. *Et* est en interligne.

net du Roi. Torcy y demeura fort peu en tiers, l'Électeur resta seul avec le Roi une heure et demie ; ensuite, le Roi le mena dans le salon. Toutes les dames y étoient sous les armes [1], il y avoit un grand lansquenet établi [2] : le Roi le présenta, sous le nom qu'il avoit pris, à Monseigneur, à Mgr et à Mme la duchesse de Bourgogne, et aux dames ; il ajouta que c'étoit un de ses amis qui l'étoit venu voir, et à qui il vouloit montrer sa maison. Il se retira un moment après. Ces princes et les dames prirent soin d'entretenir l'Électeur debout, qui parut gai et très poli, mais avec un air de hauteur et de liberté du maître du salon, parlant aux uns, s'informant des autres, qui ne siéoit [3] pas mal à un prince malheureux [4]. Une demi-heure après, le Roi le vint prendre pour la promenade, monta dans un chariot à deux traîné par quatre porteurs [5], et lui commanda d'y monter aussi, ce qu'il ne se fit pas répéter, entretint le Roi et les courtisans qui marchoient autour [6] du chariot d'un air aisé et familier, pourtant respectueux [7] avec le Roi, et loua extrêmement les jardins. La promenade dura une heure et demie. Le Roi le remena dans le salon, où se trouva la même compagnie qu'il y avoit laissée ; le Roi

1. « On dit figurément, d'une femme qui est extrêmement parée, qu'*elle est sous les armes* » (*Académie*, 1718).

2. Alors fort à la mode, a-t-il été dit ci-dessus, p. 128.

3. Ainsi dans le manuscrit, conformément à l'orthographe du *Dictionnaire de l'Académie* de 1718.

4. Sur cette visite à Marly (7 novembre), on a les récits détaillés des *Mémoires de Sourches*, p. 111-113, et du *Mercure* du mois, le compte rendu du baron de Breteuil, ms. Arsenal 3863, p. 461-472, et le *Journal de Torcy*, p. 10-12.

5. Ces chariots pour promener le Roi dans les jardins étaient d'un usage constant à Marly comme à Versailles : il y en avait à deux places ou à une seule, qu'on poussait ou qu'on traînait ; Monseigneur en usait aussi, et même M. le duc d'Orléans (*Journal de Dangeau*, tomes VII, p. 185 et 304, XIII, p. 19, et XIV, p. 375 ; *Mémoires de Sourches*, tomes IV, p. 379, IX, p. 223, 230, 239, X, p. 324-325, et XII, p. 120 ; suite des *Mémoires*, éd. 1873, tome VIII, p. 447).

6. Le *t* d'*autour* a été ajouté après coup.

7. *Respecteux*, au manuscrit.

l'y laissa[1] aussitôt, et lui, au bout d'un quart d'heure, prît congé, et s'en alla avec d'Antin et quelques courtisans à Paris à l'Opéra[2], souper après et jouer chez d'Antin. Il le mena, deux jours après[3], dîner chez lui à Versailles[4], lui fit voir le château et les jardins[5], lui donna à souper et à coucher, et le mena le lendemain au rendez-vous de chasse à Marly, où le Roi et les dames l'attendoient, après laquelle il s'alla rafraîchir chez Torcy, fit un tour dans le salon, et s'en retourna à Paris[6]. Deux jours après, la même chose se répéta, et il acheva de voir à Versailles ce qu'il n'avoit pu voir la première fois[7]. Monseigneur, étant allé de Marly à Meudon, y voulut donner à dîner à l'Électeur ; mais la surprise fut grande de la prétention qu'il forma d'y avoir la main[8]. Elle étoit en tout sens également nouvelle et insoutenable : jamais électeur n'en

1. Par mégarde, il a écrit : *l'aissa.*

2. On joua sans doute ce jour-là *Roland,* de Quinault et Lully ; mais il entendit aussi deux fois *Philomèle,* de Roy et Lacoste (*Mercure,* p. 323-324). Comme il aimait fort la musique, celle de Versailles vint chanter à sa messe.

3. Entre temps, il alla aux Invalides (vol. Guerre 2142, n° 389).

4. A l'ancienne Surintendance de Louvois et de Mansart.

5. Comme directeur des bâtiments du Roi depuis la mort de Mansart.

6. La première chasse eut lieu le 12 novembre, et c'est de Marly que l'Électeur alla coucher à Versailles ; il visita le château, ainsi que Trianon, le 13, et, le 14, il chassa dans le parc, où on lui donna, en qualité de grand tireur, plus de faisans qu'il n'en eût trouvé en trois provinces. Notre auteur n'a plus pour guide le *Journal de Dangeau,* interrompu comme nous l'avons dit ; selon Torcy (*Journal,* p. 12-22), c'est à Marly, le 12, que le prince fit agréer un projet pour porter la guerre en Allemagne en vue de se faire rendre ce qui resterait des Pays-Bas, et, là encore, le 15, après une autre chasse, le Roi le mena dans la petite chambre de Mme de Maintenon, qui avait d'abord refusé de le recevoir (*ibidem,* p. 24).

7. L'Électeur partit le 15, au matin, de Versailles, pour la seconde chasse à Marly, et revint le soir coucher à Paris, sans repasser par Versailles (*Sourches,* p. 118-119).

8. Le public eut vent de ces difficultés de cérémonial, comme le prouve une lettre de la marquise d'Huxelles, dans le *Journal de Dangeau,* p. 64.

avoit imaginé une semblable sur l'héritier de la couronne, et celui-ci, de plus, étoit[1] *incognito*, et hors d'état par là de pouvoir prétendre quoi que ce fût, non seulement[2] avec Monseigneur, mais avec personne. Il avoit l'exemple de son frère auquel il cédoit partout comme plus ancien électeur que lui[3]; il avoit proposé le premier de le suivre et promis de ne faire aucun embarras; il n'étoit venu qu'à cette condition[4]: nonobstant tout cela, il y eut des pourparlers, qui aboutirent à quelque chose de fort ridicule. Il fut à Meudon: Monseigneur le reçut en dehors; ils n'entrèrent point dans la maison, à cause de la main; il se trouva une calèche, dans laquelle ils montèrent tous deux en même temps, par chacun un côté; ils se promenèrent beaucoup; au sortir de la calèche, l'Électeur prit congé, et s'en alla à Paris, et de manière que Monseigneur ne le vit, ni en arrivant, ni en partant, descendre ni monter en carrosse. De cette façon, quoique Monseigneur fût à droit dans la calèche, la main fut couverte[5] par monter en même temps par différent côté, et par cette affectation de n'entrer pas dans la maison et ne la voir que par les dehors[6]. Cette tolérance, colorée[7] du prétexte des malheurs d'un allié si proche, parut une foiblesse, qui

1. Le verbe *estoit* est en interligne, à la suite d'un second *celuy cy*, répété par mégarde et biffé au-dessus d'un premier *estoit* surchargeant d'autres lettres et biffé.

2. Les mots *non seulem^t* sont en interligne.

3. L'archevêque de Cologne était le troisième des électeurs ecclésiastiques, et le duc de Bavière le second des séculiers; mais les ecclésiastiques avaient le pas sur les séculiers.

4. Ci-dessus, p. 222.

5. On évita toute difficulté pour donner la main, c'est-à-dire la droite.

6. Ceci était déjà raconté dans les *Écrits inédits*, tome III, p. 190. La visite eut lieu le 17 novembre. Selon les *Mémoires de Sourches*, p. 120, d'Antin et du Mont montrèrent le château pendant le dîner de Monseigneur, qui se trouva sur la terrasse, dans un chariot, à la sortie de l'Électeur, et qui, sans en descendre, l'y fit asseoir et le mena voir ses jardins. Breteuil dit même qu'il y eut une calèche pour chacun.

7. *Tole[rée]* corrigé en *colorée*.

scandalisa étrangement la cour. Une prétention si nouvelle, si fort inouïe, et[1] quand elle auroit eu un fondement qui lui manquoit par l'*incognito* et l'exemple de l'électeur de Cologne, fut le fruit du mépris où le Roi laissa si volontiers tomber les premières dignités de son royaume, d'où sa couronne même se sentit, et reçut en cette occasion une flétrissure marquée. On se contente de renvoyer aux[2] pages 551 et 552[3], sans répéter ce qui s'y trouve là-dessus. L'Électeur ne vit personne autre que le Roi chez lui. Torcy l'introduisit encore une fois dans son cabinet, un matin, à Versailles, par le petit degré[4] : la conversation fut courte et d'affaires[5]; il retourna aussitôt à Paris, et, peu de jours après, à Compiègne[6]. M. le duc d'Orléans lui avoit donné un grand souper à Saint-Cloud[7], dont il sera parlé ailleurs[8]. Il ne faut pas oublier, parmi

Dire *l'Electeur

1. Au sens de même.
2. Avant *aux*, Saint-Simon a biffé *là dessus*.
3. Correspondant aux pages 21-27 de notre tome XIV. Il y aura plus tard une redite : tome XVIII de 1873, p. 301-302.
4. Tome VI, p. 225. — Le *g* de *degré* surcharge un *d*.
5. C'est le 15 novembre que l'Électeur vit le Roi dans son cabinet à Marly; mais il n'eut pas de nouvelle entrevue avec lui à Versailles, où le Roi revint le 16 (*Journal de Torcy*, p. 24; *Sourches*, p. 118). Notre auteur a confondu avec la journée du 12 (ci-dessus, p. 224, note 6), ou peut-être avec une entrevue quasi secrète qui aura lieu en mars 1710, par les derrières (*Dangeau*, p. 109 et 112).
6. *Compiègne* est en interligne, au-dessus de *Vincennes*, biffé. — Il quitta Paris le 20 novembre, comptant rester encore trois semaines à Compiègne avant de s'en aller à Namur. Au départ, le Roi lui envoya par Torcy les patentes de vicaire général en Flandres et un manchon de renard noir orné de sept diamants valant plus de cent cinquante mille livres, et Torcy refusa d'accepter, en retour, une bague de quinze mille livres (*Dangeau*, p. 66; *Journal de Torcy*, p. 25-28; G. Bapst, *les Joyaux de la couronne*, p. 364).
7. Le 18 novembre (*Dangeau*, p. 65; *Sourches*, p. 120). Lors de sa visite à Marly, le Roi l'avait présenté à Madame, qui était très mécontente de la réception *incognito* (*ibidem*, p. 113).
8. Ci-après, p. 298 et 314.

* Cette manchette, dans le manuscrit, est un peu trop bas.

les entreprises et les prétentions de l'électeur de Bavière[1], un changement de langage fort remarquable de Monasterol, son envoyé, et de toute[2] sa petite cour, en parlant de lui. Jusqu'alors ils avoient suivi[3] l'usage de tous les temps, dans notre langue, de dire *M. l'Électeur*[4], et je ne sais que le Pape, l'Empereur et les rois qu'on nomme de leur dignité, parce que *Mgr* ni *Mr* ne sont pour eux d'aucun usage. Ce fut apparemment pour y égaler leur maître en tant qu'il fut en eux qu'ils supprimèrent[5] le *Mr* et ne dirent plus que *l'Électeur*. Cette gangrène[6] passa aisément aux François, se communiqua à la cour, et changea l'usage ancien. *M. l'Électeur* fut une façon de parler vieillie et abolie, et, sans aucune réflexion, *l'Électeur* tout court s'introduisit: tellement que, depuis, on ne dit plus que *l'électeur de Bavière, l'électeur de Saxe, l'électeur de Mayence*, ainsi des autres, comme on dit simplement *le roi d'Angleterre, le roi de Suède*, et des autres rois. Ainsi tout passe, tout s'élève, tout s'avilit, tout se détruit, tout devient chaos, et il se peut dire et prouver, qui voudroit[7] descendre dans le détail, que le Roi, dans la plus grande prospérité de ses affaires, et plus encore depuis leur décadence, n'a été, pour le rang et la supériorité pratique et reconnue de tous les autres rois et de tous les souverains non rois, qu'un fort petit roi en comparaison de ce qu'ont été à leur égard

au lieu de *M. l'Électeur.*

Courte réflexion.

1. Madame, après avoir rendu compte de sa conversation avec le prince, ajoute cette réflexion inspirée de son orgueil allemand (recueil Jaeglé, tome II, p. 108): « J'avoue que cela m'a peinée de voir un électeur comme lui, à une cour où il a un beau-frère et deux neveux, ne manger avec aucun d'eux. Nul de ses parents n'a pris la peine de lui montrer Versailles et Meudon; cela m'a vraiment choquée. Le premier jour, tout alla convenablement: le Roi fait bien les choses; mais, après, ça a fort mal été. »

2. *Tout* corrigé en *toutte.* — 3. L'initiale de *suivi* corrige \ *a.*

4. Ici, et plus loin, *M. l'El.*, en abrégé.

5. Il y a *suprérent,* par mégarde, au manuscrit.

6. Ici, *gangrenne.* Voyez tome XIII, p. 381. — 7. Pour qui voudrait.

à tous, et sans difficulté aucune, nos rois Philippe[1] de Valois, Jean, Charles V, Charles VI[2], que je choisis parmi les autres comme ayant régné dans les[3] temps les plus malheureux et les plus affoiblis de la monarchie.

Mort du cardinal Portocarrero; son humble sépulture.

Le fameux cardinal Portocarrero, duquel j'ai parlé tant de fois[4], mourut en ce temps-ci[5], après s'être longtemps survécu, et laissa Mme des Ursins plus puissante que jamais, délivrée d'un fantôme qui depuis longtemps ne l'embarrassoit plus, mais qui, intérieurement, l'incommodoit toujours[6]. Ce cardinal[7], depuis qu'il ne fut plus de rien, s'étoit tourné entièrement à la plus exacte piété, et mourut d'une manière grande et édifiante, à Madrid, qui est du diocèse de Tolède. Il voulut être enterré dans le tournant d'un bas côté de son[8] église de Tolède, devant

1. *Ph.* surcharge *Jea[n]*, effacé du doigt.

2. Les deux *Ch.* sont en abrégé, et le nombre *IV* est corrigé en *VI*.

3. *Les* est répété deux fois.

4. En dernier lieu, tome XIII, p. 406 et 408-409.

5. Il mourut subitement le 14 septembre, à cinq heures du matin (*Gazette*, p. 474; *Mercure* de novembre, p. 53-58; *Gazette d'Amsterdam*, n° LXXXI; *Mémoires de Sourches*, p. 96; lettre de la princesse des Ursins, dans le recueil Bossange, tome IV, p. 332; lettre du chevalier du Bourk, au Dépôt de la guerre, vol. 2178, n° 203).

6. Nos tomes IX, p. 94, et X, p. 204, note 4; Fr. Combes, *la Princesse des Ursins*, p. 86 et suivantes.

7. Voyez les portraits empruntés à notre auteur et aux ambassadeurs vénitiens, dans notre tome VIII, p. 528, 556, 559, 562 et 567-568, le *Theatrum europæum*, tome XVI, p. 404, la *Relation de Mme d'Aulnoy*, tome I, p. 474-475, la *Gazette d'Amsterdam*, 1698, Extr. XXVIII, l'ouvrage de feu M. Legrelle sur la succession d'Espagne, tome II, p. 60-61, et une appréciation curieuse du caractère et de la politique du cardinal par Macaulay, dans son *Histoire de Guillaume III*, tome IV, p. 200-204. La *Gazette de Leyde*, en annonçant cette mort (n° 81), ajouta: « Nonobstant tout cela (ses grandeurs passées), il n'est guère regretté, parce qu'on lui attribue toutes les calamités dont cette monarchie est présentement affligée, ce défunt étant le principal ministre qui l'a fait tomber entre les mains de la maison de Bourbon. » Dès 1710, il parut en Hollande un libelle intitulé : *Histoire politique et amoureuse du cardinal Portocarrero*.

8. *Son* est en interligne, au-dessus d'une *l'* biffée.

l'entrée de la chapelle appelée[1] des Nouveaux-Rois, qui est elle-même une magnifique église qui a son chapitre et son service particulier[2]. Il défendit que sa sépulture fût[3] élevée ni ornée en aucune sorte, mais qu'on pût passer et marcher dessus, et il ordonna[4], pour toute épitaphe, qu'on y gravât uniquement ces[5] paroles : *Hic jacet cinis, pulvis, et nihil.* Il a été exactement obéi[6]. Je l'ai vue[7] à Tolède, où il est en grande vénération : il n'y a ni armes, ni quoi que ce soit sur sa tombe, toute plate, et unie au pavé, que ces seules paroles; on a seulement mis à la muraille, auprès de la porte de cette chapelle des Nouveaux-Rois, ses armes[8], ses qualités, le jour de sa mort, le lieu de sa sépulture, et qu'on s'y est conformé à sa volonté.

Mort, fortune et caractère de Godet, évêque

L'évêque de Chartres mourut aussi, consommé[9] de travaux et d'étude, sans être encore vieux[10]. C'étoit fort peu de chose pour la naissance, et néanmoins avec des alliances

1. La première lettre d'*appelée* surcharge un *d*.
2. Cette chapelle, qui renferme les tombeaux de six rois ou reines de Castille, a été ainsi appelée par opposition aux tombeaux des Vieux-Rois, qui se trouvent dans le chœur. Elle était fort richement ornée, et son chapitre particulier se composait d'un chapelain-mayor, avec une prébende de douze mille écus, et de six chapelains pensionnés à mille écus (Mme d'Aulnoy, *Relation du voyage d'Espagne,* tome I, p. 470-472; l'abbé de Vayrac, *État présent de l'Espagne,* tome II, p. 329-332). Du reste, Saint-Simon refera en 1722 une description plus ample de la cathédrale et du tombeau de Portocarrero.
3. *Fut,* indicatif, au manuscrit.
4. La dernière lettre d'*ordonna* surcharge un *e*.
5. Il y a *ses* au manuscrit.
6. *Écrits inédits,* tome VIII, p. 366. — 7. *Veu* corrigé en *veüe*.
8. Échiqueté d'or et d'azur de cinq tires, chaque tire de trois points.
9. Nous aurons, dans le même sens, *consumer,* ci-après, p. 236. Voyez tome XIV, p. 338.
10. Il mourut à Chartres, le 26 septembre, âgé de soixante-deux ans; son corps, inhumé alors dans la chapelle du grand séminaire de Beaulieu, fut rapporté au cimetière de Chartres en 1791 (*Gazette,* p. 480; *Mémoires de Sourches,* p. 83; Archives du département d'Eure-et-Loir, série E, Supplément, tome IV, p. 309; lettres du P. Léonard, dans le ms. de Grenoble 304, tome II, p. 126-128 et 139-140). Son épitaphe est dans la *Gallia christiana,* tome VIII, col. 1195-1196.

de Chartres. proches qui lui faisoient honneur[1]. Il s'appeloit Godet, et il étoit frère de Françoise[2] Godet, femme d'un riche partisan nommé Jean Gravé[3], dont la fille épousa Charles des Monstiers, comte de Mérinville[4], fils aîné du lieutenant

1. Il a déjà été question de la famille Godet dans notre tome XIV, p. 119. C'étaient de petits gentilshommes des environs d'Argentan, ne pouvant remonter au delà du seizième siècle. Le père, François Godet, ou de Godet, sieur des Marais, baptisé à Honfleur le 1er décembre 1616, fut officier au régiment d'Enghien et épousa en 1645 Marie de la Marck, fille bâtarde du marquis de Mauny et d'Isabelle Salviati; il fut tué le 2 juillet 1652, au combat du faubourg Saint-Antoine. C'est de ce mariage que naquit, en 1647, au château de Talcy, en Beauce, le futur évêque de Chartres, ainsi qu'on le peut voir dans un mémoire de M. Charles Bréard publié en 1889 pour la Société de l'Histoire de Normandie, p. 93-98. Les origines des Godet, armateurs malouins et agents des premières compagnies de colonisation au Canada et en Acadie, sont aussi reconstituées dans ce mémoire. Claude Godet des Marais, officier d'infanterie et capitaine de la côte de Touques, fut le lieutenant du grand découvreur Champlain, mais mourut jeune, laissant à sa veuve, Jeanne Gravé, entre autres enfants, le François Godet dont il vient d'être parlé, et qui alla aussi au Canada avant d'épouser la bâtarde du marquis de Mauny. Il y a des tableaux généalogiques au Cabinet des titres, vol. 318, dossiers bleus 8115-8117.

2. *Fr.*, au manuscrit; voyez tome XIV, p. 119.

3. *J.*, au manuscrit, comme, ensuite, *Ch.* — Ce Jean Gravé, sieur de Launay, dit Launay-Gravé (*ibidem*), était veuf de Bernardine Ferré lorsqu'il épousa par amour Françoise Godet, qui avait été « demoiselle » de sa première femme, quoique de famille noble. Lui-même fut fermier général des aides, trésorier des états de Bretagne, président à la Chambre des comptes de Rennes, et se trouva mêlé à la plupart des opérations financières de l'époque de la Fronde (*Journal de Jean Vallier*, tome I, p. 183; *Choix de mazarinades*, par C. Moreau, tome I, p. 137; Cabinet des titres, dossier bleu 7224, vol. 277, fol. 7-36; *Historiettes de Tallemant des Réaux*, tome VI, p. 352 et suivantes; *Muse historique* de Loret, tome II, p. 59). Le dossier de sa succession est aujourd'hui conservé dans les archives de la principauté de Monaco. Après sa mort, la veuve obtint la garde-noble de leurs enfants mineurs (Bibl. nat., ms. Fr. 4222, fol. 553).

4. Marguerite Gravé de Launay épousa, le 28 février 1671, Charles des Monstiers, comte de Rieux, puis de Mérinville (dép. Aude), capitaine des chevau-légers du Dauphin depuis 1670, auquel elle apporta deux cent mille livres; le contrat, du 28 février, est en copie aux Archives nationales, registre Y 221, fol. 396 v°. Le mari avait failli obtenir en 1667 la main

général de Provence[1] reçu chevalier de l'Ordre à la promotion de 1661[2], avec M. le prince de Conti et quelques autres, par le duc d'Arpajon[3] chargé de la commission du Roi[4], et père de l'évêque de Chartres dont je parlerai bientôt[5]. Ce même Godet, évêque de Chartres, étoit cousin germain[6] d'autre Françoise Godet, femme d'Antoine[7] de Brouilly, marquis de Piennes, gouverneur de Pignerol et chevalier de l'Ordre aussi en 1661, desquels la duchesse d'Aumont et la marquise de Châtillon étoient filles[8]. Monsieur de Chartres Godet, des premiers élèves de Saint-Sulpice[9], fut peut-être celui qui fit le plus d'honneur et de bien à ce séminaire, qui est depuis devenu une manière de congrégation et une pépinière d'évêques. C'étoit un grand homme de bien, d'honneur, de vertu, théologien profond, esprit sage, juste, net, savant d'ailleurs, et qui étoit propre aux affaires, sans pédanterie pour lui, et [Add. SᵗS. 901]

de Mlle de Sévigné, qui lui préféra le marquis de Grignan (*Lettres de Mme de Sévigné*, tome II, p. 314; Walckenaer, *Mémoires sur Mme de Sévigné*, tome III, p. 38-39). Il devint gouverneur de Narbonne à la mort de son père (1672); mais, en juin 1677, ayant manqué, par négligence, de se trouver à la bataille de Cassel, il fut forcé de vendre sa compagnie, dont le prix fut rabaissé de près d'un tiers malgré les plaintes de sa femme au Roi et à Louvois (*Lettres de Mme de Sévigné*, tome V, p. 181-182). Il mourut le 30 septembre 1689. Les deux sœurs consanguines de sa femme, Jeanne et Françoise, avaient épousé le duc de Gadagne et le marquis de Nérestang.

1. François III des Monstiers: tome XIII, p. 434.
2. On trouvera ci-après, appendice VI, sa notice inédite de chevalier du Saint-Esprit et celle de l'évêque de Chartres.
3. Tome III, p. 177. — Ici, *Harpajon*.
4. *Ibidem*, p. 328 et 451. — 5. Ci-après, p. 238.
6. Ainsi qu'on l'a vu au tome XIV, p. 118 et 119, Françoise Godet, veuve de Launay-Gravé et tante paternelle de l'évêque, épousa en secondes noces, en 1661, le marquis de Piennes. Ce mariage, disait-on, était l'œuvre de Colbert, amant de la belle veuve.
7. Il a écrit, en abrégé: *Fr.*, et *Ant.*
8. Tomes II, p. 207, et XIV, p. 118-119.
9. « Nourri et pétri de Saint-Sulpice, » a-t-il dit dans le tome VII, . 178.

sachant vivre et se conduire avec le grand monde, sans s'y jeter et sans en être embarrassé[1]. Ses talents et le crédit naissant de ce séminaire, ennemi du jansénisme, le fit connoître. Mme de Maintenon venoit d'établir à Noisy[2] ce qu'elle transporta depuis à Saint-Cyr[3], qui est du diocèse de Chartres[4]; l'abbé Godet avoit été porté à cet évê-

1. Notre auteur l'a déjà qualifié de grand évêque (tome VII, p. 398, Addition n° 336). Nous avons son éloge en tête du volume des lettres qu'il adressa à Mme de Maintenon, tome IX du recueil de la Beaumelle, édition de 1789; la *Bibliothèque historique* du P. Lelong en cite plusieurs (n°s 9385 et 9386), et j'en ai vu aussi, venant de Saint-Cyr, avec les lettres de Mme de Maintenon, dans les papiers de M. de Mérinville dont il sera parlé plus loin; on doit comparer le chapitre XIV des *Mémoires des dames de Saint-Cyr*, les *Lettres historiques et édifiantes*, tome I, p. 53-54, et tome II, p. 34, le tome VI, p. 291-303, du recueil de *Lettres de Mme de Maintenon* édité en 1806, et, pour la période de 1686 à 1692, les *Mémoires de Manseau*, que vient de publier M. Taphanel. Une note de Barthélemy Remy, dans le Chansonnier (ms. Fr. 12691, p. 28), reconnaît cet évêque pour homme de bien, mais avec peu de mérite, dévot de cabale, plat, glorieux et méfiant; on se rappelle que le cardinal de Bouillon le qualifiait de « cuistre violet » (notre tome IV, p. 81). Clairambault a recueilli une épitaphe satirique (ms. 1174, fol. 151-152). On a aussi l'oraison funèbre prononcée en 1710.

2. Mme de Maintenon, qui, dès le mois de mars 1682, avait établi Mme de Brinon à Rueil, dans une maison louée pour y recevoir quelques jeunes filles, transféra ce petit établissement, en février 1684, sur le bord de la forêt de Marly, dans le château de Noisy-le-Roi, qui avait été habité par le vertueux prince de Conti, et que Louis XIV venait d'acheter pour en réunir le domaine au parc de Versailles.

3. S'étant intéressé à la fondation de Mme de Maintenon, Louis XIV, en 1684, décida de l'agrandir pour l'éducation des jeunes filles de la noblesse pauvre. Il acheta alors le domaine de Saint-Cyr à M. Séguier de Saint-Brisson, et y fit élever par Mansart des bâtiments dont la plupart subsistent encore aujourd'hui. Les lettres patentes de fondation de la « maison et communauté de Saint-Louis » à Saint-Cyr sont du mois de juin 1686, et les demoiselles de Noisy y arrivèrent du 30 juillet au août. Un dossier formé par Florimond (Arch. nat., K 1229, n° 3) contient les copies de pièces officielles, correspondances, notes, etc., relatives à la fondation et à la première organisation de Saint-Cyr, que Th. Lavallée a racontées dans un livre spécial sur cette maison.

4. Comme Noisy d'ailleurs, ainsi que Poissy et la forêt de Saint-

ché après la mort du frère et de l'oncle des deux maréchaux de Villeroy[1], et y paroissoit déjà un grand évêque tout appliqué à son ministère : l'établissement de Saint-Cyr lui donna une relation nécessaire avec Mme de Maintenon. Ce fut avec lui et par lui que tous les changements de forme en ces commencements, et les règlements ensuite, se firent. Mme de Maintenon le goûta au point qu'elle le fit le supérieur et le directeur immédiat[2] de Saint-Cyr[3], son directeur à elle-même[4], et, pour en dire le vrai, le dépositaire de son cœur et de son âme, pour qui elle n'eut jamais depuis rien de caché. Elle l'approcha du Roi tant qu'elle put, pour contrebalancer le P. de la Chaise et les jésuites, qu'elle n'aimoit pas[5], dans la distribution des bénéfices[6], et elle l'avança jusqu'à ce point

Germain, tandis que Versailles, Marly et sa forêt, et le bourg de Saint-Germain étaient du diocèse de Paris.

1. Ferdinand de Neufville, d'abord chevalier de Malte (1610), puis abbé de Saint-Wandrille (1622), évêque de Saint-Malo en 1644, de Chartres en 1657, conseiller d'État d'Église en 1659, mourut le 2 janvier 1690, à quatre-vingt-deux ans. Il était frère de Nicolas IV de Neufville, maréchal de France, mort en 1685, et oncle de François que nous verrons gouverneur de Louis XV.

2. Le *t* final de ce mot semble surcharger un *n*.

3. Au point de vue de la direction spirituelle seulement; car, pour l'administration matérielle, elle fut confiée à un conseil du dehors (notre tome VI, p. 297) et à un intendant, qui a été d'abord Chamillart, ensuite Voysin. Pour les règlements et la direction, Mme de Maintenon s'aida aussi, à partir de 1705, de son soi-disant cousin l'évêque de Noyon Aubigné.

4. M. Godet n'accepta qu'à contre-cœur de diriger la conscience de Mme de Maintenon après l'abbé Gobelin (la Beaumelle, *Mémoires sur Mme de Maintenon*, tome VI, p. 193-194; Languet de Gergy, *Mémoires sur Mme de Maintenon*, p. 190 et suivantes). Bourdaloue fit alors pour elle deux grandes instructions que le R. P. Lauras, l'abbé Blampignon et le R. P. Chérot ont publiées en 1885, 1886 et 1899, dans leurs études sur l'illustre prédicateur.

5. Cependant, en janvier 1695, ou à la fin de 1694, elle s'était déchargée sur lui de la nomination des élèves de Saint-Cyr (*Sourches*, tome IV, p. 422).

6. Tome XVII, p. 49.

qu'il devint le confident de leur mariage[1]. Il en parloit et en écrivoit librement au Roi, le félicitant souvent d'avoir une épouse si accomplie[2]. Je n'en ai pas vu les lettres[3]; mais son neveu et son successeur[4], qui les a vues, et qui en a encore des copies parce que, dans quelques-unes, il s'y agissoit aussi d'affaires, me l'a dit bien des fois, longues années depuis leur mort à tous[5]. Un homme parvenu à ce point de confiance et de familiarité devient un personnage: aussi le fut-il toute sa vie, devant qui le clergé rampoit, et avec qui les ministres étoient à *Plait-il, maître*[6]? et il en prit mal au chancelier de Pontchartrain d'avoir osé, quoiqu'il eût raison, lui tenir tête, dont il ne s'est jamais relevé, comme je l'ai rapporté ailleurs[7]. On a vu aussi en son lieu[8] toute la part qu'il eut dans l'affaire de Mme Guyon et de l'archevêque de Cambray, avec quelle adresse il s'y conduisit dans sa naissance, avec quelle force dans ses suites, et avec combien d'union avec Monsieur de Meaux et le cardinal de Noailles. Avec tant de crédit qu'il a eu toute sa vie sans lacune, jamais homme plus simple, plus modeste, moins précieux, qui

1. Il a déjà été parlé du mariage du Roi avec Mme de Maintenon dans nos tomes VI, p. 194 et 588, et VIII, p. 42.

2. La fameuse lettre de 1697 adressée par Godet à Louis XIV, où se trouve ce passage: « Vous avez une excellente compagne, pleine de l'esprit de Dieu et de discernement, et dont la tendresse; etc., » retrouvée en 1896 chez un bouquiniste, a été reproduite par le P. Brucker dans les *Études publiées par les Pères de la Compagnie de Jésus*, juillet 1899, p. 106-112. Voyez aussi *le Cabinet historique*, 1871, 2e partie, p. 174, et notre tome VI, p. 194, note 8.

3. Voyez ci-contre, note 7. — 4. M. de Mérinville: ci-après, p. 238.

5. Il a répété cela dans son *Parallèle des trois rois Bourbons*, p. 80.

6. « On dit d'un homme qui a une complaisance servile pour un autre, qu'*il est auprès de lui, devant lui, à plait-il, maître?* » (*Académie*, 1718). Voyez les *Lettres de Mme de Sévigné*, tome VII, p. 124.

7. Tome X, p. 392-398.

8. Dans nos tomes III, p. 39-45, et IV, p. 66-91; *Correspondance de Fénelon*, tomes VII, p. 214, 419-420 et 433, et XI, p. 66-72; *Bourdaloue*, par le P. Lauras, tome II, p. 214-215.

le fît moins sentir à personne[1]. Il logeoit, à Paris, dans un petit appartement fort court au séminaire de Saint-Sulpice[2], où il étoit parmi eux comme l'un d'eux, et partout l'homme le plus doux et le plus accessible, quoique accablé d'occupations. Il n'étoit que peu à Paris, et jamais que par nécessité d'affaires, souvent à Saint-Cyr, et ne couchoit jamais à Versailles. Il y faisoit rarement sa cour, mais voyoit le Roi chez Mme de Maintenon, ou chez lui par les derrières, jamais à Fontainebleau, et comme jamais à Marly, hors de quelque nécessité pressante, et pour le moment précis. Assidu dans son diocèse, à ses visites tous les ans, et à toutes ses fonctions, et au gouvernement de son diocèse comme s'il n'eût pas eu d'autres soins, et celui-là passoit devant tous. Il connoissoit aussi tous ses curés, tous ses prêtres, et tout ce qui se passoit dans son diocèse[3], si exactement et par lui-même, qu'il sembloit qu'il n'avoit que quelques paroisses à conduire, et son gouvernement entroit dans tous les détails avec une charité pleine d'égards[4], de douceur et de sagesse. Sa dépense, ses meubles, sa table, tout étoit frugal, et tout le reste pour les pauvres[5]. Parmi tant d'affaires particulières de diocèse, et générales de tout ce qui arrivoit dans l'Église de France sur la doctrine ou la discipline[6], les lettres longues et journalières qu'il recevoit et qu'il répondoit à Mme de Maintenon, quand il n'étoit pas à Saint-Cyr, et quelquefois au Roi[7], il ne laissoit pas d'écrire

1. Voyez ci-après, aux Additions et corrections, un billet de lui.

2. Il y habitait déjà en 1690 lorsqu'il fut nommé à Chartres (*Mémoires de Sourches,* tome III, p. 193).

3. La Ferté-Vidame en était. — 4. *Degards,* au manuscrit.

5. Voyez les éloges indiqués p. 232, note 1. En février 1699, il établit quatre petits séminaires dans son diocèse, avec le concours de la duchesse de Bourgogne (Arch. nat., $O^1 43$, fol. 403, et X^{1A} 8693, fol. 266 v°), et on se rappelle son conflit avec le chapitre (tome VII, p. 175-178).

6. Selon les *Mémoires de l'abbé le Gendre,* p. 216, l'archevêque de Paris prenait quelquefois son avis sur les affaires ecclésiastiques.

7. Ci-contre, p. 234. Quoique, selon la Beaumelle, M. de Mérinville

des ouvrages de doctrine[1], et ce surcroît de travail le consuma. L'impression lui coûtoit, les voyages, ses visites; il n'avoit ni le temps ni le goût de songer à ses affaires temporelles : elles se trouvèrent si courtes, qu'il demanda au Roi une abbaye, et lui dit franchement ses besoins. Ce détail, qui n'a jamais été su, son neveu me l'a conté bien des années après. L'abbaye ne venoit point : il en reparla à Mme de Maintenon. Enfin le Roi lui dit que, dans la réputation où il étoit, une abbaye la terniroit, et feroit parler le monde ; qu'après y avoir bien pensé, il aimoit mieux lui donner une pension de vingt mille livres, qui ne se sauroit point, qui n'auroit point de bulles, et qui le soulageroit davantage : il la lui fit expédier et payer en secret jusqu'à sa mort, en sorte qu'elle a toujours été ignorée[2]. Cette petite anecdote montre combien il leur étoit cher. Avec tant de qualités, ce prélat n'a pas laissé de ruiner le clergé de France, et d'ouvrir par là une large porte à tout ce qui a coulé d'une source si empoisonnée. Sa petite naissance, ou plutôt vile et obscure, l'éloigna de la bonne[3], comme par nature, et, comme par une seconde nature puisée à Saint-Sulpice, non seulement il prit en haine le jansénisme, mais tout ce qui en put être

se fût empressé d'assurer à Mme de Maintenon qu'il avait brûlé tout ce qui la concernait dans le cabinet de son oncle, Il n'est pas douteux que la plus grande partie de ses lettres revint plus tard aux dames de Saint-Cyr, avec celles adressées à M. de Mérinville lui-même. Les dames en firent faire une copie, dont le tome II a été retrouvé naguère, et M. Guerrier, en l'étudiant (*Mémoires de la Société archéologique de l'Orléanais*, tome XXIII, année 1892, p. 1-39), a montré que la Beaumelle, lorsqu'il publia ces lettres en 1755 et 1756, sous le nom de Berthier, en supprima plus de la moitié, et altéra fortement le texte des autres. M. Taphanel et le P. Brucker (p. 122-124) sont arrivés aux mêmes conclusions.

1. La bibliographie de ses ouvrages a été faite par feu M. Merlet, dans le tome XIX des *Mémoires de la Société de l'Orléanais*.

2. Déjà raconté dans le tome VI, p. 194-196.

3. Le mot *bonne* a été surchargé, et il se rapporte sans doute à *naissance*, à moins qu'il n'y ait eu omission du substantif *compagnie*.

soupçonné, particuliers, corps, écoles[1], et, avec une intention droite, mais aveuglée, il ne fut pas moins[2] ardent, ni moins aisément prévenu, ni moins capable de revenir là-dessus par zèle, que les jésuites par intérêt et par ambition, quoiqu'il les connût et qu'il ne les aimât pas[3]. Je[4] me suis étendu p. 776[5] sur la plaie qu'il fit à l'Église de France par l'introduction dans l'épiscopat de gens de rien, ignorants, ardents, sans éducation[6], dont l'abus a si fort grossi depuis par le P. Tellier[7], et que la même raison de naissance, et d'autres qui se retrouveront peut-être ailleurs, ont plus que jamais suivi sous le règne du cardinal Fleury. Monsieur de Chartres, dont les infirmités augmentoient tous les jours, mais qui n'en relâchoit rien de ses travaux[8], se résolut à se donner un coadjuteur qui, élevé de sa main et dans son esprit, fût un autre lui-même pour le gouvernement de son diocèse. Il choisit

Monsieur de Chartres se choisit un successeur; son caractère et sa vertu.

1. Avant *écoles*, Saint-Simon a biffé *écles*, mal écrit. — Ni janséniste, ni quiétiste, a-t-il dit dans le tome VII, p. 178.
2. Après *moins*, Saint-Simon a biffé un second *moins*.
3. Tome VII, p. 179.
4. *J'* corrigé en *Je*.
5. Correspondant à la page 49 de notre tome XVII.
6. Ce n'est pas seulement dans le passage indiqué que Saint-Simon s'est élevé contre les « gens de rien » introduits dans l'épiscopat par l'influence de l'évêque de Chartres et de Saint-Sulpice, mais à maintes autres reprises : nos tomes VII, p. 178-179, et VIII, p. 77 et 455-456; suite des *Mémoires*, tome XII de 1873, p. 147; Addition au *Journal de Dangeau*, tome XVI, p. 80. M. l'abbé Lévesque, qui a bien voulu parcourir à notre intention la correspondance de Godet des Marais avec M. Tronson, supérieur de la communauté de Saint-Sulpice, dit n'avoir trouvé nulle trace de cette ingérence des sulpiciens dans la nomination des évêques. Cependant voici ce que Fénelon écrivait en 1709 (*Correspondance*, tome I, p. 323) : « Il vaut mieux prendre des sujets à Saint-Sulpice, pourvu qu'ils soient pieux et solidement instruits, que de laisser le parti janséniste prévaloir dans l'épiscopat. »
7. Tome XVII, p. 49 et 56.
8. En 1705, Godet des Marais eût volontiers abdiqué son évêché; mais il céda aux instances de l'évêque de Noyon Aubigné et de M. de la Chétardye (*Correspondance générale*, tome V, p. 321-323).

l'abbé de Mérinville, son petit-neveu[1], dans l'élection duquel il crut que la chair et le sang cédoit toute la part à l'esprit. Il n'avoit pourtant pas encore vingt-six ans, et il en faut vingt-sept pour être sacré[2]. Le proposer et le faire agréer fut pour lui la même chose[3]; mais, s'il n'eut pas la satisfaction de le sacrer, il eut au moins celle de pouvoir compter ne s'être pas trompé. Son petit-neveu, le voyant au lit de la mort, lui témoigna ce qu'il pensoit de la différence d'être longtemps formé sous lui, ou de se voir évêque en plein à son âge, et le pria instamment, et avec larmes, de le décharger de ce fardeau. L'oncle l'écouta, ne répondit point, et demeura longtemps recueilli; il le rappela ensuite, et lui dit qu'après y avoir bien pensé devant Dieu, il persistoit à croire qu'il feroit bien, et que c'étoit sa volonté qu'il fût évêque de Chartres. Il mourut fort peu de temps après, dans Chartres, fort saintement, laissant un regret universel dans son diocèse[4]. Le coadjuteur pressa Mme de Maintenon, et par lettre[5], et dès qu'il

1. Charles-François des Monstiers de Mérinville, fils du gouverneur de Narbonne dont il a été question ci-dessus, p. 230, et de Marguerite Gravé, fut d'abord chevalier de Malte, puis entra à Saint-Sulpice et fut occupé aux missions; il devint grand vicaire de son grand-oncle, fut nommé son coadjuteur en avril 1709, avec un titre d'évêque *in partibus*, reçut en octobre l'abbaye d'Igny, qu'avait M. Godet, fut sacré évêque de Chartres le 18 mai 1710, et mourut le 10 mai 1746, à soixante-quatre ans. Voyez ci-après, appendice VI, la notice inédite.

2. D'après le concordat conclu entre François Ier et Léon X, titre III, article 1, confirmé par l'article 2 de l'ordonnance de Blois, et en dérogation à la règle établie par le concile de Trente, qui fixait à trente ans l'âge requis pour être évêque.

3. On trouve, dans les papiers de M. de Mérinville remis aux dames de Saint-Cyr, qui sont actuellement en la possession de M. le marquis de la Roche-Fontenilles par héritage du comte du Roure, la lettre dans laquelle l'évêque demanda au Roi de lui donner ce coadjuteur.

4. Et surtout à Mme de Maintenon, qui eut la consolation d'entendre le Roi faire son éloge (*Sourches*, p. 88 et 102). Son cœur fut porté à Saint-Cyr (*Mercure* de novembre, p. 260-262).

5. La Beaumelle, au tome XV de l'édition de 1789, p. 336-339, a publié une lettre datée du 1er octobre.

put la voir, de faire nommer un autre évêque : sa jeunesse et ses instances ne purent la persuader[1] ; il fallut malgré lui demeurer évêque, et il fut sacré dès qu'il eut vingt-sept ans[2], avec la même supériorité et direction de Saint-Cyr qu'avoit son oncle. Il a paru que Dieu a béni ce choix : il en a fait un des plus saints et des plus sages évêques de France, des plus assidus et appliqués en son diocèse, d'où il ne sort presque jamais, et qui, sans avoir la science ni le monde de son oncle[3], fait aimer et respecter la vertu et craindre le vice sans le poursuivre, sinon dans les cas de nécessité, et avec charité. Il fait craindre aussi[4] la cour[5] par sa liberté à dire la vérité, et, avec toute l'apparente saleté et grossièreté des séminaires, il ne laisse pas d'avoir de l'adresse et de la délicatesse dans le gouvernement. Il vit austèrement, tout à ses fonctions et ses visites, est à peine nourri et vêtu, donne tout aux pauvres, et n'a jamais voulu d'abbayes, ni recevoir celles qui lui ont été données[6].

1. On sut cela à la cour (*Dangeau*, p. 45 et 53-54), et que le défunt avait légué à son neveu son patrimoine, sa chapelle et ses livres.

2. Le 18 mai 1710, dans la chapelle de l'Archevêché de Paris, par le cardinal de Noailles, assisté des évêques de Blois et de Troyes (*Gazette*, p. 251).

3. Mme de Maintenon lui donna, peu de temps après sa nomination, une jolie leçon de français (lettre du 23 novembre 1709, dans les *Collections du baron de Stassart*, p. 53).

4. *Aussy* est en interligne. — 5. Il force aussi la cour à le craindre.

6. Comparez les *Mémoires de Luynes*, tome VII, p. 310, l'oraison funèbre prononcée le 15 avril 1747, à Chartres, par le chanoine de la Voiepierre, et une plaquette intitulée : *l'Esprit et les vertus de Mgr.... de Mérinville, évêque de Chartres*, publiée en 1763 ou 1765. Pendant la disette de 1739, il vendit tous ses meubles pour secourir les nécessiteux (*Inventaire des archives du département d'Eure-et-Loir*, série E, Supplément, tome V, p. 300). En octobre 1709, lorsqu'il reçut du Roi l'abbaye d'Igny, qu'avait eue son oncle, il résigna celle de Saint-Calais, qu'il avait auparavant, et n'en voulut jamais recevoir d'autre. Saint-Simon reviendra bientôt sur l'attachement profond de ce nouvel évêque pour Mme de Maintenon, et peut-être pourrons-nous alors profiter de la très abondante collection des lettres qu'elle lui écrivait, et dont j'ai indiqué l'existence à côté des éloges de Godet

Bissy, évêque de Meaux, et la Chétardie, curé de Saint-Sulpice, succèdent à Monsieur de Chartres auprès de Mme de Maintenon. Caractère de la Chétardie.

La mort[1] de Monsieur de Chartres mit deux hommes sur le chandelier[2], qu'il avoit fort recommandés à Mme de Maintenon : Bissy, évêque de Meaux, auparavant de Toul[3], bientôt après cardinal, qui succéda à toute sa confiance pour les affaires de l'Église, dont il sut faire sa fortune et bien pis, et la[4] Chétardie, curé de Saint-Sulpice[5], fort saint prêtre, mais le plus imbécile et le plus ignorant des hommes. Ce dernier succéda à la confiance personnelle de Mme de Maintenon[6] : il fut son confesseur, son directeur[7], et, par là, le fut un peu aussi de Saint-Cyr. Ce qui est étonnant à n'en pas revenir, à qui a connu le personnage, c'est que, fort tôt après, Mme de Maintenon, avec tout son esprit, n'eut plus de secret pour lui, comme elle n'en avoit point pour feu Monsieur de Chartres, qu'elle lui écrivoit sans cesse pour le consulter, même sur les affaires, ou pour les lui mander[8], et ce qui n'est pas moins inconcevable, c'est[9] que ce bonhomme, qui, non content des soins de sa vaste cure[10],

des Marais et des autres papiers des dames de Saint-Cyr qui s'y trouvent mélangés.

1. *La m* surcharge *cette*.

2. Cette locution, que nous retrouverons en divers endroits, était rapprochée par le *Dictionnaire de l'Académie* de 1718 du passage de l'Écriture disant qu'il ne faut pas mettre la lumière sous le boisseau, mais sur le chandelier, afin qu'elle éclaire toute la maison.

3. Tome XV, p. 173-174.

4. *Et la* surcharge *l'au[tre]*.

5. Tome XV, p. 440.

6. Comparez la grande Addition sur le règne de Louis XIV, dans le *Journal de Dangeau,* tome XVI, p. 77-78.

7. Dès 1704, Godet l'avait recommandé à Mme de Maintenon pour cette fonction (*Correspondance générale,* tome V, p. 289 et 321).

8. Honoré Bonhomme, dans *Madame de Maintenon et sa famille,* p. 272, a parlé des instructions qu'il adressait à sa pénitente.

9. Ici, un pronom *ce* a été écrit par mégarde.

10. La paroisse Saint-Sulpice s'étendait sur toute la partie sud-ouest de la capitale comprise entre la Seine, les rues des Fossés-Saint-Germain (aujourd'hui Mazarine), des Fossés-Monsieur-le-Prince et d'Enfer, et la ligne des barrières.

étoit encore supérieur de la Visitation Sainte-Marie de Chaillot[1], y portoit très souvent les lettres de Mme de Maintenon, et les lisoit à la grille, même devant de jeunes religieuses. Une sœur de Mme de Saint-Simon, religieuse en cette maison[2], dont elle a été depuis souvent supérieure[3], et qui a infiniment d'esprit, et d'esprit[4] de gouvernement[5], avec toute la sainteté de son état et toutes les grâces du monde, pâmoit quelquefois de stupeur des secrets qu'[elle] entendoit là avec d'autres religieuses, par lesquelles[6], après, mille choses se savoient sans que personne pût comprendre par où ces mystères avoient pu transpirer, et sans que, tant que ce curé a vécu, qui fut encore quelques années[7], Mme de Maintenon l'ait su, et s'en soit pu déprendre. Il influoit très gauchement à tout, gâtoit force affaires, en protégeoit de fort misérables, n'avoit pas les premières notions de rien, et, tout simplement, se targuoit de son crédit et se faisoit une petite cour. Pour le Bissy, on lui verra incontinent prendre le plus grand vol[8].

Crécy[9] mourut fort vieux[10]. Il étoit frère du P. Ver- Mort de

1. Tome IX, p. 293.
2. Marie-Louise-Gabrielle de Lorge (tome II, p. 266), qui prit l'habit à la Visitation de Chaillot le 30 janvier 1702. Le contrat par lequel elle apporta à cette maison une dot de trente mille livres, en date du 28 février 1703, est conservé dans le minutier de l'étude Huguenot. Nous avons une lettre de la reine d'Angleterre parlant d'elle, dans les papiers du couvent, aux Archives nationales, carton K 1302, n° 96.
3. Dans les couvents de la Visitation, les supérieures, élues pour trois ans, pouvaient être réélues après un intervalle équivalent.
4. Il a placé la virgule qui précède après ce second *d'esprit.*
5. Il fera encore son éloge dans la suite des *Mémoires,* tome XIV de 1873, p. 316.
6. *Lesquels* corrigé en *lesquelles.* — 7. Il mourut en 1714.
8. Suite des *Mémoires,* tome VIII de 1873, p. 216 et suivantes.
9. Louis Verjus, comte de Crécy: tome II, p. 242.
10. Le 13 décembre (*Gazette,* p. 612; *Journal de Dangeau,* p. 73 et 74, lettres de la marquise d'Huxelles). Il fut inhumé dans le chœur de l'église de Crécy-Couvé, près Dreux (*Archives d'Eure-et-Loir,* série E,

Crécy Verjus; son caractère.

jus[1], jésuite, ami intime du P. de la Chaise, qui avoit fort contribué à sa fortune. C'étoit un petit homme accort[2], doux, poli, respectueux, adroit, qui avoit passé sa vie dans les emplois étrangers, et qui en avoit pris toutes les manières jusqu'au langage; très longtemps à Ratisbonne, puis dans plusieurs petites cours d'Allemagne[3], enfin second ambassadeur plénipotentiaire au traité de paix de Ryswyk[4]. Il avoit beaucoup d'insinuation, l'art de redire cent fois la même chose, toujours en différentes façons, et une patience qui, à force de ne se rebuter point, réussissoit très souvent. Personne ne savoit plus à fond que lui les usages, les lois, et le droit de l'Empire et de l'Allemagne[5], et fort bien l'histoire. Il étoit estimé et considéré dans les pays étrangers, et y avoit fort bien servi. Il étoit fort vieux[6], et homme de très peu[7].

Supplément, tome IV, p. 292). Son portrait avait été gravé par Antoine Masson. Selon Mme d'Huxelles, il laissait plus d'un million de fortune à un fils colonel d'infanterie, et une fille dotée de trois ou quatre cent mille livres.

1. Antoine Verjus: tome II, p. 243. Un autre frère, oratorien, eut les évêchés de Grasse et de Glandèves.

2. Il écrit: *accord*, quoique se servant de l'adverbe *accortement* et du substantif *accortise*. — On peut comparer au portrait qui va suivre l'éloge très analogue qui est dans l'*Histoire des membres de l'Académie françoise*, tome II, p. 383-390. En 1674, Crécy avait eu une polémique assez violente avec le baron de Lisola, qui fit imprimer un pamphlet intitulé: *la Sauce au Verjus*.

3. La relation de sa négociation à Ratisbonne est dans le ms. Fr. 23 331, et les lettres écrites pendant ses missions en Allemagne, de 1682 à 1688, sont conservées dans les mss. Arsenal 4761-4762, en dehors du fonds des Affaires étrangères. Huit lettres de lui à Mlle de Scudéry ont passé dans la vente Monmerqué de 1884.

4. Tomes IV, p. 139-142, 234, et V, p. 48.

5. *D'Allemagne* corrigé en *de l'Allemagne*.

6. Quatre-vingts ans, dit la *Gazette*.

7. Ces cinq derniers mots ont été ajoutés à la fin du paragraphe. — M. de Crécy, fils d'un conseiller au parlement de Paris, avait épousé, par contrat du 11 octobre 1676, la fille du surintendant Ratabon (Arch. nat., reg. Y 239, fol. 427 v°). Il laissait, comme nous l'avons dit plus haut, un fils colonel d'infanterie, qui devint plus tard lieutenant géné-

Mort, naissance et caractère de Marivaux.

Marivaux[1], lieutenant général, mourut aussi[2]. Son nom étoit de l'Isle[3], de la seigneurie de l'Isle[4] qu'ils possédoient en la châtellenie de Pontoise[5] dès l'an 1069, qu'Adam Ier, seigneur de l'Isle[6], signa avec les officiers de la couronne, en cette année, la charte[7] de confirmation que Philippe Ier[8] fit à Pontoise de la fondation de Saint-Martin, lors Saint-Germain-de-Pontoise[9]. Ce même Adam de l'Isle fit bâtir la forteresse et le bourg appelé[10] de son nom l'Isle-Adam, qu'Isabelle, héritière de l'aîné et femme de Jean[11], seigneur de Luzarches, de[12] Jouy, etc.[13], laissa à

ral, et une fille non encore mariée. Selon Mme d'Huxelles, le convoi d'enterrement fut considérable comme tenture, luminaire et affluence de gens, et il y eut même un écuyer en manteau long pour porter la couronne de comte sur un carreau.

1. L'auteur, ici, a eu tort de corriger *Marivault,* qui était et est encore la bonne orthographe, en *Marivaux.* — C'est Hardouin de l'Isle, marquis de Marivault, qui a déjà paru dans le tome XIV, p. 79.

2. Le 15 décembre, à Paris (*Gazette,* p. 624; *Sourches,* p. 130). Pris à la bataille d'Hochstedt, il n'avait pas encore été échangé, mais était revenu sur parole et ne servait plus.

3. La généalogie de cette maison se trouve dans l'*Histoire généalogique,* tome VIII, p. 788 et suivantes, et c'est là que notre auteur avait déjà relevé les détails qui vont suivre pour écrire la notice inédite, ci-après, appendice VII. Comparez Haudicquer de Blancourt, *Nobiliaire de Picardie,* p. 302-303, et le dossier bleu 10 749 du Cabinet des titres.

4. L'Isle-Adam, sur la rivière d'Oise.

5. Le château de Marivault, dont une très belle aile subsiste, se trouve sur la route de Méru, par la Villeneuve-le-Roy, à Chaumont-en-Vexin.

6. Cet Adam n'est connu que par le diplôme dont il va être question d'après l'*Histoire généalogique.*

7. *La charte* est en interligne, au-dessus de *l'acte,* biffé.

8. Philippe Ier, fils d'Henri Ier et d'Anne de Russie, naquit en 1053, monta sur le trône de France en 1060, et mourut le 29 juillet 1108.

9. Prieuré mentionné en dernier lieu dans notre tome XVI, p. 125. — Ce diplôme royal, dont l'original est aujourd'hui perdu, mais qu avait été publié par dom Estiennot, a été reproduit en dernier lieu, par M. J. Depoin, dans le *Cartulaire de Saint-Martin-de-Pontoise,* p. 4-5.

10. *Appelée,* au féminin, dans le manuscrit.

11. *J.,* en abrégé, dans le manuscrit. — 12. Ce *de* surcharge *la[issa]*.

13. Isabelle, fille de Jean, mariée à Jean, seigneur de Luzarches et de Jouy-le-Comte, avait un frère, Ancel IV, héritier de la terre patrimoniale.

sa fille, veuve du seigneur de Jaigny[1], laquelle vendit l'Isle-Adam, en 1364, à Pierre de Villiers, seigneur de Mazy[2], souverain maître d'hôtel, c'est-à-dire grand maître de France[3], bisaïeul[4] du célèbre Philippe de[5] Villiers dernier[6] grand maître de Rhodes et premier grand maître de Malte, où il mourut 1534[7]. Marivaux dont je parle descendoit en droite ligne de cet Adam Ier qui bâtit l'Isle-Adam, qui, des Villiers, passa aux Montmorencis, de là tomba dans la branche de Condé de la maison royale, enfin à M. le prince de Conti[8]. Le grand-père de Marivaux[9]

1. Notre auteur a mal lu l'*Histoire généalogique*. C'est Guillemette de l'Isle-Adam, fille d'Ancel IV, qui, se voyant sans enfants de Robert d'Ivry, laissa l'Isle-Adam à sa cousine germaine Guillemette de Luzarches, fille d'Isabelle et veuve de Pierre Mauclerc, seigneur de Jagny, près Luzarches, laquelle vendit la terre.

2. C'est Massy, près Longjumeau, titré baronnie dès le treizième siècle, selon l'*Histoire généalogique,* tome VII, p. 11 et 12.

3. Pierre de Villiers, conseiller et chambellan du Roi, lieutenant général en basse Normandie, capitaine de Pontorson, souverain maître de l'hôtel avant 1372, fut créé porte-oriflamme de France par lettres du 15 octobre de cette année, et mourut en 1383.

4. Trisaïeul, et non bisaïeul.

5. Après *Ph. de,* Saint-Simon a biffé un second *Ph.,* mais a oublié de biffer un second *de.*

6. Le *d* de *dr* corrige un *p.*

7. Philippe de Villiers, né vers 1464, élu grand maître de l'ordre de Saint-Jean-de-Jérusalem en 1521, mais chassé de Rhodes par le sultan Soliman en décembre 1522, se réfugia à Rome avec ses chevaliers, et le pape Clément VII lui donna la ville de Viterbe pour résidence. En 1530, Charles-Quint ayant cédé à l'ordre les îles de Malte et de Gozze, Villiers de l'Isle-Adam s'y établit, et il y mourut le 21 août 1534. Piganiol de la Force a reproduit l'épitaphe de ce grand maître qui se trouvait au Temple de Paris.

8. C'est en 1527 que le dernier Villiers, évêque de Beauvais, donna la terre patrimoniale à Anne de Montmorency, et elle fit partie ainsi de tout l'héritage venu en 1633 au prince de Condé, mais fut attribuée ensuite à Armand de Conti, frère cadet du Héros, et c'est là que son fils, que nous venons de voir mourir en 1709, s'était retiré pendant la disgrâce (tome XVII, p. 536-537).

9. François de l'Isle, seigneur de Treigny, et non Traignel, puis de Marivault, colonel du régiment de Piémont, gouverneur de Corbeil, de

étoit frère cadet du capitaine des gardes d'Henri III[1] si connu par son duel, derrière les Chartreux[2], contre le seigneur de Marolles, ligueur[3], et de celui qui fut chevalier du Saint-Esprit en [1594][4], qui n'eurent point de postérité masculine. Ce grand-père de Marivaux avoit épousé une Balzac[5], tua de sa main à la bataille d'Ivry, 1590[6],

la Bastille (1594), de la Capelle (1598) et d'Amiens (1607), comme va le dire notre auteur, mourut le 18 août 1611, peut-être empoisonné. Désigné en 1604 pour être chevalier des ordres, il ne fut jamais reçu.

1. Jean de l'Isle de Marivault, tué le 2 août 1589 dans le duel dont il va être question. Le *Moréri*, comme notre auteur, en fait l'aîné de Claude, qui suit, et l'*Histoire généalogique* le cadet. Il n'était que capitaine aux gardes.

2. A Paris : tome XIII, p. 326. C'est aujourd'hui une partie du jardin du Luxembourg.

3. Claude II de Marolles était à peine âgé de vingt-cinq ans lorsqu'il eut, le lendemain de l'assassinat d'Henri III, le combat singulier que racontent tous les historiens (*Histoire universelle d'Agrippa d'Aubigné*, tome VIII, p. 89; *Journal de Pierre de l'Estoile*, tome V, p. 257; *Mémoires du duc d'Angoulême*, éd. Michaud et Poujoulat, p. 68; *Chronologie novenaire de Palma Cayet*, p. 171; *Mémoires de l'abbé de Marolles*, éd. 1755, tome I, p. 2; Carré de Busserolle, *Dictionnaire d'Indre-et-Loire*, p. 192). Claude de Marolles devint par la suite gentilhomme ordinaire d'Henri IV, lieutenant-colonel des cent-suisses de sa garde, maréchal de camp et capitaine des gendarmes et chevau-légers; il mourut le 9 décembre 1633, à soixante-neuf ans.

4. La date est restée en blanc dans le manuscrit. — Claude de l'Isle, seigneur de Marivault, aîné des trois dont il est ici question, fut gouverneur de Laon et lieutenant général de l'Ile-de-France; il reçut l'Ordre le 28 février 1594, et mourut le 17 mai 1598. Un état de ses services jusqu'en 1595 se trouve dans les *Papiers des Pot de Rhodes*, publiés par le président Hiver, p. 136-137. Son portrait de l'Ordre, au lavis, est dans le ms. Clairambault 1123, fol. 43.

5. Anne de Balzac, fille de Pierre, seigneur de Montagu, mariée par contrat du 10 avril 1595. Elle épousa en secondes noces Louis Séguier de Saint-Brisson, prévôt de Paris.

6. Le 14 mars 1590. Voyez le récit d'Agrippa d'Aubigné (*Histoire universelle*, tome VIII, p. 182-192), avec le commentaire qu'y a joint le feu baron de Ruble, le récit de Sully (*Œconomies royales*, tome I, p. 75-80), et deux articles du *Cabinet historique*, 1862, 1re partie, p. 355-362, et de la *Revue historique*, mois de mai 1893, p. 48 et suivantes.

le général de la cavalerie espagnole[1], fut gouverneur de Corbeil, la Bassée[2], la Capelle, et d'Amiens. Son fils se maria mal et ne figura point[3]. Celui dont je parle, sans protection et avec peu de bien, épousa une fille de Guénegaud, trésorier de l'Épargne[4], et servit toute sa vie avec réputation de valeur et de capacité. Il savoit, et avoit beaucoup d'esprit, une fort belle figure[5], de la finesse et de la plaisanterie dans l'esprit, et la langue fort libre, qui le faisoit craindre. Il me prit en amitié à l'armée, et je m'accommodois fort de lui[6]; personne n'étoit de meil-

1. Ce général était sans doute le comte Philippe d'Egmont (*Aubigné*, tome VIII, p. 182-192).

2. Il a mal lu encore l'*Histoire généalogique;* c'est *la Bastille* (ci-dessus, p. 245, fin de note). Il avait corrigé cette erreur dans la notice : ci-après, p. 469.

3. François de l'Isle, marquis de Marivault, mort subitement le 28 mai 1666, avait épousé en 1630 Catherine Caillebot de la Salle, sœur du maître de la garde-robe de Louis XIV qui fut chevalier de l'Ordre en 1688 (tome XV, p. 358), et sa veuve mourut en janvier 1692.

4. Ici, *Guenegault*. — Élisabeth ou Isabelle-Alphonsine de Guénegaud, baptisée le 9 mars 1658, mariée le 27 mars 1692 par amour (ms. Nouv. acq. fr. 4529, p. 109; *Sourches*, tome IV, p. 23; Arch. nat., Y 232, fol. 403 v°), mourut le 28 juin 1737, à soixante-dix-neuf ans. Son père était Claude de Guénegaud, seigneur du Plessis-Belleville, qui succéda en février 1643, comme trésorier de l'Épargne, à son frère Henri, devenu secrétaire d'État; mais, arrêté pour péculat à la suite de la disgrâce de Foucquet, il fut enfermé à la Bastille du 0 avril 1663 au 21 décembre 1665, puis condamné à rembourser cinq millions, et mourut le 12 décembre 1686, avant d'avoir pu s'acquitter entièrement, et tellement ruiné, que le Roi accorda à sa veuve une pension de six mille livres (*Dangeau*, tome X, p. 261). Un portrait de sa fille existait naguère encore au château de Marivault, avec beaucoup d'autres toiles de famille. — Le marquis avait dû, auparavant, épouser la fille de Bussy-Rabutin qui devint marquise de Montataire (*Lettres de Mme de Sévigné*, tomes IV, p. 508, et V, p. 73).

5. Mais il avait perdu un bras à la guerre (*Œuvres de Voltaire*, édition Moland, tome XXXII, p. 496; *Galerie de l'ancienne cour*, tome I, p. 71).

6. Notre auteur n'a pas parlé de lui lorsqu'il a raconté ses campagnes de 1693-1694. Marivault ne quittait pas M. de Lorge depuis 1689 (*Chronologie militaire*, tome IV, p. 515-516).

leure compagnie. Les secrétaires d'État de la guerre, ni leurs commis, ne l'aimoient pas, et lui ne s'en contraignoit guères. Il pensa se noyer à un retour d'armée en traversant la Marne : le bac[1] enfonça. Cette aventure fit du bruit. Le Roi lui demanda comment il s'étoit sauvé ; il avoit été en effet longtemps rejeté par des bords escarpés, sur lesquels il s'étoit trouvé des gens peu empressés de le secourir[2]. Il dit au Roi que, désespérant de leur charité, il s'étoit avisé de s'écrier qu'il étoit le neveu de Monsieur l'Intendant, et qu'à ce nom il avoit été secouru sur-le-champ; et, là-dessus, fit une parenthèse[3] au Roi sur le pouvoir des intendants, qui divertit extrêmement l'assistance, mais qui ne plut pas tant au Roi, et qui ne servit pas à son avancement[4]. Il mourut vieux[5], et a laissé un fils capitaine de gendarmerie[6], qu'on dit aussi avoir beaucoup d'esprit. Marivaux eut des amis et conserva toute sa vie

1. Le *b* de *bac* corrige un *p*.

2. « Le 23 (janvier 1693), on sut que, le marquis de Marivault revenant du siège de Rheinfels et s'étant mis sur la Marne avec le chevalier de Montlouet et quelques autres, et le clair leur ayant manqué, leur bateau avoit donné contre l'écluse d'un moulin, et qu'ils s'étoient tous noyés, à la réserve de Marivault, qui s'étoit sauvé comme par miracle » (*Mémoires de Sourches*, tome IV, p. 155-156; comparez les notes du P. Léonard, Arch. nat., MM 825, fol. 151). Un sien oncle, abbé de Marivault, partant avec des colons pour Cayenne en 1652, s'était noyé aussi, devant le Cours-la-Reine, au moment où il mettait le pied sur le bateau qui devait l'emmener.

3. Ici, *parentese*, et plus loin, p. 388, *parenthese*, tandis que nous trouvons *parentaize*, dans *l'Ambassade d'Espagne*, p. 195. *Parenthese* a déjà passé au tome XV, p. 460, avec le même sens de digression qu'ici.

4. La première rédaction de cette anecdote se trouve dans la notice inédite donnée ci-après, appendice VII.

5. La marquise d'Huxelles (*Journal de Dangeau*, tome XIII, p. 74) a raconté un incident qui se produisit à son enterrement.

6. Louis-Jean-Jacques de l'Isle, baptisé le 5 mai 1700, marquis de Marivault, mestre de camp de cavalerie, cornette des chevau-légers du Dauphin, puis sous-lieutenant et capitaine-lieutenant des gendarmes de Bretagne (1738), brigadier le 15 mars 1740, ne mourut que le 22 septembre 1777.

beaucoup de considération. Sa sœur[1], qui avoit aussi beaucoup d'esprit, et qui étoit la femme du monde la plus haute, avoit épousé Cauvisson, un des lieutenants généraux de Languedoc[2]; Mme de Nogaret, dame du palais de Mme la duchesse de Bourgogne, étoit veuve sans enfants de son fils[3], de laquelle j'ai parlé plus d'une fois[4]. Le nom des Cauvissons est Louvet, gens nouveaux et de fort peu de chose[5].

Mort et caractère de Mme de Moussy; naissance de son mari. [*Add. St-S.* 902]

Mme de Moussy, sœur du feu premier président Harlay[6], grande dévote de profession avec tous les apanages de ce métier, et tout aussi composée[7] que lui, mourut sans enfants[8]. Elle avoit toujours vécu avec son frère et son neveu[9] dans une grande amitié, et presque toujours logé avec eux. Elle déshérita pourtant son neveu, sans cause aucune de brouillerie, qui fut bien étonné de trouver un testament qui donnoit tout aux hôpitaux[10]. Elle étoit veuve du dernier Bouteiller[11]: c'est du dernier de cette

1. Anne-Madeleine de l'Isle, mariée à Jean-Louis de Louet, marquis de Calvisson ou Cauvisson, le 17 février 1661, morte le 15 mai 1698. Dans sa jeunesse, elle avait peut-être attiré l'attention du Roi (*Journal d'un voyage à Paris en 1657*, p. 49, 50 et 66). Très orgueilleuse, et tête chaude, selon Mme de Sévigné.

2. Tome VII, p. 147. — 3. Tome III, p. 194-196.

4. En dernier lieu, ci-dessus, p. 91.

5. Cela a déjà été dit de ces Louvet ou Louet de Cauvisson ou Calvisson dans le tome XII, p. 366. Aux références indiquées alors on peut ajouter le dossier bleu Louvet, au Cabinet des titres, vol. 408, n° 10 938, le *Mercure* d'août 1707, p. 266-272, et le *Mémoire de Bâville sur le Languedoc*, p. 116.

6. Tome XIV, p. 377. — 7. Expression relevée au tome XV, p. 49.

8. Le 29 août (*Mercure* de décembre, p. 210-213; *Mémoires de Sourches*, p. 46).

9. Achille IV de Harlay: tome XIV, p. 377-378.

10. Mme de Sévigné parle de ses œuvres charitables (recueil Capmas, tome II, p. 356), et les contrats de plusieurs fondations pieuses faites par elle sont conservés aux Archives nationales, registres Y 242, fol. 103 v° et 105, Y 260, fol. 275, Y 274, fol. 68, et Y 279, fol. 344 v°.

11. Armand-François le Bouteillier de Senlis, marquis de Moussy, colonel du régiment de la Reine en 1669, brigadier d'infanterie en

grande maison[1] dans laquelle le comté de Senlis avoit été longtemps, et à qui le nom de Bouteiller ou de Bouteiller de Senlis étoit demeuré pour avoir eu plusieurs fois ce grand office alors de grand bouteiller de France[2], dont on trouve la signature, c'est-à-dire le sceau et la présence citée dans les anciennes chartes de nos rois avec le *dapifer*[3], qui est le grand maître, ou, comme ils disoient, le souverain maître d'hôtel[4], le grand chambellan[5], le connétable, qui n'étoit, dans les premiers temps, que le grand écuyer, et le chancelier le dernier de tous ; plus anciennement encore, le premier étoit le sénéchal[6], monté en maire du palais[7] et descendu en grand maître, car le plus

1673, fut tué à Turckheim le 5 janvier 1675. — Ici, *Bouteillier*, la vraie orthographe, a été corrigé en *Bouteiller*. *L'Académie française* n'admettait, comme nom commun, que *boutillier*.

1. L'histoire de cette maison par André du Chesne (ms. Fr. 11 466) a été publiée en 1879 par feu L. Sandret ; une autre généalogie, par Gaignières, est dans le ms. Fr. 8216, p. 731-753, et on peut voir aussi, au Cabinet des titres, le volume 126 des *Dossiers bleus*, dossiers 3115 et 3116, et les *Pièces originales*, vol. 477, dossier 10 675. Ils descendaient de Gaucher de Saint-Simon par les d'Aunoy (*Revue nobiliaire*, tome XV, 1878, p. 198, et notre tome I, Appendice, p. 408). Dès l'époque d'Hugues Capet, ils possédaient la terre de Chantilly, et ils y joignirent par la suite toutes les terres environnantes.

2. Sur cette charge de la couronne, voyez Claude Fauchet, *Origine des dignités*, p. 36-37, et Brussel, *Usage général des fiefs*, tome I, p. 628-636. La suite des grands bouteilliers ou boutilliers est dans l'*Histoire généalogique*, tome VIII, p. 513-595.

3. Le *dapifer*, appelé aussi sénéchal, comme notre auteur va le dire et le répétera bien plus tard, était le premier des grands officiers et le chef suprême de l'armée, remplacé dans le douzième siècle par le souverain maître d'hôtel (Fauchet, *Origines des dignités*, p. 24-32 ; J. le Laboureur, *Histoire de la pairie*, édit. 1740, p. 227 ; *Histoire généalogique*, tome VI, p. 1-38). Il y a dans les *Monuments historiques*, par J. Tardif, nos 330, 347, 440, etc., plusieurs diplômes portant la signature des quatre grands officiers : *dapifer* ou sénéchal, connétable, bouteillier et chambrier.

4. Ci-dessus, p. 244. — 5. *G. Chambellan* surcharge *Ch.*

6. Ou *dapifer*.

7. A l'origine, le maire du palais était un officier supérieur au

ou le moins de puissance fit ces trois noms du même office[1].

Mort de la duchesse de Luxembourg.

M. de Luxembourg, pendant son séjour à Rouen[2], y perdit sa femme[3]. J'ai dit ailleurs qui elle étoit[4], et quelle aussi par l'éclat que cela fit[5], qui fut toujours caché pour le seul mari, avec qui elle avoit l'art et le soin de vivre comme la femme la plus tendrement attachée à tous ses devoirs. Il en fut aussi tellement affligé, que ce contraste avec la vie qu'elle n'avoit point cessé de mener fit le plus scandaleux ridicule[6]. Abeille, qui avoit été secrétaire du maréchal de Luxembourg, et que son esprit et son petit collet avoit mêlé dans les meilleures et les plus brillantes compagnies et mis dans les Académies[7], étoit un homme

sénéchal, lequel ne prit une réelle importance que lors de la disparition des maires.

1. Notre auteur se sert de l'*Histoire généalogique* ou du *Moréri*.

2. Il y avait été envoyé en juillet à l'occasion d'une sédition pour les blés dont les *Mémoires* ne parleront que plus tard. Dans une lettre inédite du 9 août, Mme d'Huxelles raconte l'arrivée de la duchesse à Rouen, en grand équipage : toute la ville alla en armes au-devant d'elle, comme si c'eût été une autre duchesse de Longueville, parce que son mari était adoré, et on lui fit un présent de deux mille écus, que d'ailleurs elle abandonna aux pauvres ainsi que le duc l'avait fait de son côté.

3. Marie-Gilonne Gillier de Clérambault : tome III, p. 10. Elle mourut à Rouen le 15 septembre 1709, âgée de trente-deux ans (*Gazette*, p. 468 ; *Journal de Dangeau*, p. 38-39 ; *Mémoires de Sourches*, p. 73 ; *Mercure* de décembre, p. 270-272). Mme d'Huxelles dit : « Le bruit de la rue est que cette belle duchesse est morte bien jeune et bien vivante dans un grand lustre. Il faut que ce soit d'un abcès ; on auroit pu gager sur sa vie. »

4. Tome III, p. 10-13.

5. Tome VII, p. 57-60 et 186.

6. Comparez les lettres de Mme d'Huxelles publiées dans le *Journal de Dangeau*, p. 44.

7. Gaspard Abeille, né à Riez en 1648, prieur de Notre-Dame-de-la-Merci, d'abord secrétaire particulier du maréchal de Luxembourg, avait été nommé par son fils secrétaire de la province de Normandie, le 18 avril 1708, et il était déjà de l'Académie française, ayant été élu le 26 juin 1704 (notre tome XII, p. 116, note 2), à la place de l'abbé Boileau. Il mourut le 22 avril 1718 ; notre auteur s'étendra alors sur on éloge

d'honneur et de vertu, qui, par reconnoissance et par attachement, étoit demeuré chez M. de Luxembourg: il ne put souffrir une scène si publique, et il apprit à M. de Luxembourg tout ce que lui-même avoit été jusqu'alors le premier à lui cacher. Le pauvre homme fut étrangement surpris, et très subitement consolé[1].

Cet automne[2] fut la dernière saison qui vit debout le fameux monastère de Port-Royal-des-Champs[3], en butte depuis si longtemps aux jésuites, et leur victime à la fin. Je ne m'étendrai point[4] sur l'origine, les progrès, les suites, les événements d'une dispute et d'une querelle si connue, ainsi que les deux partis moliniste et janséniste, dont les écrits dogmatiques et historiques feroient seuls une bibliothèque nombreuse[5], et dont les ressorts se sont déployés pendant tant d'années à Rome et en notre cour; je me contenterai d'un précis fort court[6], qui suffira pour l'intelligence du puissant intérêt qui a tant remué de prodigieuses machines, parce qu'on n'en peut supprimer les faits qui doivent tenir place[7] dans ce qui s'est passé de ce temps[8].

1. *Journal de Dangeau*, p. 44.

2. Après *automne*, l'écriture change. — 3. Tome VI, p. 176.

4. Il est intéressant de comparer la digression suivante avec le chapitre Jansénisme du *Siècle de Louis XIV*, où Voltaire a fait un résumé tout à fait analogue. Au reste, bien des contemporains s'étaient livrés à pareil exercice, notamment Saint-Hilaire fils, qui, au milieu de ses récits militaires, trouva moyen de traiter du jansénisme de Port-Royal, en remontant même jusqu'aux hérésies du moyen âge.

5. Les écrits, non seulement publiés, mais restés inédits, sur cette période de l'histoire de Port-Royal et du jansénisme, remplissent bien des pages du *Catalogue de la Bibliothèque nationale* (Histoire), tome V, sections Ld^3, n°s 79-119, et Ld^4, n°s 164-654, et de l'*Inventaire général et méthodique des manuscrits de la Bibliothèque*, par M. Léopold Delisle, tome I, p. 145-170.

6. De quel abrégé va-t-il se servir pour mettre de l'ordre dans ses propres souvenirs?

7. *Places*, avec le signe du pluriel effacé du doigt.

8. La destruction de Port-Royal-des-Champs a été qualifiée par un critique moderne de « fait presque aussi considérable que la révocation de l'édit de Nantes ».

Disputes* sur la Grâce.

L'ineffable[1] et l'incompréhensible mystère de la Grâce, aussi peu à portée de notre intelligence et de notre explication que celui de la Trinité, est devenu une pierre d'achoppement dans l'Église depuis que le système de saint Augustin sur ce mystère[2] a trouvé, presque aussitôt qu'il a paru, des contradicteurs dans les prêtres de Marseille. Saint Thomas[3] l'a soutenu, ainsi que les plus éclairés personnages[4]; l'Église l'a adopté dans ses conciles généraux, et en particulier l'Église de Rome et les Papes: de si vénérables décisions, et si conformes à la condamnation faite et réitérée par les mêmes autorités de la doctrine des pélagiens et des demi-pélagiens[5], n'a

1. Le manuscrit porte: *in'ffable*, mal écrit.

2. Saint Augustin (notre tome VI, p.431) était considéré comme le meilleur défenseur de la saine doctrine sur la Grâce (notre tome IV, p. 70), et ses traités sur ce sujet, comme le corps de théologie le plus parfait. Voyez son article dans le tome I du *Moréri*.

3. Thomas d'Aquin (1227-1274), issu des comtes d'Aquino au royaume de Naples, prit l'habit de l'ordre des dominicains en 1243 malgré ses parents, acheva ses études à Paris et à Cologne, en même temps qu'il y enseignait sur la théologie, l'Écriture sainte et les Sentences, retourna pendant un temps en Italie, revint encore à Paris, mais alla finir ses jours dans son pays natal, fut canonisé en l'année 1303, déclaré docteur de l'Église en 1567, et reçut à juste titre les surnoms de *Docteur angélique*, d'*Ange de l'École* et d'*Aigle des théologiens*.

4. Voyez les tomes VIII, IX et X de la grande édition des œuvres de saint Augustin donnée par les Bénédictins. Le *Moréri* parle de l'hérésie de Marseille à l'article PROSPER D'AQUITAINE.

5. L'hérésiarque Pélage et son disciple Célestius enseignèrent à Rome, entre 400 et 409 : 1° la non-indispensabilité de la grâce; 2° la possibilité pour l'homme de parvenir à un état de perfection sans être sujet aux passions ni aux péchés; 3° la négation du péché originel. Quoique condamnée par l'empereur Honorius en 418, par le concile d'Éphèse en 431, et même en partie désavouée par son premier auteur devant un concile tenu à Diospole, sur la requête de deux évêques provençaux, et finalement condamnée par le pape Zozime, cette hérésie trouva beaucoup d'adhérents en Occident et en Orient (*Moréri*). Les

* Les premières lettres de *Disputtes* surchargent d'autres lettres effacées du doigt, et, au-dessous de cette manchette, Saint-Simon en a biffé une autre : *Jansenisme et Molinisme*, qui se retrouvera ci-après, mais partagée en deux.

pu[1] empêcher une continuité de sectateurs de la doctrine opposée, qui, n'osant se présenter de front, ont pris diverses sortes de formes pour se cacher, à la manière des demi-ariens autrefois[2]. Dans les derniers temps[3], les jésuites, maîtres des cours par le confessionnal de presque tous les rois et de tous les souverains catholiques[4], de presque tout le public par l'instruction de la jeunesse, par[5] leurs talents et leur art, nécessaires à Rome pour en insinuer les pré- Jésuites.

demi ou semi-pélagiens attribuaient la justification aux seules forces du libre arbitre, et saint Augustin les combattit victorieusement pendant les derniers temps de sa vie, avec son disciple Prosper ; mais le traité qu'il avait écrit *De gestis Pelagii* n'a été découvert qu'à la fin du seizième siècle, à Fiesole, et ne fut publié qu'en 1615 et 1617. Voyez ce que Sainte-Beuve a dit des pélagiens et semi-pélagiens dans les tomes II, III et V de son *Port-Royal,* et ceci, entre autres jugements (tome III, p. 482), que les jésuites attestent, par leur méthode d'éducation comme par leur doctrine directe, qu'ils sont semi-pélagiens, leur système étant une tentative politique d'accommodement avec le siècle, tandis que Port-Royal, dans ses écoles, restait conséquent avec ses doctrines.

1. *Pas* corrigé en *peu,* orthographe du participe *pu.*

2. Les ariens (*Moréri,* tome I, 2e partie, p. 300-308), disciples et sectateurs de l'évêque Arius d'Alexandrie (an 312), enseignaient que « le Verbe n'était pas égal à son Père, et n'avait point été de toute éternité, mais était du nombre des créatures. » De là tant de schismes et de persécutions dans l'empire romain. Les demi ou semi-ariens repoussaient la consubstantialité du Fils avec le Père dans la Trinité, quoique condamnant toutes les opinions des ariens (*ibidem,* p. 302 et 303). Saint-Simon avait dans sa bibliothèque l'*Histoire de l'Arianisme,* par Maimbourg.

3. Sainte-Beuve (tome III, p. 609-611) a insisté sur la mode qui a si longtemps régné de faire un parallèle, tel que celui qui va suivre, entre les jésuites et Port-Royal. Notre auteur avait hérité des attaches de son père avec la Société, et avait eu des Pères pour faire une partie de son éducation, ou même pour sa direction spirituelle ; mais il entend conserver toute son indépendance de jugement.

4. Voyez l'article des Confesseurs du Roi, publié par Faugère, dans les *Écrits inédits de Saint-Simon,* tome II, p. 463-480, et comparez le grand tableau du règne, dans le tome XII de nos *Mémoires,* éd. 1873, p. 104 et 145. On a signalé dans notre tome XVII, p. 44, note 1, une liste des confesseurs de Louis XIV.

5. Ce *par* est en interligne.

tentions sur le temporel des souverains, et la[1] monarchie sur le spirituel, à l'anéantissement de l'épiscopat et des conciles généraux, devenus redoutables par leur puissance et par leurs richesses toutes employées à leurs desseins, autorisés par leur savoir de tout genre et par une insinuation de toute espèce, aimables par une facilité et un tour qui ne s'étoit point encore rencontré dans le tribunal de la pénitence, et protégés par Rome comme des gens dévoués par un quatrième vœu au Pape, particulier à leur Société[2], et plus propres que nuls[3] autres à étendre son suprême domaine ; recommandables d'ailleurs par la dureté d'une vie toute consacrée à l'étude, à la défense de l'Église contre les hérétiques, et la sainteté de leur établissement et de leurs premiers Pères ; terribles enfin par la politique la plus raffinée, la plus profonde, la plus supérieure à toute autre considération que[4] leur domination, soutenue par un gouvernement dont la monarchie, l'autorité, les degrés, les ressorts, le secret, l'uniformité dans les vues, et la multiplicité dans les moyens en[5] sont l'âme : les jésuites, dis-je, après divers essais[6], et surtout après avoir subjugué les écoles de delà les monts, et, tant qu'ils avoient pu, énervé celles de deçà partout, hasar-
Molinisme dèrent, par un livre de leur P. Molina[7], une doctrine sur

1. *Leur* corrigé en *la*.
2. Voyez nos tomes IV, p. 85, et X, p. 200. Comme l'expliquera Saint-Simon lui-même en 1715, le quatrième vœu, pris devant témoins et après un long examen, était le seul qui liât indissolublement et donnât la qualité de profès.
3. *Nuls* est en interligne, au-dessus de *nulle*, biffé.
4. Après l'abréviation de *que*, il a biffé *à*.
5. Encore un pléonasme.
6. Venant d'écrire : *diverses ten[tatives]*, il a voulu corriger les trois dernières lettres de *diverses* en *ess[ais]*, puis les a biffées, ainsi que *ten*, pour récrire *essais* à la suite.
7. Né à Cuenca, entré dans la Société de Jésus en 1553, Louis Molina enseigna pendant vingt ans en Portugal, et mourut à Madrid, le 12 octobre 1601, à l'âge de soixante-cinq ans. Il essayait de concilier le libre arbitre avec la prédestination en une espèce de congruisme, de

la Grâce tout à fait opposée au système de saint Augustin, de saint Thomas, de tous les Pères, des conciles généraux, des Papes et de l'Église de Rome, qui, prête plusieurs fois à l'anathématiser, a toujours différé à le faire. L'Église de France surtout se souleva contre ces agréables nouveautés qui faisoient tant de conquêtes par la facilité du salut et l'orgueil de l'esprit humain. Les jésuites, embarrassés d'une[1] défensive difficile[2], trouvèrent moyen de semer la discorde dans les écoles de France, et, par mille tours de souplesse, de politique et de force ouverte, enfin par l'appui de la cour, de changer la face des choses, d'inventer une hérésie qui n'avoit ni auteur ni sectateur, de l'attribuer à un livre de Cornélius Jansénius, évêque d'Ypres[3], Jansénisme.

science moyenne (Voltaire, *Siècle de Louis XIV*, p. 725 et 731); il n'était ni pélagien, ni semi-pélagien, établissant que l'homme ne saurait rien faire de surnaturel et d'utile pour son salut sans le concours de la grâce.

1. *De* corrigé en *d'une*.

2. Les jésuites, dit Pascal dans sa deuxième *Provinciale*, estimaient qu'il y a une grâce pour tous, mais qu'on la rend efficace ou non sans autre secours de Dieu ; les jansénistes, qu'aucune grâce actuellement suffisante ne peut manquer d'être efficace, parce qu'elle agit sur la volonté.

3. Notre auteur, quoique parlant souvent du jansénisme, n'avait pas encore prononcé le nom du fondateur Cornélius Jansénius (1585-1638), qui, après avoir achevé ses études en France avec l'abbé de Saint-Cyran, retourna à Louvain pour y diriger l'enseignement, et devint évêque d'Ypres en 1635, mais mourut trois ans après, de la peste gagnée en visitant ses diocésains. Il laissait de nombreux ouvrages de doctrine, entre autres un parallèle des erreurs des semi-pélagiens de Marseille et des nouveaux semi-pélagiens, mais surtout le livre *Augustinus*, qui ne fut publié qu'après sa mort (Louvain, 1640, puis Paris et Rouen), et dans lequel est interprétée la doctrine de saint Augustin sur la Grâce, le libre arbitre et la prédestination, comme réfutation des erreurs de la secte de Molina. Ce fut le sujet des luttes les plus vives, que le pape Urbain VIII crut, bien à tort, apaiser en condamnant le livre par une bulle du 6 mars 1642, comme renouvelant des propositions déjà condamnées par le saint-siège, au siècle précédent, dans les écrits de Michel Baïus, autre docteur de Louvain. Sur l'instance de quatre-vingt-cinq évêques de France, Innocent X déclara, par bulle du 1er juin

mort dans le sein de l'Église et en vénération[1], de se rendre accusateurs de défendeurs qu'ils étoient, et leurs adversaires, d'accusateurs, défendeurs : de là est venu le nom de moliniste et de janséniste qui distingue les deux partis[2]. Grands et longs débats à Rome sur cette idéale hérésie enfantée ou plutôt inventée par les jésuites pour faire perdre terre aux[3] adversaires de Molina ; dis-

Congrégations fameuses *de Auxiliis.*

cussion devant une congrégation formée exprès sous le nom *de Auxiliis*[4], tenue un grand nombre de séances

1653, que les cinq propositions hérétiques se trouvaient bien dans l'*Augustinus,* et la Sorbonne, en enregistrant cette bulle, dressa un formulaire obligatoire de répudiation de ces propositions, quoique les défenseurs du livre prétendissent qu'elles n'y étaient pas avec le sens qu'on leur voulait attribuer. Voyez l'article du *Moréri,* que sans doute notre auteur a utilisé, ou du moins a consulté, l'*Histoire des cinq propositions de Jansénius,* par Hilaire Dumas (Liège, 1699), et l'ouvrage de Sainte-Beuve sur *Port-Royal,* livre II, chap. x et xi.

1. « Homme sage et doux, qui, ôté le service de Dieu, ne songeoit qu'à faire son livre *de Gratia,* » dit Guy Patin. L'inscription de sa tombe, à Ypres, fut détruite par ordre du Pape en décembre 1655 (*Gazette de* 1656, p. 9-10). — Notre auteur écrit tantôt avec accent, tantôt sans accent, le nom latinisé du prélat.

2. Ces noms de secte devinrent courants aussitôt après la publication de l'*Augustinus,* quand la guerre commença (1643-1644) entre Isaac Habert, évêque de Vabres, contradicteur de Jansénius, et Arnauld, qui soutint, dans l'*Apologie,* que l'évêque belge était en parfaite conformité de sentiments avec saint Augustin et les Pères. Le syndic Cornet, ancien novice chez les jésuites, déféra à la Sorbonne, puis à l'assemblée du clergé de 1650, les propositions hérétiques relevées par lui dans le livre au nombre de sept, mais réduites ensuite à cinq : de là la condamnation d'Innocent X. A cette période appartiennent la Prima mensis *des jansénistes,* la *Condamnation de la doctrine de Jansénius,* le *Calendrier des heures à la janséniste,* le *Parallèle politique-chrétien du jansénisme et du molinisme avec le mazarinisme et la Fronde,* etc. La *Relation du pays de Jansénie,* attribuée à un capucin de Lisieux, est de 1660.

3. *A l* surchargé en *aux.*

4. C'est-à-dire sur les « secours que Dieu donne à la volonté faible des hommes » (*Siècle de Louis XIV,* p. 726). Voyez un grand article, d'après l'histoire de cette congrégation par le P. Serri, dans le *Moréri,* art. Congrégations. Elle avait déjà fonctionné de 1598 à 1605.

devant Clément VIII, Aldobrandin, et Paul V, Borghèse[1], qui, ayant enfin formé un décret d'anathème contre la doctrine de Molina, n'osa le publier, et se contenta de ne pas condamner cette doctrine sans oser l'approuver, en les consolant par tout ce qui les put flatter sur cette hérésie idéale, soutenue de personne, et dont ils surent bien profiter[2]. Plusieurs saints et savants personnages s'étoient, les uns après les autres, retirés à l'abbaye de Port-Royal-des-Champs[3]. Les uns y écrivirent, les autres y rassem-

Port Royal.

1. Les deux noms de famille *Aldobrandin* et *Borghese* ont été ajoutés en interligne.

2. Notre auteur a peut-être sous les yeux son *Moréri* de 1732, à l'article MOLINA, ainsi conçu : « Le livre *de Concordia gratiæ et liberi arbitrii, et appendix ad eamdem Concordiam*,... parut à Lisbonne, l'an 1588, malgré les oppositions des dominicains, qui l'attaquèrent ensuite vivement dans leurs thèses et le déférèrent à l'Inquisition.... Cette cause fut ensuite portée à Rome, où le Pape institua une congrégation.... Après plusieurs assemblées des consulteurs et des cardinaux, où les dominicains et les jésuites furent entendus contradictoirement..., les consulteurs ne furent pas favorables à la doctrine de Molina, et il y eut une bulle dressée contre ses sentiments; mais le pape Paul V ne voulut rien décider, et se contenta seulement de congédier les disputants et les consulteurs, ajoutant qu'il publieroit sa décision quand il le jugeroit à propos.... » Comparez Voltaire, dans le *Siècle de Louis XIV*, ch. XXXVII, p. 725 et 731.

3. On verra plus loin, p. 278, ce que c'était que cette maison des Champs, origine de celle de Paris, et comment elle fut fermée pendant la guerre civile. Mlle de Montpensier, y étant allée faire une visite en 1657, a raconté ainsi les sources de la persécution antijanséniste (ses *Mémoires*, tome III, p. 67-73) : « Comme la France étoit fort tranquille, et que la campagne peut être habitée aussi bien par les religieuses que par les gens du monde, les religieuses de Port-Royal de Paris en renvoyèrent à celui des Champs. Ces Messieurs (les Arnauld et le Maistre) se retirèrent au dehors ; à leur exemple, beaucoup de personnes qui vouloient abandonner le monde y allèrent. Ils se mirent à écrire, et firent des traductions admirables, travailloient à leurs jardins, assistoient les pauvres des environs, enfin menoient une vie qui n'est pas ordinaire. Dans leurs œuvres, ils y portoient la pénitence plus loin, pour les gens du monde, que ne font d'ordinaire les religieux, qui en ont plus affaire que ces Messieurs-là, et qui, par là, ménagent quelquefois plus leurs intérêts que les consciences de leur prochain. Cela déchaîna particu-

blèrent de la jeunesse, qu'ils instruisirent aux sciences et à la piété[1]. Les plus beaux ouvrages de morale, et qui ont le plus éclairé dans la science et la pratique de la religion, sont sortis de leurs mains, et ont été trouvés tels par tout le monde[2]. Ces Messieurs[3] eurent des amis et des liaisons, ils entrèrent dans la querelle contre le molinisme : c'en fut assez pour ajouter[4] à la jalousie que les

lièrement les jésuites contre eux, qui les nommèrent les *jansénistes*, comme on diroit les *calvinistes*, pour que ce nom, qui se rapporte à l'autre, effrayât d'eux et les fit passer pour hérétiques.... Pour leurs mœurs, ce sont des gens admirables : ils prêchent et ils écrivent avec la plus belle éloquence, font des ouvrages merveilleux à la gloire de l'Église et des saints.... Leur dévotion est sincère : retirés du commerce du monde, désintéressés des biens, des honneurs ; charitables au dernier point. Si leur doctrine est mauvaise, il faut espérer qu'avec de si bonnes mœurs, ils obtiendront par leurs prières les lumières nécessaires pour la connoître et pour la changer.... » — Nous avons déjà résumé cette période de la guerre religieuse dans la note 5 de la page 397 du tome V. Il y avait eu des persécutions antérieures, en 1638 contre l'abbé de Saint-Cyran, en 1644 contre Arnauld et son livre de *la Fréquente communion.*

1. Voyez ce qui en a été dit au t. XIII, p. 113-115, à propos de Tréville.

2. Le premier « solitaire » fut Antoine le Maistre, fils d'une Arnauld qui s'était réfugiée au monastère de Paris dans le temps que les religieuses avaient abandonné les Champs (1626-1648). En se retirant du monde, il passa d'abord six mois au Port-Royal de Paris, puis obtint permission de se loger dans la basse-cour de l'ancienne maison des Champs et d'y faire office de jardinier (1638). Ensuite vinrent MM. Lancelot, Nicole, Arnauld, Singlin, le Rebours, de Sacy, et encore des grands seigneurs comme le duc de Luynes, à côté d'élèves tels que Pascal et Racine, Tillemont et du Fossé. Comparez l'*Histoire littéraire de Port-Royal,* par Adry (1808), l'ouvrage de Sainte-Beuve, tome I, p. 368-510, *l'Éducation à Port-Royal,* par Félix Cadet (1887), et l'Histoire de l'Université, par Charles Jourdain, t. I, p. 400-408.

3. « Lancelot, parlant de M. de Saint-Cyran, et Fontaine de M. de Sacy, ne séparent jamais leurs noms vénérés de cette qualification de *Monsieur,* qui est le seul titre en usage à Port-Royal, et qui constitue comme le signe respectueux de la personne humaine » (Sainte-Beuve *Port-Royal,* tome III, p. 135). Sacy traitait de même son secrétaire Fontaine, comme il eût fait pour un duc et pair.

4. La première lettre d'*ajouter* en surcharge une autre illisible.

jésuites avoient conçue de cette école naissante une haine irréconciliable, d'où naquit la persécution des jansénistes, de la Sorbonne, de M. Arnauld[1], considéré comme le maître de tous, et la dissipation[2] des solitaires de Port-Royal ; de là l'introduction d'un formulaire, chose si souvent fatale et si souvent proscrite dans l'Église[3], par lequel la nouvelle hérésie, inventée et soutenue de personne, fut non seulement proscrite, ce qui auroit été accepté de tout le monde sans difficulté, mais fut déclarée contenue dans le livre intitulé *Augustinus*, composé par Cornélius Jansénius[4], évêque d'Ypres[5], et ce formulaire proposé à jurer la croyance intérieure et littérale de son contenu. Le droit, c'est-à-dire la proscription des cinq propositions héré- Formulaire.

1. Antoine Arnauld, dont il a été déjà parlé dans notre tome V, p. 285, devint en 1648, sous M. Singlin, le confesseur des religieuses, et ne contribua pas peu à envenimer la lutte. Saint-Simon avait de lui *la Fréquente communion* (1656), l'*Histoire et concorde des quatre évangélistes* (1669), la *Perpétuité de la foi touchant l'Eucharistie* (1669). Sur son rôle à Port-Royal, on peut voir, outre le livre de Sainte-Beuve, l'*Histoire de la vie et des ouvrages de M. Arnauld, docteur en Sorbonne* (1697) et la *Vérité sur les Arnaulds*, par Varin; tome I, p. 285-332. La bibliothèque de notre auteur renfermait aussi le *Nécrologe de Port-Rogal*, par D. Rivet (1723), les *Mémoires de Lancelot sur Saint-Cyran* (1738) et ceux *de Thomas du Fossé* (1739), l'*Histoire de Port-Royal* publiée à Cologne en 1752, et un plan de l'abbaye. Voyez le Catalogue de vente de ses livres, p. 8-10, 50, 51, etc.

2. *L'Académie*, en 1718, donnait ces emplois: *dissipation des biens, des finances, d'une armée*. Voyez notre tome X, p. 306.

3. Voyez l'*Essai d'une dissertation où l'on fait voir l'inutilité des nouveaux formulaires, les véritables causes des troubles de l'Église, et les moyens de rétablir la paix*, 2e édition, 1739. La Préface commence ainsi : « Jamais personne n'avoit eu recours à la bulle de Pie IV (en exécution des décrets du concile de Trente pour fixer la profession de la foi catholique dans la suite de tous les siècles, et pour avoir toujours son exécution), et à la profession de foi qu'elle contient, pour prouver que les nouveaux formulaires sont inutiles, pernicieux, et défendus par les lois de l'Église : c'est ce que l'on voit dans les trois premiers articles.... »

4. Ici, *Corn.*, en abrégé, et *Jansenius*, sans accent.

4. Ci-dessus, p. 255.

tiques[1], que personne ne soutenoit, ne fit aucune[2] difficulté ; le fait, c'est-à-dire qu'elles étoient contenues dans ce livre de Jansénius, en fit beaucoup. Jamais on ne put en extraire aucune ; on se sauva par soutenir qu'elles s'y trouvoient éparses, sans pouvoir encore citer où ni comment. Jurer sur son Dieu et sur son âme de croire ce qu'on ne croit point fondé en chose de fait, qu'on ne peut montrer ce qu'on propose de croire, parut un crime à tout ce qu'il y avoit de gens droits. Un très grand soulèvement éclata donc dès que ce formulaire parut[3] ; mais ce qui en sembla encore plus insupportable, c'est que, pour détruire Port-Royal, qu'on jugeoit bien qui ne se résoudroit jamais à ce serment, on le proposa à signer aux religieuses par tout le Royaume[4]. Or, proposer de jurer qu'un fait est contenu dans un livre qu'on n'a point lu, dans un livre même qu'on n'a pu lire parce qu'il est en latin et qu'on ignore cette langue, c'est une violence qui n'eut jamais d'exemple, et qui remplit les provinces d'exilés, et les prisons et les monastères de captifs[5]. La

1. On trouve le texte ou le sens des Cinq propositions dans le *Dictionnaire théologique* de Bergier, art. JANSÉNIUS, et dans l'*Histoire de l'Église*, par Rohrbacher, tome XI, p. 9-10. Le principe général en était, selon Voltaire (*Siècle*, p. 729), que la grâce manque pour rendre certains commandements possibles, non seulement aux infidèles, aux aveugles, aux endurcis, mais même aux fidèles et aux justes. Après trois ans d'examen à Rome, elles furent condamnées par la bulle d'Innocent X datée du 31 mai 1653, que confirma, le 16 octobre 1656, la bulle d'Alexandre VII. C'est sous la date du 19 mai 1653 que Noël de la Lane avait fait paraître sa *Brevissima Quinque propositionum in varios sensus distinctio, apertaque de iis tum calvinistarum ac lutherianorum, tum pelagianorum ac molinistarum, tum sancti Augustini ejusque discipulorum sententia,* dédiée au Pape.

2. *Aucune* surcharge des lettres illisibles.

3. Voyez Rohrbacher, *Histoire de l'Église*, tome XI, p. 16-18, et le tome III de *la Faculté de théologie,* par M. l'abbé Feret, p. 203 et suiv.

4. Formulaire dressé par le clergé le 17 mars 1657.

5. Seconde persécution en 1656, troisième de 1661 à 1664. On trouve dans les *Mémoires chronologiques* du P. d'Avrigny, au 26 août

cour ne ménagea rien en faveur des jésuites, qui lui firent[1] oublier la Ligue et ses suites, et accroire que les jansénistes étoient une secte d'indépendants qui n'en vouloient pas moins à l'autorité royale qu'ils se montroient réfractaires à celle du Pape[2], que les jésuites[3] appeloient l'Église, qui avoit approuvé, puis prescrit la signature du Formulaire. La distinction du[4] fait d'avec le droit[5], soufferte quelque temps, fut enfin proscrite comme une rébellion contre l'Église, encore que non seulement elle n'eût point parlé, mais qu'elle n'ait jamais exigé la croyance des faits qu'elle a décidés par ses conciles généraux et les plus reconnus pour œcuméniques[6], de plusieurs desquels,

1664, les arguments opposés aux objurgations du docteur Chamillart et de l'oratorien Esprit par les « refusantes » de Port-Royal, « pures comme des anges, orgueilleuses comme Lucifer, » disait M. de Péréfixe; les deux maisons répondirent qu'elles ne pouvaient en conscience reconnaître que les Cinq propositions fussent dans l'*Augustinus*, ni que Jansénius eût tort. Au bout de trois ans, douze des plus récalcitrantes furent enlevées *manu militari* et dispersées; on ne laissa que les « signeuses » ou *noires* (Voltaire, *Siècle de Louis XIV*, p. 736). Parmi les publications multiples de cette période, la plus importante est l'*Apologie pour les religieuses de Port-Royal du Saint-Sacrement*, œuvre commune, dit-on, de Claude de Sainte-Marthe, Antoine Arnauld et Pierre Nicole, qualifiée d' « insolente » dans les réponses de Desmarets de Saint-Sorlin.

1. La troisième lettre de *firent* corrige une lettre illisible.

2. Nous avons vu plus d'une fois, comme dans l'anecdote de Fontpertuis, que le terme de janséniste était, pour le Roi, synonyme soit d'athée, soit de huguenot, soit de républicain et d'ennemi de la royauté, et il a été également parlé de sa haine ou de son aversion pour Port-Royal: voyez notamment l'anecdote de Mareschal, dans notre tome XI, p. 106-108.

3. *Les Jesuittes* est en interligne, au-dessus d'*ils*, non biffé.

4. *Fu[t]* corrigé en *du*.

5. Distinction condamnée par la Sorbonne le 29 janvier 1656, par le Pape le 16 octobre suivant (*Histoire de l'Église universelle*, tome X, p. 17-18 ; ci-dessus, p. 260, note 1).

6. Conciles œcuméniques, c'est-à-dire composés des évêques de la plupart des provinces ecclésiastiques, comme ceux de Nicée (an 325), d'Éphèse (an 431) et de Chalcédoine (an 451), ou les conciles plus modernes de Lyon, Vienne, Constance, Trente, et du Vatican.

décidés de la sorte, on doute et on dispute encore sans être pour cela ni répréhensible ni repris[1]. Les bénéfices attachés à la protection des jésuites, dont le confesseur du Roi étoit distributeur, le crédit ou l'inconsidération[2], et pis encore, qu'éprouvoient les prélats à proportion que la cour et les jésuites étoient contents ou mécontents, échauffèrent la persécution jusqu'à la privation des sacrements, même à la mort[3]. De tels excès réveillèrent enfin quelques évêques[4], qui écrivirent au Pape, et qui s'exposèrent à la déposition, à laquelle on commençoit à travailler lorsqu'un[5] plus grand nombre de leurs confrères[6] vinrent à leur secours, et soutinrent la même cause. Alors Rome et la cour craignirent un schisme[7] : d'autres évêques s'inter-

Affaire des Quatre évêques.

1. En 1723, Mathieu Marais disant à un oratorien qu'on pouvait bien signer l'adhésion à la bulle *Vineam,* puisque celle-ci était acceptée de toute l'Église et valait un concile, l'oratorien aurait répliqué qu'un concile, même universel, n'était pas infaillible en matière de fait (*Journal de Marais,* tome III, p. 31-32).

2. Substantif très académique, déjà relevé dans notre tome VIII, p. 312.

3. Même au moment, à l'article de la mort, comme il est dit dans le mémoire intitulé : « Acte des religieuses, du 28 août 1665, contenant leur disposition à la vie et à la mort touchant la signature du Formulaire, et leurs sentiments en cas de refus des sacrements à la mort. » On contesta à l'archevêque de Paris ce droit de refuser les sacrements et la sépulture ecclésiastique. Voyez ci-après, p. 264 et 277.

4. C'est à la suite de l'apparition d'un nouveau formulaire, imposé par le pape Alexandre VII le 15 février 1665, que les quatre évêques « réfractaires » d'Alet, Pamiers, Beauvais et Angers, dont Nicolas Besoigne publia les *Vies* en 1756, se refusèrent à faire signer. Voyez le livre de Sainte-Beuve, tome IV, p. 352 et suivantes, et celui de Ch. Gérin, *Louis XIV et le saint-siège,* tomes I, p. 146 et suivantes, et II, p. 303 et suivantes.

5. La conjonction *que* est répétée deux fois.

6. Il y en eut jusqu'à dix-neuf, et le seul survivant en 1709 est M. de Montgaillard, évêque de Saint-Pons, dont nos *Mémoires* parleront avec éloge en 1713.

7. Pressé par le Pape de les poursuivre, le Roi ne voulut rien faire sans l'avis des jurisconsultes et des prélats : un conseil spécial étudia l'affaire, et il fut décidé qu'on se bornerait à une exhortation sérieuse, et que, si les quatre évêques persistaient dans leur résistance,

posèrent[1], et, avec eux, le cardinal d'Estrées, évêque-duc de Laon alors, et cardinal quatre ou cinq ans après[2]. La négociation réussit par ce que l'on nomma la Paix de Clément IX, Rospigliosi[3], qui déclara authentiquement que le saint-siège ne prétendoit, et n'avoit jamais prétendu que

Paix de Clément IX.

on demanderait des commissaires pour faire leur procès (*Mémoires de Louis XIV*, tomes I, p. 30-31, et II, p. 71-73).

1. Gérin, *Louis XIV et le saint-siège*, tome II, p. 303-312. Les écrits se multiplièrent encore de part et d'autre, et l'archevêque de Sens dont il sera parlé plus loin publia toute une suite d'éditions de la *Lettre de plusieurs prélats* sur la cause des évêques incriminés.

2. Voyez l'histoire de son chapeau, 1668-1672, dans l'ouvrage indiqué de Ch. Gérin, tome II, p. 417-425 et 439-465, et dans le livre tout récent de M. Georges Dubois (1902) sur *Henri de Gondrin, archevêque de Sens* (1902), p. 160-169. Notre auteur rapportera en 1714 que M. d'Estrées était très attaché aux maximes gallicanes, mais incapable de manquer à ce qu'il croyait de son devoir, et que les jésuites ne purent « l'entamer sur rien. » Le 9 juin 1662, il avait publié un mandement pour l'adhésion aux constitutions des deux papes selon la formule y contenue.

3. Bulle du 28 septembre 1668, suivie d'un arrêt du Conseil du 23 octobre. Sous l'influence, peut-être, de certains amis de Port-Royal, le Pape substituait à la signature *pure et simple* la signature *sincère*, sous cette forme : *Ego, N., constitutioni apostolicæ Innocentii X, datæ die 31 maii 1653, et constitutioni Alexandri VII, datæ 16 octobris 1656, summorum pontificum, me subjicio, et quinque propositiones ex Cornelii Jansenii libro cui nomen* AUGUSTINUS *excerptas, et in sensu ab eodem auctore intento, prout illas propositiones Sedes Apostolica damnavit, sincero animo rejicio ac damno; et ita juro. Sic me Deus adjuvet, et hæc sancta Dei Evangelia.* Il fit paraître à cette intention deux brefs, du 19 janvier 1669, aux quatre évêques, et du 29 janvier, aux prélats qui s'étaient interposés comme médiateurs, Messieurs de Sens, de Châlons et de Laon. On sortait à peine de la polémique suscitée par le *Nouveau testament* de Mons entre M. d'Aubusson, archevêque d'Embrun, et les défenseurs de Port-Royal. Voyez l'*Histoire de la Paix de Clément IX* qui parut en 1700, en réponse à l'*Histoire des Cinq propositions* de Dumas, ou celle de Varet (1706), que Saint-Simon possédait. Cette « Paix » fut consacrée par la médaille n° 114 de l'*Histoire métallique* : RESTITUTA ECCLESIÆ GALLICANÆ CONCORDIA, 1669. On put croire un instant que tout rentrerait dans l'ordre, à tel point qu'Arnauld lui-même voulut confirmer cette pacification par son livre de *la Perpétuité de la foi*, promettant de ne plus combattre que les calvinistes.

la signature du Formulaire obligeât à croire que les cinq propositions condamnées fussent implicitement, ni explicitement, dans le livre de Jansénius, mais seulement de les tenir et de les condamner comme hérétiques en quelque livre et en quelque endroit qu'elles se pussent trouver. Cette Paix rendit la liberté et les sacrements aux personnes qui en avoient été privées, et les places aux docteurs et autres qui en avoient été chassés[1]. Je n'en dirai pas davantage, parce [que] ce peu que j'ai expliqué suffira pour faire entendre ce qui doit être rapporté présentement et dans la suite, et je continuerai à me servir[2] des mots de jansénisme et de jansénistes, de molinisme et de molinistes, pour abréger[3]. Les jésuites et leurs plus affidés furent outrés

1. Malheureusement, cette concession pacifique fut suivie à brève échéance d'une nouvelle levée, où nombre de congrégations et de curés de Paris, avec beaucoup de personnes de distinction, surtout des anciennes frondeuses comme Mmes de Guémené, de Longueville, de Conti et de Sablé, se rangèrent du côté de Port-Royal; par suite, les meneurs du parti janséniste reprirent si activement leur propagande, que le Roi se laissa persuader d'agir contre cette distinction du fait et du droit, de la foi divine et de la foi humaine, condamnée en 1656 par la Sorbonne et par Rome.

2. *Servi*, dans le manuscrit.

3. On doit rapprocher de ce qui vient d'être dit une page de notre auteur sur le cardinal d'Estrées écrite douze ou treize ans auparavant (*Écrits inédits*, tome VI, p. 128-129): « La trop fameuse affaire des cinq propositions attribuées au livre intitulé *Augustinus* du célèbre Corneille Jansénius, évêque d'Ypres, mort longtemps auparavant, avoit déjà produit le Formulaire et fait bien des fortunes et bien des martyrs, et n'a guères cessé depuis d'en faire. Ce Formulaire, d'abord rejeté de tout le monde, se soumit tout le monde, appuyé qu'il fut de la toute-puissance de la cour de Rome, et fit des maux infinis, et, de bien, à personne qu'aux jésuites et aux particuliers qu'il éleva. Et il ne resta enfin que quatre illustres prélats fermes à le rejeter, et qui encoururent toute l'indignation du Roi et du Pape: c'étoient MM. Pavillon, évêque d'Alet, Choart de Buzenval, de Beauvais, Choiseul (lisez: *Caulet*), de Pamiers, et le frère du célèbre Arnauld, d'Angers. La sainteté de leur vie, leur doctrine et leur admirable gouvernement épiscopal rendoient fort odieux tout ce qui se préparoit contre eux de violent, et on desiroit fort de pouvoir les ménager sans avoir aucun démenti:

de cette Paix, que tous leurs efforts, ici et à Rome, n'avoient pu empêcher[1]. Ils avoient su habilement donner le change, et[2] sur le molinisme, et, de défendeurs, devenir agresseurs[3]. Les jansénistes, tout en se[4] défendant sur les cinq propositions qu'ils condamnoient, et que personne n'avoit jamais soutenues[5], et sur le Formulaire quant au fait, n'avoient point quitté prise sur la doctrine de Molina, ni sur les excès qui s'ensuivoient de cette morale, que le fameux Pascal[6] rendit également palpables, existantes[7] Casuistes;

c'est ce qui fit jeter les yeux sur l'évêque de Laon pour cette médiation, conjointement avec le Nonce, chargé pour cela des pouvoirs du Pape, et Monsieur de Laon en vint à bout par l'interprétation du Formulaire, ce qui fut appelé la Paix de l'Église, ou de Clément IX, qui a été si célèbre, et qui, sur le point du Formulaire, y a maintenu la paix jusqu'à ce qu'en ces derniers temps on l'ait altérée par les changements peu à peu introduits au Formulaire et à sa signature, et enfin violemment exigés. »

1. Ci-dessus, p. 261.

2. Cet *et* doit être un *lapsus*.

3. Ci-dessus, p. 256. Les derniers efforts de Mazarin avaient tendu à réfréner leur ardeur contre les tendances suspectes des curés de Paris. En 1659, sur son ordre, M. le Tellier écrivait au chancelier Séguier (*Archives de la Bastille*, tome I, p. 208-209) : « Il est juste que les jésuites demeurent dans la retenue et la modération qu'ils doivent, et que, s'il leur arrive de produire ou d'avancer quelque chose mal à propos, on ne les épargne pas plus que les autres, pour faire reconnoître que la justice du Roi est égale pour tout le monde, et que ceux qui ont l'honneur de le servir n'ont point de partialité. » En conséquence, les supérieurs des trois maisons de Paris eurent avis de veiller de très près sur les discours et les écrits de leurs religieux. Nicole répondit au P. Annat, en 1666, par un *Mémoire sur la cause des évêques qui ont distingué le fait du droit.*

4. *Ce,* démonstratif, corrigé en *se.*

5. Voyez le *Journal de ce qui s'est fait à Rome dans l'affaire des Cinq propositions,* publié à l'étranger, en 1662, par le docteur de Saint-Amour, saisi aussitôt, et condamné par un arrêt du conseil d'État du 4 janvier 1664. Saint-Simon en avait un exemplaire.

6. Blaise Pascal, fils d'un président de la cour des aides de Clermont-Ferrand, né dans cette ville le 19 juin 1623, mort à Paris le 19 août 1662.

7. *Existantes,* féminin, est bien au manuscrit.

Lettres Provinciales. dans la doctrine et la pratique des casuistes jésuites, et ridicules dans ces ingénieuses lettres au Provincial si connues sous le nom de *Lettres Provinciales*[1]. L'aigreur et la haine continuèrent, et la guerre se perpétua par les écrits, et les jésuites se fortifièrent de plus en plus dans les cours pour accabler et pour écarter leurs adversaires ou les suspects de toutes les places de l'Église et des écoles[2].

1. C'est entre janvier 1656 et mars 1657 que Pascal, retiré depuis trois ans à Port-Royal ou à Vaumurier, et qui considérait l'*Augustinus* comme le « livre de la vraie doctrine, » fit paraître successivement ses dix-huit *Lettres de Louis de Montalte à un provincial de ses amis et aux RR. PP. jésuites, sur la morale de ces Pères,* qui furent condamnées par des commissaires ecclésiastiques le 4 septembre 1660 et brûlées de la main du bourreau, à la grande indignation du parti janséniste : voyez l'ouvrage de Sainte-Beuve, livre III. Notre auteur possédait l'édition de Cologne 1669, à côté d'une édition des *Pensées* de 1741. La plus récente est en cours d'impression dans nos *Grands écrivains de la France,* où les *Pensées* viennent de paraître en 1904.

2. Saint-Simon omet ici toute une phase très importante de cet historique, celle qui s'était écoulée depuis 1654 et la fin de la Fronde, c'est-à-dire la reprise des hostilités par Arnauld en 1655, à propos du refus des sacrements au duc de Liancourt, la bulle de condamnation du 16 octobre 1656, la participation du cardinal de Retz à la lutte sourde, quoique réfugié à l'étranger, la persécution provoquée soit par les jésuites, le P. Annat et l'archevêque Marca, soit par l'assemblée du clergé de 1660 et 1661, l'expulsion des pensionnaires et des novices de Port-Royal en mai 1661. Sur la fermeture des écoles dont Sainte-Beuve a très longuement raconté les beaux et les mauvais temps (tomes III, p. 467-589, et IV, p. 5-105), nous citerons cette page des *Mémoires de Mlle de Montpensier,* tome III, p. 71 : « Il y avoit à Port-Royal-des-Champs un petit collège où on recevoit des pensionnaires, qui étoient parfaitement bien élevés, non seulement à la crainte de Dieu et à l'étude, mais on leur apprenoit mille sciences nécessaires au monde, et à bien vivre, de sorte que, au contraire des écoliers qui, d'ordinaire, lorsqu'ils sortent des collèges, sont sots et pédants, et à qui il faut du temps premier que de parvenir à la société des honnêtes gens, ceux-là, sortant de leurs études, avoient la même politesse que s'ils avoient été nourris dans la cour et le grand monde. On fit défenses à ceux qui tenoient ce collège de plus recevoir d'enfants, et ces ordres furent portés par un exempt du Roi, et, en cette rencontre, on connut visiblement que les jésuites avoient agi. On crut aussi qu'il y eut

Disputes sur les pratiques idolâtriques* des Indes et les cérémonies de la Chine.

Vinrent longtemps après[1] les disputes des jésuites avec les autres missionnaires, des Indes surtout, à la Chine[2], sur les cérémonies que les uns prétendoient purement politiques, les autres idolâtriques[3], dont j'ai parlé p. 218[4], à l'occasion du changement de confesseur de Mme la duchesse de Bourgogne, et depuis encore[5], à l'occasion du choix du P. Tellier pour confesseur du Roi, engagé fort avant dans cette dispute, qui en écrivit, dont le livre fut mis à l'Index, sauvé de pis à toute peine[6], et lui contraint de sortir de Rome et de se retirer en France.

Beau jeu du P. Tellier.

La querelle s'échauffoit, et bâtoit mal[7] pour les jésuites; le P. Tellier y prenoit une double part. C'étoit, comme je l'ai dit[8], un homme ardent, et dont la divinité étoit son molinisme et l'autorité[9] de sa Compagnie. Il se vit beau jeu[10] : un roi très ignorant en ces matières, et qui n'avoit jamais écouté là-dessus que les jésuites et les leurs[11],

quelque chose du cardinal de Retz, dont on croit qu'il y a quelques particuliers qui sont des amis, et cela peut être, n'étant pas mal aisé qu'un archevêque ait commerce avec des docteurs de Sorbonne; mais assurément ce qui s'appelle *jansénistes* ne faisoit rien contre le service du Roi. »

1. En 1687-88 et en 1700.
2. Il y a bien ces virgules avant et après *à la Chine*.
3. Littré ne cite que cet exemple d'*idolâtrique*, et le mot a été omis par Hatzfeld.
4. Tome VII, p. 166-170. — 5. Tome XVII, p. 57 et 58.
6. Locution adverbiale déjà relevée dans notre tome VI, p. 87.
7. Locution relevée dans nos tomes VI, p. 88, et XIII, p. 123.
8. Notre tome XVII, p. 58.
9. L'article élidé *l'* surcharge une *s*.
10. A partir d'ici, et comme l'a amplement expliqué Victor Fournel dans sa *Littérature indépendante*, p. 472-482, nous devons signaler la grosse erreur qui attribue au P. le Tellier toute une persécution faite en dehors de lui, puisqu'il n'était rien à la cour avant février 1709, et que même il se tint sur la réserve jusqu'à la fin de 1710.
11. Leurs adhérents? — *Leur*, au singulier, dans le manuscrit.

* Par mégarde, *idolatique*.

suprêmement plein de son autorité, et qui s'étoit laissé persuader que les jansénistes en étoient ennemis[1], qui vouloit se sauver, et qui, ne sachant point la religion, s'étoit flatté toute sa vie de faire pénitence sur le dos d'autrui, et se repaissoit de la faire sur celui des huguenots et des jansénistes, qu'il croyoit peu différents et presque également hérétiques[2]; un roi environné de

1. Ci-dessus, p. 261. Voyez notre tome XIV, p. 300-303 et 379-380, le tome XV, p. 400-401, à propos de Fontpertuis, et la suite des *Mémoires*, éd. 1873, tomes IX, p. 26, XIII, p. 96, etc. ; comparez, dans *la Littérature indépendante et les écrivains oubliés*, par V. Fournel (1862), p. 435-450, 471-482, ce que cet écrivain a dit du jansénisme, de l'histoire et des pamphlets dans nos *Mémoires*. M. de Montgaillard, évêque de Saint-Pons, écrivait à la marquise d'Huxelles, le 14 novembre 1709 (Barthélemy, *la Marquise d'Huxelles*, p. 125) : « Tant qu'on sera persuadé qu'il y a une cabale, un parti formé dangereux pour la religion et pour l'État, on trouvera toujours des personnes qui feront leur cour en exagérant les conséquences et les dangers pressants. »

2. Notre auteur réduit ici ce qu'il avait déjà écrit, quelque douze ans auparavant, dans la grande Addition sur l'ensemble du règne de Louis XIV (*Journal de Dangeau*, tome XVI, p. 59) : « .... L'habitude où on avoit entretenu le Roi, dès sa jeunesse, de prendre parti sur des questions de théologie et entre les différentes écoles catholiques, jusqu'à en faire sa propre affaire à Rome, l'avoit séduit. La Reine mère, et le Roi bien plus qu'elle dans les suites, s'étoient laissé persuader par les jésuites que toute autre école que la leur en vouloit à l'autorité royale et n'avoit qu'un esprit indépendant et républicain. Le Roi n'en savoit pas plus qu'un enfant là-dessus, et ils n'ignoroient pas aussi à qui ils avoient à faire. Ils étoient les confesseurs, ils avoient le ministère des bénéfices ; l'ambition des courtisans et la crainte qu'ils inspiroient aux ministres leur donnoit une entière liberté ; la clôture parfaite où le Roi se tint toute sa vie, barricadé contre tout le monde en affaires, leur étoit un sûr rempart, et la préoccupation dont ils l'infatuèrent enfin, par cette facilité d'être seuls à portée de parler et d'être écoutés, que quiconque pensoit autrement qu'eux étoit janséniste, et que janséniste étoit être ennemi du Roi et de son autorité, fit qu'ils parvinrent à en disposer en plein à leur gré, sur tout ce qui regardoit cette affaire, et sur tout encore ce qui y avoit trait, c'est-à-dire sur toutes choses et gens qu'ils montroient au Roi par ce côté-là. C'est par où ils dissipèrent ces solitaires illustres que l'étude et la pénitence avoient rassemblés à Port-Royal, qui firent

gens aussi ignorants que lui et dans les mêmes préjugés, comme Mme de Maintenon[1] et M[M]. de Beauvillier et de Chevreuse[2], par Saint-Sulpice et feu Monsieur de Chartres[3], ou par des courtisans et des valets principaux qui n'en savoient pas davantage, ou qui ne pensoient qu'à leur fortune[4]; un clergé détruit de longue main, en der-

de si grands disciples, et à qui les chrétiens sont à jamais redevables de ces ouvrages fameux qui ont répandu une si vive et si solide lumière pour discerner la vérité des apparences, le nécessaire de l'écorce, et en faire toucher au doigt l'étendue si peu connue, et d'ailleurs si déguisée, éclairer la foi, allumer la charité, développer le cœur de l'homme, régler ses mœurs, lui présenter un miroir fidèle, et le guider entre la juste crainte et l'espérance raisonnable. »

1. Voyez ce que Mme de Maintenon pensait de l'éducation des filles à Port-Royal, dans ses *Lettres historiques et édifiantes*, tome II, p. 227.

2. Ces sept derniers mots ont été ajoutés en interligne, mais avec une *M* seule, au lieu de *Mrs*.

3. Ci-dessus, p. 236-237.

4. Voici comment un contemporain, Ézéchiel Spanheim (*Relation de 1690*, éd. Bourgeois, p. 411 et 412), a déterminé le rôle joué par les conseillers spirituels de Louis XIV. L'archevêque Harlay, dit-il, voulant « s'insinuer dans la bienveillance particulière du Roi, crut avantageux à ses vues de s'entendre avec les jésuites, de se lier d'amitié ou d'intérêt avec le P. de la Chaise, et, par conséquent, de se déclarer contre les jansénistes. En effet, il ne garda guère de mesure à les chagriner, à les mettre mal dans l'esprit du Roi comme des esprits de faction et de cabale, et à exiger avec rigueur des directeurs ou des filles de Port-Royal, leurs élèves, la souscription du Formulaire: d'où vient qu'à mesure que le différend de la régale s'échauffa entre la cour de France et la cour de Rome, et que les jansénistes se déclaroient hautement des ennemis de la régale et des régalistes, et ainsi en faveur du Pape et de son pouvoir en cette matière, il en prit occasion de les rendre d'autant plus suspects au Roi et de les pousser à bout.... » Notre auteur, ailleurs, en dit à peu près autant de M. de Péréfixe, prédécesseur de M. de Harlay (*Écrits inédits*, tome IV, p. 440-441): « Il se prêta à tout ce que la cour et les jésuites voulurent; il dévasta la Sorbonne, enleva et emprisonna les religieuses de Port-Royal, et leur ôta les sacrements même à la mort; dissipa tout ce qui leur étoit uni, persécuta sous le nom de jansénistes tous ceux que les jésuites voulurent, fut le plus grand promoteur du trop fameux Formulaire, et

nier lieu par Monsieur de Chartres, qui avoit farci l'épiscopat d'ignorants, de gens inconnus et de bas lieu[1] qui tenoient le Pape une divinité, et qui avoient horreur des maximes de l'Église de France parce que toute antiquité leur étoit inconnue, et qu'étant gens de rien, ils ne savoient ce que c'étoit que l'État[2]; un parlement débellé[3] et tremblant, de longue main accoutumé à la servitude, et le peu de ceux qui, par leurs places ou leur capacité, auroient pu parler, dévoués comme le premier président Peletier[4], ou affamés de grâces. Il restoit encore quelques personnes à craindre pour les jésuites, c'est-à-dire pour leurs entreprises, comme les cardinaux d'Estrées, Janson et Noailles, et le Chancelier. Ce dernier étoit, comme je l'ai dit ailleurs, éreinté[5], et le P. Tellier ne l'ignoroit pas; Estrées étoit vieux et courtisan, Janson aussi, et, de plus, fort tombé de santé. Noailles n'avoit rien de tout cela; il étoit de plus dans la liaison la plus grande avec Mme de Maintenon, puissant à la cour par le goût du Roi, par sa famille, par sa réputation soutenue de sa vie et de sa conduite, archevêque de Paris, et en vénération dans son

s'opposa tellement, sous le P. Annat, à la Paix de l'Église, dans l'affaire des quatre évêques de Châlons (lisez : *Beauvais*), Alet, Angers et Pamiers, que les ministres, le Roi même et le Nonce leur en gardèrent le plus profond secret, sans quoi elle eût échoué à la ruine des maximes de France, des libertés de l'Église gallicane et des droits des évêques. »

1. Ci-dessus, p. 235.

2. Je relève les lignes qui suivent dans la Gazette du P. Léonard, à la date du 3 avril 1682 (ms. Fr. 10 265, fol. 6 v°) : « On a bien changé de sentiment depuis quelqu'année où ceux qui tenoient que le Pape n'étoit point infaillible, même aux questions de fait, étoient traités d'hérétiques et perdoient leurs bénéfices, s'ils ne vouloient signer le Formulaire, et étoient chassés des églises où ils étoient habitués. L'intérêt présent a fait connoître la vérité de rentrer dans les véritables maximes de l'État que nulle puissance au temporel n'est au-dessus des Rois. »

3. Verbe déjà relevé dans notre tome XIV, p. 267, et que nous retrouverons.

4. Tome XIV, p. 382-385. — 5. Ci-dessus, p. 84, etc.

diocèse et dans le clergé, à la tête duquel il se trouvoit par tout le Royaume. Celui-là étoit capitalement[1] en butte aux jésuites par sa doctrine non suspecte, mais qui n'étoit pas la leur, et pour avoir été mis à Châlons, puis à Paris, sans leur participation, et promu de même à la pourpre; ils savoient que les jansénistes n'étoient pas contents de lui parce qu'il n'avoit pas voulu s'en laisser dominer, ni donner dans toutes leurs vues[2], et que lui étoit encore moins content d'eux depuis la découverte du véritable auteur du fameux *Cas de conscience* dont j'ai parlé p. [177][3]. Le[4] P. Tellier, bien ancré auprès du Roi[5], résolut de commettre le[6] cardinal de Noailles avec le Roi d'un côté, avec les jansénistes de l'autre, et d'achever en même temps[7] l'ouvrage auquel ils travailloient depuis tant d'années par la destruction entière de Port-Royal-des-Champs. Le P. de la Chaise s'étoit contenté, depuis que[8] la Paix de Clément IX[9] avoit rétabli ces religieuses, de les empêcher de recevoir aucune fille à profession, pour faire périr la

1. Hatzfeld dit que *capitalement* est un mot du moyen âge vieilli, et *l'Académie* ne l'a jamais admis; cependant Littré a rapproché du présent passage la locution *se tromper capitalement*, qui est dans Bossuet.

2. Sur cette question : M. de Noailles était-il janséniste? il faut voir sa correspondance de 1708 avec son neveu, publiée par Depping dans la *Correspondance administrative du règne de Louis XIV*, tome IV, p. 267-279.

3. Il a laissé le chiffre en blanc. C'est la page 177 de son manuscrit, correspondant aux pages 98 à 104 de notre tome VI, où nous avons signalé une singulière confusion entre le *Problème* et le *Cas de conscience;* comparez tomes XIII, p. 264-265, et XVII, p. 47. — L'arrêt du 5 mars 1703 a imposé silence aux deux partis, comme lors de la Paix de l'Église (*Port-Royal*, tome VI, p. 168-173).

4. La plume change.

5. Le P. le Tellier entre en fonctions au mois de février 1709 : tome XVII, p. 61.

6. *Av[ec]* surchargé en *le*.

7. *Temps* a été écrit après coup en interligne

8. *Que* est en interligne.

9. Ci-dessus, p. 263-265.

maison par extinction sans y commettre d'autre violence[1]; on a vu p. 389[2], par ce qui[3] a été rapporté que le Roi dit à Mareschal sur le voyage qu'il lui avoit permis, et même ordonné d'y faire, qu'il se repentoit de les avoir laissé pousser[4] trop loin, et qu'au fond il les regardoit comme de très saintes filles. Le nouveau confesseur[5] vint à bout, en peu de temps, de changer ces idées. Il réveilla ensuite une constitution faite à Rome depuis trois ou quatre ans[6] à la poursuite[7] des molinistes toujours attentifs à revenir à donner le change, et ardents à chercher les moyens de troubler la Paix de Clément IX. Rome, qui les ménageoit comme les athlètes[8] des prétentions ultramontaines auxquelles elle a tant sacrifié de nations, n'osa tout refuser, mais ne voulut pas aussi aller de front contre l'autorité de Clément IX : elle donna donc une constitution ambiguë contre le jansénisme, mais en effleurant, et faite avec assez d'adresse pour que ceux qui étoient attachés à cette Paix pussent, sans la blesser, recevoir cette constitution, d'ailleurs parfaitement inutile[9]. Les molinistes furent affligés

Bulle *Vineam Domini Sabaoth.*

1. Déjà dit dans notre tome XVII, p. 47.
2. Correspondant aux pages 105-108 de notre tome XI.
3. Avant *qui,* il a biffé *que j'ay ra[conté].*
4. *Poussé* corrigé en *pousser.*
5. Le P. le Tellier.
6. C'est la bulle *Vineam Domini Sabaoth* (ci-après, p. 279), sollicitée de Clément XI à la suite des débats du *Cas de conscience* et signée le 15 juillet 1705. Renouvelant et confirmant les anciennes bulles contre le jansénisme, elle exigeait que les signataires du Formulaire reconnussent bien « effectivement » et « de fait » que l'*Augustinus* était un livre hérétique, mais sans expliquer s'il s'agissait de foi divine ou de foi humaine. Voyez *Port-Royal,* tome VI, p. 174, et *le Père Tellier,* par le R. P. Bliard, p. 52-53.
7. Le *Dictionnaire de l'Académie* de 1718 citait cet exemple : « *A la poursuite et diligence d'un tel.* »
8. On appelle figurément les martyrs *athlètes de la foi* ou *de Jésus-Christ,* disait *l'Académie* de 1718. — Ici, *athlettes.*
9. M. Albert le Roy, dans le chapitre v, p. 161-234, de son ouvrage sur *la France et Rome de 1700 à 1715,* a raconté minutieusement, d'après la correspondance du cardinal de Janson, comment Louis XIV,

de n'avoir pu obtenir qu'un[1] si foible instrument, qui, en effet, ne faisoit que condamner les cinq propositions déjà proscrites, et dont personne n'avoit jamais pris la défense, et qui d'ailleurs ne prescrivoit rien de nouveau; mais, comme, dans les disputes longues et dans lesquelles la puissance séculière[2] prend parti jusqu'à la persécution, les esprits s'échauffent et, de part et d'autre, passent les bornes, il étoit arrivé que quelques jansénistes avoient soutenu secrètement une, plusieurs, et même les cinq propositions hérétiques, mais en grand secret. Ce mystère avoit été révélé dans les papiers saisis dans l'abbaye de Saint-Thierry dont il a été parlé p. [391][3], à propos de l'affaire que cette recherche fit à l'archevêque de Reims. Tout le parti janséniste se récria contre, renouvela sa soumission de cœur et d'esprit à la condamnation de toutes les cinq propositions, que, sans ménagement, il dit être cinq hérésies, et contre l'injustice de lui attribuer celle de

Mme de Maintenon et Godet des Marais travaillèrent dès 1703 pour obtenir cette décision du Pape, comment on l'obtint en 1705 et on la fit accepter par l'assemblée du clergé, comment enfin le bref d'envoi au Roi partit de Rome le 31 août 1706, mais fut refusé dédaigneusement par la cour et condamné par le Parlement lorsqu'on se résigna à le faire paraître en 1707. Le cardinal de Noailles disait de cette constitution si célèbre, dans un mandement de 1718 : « Ne pas condamner entièrement comme hérétique le sens du livre de Jansénius condamné dans les Cinq propositions, mais prétendre que le « silence « respectueux » suffit, ce n'est pas renoncer à l'erreur, mais la cacher; ce n'est pas obéir à l'Église, mais s'en moquer. »

1. L'abréviation *qu'* a été ajoutée en commencement de ligne, sur la marge.

2. Par mégarde, *seculier,* dans le manuscrit.

3. Il a laissé en blanc le chiffre de page du manuscrit, correspondant aux pages 117-123 de notre tome XI. Là, il avait nommé l'abbaye d'*Auvillé* (Hautvillers), et non celle de Saint-Thierry; ici, ce n'est probablement que le résultat d'une confusion avec le nom du bénédictin incriminé et arrêté en 1702, dom Thierry de Vaixnes (*ibidem,* p. 563-564). Saint-Thierry était une autre abbaye, toute voisine de Reims, dont, en 1710 et en 1721, Saint-Simon parlera comme servant de maison de campagne à l'archevêque de cette ville.

quelques têtes brûlées[1] qu'il désavouoit entièrement, et avec qui il rompoit de tout commerce et de société[2]. Ces particuliers même qui soutenoient l'erreur condamnée étoient on ne peut pas ni plus rares, ni en plus petit nombre. Et, là-dessus, les uns criant à l'injustice, les autres au péril de l'Église, le bruit se renouvela, qui donna lieu à la constitution dont il vient d'être parlé.

Projet du P. Tellier.

Faute de mieux, le P. Tellier[3] résolut d'en faire usage dans l'espérance d'en tirer parti au moins contre Port-Royal, plus délicat là-dessus que personne d'entre les jansénistes, et d'y embarrasser le cardinal de Noailles, à qui le Roi ordonna[4] de faire signer cette constitution. Comme elle n'altéroit point dans le fond la Paix de Clément IX, il n'osa contredire, et se mit à faire signer les plus faciles à conduire, et, des uns aux autres, gagner les moins aisés[5].

1. Locution que nous retrouverons, mais que ne donnait pas *l'Académie*.

2. A remarquer cet emploi de *rompre de* avec complément indirect.

3. Voyez ci-dessus, p. 272, et ci-après, p. 276, fin de note.

4. *Ordonne* corrigé en *ordonna*.

5. La bulle ayant été remise officiellement au Roi par le Nonce, elle fut immédiatement adressée à l'assemblée du clergé, puis à la Sorbonne et au Parlement, et le Roi eut soin d'annoncer qu'elle était rendue « sur les instances faites de sa part à N. S. P. le Pape de réprimer les efforts de quelques esprits inquiets qui cherchent à troubler la Paix de l'Église en renouvelant les disputes que la condamnation du livre de Jansénius avoit fait naître » (Arch. nat., O[1] 49, fol. 228-244; *Procès-verbaux des assemblées du clergé*, tome VI, p. 838-841, séances des 3, 21 et 27 août 1705). La suite a été résumée dans notre tome XIII, p. 271, note 2. Dès le 27 juillet, le cardinal de Noailles écrivait à Torcy (Affaires étrangères, vol. *Rome* 453, fol. 221) : « J'ai reçu la constitution avec grande joie; cette pièce est très belle et très bonne, conforme au projet (du 19 mai : *Rome* 452, fol. 296). Il n'y aura difficulté à la recevoir, et il faut le faire au plus tôt. » L'envoi étant fait quarante-huit heures plus tard, le premier président et le procureur général produisirent leurs observations, et le Roi écrivit tout de suite au cardinal de Janson, qui menait l'affaire à Rome (vol. *Rome* 453, fol. 227-229, 239 et 270). Le premier président se borna à reproduire les termes mêmes dont le Roi s'était servi ; dans le clergé, il y eut plus de difficultés pour faire une réponse au Pape, et celui-ci montra une vraie

Cette conduite lui réussit si bien, que Gif[1] même signa : c'est une abbaye de filles à cinq ou six lieues de Versailles, qui a toujours été considérée comme la sœur cadette de Port-Royal-des-Champs en tout genre, par amis et ennemis, et deux maisons qui, en tout temps, avoient conservé l'union entre elles la plus intime[2]. Avec cette signature, le cardinal de Noailles se crut fort, et se persuada que Port-Royal ne feroit point de difficulté. Il y fut trompé : ces filles tant de fois et si cruellement traitées, en garde contre des signatures captieuses qu'on leur avoit si souvent présentées, dans une solitude qui étoit sans cesse épiée, et qu'on ne pouvoit aborder sans péril d'exil, et quelquefois de prison, par conséquent destituées de conseils de confiance, ne purent être amenées à une nouvelle signature. Aucune de celles qu'on leur montra ne les toucha, non pas même celle de Gif[3]. En

Port-Royal-des-Champs refuse de souscrire à l'acceptation de la bulle *Vineam Domini Sabaoth* sans explication.

fureur d'être dupe de ceux qui lui eussent dû obéissance : ci-après, p. 279-280.

1. L'abbaye Notre-Dame-du-Val-de-Gif, ordre de Saint-Benoît, fondée par Maurice de Sully en 1140, auprès de Châteaufort, avait huit mille livres de revenu, avec quarante-quatre religieuses, et l'abbesse était, depuis 1686, une fille du duc d'Orval. — La collection de manuscrits réunie à Cheltenham renfermait le registre de l'examen des novices reçues à profession de 1655 à 1722.

2. Les solitaires avaient usé de tous les moyens possibles pour introduire leur doctrine à Gif. — L'abbé Marignier, directeur des religieuses, se rendit à leur grille le 18 mars 1706 et donna lecture de la bulle et de l'ordonnance épiscopale, qu'elles écoutèrent « avec tout le respect dû à S. S. et à S. Ém. » (*Port-Royal*, tome VI, p. 182.)

3. M. Marignier s'étant transporté dès le lendemain, 19 mars, à Port-Royal, la lecture des actes « fit peur » aux religieuses, qui, après avoir souffert si longtemps, ne pouvaient se résigner à abandonner la vérité en témoignant du respect pour une bulle et un mandement en tête duquel figurait ce sous-titre : « Contre les jansénistes. » C'est seulement le 21 que put être rédigé le procès-verbal de lecture et d'adhésion, mais avec addition de « sans déroger à ce qui s'étoit fait à leur égard à la Paix de l'Église sous le pape Clément IX. » Le docteur Mabille avait suggéré cette formule, et, de sa retraite de Bruxelles, le P. Quesnel encouragea à la résistance les quelque vingt ou vingt-cinq

vain le cardinal les exhorta, leur expliqua ce qu'on leur demandoit, qui ne blessoit en rien la Paix de Clément IX, ni les vérités auxquelles elles étoient attachées. Rien ne put rassurer la frayeur de ces âmes saintes et timorées : elles ne purent comprendre qu'une signature nouvelle ne renfermât pas[1] quelque venin et quelque surprise, et leur courage ne put être ébranlé par la considération de tout ce dont leur refus les menaçoit. C'étoit là ce qu'avoient espéré les jésuites, d'engager le cardinal de Noailles, et de parvenir enfin à détruire une maison qu'ils détestoient et dont ils n'avoient cessé, depuis tant d'années, de machiner la dernière ruine. Ils mouroient de peur que les religieuses qui restoient ne survécussent le Roi, qu'après lui ils ne pussent continuer d'avoir le crédit de les empêcher de recevoir des filles à profession, et que cette maison ennemie subsistât, et se relevât, qui étoit toujours regardée comme le centre, le chef-lieu et le ralliement du parti janséniste dès qu'on oseroit y aborder. Le cardinal, qui prévit un orage, mais non le destructif[2], qui ne se pouvoit imaginer, pressa ces filles à plusieurs reprises, par d'autres et par lui-même ; il y alla plusieurs

« vieilles filles, infirmes, la plupart sans connoissances suffisantes. » Le premier effet fut qu'un arrêt du Conseil renouvela les défenses de plus recevoir de novices, comme en 1661 (arrêt du 17 avril 1706 : Arch. nat., E 1935, fol. 225), et, l'abbesse étant morte sur ces entrefaites, le 20 avril, il fut interdit de pourvoir à son remplacement, et le gouvernement de la maison resta à la seule prieure. La date même de ces mesures suffit à prouver que le P. le Tellier, encore simple jésuite, n'y fut pour rien, non plus que dans la désignation de M. Voysin pour faire une enquête, par un arrêt du 29 décembre 1706 qui donne tout l'historique de l'affaire (ci-après, appendice VIII), ni dans l'arrêt du 9 février suivant, qui interdit tout recrutement de personnel, et notre auteur a déjà dit, p. 271-272, que le P. de la Chaise, tant qu'il fut confesseur du Roi, ne voulut jamais pousser jusqu'à la destruction de Port-Royal-des-Champs.

1. *Pas* est en interligne.

2. *Destructif* n'existait pas, même comme adjectif, dans le *Dictionnaire de l'Académie* de 1718, et n'entra que dans l'édition de 1798.

Port-Royal-des-Champs privé des sacrements.

fois, toujours inutilement[1]. Le Roi le pressoit vivement, poussé de même par son confesseur : tant qu'enfin le cardinal lâcha pied, procéda, et leur ôta les sacrements[2]. Alors, le P. Tellier[3] les noircit auprès du Roi de toutes les anciennes couleurs, qu'ils[4] renouvelèrent, les fit[5] passer dans son esprit pour des révoltées, qui, seules dans l'Église, refusoient une signature trouvée partout orthodoxe, et lui persuadèrent qu'il ne seroit jamais en repos sur ces questions tant que ce monastère fameux par ses rébellions contre toutes les deux puissances[6] subsisteroit : enfin, que sa conscience[7] étoit pour le moins aussi engagée que son autorité à une destruction si nécessaire, et qui n'avoit tardé que trop d'années. Le bon Père piqua et tourna si bien le Roi, que les fers furent mis au feu[8] pour la destruction[9]. Port-Royal de Paris n'étoit qu'un

1. Notre auteur, comme beaucoup de contemporains, Fénelon par exemple, lui reproche d'être « mou et flottant, » incapable de manœuvrer délibérément. On lui donnait le sobriquet de « Reculante Éminence ».

2. Comme en 1665 : ci-dessus, p. 262 et 264. — C'est au cours de l'instance en suppression de la maison des Champs dont il va être parlé plus loin, et des procédures introduites par les religieuses, que, le Roi s'impatientant, M. de Noailles fit refuser les sacrements et lança son excommunication (28 septembre et 18 novembre 1707). Cette période est racontée d'après les pièces dans l'*Histoire abrégée de la dernière persécution du Port-Royal*, par le janséniste Pinault (1746), tome I, p. 307-397.

3. Toujours même erreur de nom, puisque nous sommes en 1707.

4. Les jésuites.

5. Avant *les*, l'auteur a écrit une *s*, et il a corrigé *firent* en *fit*, mais non *persuadèrent*, trois lignes plus loin.

6. Politique et religieuse. — 7. La lettre *s* surcharge un *c*.

8. *Au feu* semble avoir été ajouté après coup sur la marge. — *Mettre les fers au feu* se dit proverbialement « pour dire commencer à agir tout de bon » (*Académie*, 1718). Voyez des exemples dans Chapelain, dans Coulanges, etc., et un second emploi ci-après, p. 305.

9. Notre auteur avait écrit, dans sa grande Addition sur le règne de Louis XIV (*Dangeau*, tome XVI, p. 78 ; comparez la suite des *Mémoires*, tome XII, p. 143) : « Leur P. Tellier .... étoit bien différent de son prédécesseur. Il ne tarda pas à sentir ses forces, à embarrasser le cardinal comme une araignée fait une mouche, à lui susciter mille

hospice[1] de celui des Champs[2]; celui-ci fut en entier transporté à Paris pendant plusieurs années[3], pendant lesquelles on entretint les bâtiments du monastère des Champs, lequel ne fut plus qu'une ferme. Ensuite, les religieuses, qu'on avoit pris soin de diviser dans les diverses persécutions qui leur furent suscitées, furent séparées en deux monastères : celles qui firent tout ce qu'on voulut formèrent la maison de Paris, les autres celle[4] des Champs, qui n'eurent pas de plus grandes ennemies que celles de Paris, à qui tous les biens presque furent adjugés dans l'espérance de faire tomber les Champs par famine, mais qui se soutint par le travail, l'œconomie et les aumônes[5].

défensives fâcheuses, et à le pousser à donner fatalement les mains à la ruine entière et radicale de ce fameux Port-Royal-des-Champs, qui palpitoit encore, et dont la cruelle dispersion de ce qu'il y restoit de religieuses, le rasement des bâtiments, le violement des sépulcres, la profanation de ce lieu saint réduit en guéret et en désert, excita l'indignation publique et fit une grande brèche au cardinal. » On va voir encore une fois qu'il se presse trop de faire entrer le Tellier en scène.

1. Voyez, aux Additions et corrections, la définition de ce terme.

2. Port-Royal n'avait consisté jusqu'en 1625 que dans la vieille maison de Pourroy, fondée en 1204, par un Montmorency, pour la congrégation de Cîteaux; sous Louis XIII, le nombre des religieuses s'étant démesurément accru à la suite de la réforme de Marie-Angélique Arnauld, toute la communauté se transporta à Paris dans un vieil hôtel du faubourg Saint-Jacques que la générosité de plusieurs grandes dames, Aumont, Sablé, Guéméné, Acquaviva, Séguier, etc., et celle de beaucoup d'hommes de la première considération ou d'une profonde piété, Guénegaud, Sévigné, le Maistre, Benoise, Briquet, le Roy de la Potherie, ornèrent et agrandirent successivement (notre tome II, p. 190, note 3). La Mère Marie-Angélique obtint en 1627 le rattachement direct du monastère à l'ordinaire de Paris et l'élection triennale de l'abbesse. C'est seulement en 1647 qu'elle consacra la maison au Saint-Sacrement, et, alors aussi, se trouvant trop à l'étroit, quelques religieuses retournèrent à la maison primitive des Champs, réparée et assainie, mais sans cesser d'être sous l'autorité de l'évêque et de l'abbesse de Paris. Les « solitaires » qui s'y étaient installés tant bien que mal furent obligés de se disperser aux Granges ou dans les environs.

3. A l'occasion des troubles de la Fronde. — 4. *Celles*, au manuscrit.

5. En 1669, après la Paix, par un arrêt du 13 mai, confirmé en

Lorsqu'il fut question de la destruction, Voysin, encore conseiller d'État, mais homme sûr et à tout faire pour la fortune, fut commis pour les prétentions sur les Champs[1], où on peut juger de l'équité qui y fut gardée; mais ce qui surprit étrangement, c'est que les religieuses des Champs[2] se mirent en règle, et se pourvurent à Rome, où elles furent écoutées. Comme la bulle ou la constitution *Vineam Domini Sabaoth*[3] n'y avoit jamais été accordée

Port-Royal-des-Champs innocent à Rome, criminel à Paris.

1671 par une bulle du 23 septembre, la séparation avait été prononcée, avec attribution de deux tiers des biens à la maison des Champs, d'un tiers seulement à celle de Paris, devenue maison à la nomination du Roi, tandis que l'autre restait sous le régime de l'élection triennale. En 1706, celle de Paris ayant exposé ses besoins et l'insuffisance de huit mille livres de rente pour cinquante-cinq religieuses et douze converses, un arrêt du 9 février révoqua celui de 1669 et chargea le cardinal-archevêque de statuer sur la suppression de la maison des Champs malgré toutes les protestations et procédures d'opposition. La maison de Paris avait alors pour abbesse à la nomination du Roi une nièce du maréchal de Châteaurenault. L'arrêt de jonction fut prononcé le 20 décembre 1706, et Voysin, chargé de toutes les enquêtes comme il a été dit ci-dessus, p. 276, en fin de note, et va être répété, commença ses visites vingt jours plus tard.

1. Le cardinal le désigna le 22 mars pour aller faire un procès-verbal des biens, revenus, charges, etc., de la maison condamnée; mais ce fut le commencement de procédures multiples, qui amenèrent le refus de sacrements dont Saint-Simon a déjà parlé.

2. *Champs* surcharge *gens*.

3. Ci-dessus, p. 272; ici, *sabahoth*. Le clergé avait parlé, dans sa lettre du 7 janvier 1661 au Pape, sur le Missel traduit en français et condamné, de *vulpes illæ parvulæ quæ demoliuntur vineam Domini Sabaoth*, ce qui signifiait la « vigne du Dieu des armées. » Comme nous l'avons dit p. 272-274, c'est en 1703 que le cardinal de Janson avait commencé les démarches pour obtenir la bulle ainsi intitulée, et, Louis XIV l'ayant exigée en 1705, elle partit de Rome, pour être examinée à Paris, le 31 mars, fut publiée à Rome, sous sa dernière forme, le 16 juillet suivant, et arriva le 27 à Versailles, où M. de Noailles l'ayant trouvée très belle et très bonne, l'assemblée du clergé la fit étudier. Il y eut alors quatre protestations d'évêques. Le reste de l'année 1705 et les sept premiers mois de 1706 se passèrent en négociations très difficiles pour arriver à un texte définitif, le Pape n'admettant point que le clergé et M. de Noailles s'érigeassent en

pour détruire la Paix de Clément IX, on n'y trouva point mauvais les difficultés de ces[1] filles à la signer sans l'explication qu'elles offroient d'ajouter en signant : sans préjudice de la Paix de Clément IX, à laquelle elles adhéroient[2]. Ce qui étoit leur crime en France, digne d'éradication[3] et des dernières peines personnelles, parut fort innocent[4] à Rome : elles se soumettoient à la bulle, et dans le même esprit qu'elle avoit été donnée. On n'y en vouloit pas davantage. Cela fit changer de batterie aux jésuites, parce que cela affichoit le criminel usage qu'ils vouloient faire de cette bulle, et qu'ils ne savoient comment réussir dès que Rome, sur qui ils avoient compté, leur devenoit plus que suspecte[5]. Ils craignirent encore les longueurs des procédures à Paris, à Lyon[6], à Rome, des commissaires *in partibus*[7]. C'étoit un nœud Gordien[8] qu'il leur parut

juges contre lui. Enfin la bulle repartit de Rome le 31 août, avec deux brefs, que le Roi ne voulut pas accepter, et le Parlement la condamna en avril 1707. Tout l'historique a été reconstitué par M. Albert le Roy, dans *la France et Rome de 1700 à 1715*, chap. VI, p. 161-234.

1. *Ses* corrigé en *ces*.

2. Ci-dessus, p. 275, note 3.

3. Ce terme didactique, qui ne figurait pas dans le *Dictionnaire de l'Académie* en 1718, y entra en 1762, et il signifie, selon l'édition actuelle, « action de déraciner, d'arracher quelque chose par la racine ».

4. *Inocent*, au manuscrit,

5. Après toutes sortes d'hésitations et de lenteurs, et sur les instances réitérées de la cour de France, le Pape signa, le 27 mars 1708, la bulle de réunion des deux maisons sous l'autorité de l'abbesse, mais en permettant aux vingt-six religieuses des Champs de demeurer dans le couvent avec une modique pension. Cette réserve ne convint point à Paris, et il fallut cinq mois pour que le cardinal de la Trémoïlle obtînt et renvoyât une autre rédaction, sous la même date du 27 mars, que le Parlement enregistra le 19 décembre.

6. Les religieuses avaient appelé à l'archevêque de Lyon, comme primat, de l'ordonnance d'excommunication, et il la cassa le 8 avril 1708.

7. C'est-à-dire des commissaires envoyés de Rome.

8. *Nœud Gordien* signifie au figuré « une difficulté qu'on croit insurmontable » (*Académie*, 1718). Voyez l'explication historique que donne Brantôme, tome V, p. 45.

plus facile de couper qu'à[1] dénouer[2]. On agit donc sur le principe qu'il n'y avoit qu'un Port-Royal, que ce n'étoit que par tolérance qu'on en avoit fait deux de la même abbaye, qu'il convenoit remettre les choses sur l'ancien pied, qu'entre les deux, il convenoit mieux de conserver celui de Paris que l'autre, qui avoit à peine de quoi subsister, situé en lieu malsain, uniquement peuplé de quelques vieilles opiniâtres qui, depuis tant d'années, avoient défense de recevoir personne à profession[3]. Il fut donc rendu un arrêt du Conseil[4] en

Destruction

1. *A* est écrit en interligne, au-dessus d'un *de* biffé.

2. C'est alors que le P. Tellier devint confesseur du Roi, et il semble, surtout par les documents employés dans *la France et Rome*, p. 235-238 et 273-278, que le cardinal de Noailles fut contraint de faire prendre les décisions les plus rigoureuses soit à Paris, soit à Rome. Le décret de suppression fut signé par lui le 11 juillet, et Mme de Châteaurenault alla prendre possession des Champs, le 1er octobre, non sans une longue résistance de la prieure, puis vint rendre compte le lendemain à Mme de Maintenon. Les pièces diplomatiques de 1708 sont aux Affaires étrangères, vol. *Rome* 483, avec observations de Daguesseau sur la bulle, lettres du cardinal de Noailles, etc., et les pièces de l'exécution de 1709, au Dépôt de la guerre, vol. 2136-2144. — Dans une Addition, notre auteur a reproché à Dangeau d'avoir passé sur toutes ces dernières phases de la destruction de Port-Royal « comme chat sur braise ». L'explication de ce silence est toute simple, puisque, nous le savons déjà, Dangeau, étant allé en Flandre auprès de son fils blessé, a interrompu son *Journal* depuis le 11 septembre jusqu'à la fin de l'année, et c'est précisément cette lacune qui a gêné Saint-Simon en lui enlevant les bases sur lesquelles son récit repose d'ordinaire.

3. Ci-dessus, p. 276. Il ne s'agissait plus, dit M. Albert le Roy, d'une compagnie d'hommes illustres répandant au loin l'éclat de leur congrégation, mais de quelques vieilles religieuses s'acheminant vers la tombe, ne vivant plus que pour entretenir la lampe du sanctuaire, et qui se firent plaideuses en même temps que martyres.

4. Arrêt du 26 octobre 1709 : Arch. nat., E 1949, fol. 72. Voyez *la France et Rome*, p. 279-287, le *Port-Royal* de Sainte-Beuve, tome VI, p. 217-228, *Port-Royal et Magny*, par M. Éd. Finot (1888), chap. XXIII et XXIV, etc., surtout *l'Histoire abrégée de la dernière persécution de Port-Royal*, par Pinault, où (tome II, p. 236-247) on trouve le texte de l'arrêt, les lettres de cachet, etc.

militaire de Port-Royal-des-Champs.

vertu duquel, la nuit du 28 au 29 octobre[1], l'abbaye de Port-Royal-des-Champs se trouva secrètement investie par des détachements des régiments des gardes françoises et suisses, et, vers le milieu de la matinée du 29, d'Argenson arriva dans l'abbaye avec des escouades du guet et d'archers[2] : il se fit ouvrir les portes, fit assembler toute la

1. Les *Mémoires de Sourches* disent seulement (tome XIII, p. 108) : « On sut.... que le Roi avoit exilé toutes les religieuses du Port-Royal-des-Champs pour n'avoir pas voulu reconnoître l'abbesse que le Roi leur avoit donnée, sans compter les autres raisons qui pouvoient avoir contribué à leur disgrâce. » — A défaut de texte de Dangeau, ses éditeurs ont suppléé à cette lacune par les lettres de la marquise d'Huxelles conservées à la bibliothèque d'Avignon. Celle du 5 novembre (*Journal*, tome XIII, p. 59-60) est un bref récit de l'expulsion, avec la liste des religieuses transférées ailleurs. Bien entendu, il n'en fut question ni dans la *Gazette*, ni dans le *Mercure*, pas même dans la *Gazette d'Amsterdam*. Une relation de Torcy est signalée à la bibliothèque de Rouen, ms. 2630. La plus circonstanciée est celle de l'abbé Pinault, dans le tome II de son *Histoire abrégée*, p. 207-392.

2. Pareille mission avait été confiée à Laubardemont en 1638, à d'Aubray en 1656 et en 1661. D'Argenson, créature des jésuites au dire de notre auteur (tome XIV, p. 379), était fougueux antijanséniste, si l'on en juge par une lettre où il disait à Chamillart, le 15 novembre 1707, pour obtenir le maintien de la saisie des biens de Quesnel (*Correspondance des Contrôleurs généraux*, tome II, n° 1347) : « L'affaire du Port-Royal-des-Champs semble avoir ranimé la bile de ces esprits séditieux et leur avoir inspiré le dessein de faire les derniers efforts pour signaler leur désobéissance et leur révolte. » Les vers et épigrammes faits à cette occasion de 1709 abondent dans les Chansonniers inédits ou imprimés :

Quand d'Argenson à Port-Royal
Montra son minois fatal,
Chaque nonne se mit à dire :
« C'est le vicaire de Satan
Qui, frais sorti du noir empire,
Prend ce saint lieu pour un boucan. »

Une estampe du temps a été insérée par M. Bourgeois dans son *Grand siècle*, p. 402. Nous voyons, dans le *Journal de Torcy*, p. 65, que, six semaines plus tard, le cardinal de Noailles se plaignit de cette exécution « militaire » faite sans sa participation comme diocésain, par d'Argenson accompagné d'un seul abbé Madot, qui se disait délégué de Voysin :

communauté au Chapitre, montra une lettre de cachet, et, sans leur donner plus d'un quart d'heure, l'enleva toute entière. Il avoit amené force carrosses attelés, avec une femme d'âge dans chacun : il y[1] distribua les religieuses suivant les lieux de leur destination, qui étoient différents monastères à dix, à vingt, à trente, à quarante, et jusqu'à cinquante lieues du leur[2], et les fit partir de la sorte, chaque carrosse accompagné de quelques archers à cheval, comme on enlève des créatures publiques d'un mauvais lieu[3]. Je passe sous silence[4] tout ce qui accompagna une

pour l'apaiser, le Roi lui fit remettre les papiers et livres dont on avait enlevé quatre charretées. D'Argenson donna aussi à l'abbé de Fleury, chanoine de Notre-Dame, deux ou trois grands coffres de ces papiers, et de là est venu un manuscrit minuscule (Bibl. nat., ms. Fr. 13 891) où, en 1743, le prévôt Bullion d'Esclimont réunit quelques oraisons et prières des religieuses, en vue de « rendre plus de justice à la sainteté des habitants et habitantes de ce désert où l'on a fait passer la charrue pour tâcher d'en ôter le souvenir; mais il suffit d'être connu de Dieu ! »

1. Cet *y* a été ajouté après coup.

2. Jusqu'à Autun, Nevers et Moulins. La plus vieille, de quatre-vingt-sept ans, fut envoyée à Amiens, et une autre, de quatre-vingt-six ans, paralytique, à Mantes.

3. Mme d'Huxelles donne ces détails : « La volonté de S. M. ayant été déclarée à la Mère prieure (Louise de Sainte-Anastasie du Mesnil, qui alla à Blois), elle assembla le chapitre afin de la faire savoir; cela dura jusqu'à midi, sans mouvement aucun, ni pleurs des religieuses, mais un silence respectueux, accompagné de soumission à ses ordres. La prieure demanda à M. d'Argenson s'il voudroit bien leur donner le temps de faire leur petit paquet. Comme il lui répondit qu'il ne s'en étoit pas expliqué avec le Roi, mais qu'il le prendroit sur lui, elle l'en remercia disant que, n'en ayant pas l'ordre, il n'y avoit qu'à partir sans aucun paquet, mais un bâton et le seul bréviaire. Il y avoit huit carrosses et quelques chaises, où toute cette pauvre troupe fut mise. On a laissé des soldats dans le monastère pour le garder. On prétend que le Roi dit à M. de Chevreuse, la chose répandue, qu'il lui avoit ôté des voisines, et que la prieure s'y étoit comportée fort sagement, M. le duc de Beauvillier appelé à la conversation. Elles ne dînèrent point, parce que les sœurs converses du corps de la communauté ne purent rien apprêter; mais on leur fit prendre un peu de pain et de vin. »

4. L'initiale de *silence* corrige une *l*.

scène si touchante et si étrangement nouvelle ; il y en a des livres entiers. Après leur départ, Argenson visita la maison des greniers jusqu'aux caves, se saisit de tout ce qu'il jugea à propos, qu'il emporta, mit à part tout ce qu'il crut devoir appartenir à Port-Royal de Paris, et le peu qu'il ne crut pas pouvoir refuser aux religieuses enlevées, et s'en retourna rendre compte au Roi et au P. Tellier de son heureuse expédition. Les divers traitements que ces religieuses reçurent dans leurs[1] diverses prisons, pour les forcer à signer sans restriction, est la matière d'autres ouvrages, qui, malgré la vigilance des oppresseurs, furent bientôt entre les mains de tout le monde, dont l'indignation publique éclata à tel point, que la cour et les jésuites même en furent embarrassés[2] ; mais le P. Tellier n'étoit pas homme à s'arrêter en si beau chemin. Il faut achever cette matière de suite, quoique le reste en appartienne

1. *Leur*, au singulier, dans le manuscrit.

2. Voyez quatre pages du dernier volume de Sainte-Beuve, p. 229-232, le livre de Pinault, p. 309-315 et 343-349, et, parmi les écrits du temps, les pièces intitulées : « Gémissements d'une âme vivement touchée de la destruction du saint monastère de Port-Royal-des-Champs. » Quand elles parurent en 1710, Mathieu Marais écrivit à une amie : « Avez-vous lu les *Gémissements* ? Ceci est un chef-d'œuvre d'éloquence et d'une piété malicieuse qui vient assurément du tombeau de M. Arnauld. » Il y avait de piquantes allusions à l'inconsciente conduite du cardinal-archevêque. Dix-huit religieuses survivantes finirent par signer en 1710 ; le Roi voulut que le public en fût officiellement informé, particulièrement dans la magistrature, et le cardinal de Noailles en fit publier les actes et lettres par l'Imprimerie royale : voyez *l'Histoire abrégée*, tome III, p. 87-95. La dix-neuvième sœur, Anne de Sainte-Cécile, âgée de quatre-vingt-sept ans, était morte dès le 12 octobre 1709, au monastère de Saint-Julien d'Amiens, après avoir également signé, mais finalement s'être rétractée. La prieure, restée aux Ursulines de Blois, y étant morte le 18 mars 1716, à soixante-sept ans, la *Gazette d'Amsterdam* raconta sa fin (année 1716, Extr. XXVII et XXXI). Des pièces de toutes sortes se trouvent dans la copie des *Nouvelles de littérature* du P. Léonard conservée aujourd'hui à la bibliothèque de Grenoble, ms. 304, tome II, p. 146-171, comme dans l'*Histoire abrégée* de Pinault, tome III, p. 89 et suivantes.

aux premiers mois de l'année suivante. Ce ne furent qu'arrêts sur arrêts du Conseil[1] et lettres de cachet sur lettres[2] de cachet. Il fut enjoint aux familles qui avoient des parents enterrés à Port-Royal-des-Champs de les faire exhumer et porter ailleurs, et on jeta dans le cimetière d'une paroisse voisine tous les autres, comme on put, avec l'indécence qui se peut imaginer[3]. Ensuite on procéda à raser la maison, l'église et tous les bâtiments, comme on fait les maisons des assassins des rois : en sorte qu'enfin il n'y resta pas pierre sur pierre[4]. Tous les matériaux furent vendus[5], et on laboura et sema la place ; à la vérité, ce ne fut pas de sel[6] : c'est toute la grâce qu'elle reçut[7]. Le scandale en fut grand jusque dans Rome. Je me borne

1. Arch. nat., registres du Conseil E 1947-1949, et Papiers de Florimond, carton K 1244, liasse 4.

2. Ici, *lettre*, au singulier.

3. Déjà dit à propos de la tombe de Racine : tome VI, p. 176, note 4. Nous avons un récit horrible dans *la Vérité sur les Arnauld*, par Varin, tome II, p. 227-233, celui de Sainte-Beuve, p. 237-240, celui de M. Albert le Roy, p. 287-290, et celui de *l'Histoire abrégée*, tome II, p. 392-403.

4. *Histoire abrégée*, tome II, p. 423-443. L'exempt Pommereul fut envoyé le 25 novembre 1710, pour constater si tout était démoli : Arch. nat., O[1] 54, fol. 152.

5. Un arrêt du 12 novembre 1709 autorisa l'abbesse de Paris à se faire rendre les meubles : E 1949, fol. 99. Suivant le Chansonnier (ms. Fr. 12 695, p. 31), les boiseries du chœur furent achetées par les Bernardins; les églises de la région recueillirent d'autres épaves. Selon Mathieu Marais (*Journal*, tome I, p. 119) et d'autres contemporains, le bruit courut alors que Port-Royal serait attribué à Saint-Cyr, et le revenu de Saint-Cyr joint à celui de Saint-Denis pour consoler Monsieur de Cologne de la perte de son électorat : « Ainsi, la destruction des saintes filles sera un ouvrage de politique, et non de jansénisme. Qui l'auroit jamais cru? » On possède aux Archives nationales, carton V[7] 405, les dossiers de la liquidation des dettes.

6. « Il y a des princes qui ont fait semer du sel sur les terres pour marque d'indignation, et croyant les rendre stériles » (*Furetière* et *Trévoux*).

7. Les descriptions des ruines du monastère abondent; je me bornerai à en citer une de 1733, que Fr. Ravaisson a reproduite dans le tome XIV des *Archives de la Bastille*, p. 344-345, et le récit d'une visite faite le 25 avril 1899 par M. le vicomte de Vogüé.

Cardinal de Noailles sans repos depuis cette époque jusqu'à sa mort*.

à ce simple et[1] court récit d'une expédition si militaire et si odieuse. Le cardinal de Noailles en sentit l'énormité après qu'il se fut mis hors d'état de parer un coup qui avoit passé sa prévoyance, et qui, en effet, ne se pouvoit imaginer. Il n'en fut pas mieux avec les molinistes, mais beaucoup plus mal avec les jansénistes[2], ainsi que les jésuites se l'étoient bien proposé, et, depuis cette funeste époque, il ne porta quasi plus santé[3], je veux dire qu'il fut presque incontinent[4] attaqué, et peu à peu poussé sans relâche[5] aux dernières extrémités, jusqu'à la fin de sa vie[6].

Chamillart et ses filles à la Ferté. Achète Courcelles, où je mène la duchesse de Lorge.

Les différentes choses que j'ai racontées avoient retardé mon départ jusque dans les commencements de septembre[7]. Les filles de Chamillart y vinrent[8], lui-même aussi au retour de ses courses pour aller voir des terres à acheter[9], voyage où, pour être hors de Paris, les avis et les propos menaçants de Mme de Maintenon l'avoient[10] forcé, qui le vouloit tenir au loin dans le dépit de la nombreuse et bonne compagnie qui ne l'abandonnoit point, et plus encore dans l'appréhension que lui donnoit le goût

1. *Et* surcharge *r[écit]*. — 2. *Jesu[ites]* corrigé en *jansenistes*.

3. Cette locution a déjà été relevée dans notre tome VI, p. 324, et se retrouve dans notre auteur. *L'Académie françoise* la donnait en 1718 comme étant du style familier.

4. Ces deux mots ont été écrits après coup sur la marge.

5. Ces deux mots sont ajoutés en interligne.

6. Voyez l'*Histoire abrégée*, tome II, p. 348-349. Voltaire a dit du cardinal (*Siècle*, p. 743-744) : « Plein de vertus et de science, le plus doux des hommes, il protégeait quelques jansénistes, sans l'être, et aimait peu les jésuites, sans leur nuire et sans les craindre. » Notre auteur reviendra bientôt sur ce sujet.

7. Ci-dessus, p. 90-94.

8. Vinrent à la Ferté. Leur père partit de Paris vers le 15 octobre, suivi à deux jours de distance par ses deux filles cadettes, tandis que l'aînée et leur mère dirigeaient le déménagement.

9. Vers le 20 septembre : lettre de Mme d'Huxelles, dans le *Journal de Dangeau*, p. 43.

10. *Avoit* est au singulier dans le manuscrit.

* Cette manchette est deux lignes trop haut dans le manuscrit.

du Roi pour lui[1]. J'essayai[2] de l'amuser par tout ce que la campagne me put fournir, et de le recevoir bien mieux que s'il eût été encore en place et en faveur[3]. Après dix ou douze jours, il s'en alla à Paris, conclure le marché de Courcelles[4]. Ses filles le suivirent bientôt après, excepté la duchesse de Lorge, qui demeura avec nous et d'autre compagnie. Son père et sa famille ne tardèrent pas à s'en aller à Courcelles, et bientôt après j'y menai ma belle-sœur. Ce n'est pas qu'on ne fît tout ce que l'on put pour me dissuader ce voyage, qui en effet étoit peu politique; mais je ne crus pas y devoir asservir l'amitié. Je demeurai trois semaines. J'y passois les matinées avec Chamillart, qui m'y parla à cœur ouvert de bien des choses, et qui m'y en[5] montra de bien curieuses du temps de son ministère: quand j'aurois ignoré jusqu'alors les variations si fréquentes[6] de l'esprit, de l'estime, de l'amitié de Mme de Maintenon, sans autre cause que son naturel changeant, je l'aurois vu là à découvert, ainsi que les événements produits de cette cause, qui ont si souvent gâté les meilleures affaires et perdu tant d'autres par le peu de suite et la succession des différentes fantaisies. Le reste du jour s'y passoit en amusements et en promenades: Chamillart toujours doux, serein, sans humeur, sans distraction, mais

1. Tome XVII, p. 464 et 472-473. Mathieu Marais (*Journal*, tome I, p. 110-111) dit que c'était comme si on eût retourné un justaucorps: « Quelle différence de cette disgrâce à celle de M. Foucquet, qui fit faire tant de belles choses ! »

2. Le manuscrit porte: *J'essay*, écrit ainsi par mégarde, et, auparavant, Saint-Simon a biffé *qu'elle*.

3. Déjà dit, et dans les mêmes termes, ci-dessus, p. 5.

4. Tome XVI, p. 62, et ci-dessus, p. 4 et 5. Comparez la notice Saint-Simon, dans le tome XXI de 1873, p. 108-109. On trouvera ci-après, appendice IX, quelques lettres de Chamillart sur cette retraite.

5. *En* est en interligne, ainsi que le *de* qui suit *onstra*, et, après *bien*, Saint-Simon a biffé un second *des choses*.

6. Après *frequent*, corrigé en *frequentes*, Saint-Simon a répété une seconde fois, par mégarde, en interligne, le mot *variations*.

presque jamais seul, comme un homme qui se craint et qui cherche à remplir le vuide où il se trouve ; la conversation bonne, mais réservée sur les nouvelles, et changeant alors la conversation adroitement ; le voisinage assidu chez lui, et bien reçu, et sa famille cherchant à l'amuser, et à se dissiper elle-même. J'y fus témoin de deux aventures que je ne puis m'empêcher de rapporter[1]. Ce magnifique collège de la Flèche[2] n'est qu'à deux lieues de Courcelles ; nous l'allâmes voir. Les jésuites firent de leur mieux pour faire la meilleure réception qu'ils purent. Chauvelin, intendant de la province[3], s'y trouva pour y ajouter tout ce qu'il put : c'est celui qui devint après conseiller d'État, cousin de Chauvelin qui longtemps depuis eut les sceaux et bien mieux encore[4]. Tessé avoit donné pour rien une de ses filles à la Varenne, qui étoit seigneur de la Flèche[5] ; elle étoit veuve, et y demeuroit : Chamillart crut de la politesse de l'aller voir, et me le proposa. Je crus lui devoir dire qu'elle étoit fille de Tessé, parce que ce maréchal avoit contribué à sa chute, et qu'il n'avoit pas gardé de mesures avec lui dans les derniers temps[6]. Cela n'arrêta pas Chamillart ; je ne lui en dis pas aussi davantage. Nous y allâmes. La maison[7] se trouva si dégarnie de domestiques, et si peu en ordre, que nous demeurâmes tous deux seuls près d'un quart d'heure dans une antichambre. Il y avoit une grande et vieille cheminée,

Voyage à la Flèche ; aventure.

1. Voyez un article de M. l'abbé Paul Calendini, dans le recueil qu'il dirige des *Annales fléchoises*, année 1904, p. 366-373.

2. Tome IV, p. 328.

3. Bernard Chauvelin, seigneur de Beauséjour, né vers 1672, conseiller au Parlement en février 1701, maître des requêtes en février 1703, n'était intendant à Tours que depuis le mois d'août 1709 ; il passera à l'intendance d'Amiens en mars 1718, et y sera remplacé par son fils en août 1731. Nommé conseiller d'État semestre en 1723, il deviendra ordinaire en 1740, et mourra le 16 octobre 1755, à quatre-vingt-trois ans.

4. Germain-Louis Chauvelin : tome VI, p. 321.

5. Tome IV, p. 326. — 6. Tome XVII, p. 432-437.

7. Deux aquarelles de 1695, conservées au Cabinet des estampes, portef. V^A 195, représentent le logis et le parc de la Varenne à la Flèche.

sur laquelle on lisoit en fort grosses lettres ces deux vers latins :

CÙM[1] FUERIS FŒLIX, MULTOS NUMERABIS AMICOS;
TEMPORA SI FUERINT NUBILA, SOLUS ERIS[2].

Je l'aperçus, et me gardai bien d'en faire aucun semblant; mais le long temps que nous restâmes là donna loisir à Chamillart de tout considérer, et de la lire. Je le vis faire, et je m'écartai pour ne lui pas montrer que je m'en apercevois, ni donner lieu de parler sur cette morale. L'autre aventure fut plus pesante. La paroisse de Courcelles est petite, éloignée, et par un fort mauvais chemin[3] : contents d'y avoir été à la grand messe le jour de la Toussaints[4], nous allâmes à vêpres à une abbaye de filles qui n'est qu'à demi-lieue[5], qui s'appelle la Fontaine-Saint-Martin[6]. Nous vîmes l'abbesse à la grille; les dames entrèrent dans la maison. Chamillart et moi avions envie d'éviter un mauvais sermon ; mais l'abbesse nous dit que l'évêque du Mans[7], qui avoit su que nous devions aller ce jour-là chez elle, avoit prié les jésuites d'y envoyer leur meilleur prédicateur, qui seroit mortifié, et ses Pères, si nous ne l'entendions point : il fallut donc s'y résoudre. Dès les premières périodes, je frémis : le sujet fut de la différence de la béatitude des saints d'avec[8] le bonheur le plus complet dont on puisse jouir ici-bas, de l'éternelle

Étrange sermon de la Toussaints.

1. Avant *Cùm*, Saint-Simon a biffé *Cui fueri[t]*, écrit avec hésitation.

2. Ovide, *Tristes*, élégie IX, vers 5 et 6; le texte exact est : *Donec eris felix*, etc. — Saint-Simon a mis les deux vers à la suite l'un de l'autre, sur même ligne, mais séparés par un blanc.

3. Sur la carte de Cassini, la distance est d'environ deux kilomètres modernes, sans chemin direct.

4. Même orthographe qu'au tome III, p. 260.

5. Environ quatre kilomètres d'après la carte de Cassini.

6. Dép. Sarthe, arr. la Flèche, cant. Pontvallain. Cette « abbaye » n'était qu'un prieuré conventuel de bénédictines, dépendant de Saint-Sulpice de Rennes. Catherine de Rabodanges en était prieure perpétuelle en 1709.

7. Louis de la Vergne de Tressan : tome VIII, p. 277.

8. Le *d'* surcharge un *et* effacé du doigt

solidité de l'une, de l'instabilité continuelle de l'autre, des peines inséparables des plus grandes fortunes, des dangers de la jouissance de la prospérité, des regrets et des douleurs de sa perte. Le jésuite s'étendit sur cette peinture, qu'il rendit vive et démonstrative. S'il s'en fût[1] tenu aux termes généraux, cette indiscrétion eût pu passer à la faveur du jour qu'on solemnisoit[2] ; mais, après avoir bien déployé son sujet, il en vint à une description particulière si propre à Chamillart, qu'il n'y eut personne de l'auditoire qui n'en perdît toute contenance. Il ne[3] parla jamais d'autre fortune, ni d'autre bonheur, que de celui de la faveur et de la confiance d'un grand roi, que du[4] maniement de ses affaires, que du gouvernement de son État; il entra dans le détail des fautes qui s'y peuvent faire ou qu'on impute aux malheureux succès, il ne ménagea aucun trait parlant. Il vint après à la disgrâce, au dénuement, au vuide, au déchaînement. Il débita qu'un prince comptoit au ministre chassé, comme une grâce sans prix, la bonté de ne lui pas faire rendre un compte rigoureux de son administration. Enfin il termina son discours par une exhortation, à ceux qui se trouvoient réduits en cet état, d'en faire un saint usage pour acquérir[5] dans le ciel une plus haute fortune qui ne doit jamais finir. S'il avoit adressé la parole à Chamillart, il n'auroit pas été plus manifeste qu'il avoit entrepris de le prêcher tout seul : rien de tout son discours n'étoit propre qu'à lui. Il n'y eut personne qui n'en sortît confondu ; Chamillart seul ne parut point embarrassé. Après vêpres, nous retournâmes à la grille : il loua le prédicateur, lui fit accueil après, lorsqu'il vint saluer la compagnie, le félicita du sermon. Une collation vint fort à propos pour donner lieu de parler

1. *Fut*, au manuscrit. — 2. Orthographe du temps.
3. *Ne* est en interligne.
4. *Du* a été répété deux fois, en fin de ligne et au commencement de la ligne suivante
5. Après ce verbe, il a biffé une répétition de *p^r acquerir*.

d'autre chose. Nous retournâmes à Courcelles, où nous nous déchargeâmes le cœur les uns aux autres de cette scandaleuse indiscrétion où le jésuite, apparemment, avoit cru faire merveilles[1]. Peu de jours après, je retournai à la Ferté après un mois d'absence.

Résolution et raisons de retraite.

La compagnie en étoit partie, et nous eûmes alors le temps, Mme de Saint-Simon[2] et moi, de raisonner sur le parti que je voulois prendre. Je trouvois que l'abandon de la cour étoit le seul qui me convînt. On ne me reprochoit quoi que ce soit, je ne me sentois en faute sur rien : je n'avois donc pas matière à aucune justification ni à aucune excuse, ni à espérer, y réussissant[3], de me remettre à flot[4]. On me trouvoit trop d'esprit et d'instruction, détour que la connoissance de la foiblesse du Roi à cet égard avoit fait prendre pour me perdre auprès de lui lors de l'ambassade de Rome, et dont on s'étoit si longtemps bien trouvé, qu'on le renouveloit plus que jamais[5]. Les amis considérables que j'avois à la cour en seigneurs principaux, en ministres, en dames considérables, étoit[6] une autre matière qui me tournoit à mal : on craignoit qu'ils ne me portassent, que je ne susse en faire usage pour arriver ; on ne vouloit pas que j'eusse des ailes[7], et, pour la première fois que pareille chose soit arrivée dans une cour, on me fit un crime auprès du Roi de l'estime, de l'amitié, de la confiance des personnes pour lesquelles il en avoit lui-même, et qu'à ce titre il avoit élevées[8]. Comment se disculper d'avoir de l'esprit et des connois-

1. Chamillart, en 1712, donna à ce prieuré une somme de trois mille livres pour qu'il fût dit chaque vendredi, en sa faveur, le psaume *Misereatur nostri Deus*.

2. La majuscule de *Simon* surcharge une *s* minuscule.

3. Le manuscrit porte : *qu'y reussissant*. — 4. Ci-dessus, p. 1-2, 92-93.

5. Tomes XIII, p. 232 et suivantes, et XV, p. 77.

6. Il y a bien *estoit*, au singulier, dans le manuscrit ; nous trouvons d'autres cas pareils, comme si *cela* était sous-entendu avant le verbe.

7. Il a dit, p. 93, qu'on voulait lui « couper les ailes. »

8. Particulièrement les Beauvillier, Chevreuse et Pontchartrain.

sances, puisqu'on en avoit persuadé le Roi à mauvais dessein et avec succès ? Comment lui faire entendre une ruse dont l'explication ne pouvoit lui être faite, parce qu'elle ne rouloit que sur sa foiblesse ? Comment s'excuser sur l'usage de tant d'esprit prétendu, puisque jamais je n'avois été ni attaqué là-dessus, ni en occasion d'en profiter[1] ? Enfin, comment se laver d'avoir des amis qui me faisoient honneur par leur réputation, leur mérite, leurs places, et la part qu'ils avoient dans les affaires et dans l'estime et la confiance du Roi, et dont l'amitié eût[2] tenu lieu de mérite auprès de lui à tout autre qu'à moi ? Le rare est qu'on ne relevoit point celle qui étoit entre M. le duc d'Orléans et moi, quoique si publique et si peu ménagée, et lui si mal auprès du Roi. Rien ne montroit davantage le ressort qui faisoit agir. On ne craignoit pas l'usage que je pourrois faire de celle-ci, on redoutoit celui[3] que je pourrois tirer des autres. Mais, de tout cela, nul moyen d'en revenir auprès du Roi, qu'on avoit prévenu là-dessus comme sur des choses très dangereuses, et sur lesquelles il ne se pouvoit rien alléguer. C'étoit l'effet de la jalousie d'une part, du dépit de l'autre, de ceux que je n'avois pas ménagés pendant la campagne de Lille[4], et qui s'étoient aperçus que j'avois vu trop clair dans leurs desseins. Ils en craignoient les retours dans un temps ou dans un autre, et ils n'avoient rien épargné pour me mettre hors de combat pour toujours. Les affaires de rang que j'avois soutenues, l'impatience des usurpations sur lesquelles je ne m'étois pas contraint, les fripons de toute espèce sur lesquels je m'étois quelquefois expliqué un peu librement, peu de commerce toute ma vie avec la jeunesse, dont la dissipation, le futile, la débauche de

1. Ces six derniers mots ont été ajoutés en interligne. — Comparez notre tome XIII, p. 244.
2. *Eut*, au manuscrit.
3. *Celuy* est en interligne, au-dessus de *celle*, biffé.
4. Tome XVI, p. 250, et ci-dessus, p. 93.

quelques-uns ne m'alloient point, tout cela ensemble faisoit un groupe et un cri sous lequel je succombois, et dont ces amis qu'on relevoit si fort étoient trop foibles pour me défendre. Le pari de Lille fut un autre sujet qui avoit mis à mon égard le doigt sur la lettre à la cabale de Vendôme, qui en prit occasion de répandre, et de persuader au Roi, que je blâmois le gouvernement, que j'en étois ennemi, et tout ce qui se put broder là-dessus pour l'aigrir[1]. Comment encore s'aller excuser sur cet article, et, quoique Vendôme fût en disgrâce, comment aller montrer au Roi ce projet contre son petit-fils où trempoient[2] tant de gens si considérables, et lors encore si considérés et si bien traités, et dont il s'en trouvoit qui, en tout genre, lui tenoient de si près ? Je trouvois donc le mal sans remède par cela même qu'il étoit sans consistance sur laquelle les remèdes pussent agir, et je ne me trouvois pas disposé à avaler continuellement des dégoûts en demeurant à la cour, et à une basse servitude que je n'avois jamais pratiquée, et pour laquelle je ne me sentois point fait pour arriver à quoi que ce fût de mieux, à plus forte raison à pure perte. Mme de Saint-Simon, sans se compter elle-même pour rien, me représentoit doucement les suites dangereuses du[3] parti que je voulois prendre : l'amortissement du dépit[4], l'ennui d'une vie désoccupée, la stérilité de la promenade et des livres pour un homme de mon état dont l'esprit avoit besoin de pâture et étoit de tout temps accoutumé à penser et à faire, les regrets que leur inutilité appesantiroit, le long temps qu'ils pouvoient durer à mon âge, l'embarras et le chagrin qui accompagneroient l'entrée de mes enfants dans le monde et dans le service, les besoins continuels de la cour pour la conservation de son propre patrimoine, et

Considérations contraires à la retraite. Retour à Paris ; sage piège dressé à Pontchartrain.

1. Ci-contre, p. 292. — 2. *Trampoient*, dans le manuscrit.

3. *De* corrigé en *du*.

4. *L'Académie* de 1718 ne donnait aucune acception d'*amortissement* au figuré. Voyez plus loin, p. 369, *amortir une haine*.

les inconvénients ruineux d'en être mal traité, enfin la considération des changements qui pouvoient arriver, et que devoit[1] amener la disproportion des âges. Nous en étions là-dessus, toutefois mon parti pris de passer quatre mois d'hiver à Paris et huit à la Ferté, sans voir la cour qu'en passant, ou par pure nécessité d'affaires, et de laisser liberté à Mme de Saint-Simon sur moins de séjour à la campagne, lorsque nous apprîmes la mort de celui qui, depuis plus de trente ans, conduisoit toutes[2] nos affaires[3] avec toute l'affection, la capacité et la réputation qui se pouvoit desirer, laquelle arriva en trois jours à Ruffec[4], où il étoit allé pour les affaires de cette terre en revenant de celles de Guyenne. Ce malheur pressa notre retour[5]. Mme de Saint-Simon me proposa d'aller de la Ferté coucher à Pontchartrain. Elle avoit ajusté le voyage pendant un Marly, et aux jours que le Chancelier étoit chez lui, qu'elle avoit instruit de ce qui se passoit entre nous, et qui m'attendoit : je donnai dans le piège sans m'en douter, et nous arrivâmes à Pontchartrain le 19 décembre. Dès le lendemain, le Chancelier me prit dans le cabinet de sa femme, avec elle et la mienne, où, porte bien fermée, il me demanda où j'en étois depuis que nous ne nous étions vus, et si les réflexions n'étoient point venues à mon secours. Je m'expliquai au long avec lui sur ce que je viens de rapporter. Il me laissa tout dire ; ensuite, il reprit toutes mes raisons, et, avec l'esprit et l'adresse qui lui étoient si naturels[6], il essaya de retourner toutes mes raisons. Il vint ensuite à la censure, mais avec une grâce et

1. *Devoient*, au pluriel, dans le manuscrit. — 2. *Tous* corrigé en *touttes*.

3. Guillaume le Vasseur, abbé de Notre-Dame d'Aubepierre, ordre de Cîteaux : tomes I, p. 489, XIII, p. 209, note 5, et XVI, p. 105.

4. Le marquisat de Mme de Saint-Simon mère : tomes I, p. 479-480, et VI, p. 221. L'abbé y mourut dans la nuit du 11 au 12 novembre, âgé de soixante-trois ans environ, et fut inhumé le 12, au bas des degrés de l'autel seigneurial.

5. Comparez la notice SAINT-SIMON, tome XXI de 1873, p. 109-110.

6. Le manuscrit porte : *naturelles*, au féminin pluriel.

une amitié touchante : il me montra que les ennemis dont je me plaignois étoient bien payés pour l'être, et pour m'éloigner de bonne heure d'arriver en état de leur faire du mal, puisque, dans une situation commune à mon âge, je les ménageois si peu, et publiquement peu[1]; qu'il étoit vrai que je parlois peu, et souvent point du tout, mais que l'énergie de mes expressions, même ordinaires, faisoit peur, et que mon silence encore n'étoit guères moins éloquent en beaucoup de rencontres ; qu'il ne s'agissoit de rien de marqué ni de grossier à faire, mais de montrer à l'avenir, par une circonspection exacte, que je n'étois pas incapable de réfléchir, et de me corriger. Il me soutint que, n'y ayant rien de marqué que ce pari de Lille, qui vieilliroit et s'oublieroit enfin, c'étoit une erreur de me croire sans ressource, et une autre encore qu'un homme de ma sorte pût en manquer avec de la patience et de l'application. Il appuya sur les mêmes raisons que Mme de Saint-Simon n'avoit fait que me présenter; il s'étendit en exemples vivants sur ce qu'aucun de ceux dont la fortune pouvoit avoir fait, et faire encore envie, n'y étoit parvenu sans avoir passé par des situations plus fâcheuses que celle où je me croyois; qu'il ne s'agissoit point de bassesses pour s'en relever, mais de conduite et de sagesse. De là, il vint aux dégoûts présents par lesquels il falloit passer, qu'il compara à ceux que je me préparois par une retraite ; il me maintint qu'il y avoit moins d'honneur et de courage à réjouir mes ennemis en leur quittant la partie, et me mettant de leur côté pour accomplir sur moi leurs desirs, qu'à leur résister, et à faire ce que je devois pour ramener la fortune ; et il finit par la considération de mon âge, et de celui de ceux à qui j'avois affaire[2]. La Chancelière se mit de la partie. Je répondis; ils répli-

1. Il a ajouté ce second *peu*, qui ne semble pas avoir grand sens, avec un point et virgule ensuite, après coup, en fin de ligne.

2. Comparez ci-dessus, p. 2, ses propres raisonnements et les premiers conseils de Pontchartrain et du duc de Beauvillier.

quèrent. J'omets ce qu'ils alléguèrent sur ce que je pouvois faire et devenir, que l'amitié et l'estime grossissoit. Enfin ils me dirent que ce [que] j'aurois de plus journalièrement incommode à essuyer étoit de loger à la ville, parce qu'outre l'incommodité, cela entraînoit mille contretemps et rompoit le commerce et la société, dont on tire imperceptiblement tant d'avantages ; que, de cela, je ne pouvois m'en prendre qu'à la disgrâce d'autrui[1], non à la mienne ; que le Roi avoit compté que le logement de M. le maréchal de Lorge me demeureroit[2] ; que je l'avois si bien cru moi-même, que, depuis sept ans que je l'occupois, je n'avois demandé aucun de ceux qui avoient vaqué ; que ce n'étoit la faute de personne si mon beau-frère, délogé de chez son beau-père, reprenoit le logement de son père qui lui avoit été donné à sa mort, qu'il n'avoit point habité par la promptitude de son mariage ; qu'ainsi ce n'étoit point là ce que je devois prendre comme un dégoût[3]. Puis, revenant sur l'incommodité, ils m'offrirent ce qu'ils pouvoient, qui étoit une grand et belle chambre et une garde-robe chez eux au château, qui étoit le logement de leur frère[4], qui, par ses apoplexies, ne sortoit plus de sa maison de Paris[5]. Ils me dirent que je pourrois me[6] tenir là dans la journée, si je n'y voulois pas coucher, Mme de Saint-Simon avoir où s'habiller, et tous deux y voir nos amis. L'un et l'autre m'en pressèrent jusqu'à m'embarrasser ; et toujours Mme de Saint-Simon en silence pendant toute cette conversation, qui dura près de trois heures. Le Chancelier la finit par me prier de ne plus rien dire, mais de faire mes réflexions au moins pour l'amour de lui, et que nous verrions après l'impression

1. Celle de Chamillart. — 2. Tome X, p. 405-406; ci-dessus, p. 4 et 93.
3. On a vu ci-dessus, p. 93, que la duchesse de Bourgogne avait elle-même insisté auprès de Blouin pour qu'il procurât un logement au ménage Saint-Simon.
4. L'ancien intendant de la généralité de Paris : ci-dessus, p. 116.
5. Tome XVI, p. 143. — 6. *M'y* corrigé en *me*.

qu'elles m'auroient faite[1]. Ils me parlèrent le lendemain sur Mme de Saint-Simon, sans elle, pour me battre par la considération de la triste vie que ma retraite lui feroit mener, et par celle de tous les usages dont elle me pouvoit être à la cour, où elle étoit indistinctement et unanimement aimée, estimée, considérée, à commencer par le Roi. Il étoit vrai encore que Mme la duchesse de Bourgogne s'étoit plainte à[2] Mme de Lauzun plusieurs fois de sa longue absence, avec beaucoup d'amitié et d'intérêt, et que M. le duc d'Orléans l'avoit entretenue de la mienne souvent à Marly, avec amertume, et cherchant les moyens de me ramener, jusqu'à me faire presser par elle de prendre le petit logement au château qu'avoit d'Effiat[3] comme étant son[4] premier écuyer, et dont il pouvoit disposer à ce titre, d'Effiat surtout n'y venant presque jamais[5]. Je n'avois pas la plus légère connoissance avec Effiat, et je me gardai bien d'accepter ainsi son logement d'un air de supériorité. Tous ces entretiens me flattoient par l'amitié, m'importunoient par le combat, mais ne vainquoient ni mon dégoût ni ma résolution; ils me jetèrent seulement dans un tiraillement qui, sans qu'il y parût, me mit extrêmement mal à mon aise.

Triste situation de M. le duc d'Orléans.

Je fus trois nuits à Pontchartrain; je m'y informai de la situation de M. le duc d'Orléans[6]. Le Chancelier m'apprit qu'elle ne pouvoit être plus triste, dans un éloignement du Roi fort marqué, celui de Monseigneur incomparablement davantage, un embarras, un malaise[7] qui se montroit à découvert, une solitude entière, et jusque dans les lieux publics, où personne ne s'approchoit de lui, et où rarement il s'approchoit de personne sans demeurer seul bientôt après; un abandon entier à Mme d'Argenton et à

1. *Faittes*, au pluriel, dans le manuscrit.
2. La préposition *à* semble corriger un *p*. — 3. Tome VI, p. 33.
4. *Son* surcharge des lettres illisibles.
5. C'est aussi ce que disent les *Mémoires de Sourches*, tome XI, p. 30.
6. Ci-dessus, p. 80. — 7. Écrit : *mal aise*. Ci-après, p. 320.

la mauvaise compagnie de Paris, où il étoit fort souvent; qu'elle avoit fait les honneurs d'un repas qu'il avoit donné, depuis peu de jours, à Saint-Cloud, à l'électeur de Bavière[1], qui avoit fait grand bruit et fort irrité le Roi[2]: en un mot, que jamais prince de ce rang [ne fut] si étrangement anéanti. Je m'étois bien attendu à une partie de ces choses, mais non à un si cruel état: il augmenta encore mes réflexions. Il fallut passer et s'arrêter à Versailles. Nous y fûmes tous dîner chez le Chancelier, le samedi 21 décembre, jour que le Roi revenoit de Marly[3]. La Chancelière nous mena voir le logement qu'elle nous destinoit. Les empressements avoient été poussés là-dessus avec adresse, jusqu'à faire[4] sentir qu'ils se tiendroient offensés et méprisés du refus; ils y avoient ajouté l'offre tout aussi poussée de nous y faire servir un morceau pour nous et pour nos amis. En un mot, tant fut procédé, qu'ils me forcèrent comme on force un cerf. Il fallut accepter; mais je capitulai[5] sur le manger, que je ne voulus pas souffrir. Il est impossible d'exprimer l'amitié et la grâce avec laquelle tout cela se[6] passa de leur part. Leur fils[7] étoit à Marly, que nous ne vîmes que le soir à Versailles. J'étois peu persuadé, touché néanmoins des raisons, et plus encore de l'amitié, mais froncé[8] de nouveau, en me revoyant dans Versailles relégué au fonds de la ville, avec cet asile au château, peu capable de soutenir le dégoût et la messéance d'une situation que je ne voyois aucun moyen sensible de changer. Sur le soir, au retour de la cour, je me trouvai environné d'amis, qui, comme de concert, accoururent autour de moi, hommes et femmes, Chevreuse, Beauvillier, Levis, Saint-Géran, Nogaret,

Passage à Versailles, où le Chancelier me force d'accepter une chambre chez lui au château*.

Concours et conspirations d'amis. Bontés et desirs de Mgr et

1. *Bavieres,* au manuscrit. — 2. Ci-dessus, p. 226, et ci-après, p. 314.
3. *Sourches,* p. 129. — 4. L'initiale de *faire* surcharge s[*entir*].
5. Au même sens que dans notre tome VII, p. 290.
6. *Ce* corrigé en *se.* — 7. Le secrétaire d'État de la marine.
8. Terme déjà rencontré au tome XII, p. 399. Comparez, dans le tome XV, p. 572: « Sa bouche ne fronçoit point. »
* Cette manchette est placée six lignes trop bas dans le manuscrit.

Boufflers, Villeroy, et d'autres encore, qui me représentèrent toutes les mêmes considérations en diverses façons qui m'avoient été faites, et qui formèrent comme une conjuration contre ce que j'avois résolu, dont quelques-uns étoient informés, et dont les autres s'étoient doutés par la longueur de mon absence. Ils se relayoient les [uns les] autres, comme s'ils s'étoient entendus pour ne me laisser aucun repos. Mme la duchesse de Bourgogne envoya chercher Mme de Saint-Simon sitôt qu'elle fut arrivée, qui l'accabla de bontés, dont aussi Mgr le duc de Bourgogne me combla. Outre ce qu'elle avoit dit sur la place de dame d'honneur après la duchesse du Lude[1], je sus par Cheverny, ce même soir, que Mgr le duc de Bourgogne s'en étoit ouvert à lui. Surpris d'une réception si vive, et touché d'une amitié si constante de tant[2] de gens considérables dans un état de disgrâce, et de ne pouvoir encore, en revenant à flot, devenir utile à pas un d'eux, les réflexions, tout ensemble me terrassa. Je résolus ce même soir, à l'insu de qui que ce fût, de tenter chose qui me décidât pour[3] toujours, soit en me raccrochant à la cour avec quelque succès, soit en l'abandonnant, qui me délivrât de la sorte de persécution que je souffrois là-dessus. Quelque peu susceptibles que des choses vagues et sans fondement fussent d'un éclaircissement avec le Roi, dont les plus dangereuses, comme l'esprit, ne se pouvoient traiter, et les plus aisées à détruire étoient d'une périlleuse délicatesse, comme le pari de Lille et ses suites, ce fut néanmoins la dernière ressource que j'embrassai, fondé sur ce que cette voie m'avoit si bien réussi plus d'une fois[4], et, dans la vérité encore, sur ce qu'il y avoit à croire que le Roi ne voudroit pas m'entendre, ou que, m'écoutant, et[5] cela court et sec, deux choses qui favo-

de Mme la duchesse de Bourgogne sur Mme de Saint-Simon pour succéder à la duchesse du Lude.

Parti que je prends seul, et ses motifs, de faire demander par Mareschal une audience au Roi.

1. Ci-dessus, p. 90. — 2. *Tans*, au manuscrit.
3. Ayant écrit *pr*, en abréviation, il a corrigé en *p*r.
4. Notamment en 1703, après la quête : tome XI, p. 361-369.
5. *Et* est en interligne.

risoient le parti que je voulois prendre, et qui mettroient fin aux obstacles de raison et d'amitié que j'y rencontrois[1]. J'allai chez Mareschal, dont on a vu ailleurs l'attachement pour moi, et quel il étoit d'ailleurs[2]. Il étoit un de ceux qui me pressoit[3] le plus de ne point quitter la partie, et il m'en avoit écrit fortement à la Ferté pour hâter mon retour. Je le trouvai. La conversation ne tarda pas à se tourner sur ma situation, et sur l'embarras que, ne portant sur rien de particulier, mais sur un amas de bagatelles vraies et fausses, [elles] étoient grossies et empoisonnées de manière[4] qu'elles me couloient à fonds plus sûrement que des fautes réelles et bien marquées. Après quelques raisonnements là-dessus, je lui dis tout d'un coup que tout le malheur étoit d'avoir affaire à un maître inabordable, auquel si je pouvois parler à mon aise, j'étois sûr de faire évanouir toutes les friponneries dont on s'étoit servi pour lui rendre ma conduite désagréable; et tout de suite j'ajoutai qu'il me venoit en pensée de lui faire une proposition, sans toutefois lui rien demander au-dessus de ses forces, parce que j'avois tout lieu de compter sur son amitié que la volonté ne lui manqueroit pas, et que, dans cette persuasion, je desirois qu'il demeurât en sa liberté de me répondre, et de ne rien faire que ce qui lui conviendroit: que ma proposition étoit qu'il prît son temps de dire au Roi qu'il m'avoit vu affligé au dernier point de me sentir mal auprès de lui sans

1. La phrase n'est pas finie. — Le *c* de *rencontrois* surcharge un *t*.

2. En dernier lieu, au tome XVII, p. 52-53 et 199. Saint-Simon a raconté, dans la notice de sa maison (tome XXI de 1873, p. 110), que Mareschal avait été son chirurgien quand il opérait dans son voisinage, à la Charité, et n'était pas encore au Roi : « Homme vrai, fort homme d'honneur, et avec le Roi comme l'ont toujours été ses domestiques du bas inférieur, c'est-à-dire mieux que ministres et favoris. » Au même endroit il dit que c'est sur le refus du Chancelier et de Beauvillier qu'il s'adressa au chirurgien dans la présente occasion.

3. *Pressoit* est bien au singulier.

4. La première lettre de *maniere* surcharge un *t*.

l'avoir en rien mérité ; que cette seule raison m'avoit tenu quatre mois à la campagne, où je serois encore sans la mort d'un homme très principal dans mes affaires[1], pour[2] lesquelles j'avois été forcé à revenir ; que je ne pouvois avoir de repos qu'en lui parlant avec franchise et loisir, et que je le suppliois de vouloir m'écouter avec bonté à loisir quand il lui plairoit. J'ajoutai que, par le refus de l'audience, je verrois bien que je n'avois plus à songer à rien ; que, si je l'obtenois, le succès me découvriroit ce qui me pourroit rester d'espérance. Mareschal pensa un moment ; puis, me regardant : « Je le ferai, me dit-il avec feu ; et en effet il n'y a que cela à faire. Vous lui avez déjà parlé plusieurs fois, il en a toujours été content : il ne craindra point ce que vous aurez à lui dire par l'expérience qu'il en a déjà eue. Je ne réponds pourtant pas qu'il le veuille, s'il est bien déterminé contre vous ; mais laissez-moi faire et bien prendre mon temps. » Nous convînmes qu'il m'écriroit à Paris par un exprès sitôt qu'il auroit parlé. En le quittant, je fus dire au Chancelier et à Mme de Saint-Simon le dessein[3] que j'avois conçu et entrepris, et leur déclarer en même temps que c'étoit le fruit de leurs persécutions et de celle de tous mes amis, duquel dépendroit le parti que je prendrois, mais que, poussé à bout pour demeurer à la cour, je voulois tâcher de pénétrer par cette dernière tentative ce que j'y pouvois raisonnablement espérer, et, par le succès de cette épreuve, m'y attacher, ou l'abandonner pour toujours. Tous deux goûtèrent fort ce que j'avois imaginé, sans pouvoir s'opposer à ma résolution en conséquence. Le Chancelier craignit que le Roi, n'ayant rien de marqué contre moi, ne voulût point m'entendre, dégoûté par un amas de choses sans corps adroitement empoisonnées et portées jusqu'à lui ; Mme de Saint-Simon bien davantage[4],

1. Ci-dessus, p. 294.
2. Ce p^r est représenté par un simple jambage.
3. Le *d* de *dessein* surcharge un *p*. — 4. Craignit bien davantage.

persuadée qu'elle étoit par l'éloignement profond du Roi pour moi, qu'elle avoit appris de Mme la duchesse de Bourgogne, qu'elle m'avoit judicieusement caché[1]. Cependant la conclusion fut d'attendre, d'espérer; que rien n'étoit mieux que ce que j'avois fait, par l'obscurité dans laquelle cette audience seroit demandée; que ce seroit bon signe, si elle étoit accordée; qu'en tout événement, on seroit sur ses pieds[2] pour voir et consulter, ne voulant pas consentir à la retraite quand même l'audience seroit refusée.

Maréchale de Villars; son accortise.

Ce même soir, tout tard, je montai chez Mme de Saint-Géran, qui sortoit de la grande opération de la fistule[3], et qui m'avoit envoyé prier, en arrivant, de ne me pas retirer sans l'aller voir. La maréchale de Villars y vint. Jusqu'à la disgrâce de Chamillart, nous avions logé porte à porte[4]. C'étoit une femme qui, à travers les galanteries, s'étoit mise en considération personnelle[5] par les grâces et l'application avec lesquelles[6] elle tâchoit d'émousser la jalousie de la fortune de son mari. Elle n'avoit rien oublié, ni lui aussi, pour se mettre bien avec Mme de Saint-Simon et avec moi dans le temps le plus radieux de leur vie, et où nous ne pouvions leur être de nul usage. Ils avoient passé légèrement sur ma[7] douleur peu contrainte de leur énorme duché, dont jamais je ne leur avois fait le moindre compliment. Sur la pairie[8], je m'étois aussi bien gardé de leur en faire faire, encore moins de leur en écrire. L'accueil, au bout de quatre mois d'absence[9],

1. Ci-dessus, p. 90-94. — 2. Locution relevée au tome XVII, p. 165.

3. *Dangeau*, p. 52; *Sourches*, p. 101; recueil Bossange, tome I, p. 455, et tome II, p. 6 et 10; lettre de Valincour, dans la *Revue d'histoire littéraire*, janvier 1904, p. 146.

4. Tome XVII, p. 438.

5. Il y a *personnelles*, au pluriel, dans le manuscrit.

6. *Lesquelle*, dans le manuscrit.

7. Avant *ma*, Saint-Simon a effacé du doigt *la* en fin de la ligne précédente.

8. Ci-dessus, p. 202, et ci-contre, p. 303. — Encore *pairrie*, et, auparavant, *le*, masculin.

9. Il y a *abscense* dans le manuscrit.

fut comme si nous ne nous étions pas quittés : elle me pria à dîner, avec Mme de Saint-Simon, pour le lendemain, et m'en pressa de manière à ne m'en pouvoir défendre. Ils étoient lors en l'apogée de la plus brillante faveur. Elle savoit que le Roi devoit aller voir son mari le lendemain[1] ; mais elle n'eut garde de me le dire : elle me l'avoua depuis, et son intention fut de nous donner occasion de lui faire notre cour. Je fus voir le lendemain matin la duchesse de Villeroy. Elle [et] son mari me demandèrent où je dînois, et m'avertirent de la visite du Roi, de peur que, dans la surprise, il m'échappât quelque[2] chose. Le duc de Villeroy m'avoit écrit la pairie de Villars à la Ferté, sans me mander autre chose dans la même lettre ; ma réponse fut aussi laconique : je lui mandai que je le remerciois de sa nouvelle, que je le priois de s'aller....[3], en propres termes, et de me croire, etc. Ils en rirent beaucoup ; mais cette disposition qu'ils me connoissoient les engagea à me donner l'avis. Nous dînâmes en compagnie assez courte, et que nous reconnûmes aisément avoir été choisie pour nous. Vers le fruit[4], on vint poster les gardes[5], et le Roi vint au sortir du sermon. La compagnie s'étoit grossie depuis le dîner : le Roi la salua, puis vint[6] au lit de repos[7] sur lequel étoit le maréchal de Villars, l'embrassa par deux fois avec des propos obligeants, congédia le[8] monde, et demeura deux heures là tête à

Visite du Roi au maréchal, puis à la maréchale de Villars. [*Add. St-S. 903*]

1. Le 22 décembre. On l'avait transporté en grand appareil à Versailles, le 20 novembre.
2. Il a commencé ce mot par l'abréviation de *que*, suivie de *uelque*.
3. Il a mis ainsi quatre points. Comparez tome II, p. 248.
4. Locution relevée au tome II, p. 322.
5. Ils suivaient partout le Roi.
6. Le manuscrit porte : *vît*, par mégarde.
7. M. Oscar Havard (*Dictionnaire de l'Ameublement*, tome III, p. 426) a reproduit une estampe d'Allard représentant un lit de repos du dix-septième siècle. Il en est parlé dans les *Mémoires de Mademoiselle*, tome II, p. 435. Notre auteur, dans le prochain volume, comparera le lit de repos de Villars au « théâtre d'un Tabarin. »
8. *Le* est en interligne.

tête. Comme il sortoit, le maréchal lui dit qu'il se méprenoit de porte : le Roi l'assura qu'il avoit bien remarqué le chemin, et qu'il alloit rendre une visite à la maréchale dans son appartement. Il l'y trouva avec quelques dames. Il y fut peu, mais avec cette galanterie majestueuse qui lui étoit si naturelle. Il s'en alla de là chez lui. Cette visite excita un renouvellement d'envie, et fit un grand bruit dans le monde[1]. Le maréchal de Gramont mort à Bayonne en 1678[2] est le dernier seigneur qu'il ait visité dans une maladie, ce qui n'étoit pas rare autrefois[3]. En allant chez Villars, il dit, comme par manière d'excuse, que, puisque le maréchal de Villars ne pouvoit venir chez lui, il falloit bien qu'il l'allât trouver. Le maréchal de Boufflers ne fut pas celui à qui cette visite fut la moins sensible : il se tint fort chez lui pendant qu'elle dura, et tout le jour ; mais le hasard donna une rude mortification à un autre illustre disgracié. Le duc de Vendôme, qui, depuis son exclusion de Marly et de Meudon, faisoit des courses rares d'Anet à Versailles[4], y arriva justement dans ce temps-là. Il en usa en courtisan : il vint dans la galerie où donnoit l'appartement qu'occupoit Villars, attendre que le Roi en sortît, et y demeura une bonne heure confondu avec tout le monde. Le Roi, qui le vit en sor-

Contretemps de Vendôme.

1. C'est le dimanche 22 décembre que le Roi, au sortir des vêpres, se rendit chez Villars (*Journal de Dangeau*, p. 75-76 et 81, avec l'Addition placée ci-dessus ; *Mémoires de Sourches*, p. 129-130 ; *Gazette d'Amsterdam*, 1710, n° I). La marquise d'Huxelles écrivait, deux jours plus tard : « Le spectacle fut beau en nombre de courtisans et de gardes rangés dans la galerie. La maréchale se trouva avec son fils à la porte du logement. On croit que le maréchal s'y attendoit : il étoit sur un canapé, en robe de chambre.... » — « Le Roi, dit Mme de Maintenon dans sa lettre du 23 à la princesse des Ursins (tome II, p. 21), fit hier une visite de deux heures à M. le maréchal de Villars pour les projets de la campagne prochaine. ».

2. Tome I, p. 216, et ci-dessus, p. 205.

3. Il a déjà été parlé de ces visites du Roi dans le tome XII, p. 5-6.

4. Tome XVII, p. 326. Voyez les *Mémoires de Sourches*, tome XII, p. 52, 53, 126 et 127.

tant, lui demanda à quelle heure il étoit parti d'Anet. C'est tout ce qu'il en eut en tout[1] le temps qu'il demeura à Versailles, qui fut jusqu'au premier jour de l'an. Ce spectacle de Vendôme ne laissa pas d'amuser assez de gens[2].

Je me propose de faire rompre M. le duc d'Orléans avec Mme d'Argenton, et, au maréchal de Bezons, de m'y aider. [Add. St-S. 904]

Tandis que je mettois les fers au feu[3] pour moi-même, je ne perdois point de vue[4] la triste situation[5] de M. le duc d'Orléans. Il étoit allé de Marly à Paris: ainsi, je ne l'avois point vu, et, à Paris, je ne le voyois jamais. Frappé de la profondeur de sa chute[6], il ne se présenta[7] à moi qu'un seul moyen de le relever, terrible à la vérité, et même dangereux à lui proposer vainement, très difficile à espérer de lui faire prendre, mais qui, tel qu'il étoit, ne fut pas capable de m'épouvanter[8] : c'étoit de le séparer d'avec sa maîtresse pour ne la revoir jamais[9]. J'en sentis tout le poids et le péril; mais j'en sentis tellement la nécessité et le fruit, que je résolus de l'entreprendre. Mais je n'osai me charger seul d'une entreprise si pleine d'écueils[10]: je jetai les yeux sur Bezons[11], le seul homme qui fût en état, et qui pût être en volonté de m'y aider, encore qu'il fût à peine de ma connoissance. On a vu en plus d'un endroit ici[12] quel il étoit, et ses raisons de liaisons et d'attachement pour M. le duc d'Orléans, qui avoit beaucoup de

1. *Tout* surcharge des lettres illisibles.
2. *Mémoires de Sourches*, p. 130, avec des réflexions de l'annotateur.
3. Ci-dessus, p. 277. — 4. *Veu*, au manuscrit.
5. Ces trois mots, terminant la page 895 du manuscrit, sont répétés au commencement de la page 896.
6. *Chutte* est en interligne, au-dessus d'un premier *cheutte* (sic) déj corrigé.
7. Il y a *presentta* dans le manuscrit.
8. On a déjà vu (tome XVI, p. 150) que Saint-Simon se persuadait que le duc ne pouvait être dirigé que par ses conseils et ses instructions.
9. Ci-dessus, p. 46-47.
10. Le récit qui va suivre était beaucoup plus court dans la notice Saint-Simon (éd. 1873, tome XXI, p. 110-112).
11. Le nom *Besons* a été ajouté en interligne.
12. Ci-dessus même, p. 137-138.

confiance en lui, et qui avoit fort contribué à son élévation[1]. Bezons étoit un rustre, volontiers brutal, avec peu d'esprit[2], mais tout tourné à son fait et à cheminer, avec assez de sens, mais une tête faite pour un Rembrandt[3] et un Van Dyck[4], avec de gros sourcils[5] et une grosse perruque qui lui en faisoit attribuer bien davantage[6]; excellent officier général, surtout de cavalerie, médiocre général d'armée, qui, avec une valeur personnelle fine et tranquille, craignoit tous les dangers pour la[7] besogne dont il étoit chargé[8]. Il étoit droit, franc, honnête homme, avoit de la vertu, austère pour autrui[9], adoucie pour soi en homme qui sentoit son[10] peu de bien, d'alliance, de naissance[11],

Caractère de Bezons.

1. Tomes XIV, p. 73, et XVII, p. 400.

2. « Cette mâchoire de Bezons, » dira-t-il dans la suite des *Mémoires*, tome XIII de 1873, p. 107. Ailleurs (*ibidem*, p. 341), il parlera encore de sa bêtise et le comparera à un sanglier.

3. Tome XI, p. 41. — Il a écrit ici : *Rhinbrand;* ailleurs, *Reinbrand*.

4. Antoine Van Dyck (1598-1640), d'Anvers, élève de Rubens, peignit beaucoup de portraits qui l'ont rendu célèbre, en Italie comme en Angleterre et en Hollande. — Notre auteur écrit : *Vendeck*, conformément à la prononciation hollandaise.

5. *Sourcis*, au manuscrit.

6. Il a parlé à peu près de même du maréchal d'Huxelles au tome XI, p. 41.

7. *Sa* corrigé en *la*.

8. Ci-dessus, p. 137. On l'appelait le « Père des difficultés » (*Mémoires du chevalier de Quincy*, tome II, p. 228).

9. Avec de la froideur (lettre de Mme de Maintenon à la princesse des Ursins, dans le recueil Bossange, tome I, p. 208).

10. Les mots *sentoit son* sont en interligne, au-dessus de *sent son*, biffé après avoir essayé de corriger par l'addition de la syllabe *toit* en interligne.

11. Les Bazin de Bezons appartenaient à une famille de robe dont la filiation, dans l'*Histoire généalogique*, tome VII, p. 682-683, ne remonte pas au delà du bisaïeul du maréchal, qui avait épousé Marie Chanterel, dame de Bezons. Si l'on en croit Tallemant des Réaux (tomes V, p. 201, 204, et IX, p. 466), ç'auraient été des bonnetiers de Troyes, qui fabriquaient les étoffes auxquelles est resté le nom de *basin;* d'autres furent, effectivement, marchands drapiers et bourgeois de Paris. On peut voir aussi les *Caractères de la Bruyère*, tome II, p. 165-

qui avoit beaucoup de famille[1], qu'il aimoit et qu'il desiroit passionnément avancer et établir, à qui l'amitié de M. le duc d'Orléans avoit été fort utile, à[2] qui, par toutes ces raisons, il ne pouvoit être que fort sensible que ce prince fût en état ou hors d'état d'en tirer protection et parti, et à qui, sûrement, il eût fort pesé d'avoir la honte de se retirer de lui, ou l'embarras d'y demeurer attaché dans l'état fâcheux où M. le duc d'Orléans s'alloit précipitant[3] sans ressource. Voilà ce qui me détermina à m'associer de lui[4], outre qu'il étoit le seul dans la confiance de ce prince dont je pusse faire cet usage. Ainsi, sans consulter ni m'ouvrir de mon dessein à personne, trouvant Bezons dans le grand appartement pendant la messe du Roi, le lendemain de la visite de S. M. au maréchal de Villars[5], je l'abordai, et, sans autre façon, je le pris à part, et je lui parlai de l'état terrible auquel M. le duc d'Orléans s'étoit mis. Le maréchal, qui n'ignoroit pas mon intimité avec ce prince, s'ouvrit d'abord avec moi,

166 et 375, le *Ménagiana*, tome III, p. 350, et, au Cabinet des titres, le volume 69 des *Dossiers bleus*. Notre auteur traitera plus tard, en 1715, le maréchal de « plat robin » (suite des *Mémoires*, tome XIII de 1873, p. 47); il va revenir, p. 407-408, sur sa basse extraction, puis (tome X de 1873, p. 78) parlera de ses armoiries analogues à celles de la Suède, mais venues d'une enseigne de boutique. D'après le dossier réuni par Chérin (vol. 18, au Cabinet des titres), la famille n'avait pu fournir, pour faire reconnaître sa noblesse, que deux arrêts « insuffisants » rendus par la Cour des aides en 1612 et 1613. Le maréchal était fils d'un trésorier de France, petit-fils d'un médecin, arrière-petit-fils d'un receveur des consignations à Châlons; cependant un cadet avait été reçu dans l'ordre de Malte le 20 mai 1661.

1. Quatre filles et trois fils, dont le dernier venait seulement de naître le 13 décembre 1709.

2. Avant cet *à*, il a biffé l'abréviation d'*et*.

3. Nous avons eu *s'en aller cuit* au tome X, p. 14. « On dit qu'*une chose s'en va commencée*, pour dire qu'elle commencera bientôt » (*Académie*, 1718). Chapelain dit : « La Préface s'en va achevée » (*Lettres*, tome I, p. 175).

4. Nous avons déjà eu, au tome XVI, p. 275, *s'associer de quelqu'un*.

5. Le 23 décembre : ci-dessus, p. 303-304.

et me peignit sa situation avec des couleurs plus vives et plus fâcheuses que n'avoit fait le Chancelier : il me dit que sa solitude était telle, que ses gens lui avoient avoué que, depuis un mois, il étoit le seul homme qui fût entré chez lui, non seulement de gens de marque, mais le seul absolument qui ne fût pas son domestique; qu'à Marly, on le fuyoit dans le salon sans détour; que, s'il y abordoit une compagnie, chacun désertoit d'autour[1] de lui, en sorte qu'il demeuroit seul un moment après, et avoit encore le dégoût de voir les mêmes gens se rassembler dans un autre coin tout de suite; qu'à Meudon, c'étoit encore pis, qu'à peine Monseigneur y pouvoit souffrir sa présence, et, contre sa manière, ne se contraignoit pas de le marquer; que chacun craignoit d'être vu avec M. le duc d'Orléans, et se faisoit un mérite et un devoir de lui répondre à peine ; que, pour lui, il étoit au désespoir de voir une chose si funeste et si fort inouïe, et plus outré encore d'y[2] voir si peu de remède. Alors, je le regardai entre deux yeux, et lui dis que j'en savois bien un, moi, et prompt et certain, mais unique, difficile, et hasardeux à tenter ; que ce que j'avois appris depuis peu de[3] jours, après une longue absence, m'avoit tellement pénétré de douleur là-dessus, que j'avois conçu ce remède et le dessein de le tenter, mais que, ne l'osant seul, j'avois cru pouvoir oser le lui proposer comme au seul homme capable de m'y donner conseil et aide : qu'en un mot, s'il vouloit me seconder, lui et moi parlerions net au prince, et lui ferions ensemble la proposition de quitter Mme d'Argenton, la source de ses fautes et de ses malheurs, dont il pourroit faire celle de son rétablissement auprès du Roi outré de son désordre, et avec le monde scandalisé à l'excès ; qu'avec elle disparoîtroient tous ses torts

1. Le *Dictionnaire de l'Académie* de 1718 ne donnait l'emploi de *déserter de quelque chose* qu'après celui du même verbe à l'actif.

2. *De* corrigé en *d'y*.

3. Les mots *peu de* sont en interligne.

aux yeux d'un maître qui savoit, par une longue et funeste expérience, jusqu'où[1] pouvoit conduire l'aveuglement d'une forte passion, d'un père sensible pour sa fille, d'un oncle qui avoit eu de l'inclination pour son neveu, d'un bienfaiteur[2] qui seroit ravi de trouver qu'il ne s'étoit pas mépris; que le public suivroit la même impulsion, ainsi[3] que les personnes royales, tous si dépendants des mouvements du Roi; qu'il n'y avoit que cette porte pour sortir et pour rentrer; qu'un plus long délai confirmeroit de plus en plus un éloignement, peut-être une aversion: qu'en un mot, qu'il[4] examinât bien la chose, et qu'il vît s'il savoit mieux, ou s'il voudroit y concourir avec moi. Le maréchal fut moins surpris de l'ouverture que saisi que c'étoit l'unique ressource de M. le duc d'Orléans. Il l'approuva sur-le-champ, quoiqu'il en sentît bien les difficultés, me promit d'être mon second; mais, comme il entroit en matière, nous vîmes passer d'Antin près de nous: nous nous regardâmes, pensant[5] tous deux la même chose[6], et nous convînmes de nous quitter sur-le-champ, et de nous trouver tête à tête chez moi, à Paris, l'après-dînée du jour de Noël, pour conférer de toutes choses, et les mieux digérer ensemble pour les conduire à une prompte exécution

Rempli de tant de pensées importantes, je m'en allai l'après-dînée à Paris, avec Mme de Saint-Simon, où je lui contai, et à ma mère, le dessein que j'avois conçu sur M. le duc d'Orléans. Il leur fit peur à toutes deux: elles m'en dissuadèrent, elles me dirent que jamais ce prince n'auroit la force de renvoyer sa maîtresse, ni celle de lui cacher nos efforts; qu'elle étoit méchante, insolente[7], har-

1. L'adverbe *où* surcharge *au*. — 2. Ici, *bienfaicteur*.
3. Avant *ainsy*, Saint-Simon a biffé l'abréviation de *que* en fin de ligne.
4. La conjonction *que* est bien répétée deux fois dans le manuscrit.
5. *Pensans*, au manuscrit.
6. D'Antin appartenait à la cabale de Meudon.
7. Mme de Maintenon fit à diverses reprises, pour la princesse des Ursins, un tableau de l'insolence révoltante de Mme d'Argenton avec

die au dernier point, intimement liée à la duchesse de Ventadour, à la princesse de Rohan[1], à toute cette dangereuse séquelle[2] qui déjà me haïssoit à cause des Soubises et des Lillebonnes, liée encore aux plus méchantes femmes de Paris, et à un grand nombre de gens qui, la regardant, les uns comme leur gagne-pain[3], les autres comme une amie commode, deviendroient furieux contre moi, me susciteroient de nouvelles affaires par de nouvelles noirceurs, me brouilleroient avec M. le duc d'Orléans; qu'en un mot, ce n'étoient point là mes affaires, ni de bonnes affaires; que les miennes n'avoient pas besoin de supplément de tracasseries, de méchancetés, d'ennemis, et que je ferois beaucoup mieux de me tenir en repos, en évitant même avec sagesse un commerce trop étroit avec M. le duc d'Orléans, de même que ce qui pourroit aussi sentir l'abandon, dont ses courses continuelles me donneroient le moyen, si je voulois bien m'en aider. Ce conseil me parut fort sage, et me tenta fort de le suivre. Bezons vint au rendez-vous chez moi le jour de Noël. D'entrée de discours, je le trouvai refroidi, et, comme je l'étois aussi beaucoup, au lieu de l'échauffer et de le fortifier, je lui présentai les doutes et les difficultés que je lui

tout le monde, et même avec Madame, de sa jalousie pour la duchesse d'Orléans, des folies qu'elle faisait commettre au duc, etc. (recueil Bossange, tomes I, p. 178-180 et 417, et IV, p. 269; recueil Geffroy, tome II, p. 142-144). Madame, qui prétend que la rupture vint de ce que Mme d'Argenton voulait qu'on l'aimât « comme un berger, » dit (recueil Jaeglé, tome II, p. 110) que, horriblement rapace, elle traitait le prince comme un valet de chien ou un esclave, le forçait d'accourir au premier signe, lui lançait des coups de pied, affectait de traiter son propre fils beaucoup mieux que le duc de Chartres, etc., et que le Roi eût fini par l'en débarrasser au moyen d'une lettre de cachet.

1. Fille de Mme de Ventadour.

2. *Séquelle*, « nom collectif, se dit par mépris d'un nombre de gens qui sont attachés au parti, aux sentiments, aux intérêts de quelqu'un » (*Académie*, 1718).

3. Il écrit: *gaignepain*, comme *gaigner*.

avouai m'avoir touché par les réflexions que j'avois faites depuis que je ne l'avois vu. Il douta pareillement que M. le duc d'Orléans pût être déterminé à quitter Mme d'Argenton, que, ne la quittant pas, il pût nous garder le secret avec elle, et me parut aussi persuadé de la fureur de cette fille et de tout ce qui l'environnoit, qui ne seroit pas sans danger. Ainsi, sans nous départir de nos vues, mais sans nous y tenir entièrement attachés, nous convînmes de ne point parler expressément à M. le duc d'Orléans de quitter sa maîtresse, mais que, s'il le donnoit beau[1] dans la conversation à l'un de nous deux, celui de nous deux qui trouveroit jour le saisiroit, pour pousser l'ouverture mesurément selon qu'il le jugeroit à propos, et auroit pouvoir de citer l'autre, même de découvrir au prince la résolution formée entre eux deux, pour en tirer ce qu'il seroit possible, mais avec une sage discrétion. Nous raisonnâmes longtemps sur l'état auquel il s'étoit laissé tomber, nous parlâmes des diableries[2] et de l'affaire d'Espagne[3], dont le maréchal ne savoit pas plus que moi, et nous nous séparâmes de la sorte après être convenus de nos faits.

Mareschal m'obtient une audience du Roi.

Le pénultième jour de cette année, soupant seul avec Mme de Saint-Simon, je reçus par un exprès un billet de Mareschal qui me mandoit qu'il s'étoit acquitté de mes ordres[4], qu'il n'avoit pas été mal reçu, et que je parlerois quand je voudrois ; néanmoins, qu'il étoit à propos que je le visse avant personne. Ce billet nous donna une joie

1. « On dit, à la paume, *donner beau*, pour dire jouer la balle de manière qu'elle soit facile à prendre, et on dit figurément *donner beau*, pour dire donner à quelqu'un une belle occasion de dire ou de fair quelque chose » (*Académie*, 1718). Nous avons déjà vu *l'avoir beau* dans le tome XII, p. 2, et aussi *l'avoir belle, prendre sa belle*.

2. On appelait *diableries* les possessions, les sorcelleries (*Académie*, 1718). — Voyez à quoi ce mot fait allusion ici, dans notre tome XIII, p. 458-463. Nous l'avons déjà eu au tome II, p. 88, pour le maréchal de Luxembourg.

3. Ci-dessus, p. 28, et ci-après, p. 326. — 4. Ci-dessus, p. 300-302.

sensible à Mme de Saint-Simon et à moi : nous jugeâmes que c'étoit un grand pas fait que la sûreté d'une audience ; que la question seroit de voir si elle ne seroit ni forlongée[1] ni étranglée, le succès qu'on s'en pourroit promettre, que je verrois bien dans l'audience même. Nous résolûmes d'aller le lendemain à Versailles pour marquer au Roi de l'impatience, et y demeurer sans le presser, en attendant qu'il voulût m'écouter. Je voulus que Mme de Saint-Simon vînt avec moi, pour avoir son conseil dans une conjoncture dont dépendoit entièrement le genre[2] de vie que nous devions embrasser désormais, chose si critique pour nous et pour notre famille. Arrivant à Versailles le dernier jour de l'an, j'allai chez Mareschal, qui me dit qu'ayant trouvé la veille le Roi plus seul et de meilleure humeur qu'à l'ordinaire, il avoit tourné pour lui parler afin de faire retirer d'auprès de son lit le peu de petits domestiques qui sont de cette entrée, qui précède celle du grand chambellan et des premiers gentilshommes de la chambre[3] ; que, resté seul auprès du Roi, il l'avoit voulu sonder en lui parlant d'abord d'une petite affaire qui le regardoit ; que, le Roi lui ayant favorablement répondu, il lui avoit dit que ce[4] n'étoit pas tout, et qu'il en avoit une autre à lui dire qui lui tenoit bien autrement au cœur ; que le Roi lui avoit demandé d'un air fort ouvert ce que c'étoit, et qu'il lui avoit dit qu'il m'avoit vu profondément poiné de me croire mal avec lui, sur quoi il avoit pris occasion de me louer, et de lui vanter mon attachement pour lui et mon assiduité à la cour ; que le Roi, sans se refrogner[5], s'étoit cependant refroidi, et

1. Nous avons déjà eu *forlonger* au sens de traîner en longueur.

2. La seconde lettre de *genre* semble surcharger un *o*.

3. Cette entrée du matin, qui précédait les grandes, n'était que pour les premiers valets de chambre, le premier médecin et le premier chirurgien (*État de la France*, 1712, tome I, p. 250-254).

4. Avant *ce*, Saint-Simon a biffé *il m'avoit veu profondém^t peiné*, pour reporter ces mots trois lignes plus loin.

5. Nous avons déjà (tome XI, p. 40) donné la définition académique

avoit répondu qu'il n'avoit rien contre moi, et qu'il ne savoit pas pourquoi je me persuadois le contraire; que, là-dessus, lui, Mareschal, redoubla, et demanda mon audience comme la chose du monde que je desirois le plus, et qui lui feroit, à lui, le plaisir le plus sensible; que le Roi, pressé de la sorte, sans répondre sur l'audience, avoit reparti : « Mais que me veut-il dire ? Il n'y a rien. Il est bien vrai qu'il m'est revenu plusieurs bagatelles de lui, mais rien de marqué. Dites-lui de[1] demeurer en repos, et que je n'ai rien contre lui ; » que, là-dessus, lui, Mareschal, avoit insisté de nouveau pour l'audience, le priant de me donner cette satisfaction sans laquelle je n'en pouvois avoir, mais à son loisir, et point un jour plutôt qu'un autre, pourvu que ce fût seul dans son cabinet; à quoi le Roi avoit enfin répondu avec assez d'indifférence : « Eh bien ! je le veux bien; quand il voudra. » Mareschal m'assura qu'il avoit bien senti de l'éloignement dans le Roi, mais nulle colère, et me dit qu'il espéroit que j'aurois une audience particulière et tranquille; que je lui expliquasse bien tous mes faits une bonne fois, et que je ne craignisse point d'être trop long puisqu'il étoit question d'un éclaircissement sur des bagatelles grossies, dont le dépouillement demandoit du détail; qu'il me conseilloit de lui parler avec franchise et liberté, et de mêler une sorte d'amitié dans mes respects; que, du reste, je me présentasse devant lui avec assiduité, pour lui donner lieu de choisir son temps de me parler[2]. La conversation finit par des remerciements proportionnés au service qu'il me rendoit, dont l'importance se devoit mesurer sur ce que nul autre de mes amis, ministres, seigneurs, personnages, gens en place, n'étoit à portée de me rendre, chose bien étonnante, et

du verbe *refrogner, se renfrogner,* ou *se refrogner,* qui subsiste encore aujourd'hui avec les deux orthographes. Ici et p. 365, *refroigner.*

1. Le *d* de *de* corrige l'abréviation de *que.*

2. On n'a aucun de ces détails dans le récit, très raccourci, de la notice SAINT-SIMON.

néanmoins très vraie, et qui marquoit bien la défiance du Roi pour tout le monde, dont ses valets seuls étoient exceptés. Mareschal me demanda un secret inviolable, excepté pour Mme de Saint-Simon et le Chancelier, que je lui tins fidèlement. Il ne craignoit pas qu'on sût que j'avois eu une audience, puisqu'après l'avoir eue, ce seroit une nouvelle qui ne se pourroit cacher, mais bien qu'il me l'eût obtenue. Ainsi[1] finit l'année 1709.

1710.

Première conversation tête à tête avec M. le duc d'Orléans, à qui je propose de rompre avec Mme d'Argenton.

Les quatre premiers jours de l'année 1710 se passèrent en choses qui méritent une espèce de journal, parce qu'outre la part que j'y eus, elles servirent de fondement à une suite d'événements considérables. Le premier jour de cette année, qui fut un mercredi, rappela M. le duc d'Orléans pour les cérémonies et les visites de cette journée. Je le vis après les vêpres du Roi[2] : il m'emmena aussitôt dans son arrière-cabinet obscur sur la galerie, où la conversation fut d'abord coupée et tumultueuse, comme il arrive[3] d'ordinaire après une longue absence ; après quoi je lui demandai de ses nouvelles avec le Roi, Monseigneur et les personnes royales. Il me répondit assez en l'air : « Ni bien ni mal ; » et[4], sur ce que je lui répliquai que ce n'étoit pas assez, il me dit qu'il avoit donné à Saint-Cloud une fête à l'électeur de Bavière[5], où il y avoit eu quantité de dames, entre autres Mme d'Arco[6] mère du chevalier de

1. L'encre change.
2. Les mots *après les vespres du Roy* sont en interligne, au-dessus de *le soir*, biffé.
3. *Arriva* corrigé en *arrive*.
4. *Et* surcharge des lettres illisibles. — 5. Ci-dessus, p. 297-298.
6. Agnès-Françoise le Louchier, native de Tournay, avait été la maîtresse de l'Électeur dès 1693 ou 1694, pendant qu'il était vicaire général du roi d'Espagne dans les Pays-Bas, et avait été mariée par lui au comte Ferdinand d'Arco, qui la laissa veuve au bout de peu d'années. Elle était venue à Paris à diverses reprises, notamment en 1701 et 1703, et s'installa définitivement en 1705 dans une maison de la rue Saint-Dominique appartenant aux jacobins et occupée précédemment par le

Bavière[1], où il n'avoit pas cru mal faire de faire trouver Mme d'Argenton[2]; que le Roi, néanmoins, l'avoit trouvé mauvais, et le lui avoit dit après quelques jours de bouderie; que cela s'étoit passé ensuite, et qu'il étoit avec lui à l'ordinaire. Je lui demandai ce qu'il entendoit par cette expression à l'ordinaire, qui ne m'expliquoit rien au bout de quatre mois d'absence : sur quoi, il se mit à battre la campagne comme un homme qui craint d'approfondir. Je le pressai, et, comme il vit que j'en savois davantage, il me demanda ce qu'on m'en avoit dit. Je ne crus pas devoir lui taire ce que j'en avois appris : je lui dis franchement que j'étois bien informé qu'il étoit fort mal avec le Roi, et si mal, qu'il étoit difficile d'y être pis ; que le Roi étoit outré contre lui de tous points ; que Monseigneur l'étoit infiniment davantage, et le montroit aussi avec beaucoup moins de ménagement ; qu'à leur exemple le gros du monde s'éloignoit de lui, et que j'avois appris sur tout cela tant de fâcheux détails, que je lui avouois que j'en étois au désespoir. Il m'écouta attentivement, et, après avoir laissé quelque temps la parole tombée, il convint de tout ce que je venois de lui dire. Il ajouta

comte de Verue (Arch. nat., carton S 4221) ; elle y mourut le 4 février 1717. Le *Mercure* de novembre 1709, p. 280-281, fit un bref éloge d'elle. Sa correspondance avec l'Électeur existe encore aux Archives royales de Munich. Saint-Simon reparlera d'elle au temps de sa mort (suite des *Mémoires*, tome XIII de 1873, p. 252), et dira alors, d'après Dangeau, qu'elle s'appelait Mlle Popuel ; ce nom ne figure point sur le beau portrait gravé par C.-M. Vermeulen, d'après Vivien, en 1700. — Non seulement Mme d'Arco se trouvait à Paris ; mais on voit par les lettres de Mme d'Huxelles qu'une autre femme galante, quoique très bien née, Mlle de Montigny, était venue avec deux sœurs chanoinesses de Mons et quatre amies, et c'est elle qui remplaçoit Mme d'Arco auprès du prince. Nous la verrons ensuite épouser le comte d'Albert.

1. Emmanuel-François-Joseph : tome IX, p. 280. Le 31 mars 1705, cet enfant, âgé de neuf ans, avait été présenté au Roi, et la cour l'avait trouvé d'une figure charmante (*Mémoires de Sourches*, tome IX, p. 208).

2. Le manuscrit porte : *M. d'Argenton*. — Selon le *Mercure*, la table était présidée par la duchesse de Bouillon.

qu'il sentoit bien que c'étoient là les effets de l'impression de son affaire d'Espagne, qui, nonobstant sa simplicité, avoit été empoisonnée par des fripons ; que le malheur étoit qu'il n'y pouvoit que faire, et qu'il falloit bien que le temps raccommodât tout. Je le regardai avec fermeté, et lui répondis qu'il y avoit des choses que le temps effaçoit, et d'autres que le temps imprimoit de plus en plus ; que son affaire d'Espagne étoit malheureusement de cette dernière sorte par sa nature, et par l'expérience qui lui montroit très sensiblement qu'il étoit plus éloigné du Roi et de Monseigneur qu'aux premiers jours de la fin publique de cette affaire ; qu'il n'avoit pas besoin de réflexions pour s'en apercevoir, et que cette triste vérité ne pouvoit être contestée. A ce propos, il rentra fort en lui-même, et me l'avoua. Il convint de son embarras avec eux, et de leur peine avec lui, qui redoubloit la sienne, et qui le retiroit de plus en plus d'auprès d'eux. J'en pris occasion de tirer de lui le même aveu sur l'abandon si entier de tout le monde, qui, après l'autre, ne lui fut pas difficile. Il s'en plaignit à moi avec assez d'amertume, et, sur ce qu'il y mêla quelque aigreur, je lui représentai qu'en un temps aussi despotique que ce règne, toute la cour, et, par elle, tout le monde, régloit ses démarches sur les mouvements qu'on ne cessoit de chercher dans le Roi, premier mobile de toutes choses ; que souvent c'étoit bassesse, ordinairement flatterie, mais qu'ici c'étoit juste terreur, puisque chacun n'étoit que trop informé de la cause des manières du Roi à son égard, si différentes maintenant de ce qu'elles avoient toujours été, et que, quelque dure, quelque étrange, quelque inouïe que fût la solitude qu'il éprouvoit, il ne pouvoit avec raison le trouver mauvais de personne, ni en espérer la fin que par le changement du Roi à son égard, qui entraîneroit, au moins pour l'extérieur, celui de Monseigneur et celui de tout le monde. Cette vive repartie jeta ce prince dans une consternation qui m'émut, et qui m'encouragea.

J'étois entré chez lui en résolution de le mettre en voie de s'ouvrir avec moi, pour le sonder et lui jeter de loin des propos qu'il pût entendre, mais non dans le dessein de rompre la glace ; en ce moment, je me dépouillai de toute crainte et de toute considération précédente, et je me déterminai à saisir l'occasion, si elle se présentoit à moi de bonne grâce, comme je prévoyois qu'il pouvoit arriver, et comme, en effet, elle se présenta peu de moments après. M. le duc d'Orléans, pénétré de la peinture que je venois de lui faire de sa situation, et qu'il ne pouvoit alors se dissimuler à lui-même, se leva après un profond silence de quelque temps, et se mit à faire quelques tours de chambre. Je me levai aussi, et, appuyé à la muraille, je l'examinois attentivement, lorsque, levant la tête et soupirant, il me demanda : « Que faire donc ? » comme un homme qui, après avoir profondément pensé, croit répondre sur-le-champ. Alors, voyant l'occasion si belle et si naturelle, je la saisis sans balancer. « Que faire ? répondis-je ; que faire ? » d'un ton ferme et significatif : « Je le sais bien ; mais je ne vous le dirai jamais, et c'est pourtant l'unique chose à faire. — Ah ! je vous entends bien ; » répliqua-t-il comme frappé de la foudre ; et, redoublant : « Je vous entends bien ! » il s'alla jeter sur un siège à l'autre bout du cabinet. Sûr à l'instant qu'il m'avoit en effet entendu, étourdi moi-même du grand coup que je venois de frapper, je me retournai un peu vers la muraille pour m'en remettre moi-même, et pour lui épargner l'embarras d'être regardé dans ces premiers moments. Le silence fut long ; je l'entendois se remuer impétueusement sur sa chaise, et j'attendois en peine par où la conversation reprendroit[1]. Cependant les soupirs se mêlèrent à l'agitation du corps, et, jugeant de là que les réflexions cuisantes avoient plus de part à toute cette agitation qu'une colère

1. Avant *reprendroit,* Saint-Simon a biffé *recomenceroit,* après avoir essayé de corriger ce verbe en *reprendroit.*

sèche, je me tournai vers lui, et, les yeux baissés avec embarras, je rompis le silence, qui devenoit trop long, et lui dis, pour presser le combat dont je me doutois en lui, que ce qui m'étoit échappé étoit l'effet d'un concert pris entre Bezons et moi, que je croyois être les deux hommes qui lui fussent le plus étroitement attachés, et qui, par ceci même, lui en donnoient une preuve bien signalée; que, pénétré de ce que j'avois[1] appris en sortant de mon carrosse, venant de la Ferté, et de ce qui m'avoit été répété de tous les lieux les plus sûrs et les plus considérables où je pouvois atteindre, je m'étois tourné de toutes parts pour chercher une sortie à son état funeste et enseveli; que je n'en avois pu découvrir nulle autre; qu'accablé de sa difficulté, je m'étois ouvert de ma pensée au maréchal de Bezons, qui l'avoit ardemment embrassée comme une ressource assurée, mais unique; que nous avions résolu de la lui venir proposer ensemble, et pris rendez-vous chez moi à Paris pour convenir de tout, mais que, la difficulté de l'entreprise nous ayant effrayés l'un et l'autre par les réflexions que nous y avions faites dans l'entre-deux, nous étions demeurés d'accord que nous chercherions séparément à le faire parler, à profiter de son ouverture pour aller aussi avant que nous le jugerions convenable sur-le-champ, et que, si l'occasion se présentoit[2], elle seroit saisie, et que celui des deux à qui cela arriveroit décèleroit le complot et son compagnon. Je me tus après ce court récit. Il n'augmenta pas l'agitation corporelle, mais les soupirs, et prolongea son silence. Je me retournai un peu pour lui laisser plus de liberté, et de temps en temps je disois en monosyllabes, comme m'encourageant moi-même : « Il n'y a que cela à faire; c'est

1. Ce *j'* est répété deux fois, à la fin de la page 898 du manuscrit et au commencement de la page 899.

2. Les mots *si l'occasion* sont en interligne, au-dessus de *l'ouverture,* biffé, et *presenteroit* a été corrigé en biffant *eroit* et rétablissant *oit* en interligne.

l'unique porte ; » et d'autres mots semblables. Enfin, après longtemps, M. le duc d'Orléans se leva, vint à moi, et, avec une amertume qui ne se peut rendre : « Que me proposez-vous là ? me dit-il. — Votre grandeur, lui dis-je, et le seul moyen de vous remettre comme vous devez être, et mieux que vous n'avez jamais été. » Quelques moments après, j'ajoutai : « Oh ! que je voudrois que Bezons fût ici ! » Il fut quelque temps sans répondre, puis me dit, mais d'un ton fort concentré en lui-même : « Mais il est ici. — Quoi ! dis-je, à Versailles ? — Oui, me dit-il, il me semble que je l'ai vu ce matin chez le Roi. — Hé bien ! Monsieur, repartis-je, voulez-vous l'envoyer chercher ? » Il fut un moment sans répondre ; je le pressai : il y consentit. Aussitôt je sortis, et je dis à ses gens qu'il demandoit le maréchal de Bezons.

Cérémonial du premier jour de l'an des fils et petits-fils de France.

Comme nous attendions la réponse, on vint annoncer Mgr le duc de Bourgogne. C'est l'usage du premier jour de l'an que les fils de France rendent aux petits-fils de France, non à aucun prince du sang, la visite qu'ils en ont reçue le matin pour la bonne année [1]. Nous sortîmes des cabinets pour l'aller recevoir. La visite se passa debout dans la chambre du lit, et dura moins d'un quart d'heure. M. le duc d'Orléans s'y posséda si bien, que je ne me fusse jamais douté de rien, si j'avois ignoré ce qui venoit de se passer. La visite achevée, ils entrèrent par le cabinet de M. le duc d'Orléans dans celui de Mme la duchesse d'Orléans, pour la même visite ; de la porte, j'y entrevis la duchesse de Villeroy, que j'appelai pour me tenir compagnie dans ce cabinet de M. le duc d'Orléans, où j'étois demeuré

1. « On dit.... en termes de civilité : *donner le bon jour à quelqu'un, lui souhaiter le bon jour, lui donner la bonne année, lui souhaiter la bonne année* » (*Académie*, 1718). — Dangeau ne parle pas des visites officielles de ce jour-là, sauf de celle du prévôt des marchands, qui venait saluer le Roi avec le corps de ville, apportant un présent de bijoux (*Journal*, tome XII, p. 41). On verra plus loin, p. 431, que Louis XIV, cette fois, en 1710, fit supprimer les étrennes.

seul. Elle y vint à demi rechignée[1], disant qu'elle aimoit trop Mme la duchesse d'Orléans pour pouvoir se souffrir dans ce cabinet-là ; je répondis par des plaisanteries. Comme elle entendit que la visite finissoit, elle me proposa d'aller souper chez elle avec son mari et le duc de la Rocheguyon, pour causer. Je voulus m'excuser parce que j'étois engagé chez Pontchartrain ; mais elle le trouva mauvais, et ne voulut point rentrer que je ne lui eusse promis d'aller chez elle.

Continuation de la même conversation.

J'avois entendu, lorsque M. le duc d'Orléans alla recevoir Mgr le duc de Bourgogne, qu'on lui avoit rendu réponse qu'on n'avoit point trouvé le maréchal de Bezons, et qu'il avoit dit qu'on allât chez Voysin, où il étoit souvent. J'attendis son retour de la conduite[2] de Mgr le duc de Bourgogne, résolu de pousser doucement ma pointe, et de l'abandonner peu à lui-même. Il ne tarda pas à revenir. Je lui demandai s'il avoit réponse de Bezons : il me dit qu'il étoit retourné à Paris, et, sur ce que j'en parus chagrin comme d'un contretemps fâcheux, il me répondit, comme un peu moins en malaise[3], que cela se retrouveroit toujours bien. J'eus d'abord envie de lui proposer de l'envoyer chercher à Paris ; mais, à l'air et à la réponse, je craignis qu'il ne me dît de n'en rien faire, et je pris mon parti de ne plus parler du maréchal, mais de lui écrire le soir même, dont bien me prit. Je remis doucement M. le duc d'Orléans sur le propos qu'avoit interrompu la visite, moins pour le presser que pour l'y accoutumer : je lui représentai que ces sortes d'engagements ne pouvoient être aussi longs que la vie, qu'il étoit arrivé en un âge où cela devenoit très messéant, que le nombre

1. *Rechigné*, « qui témoigne par l'air de son visage la mauvaise humeur où l'on est, le chagrin qu'on a » (*Académie*, 1718).

2. Qu'il revint de faire la conduite. « *La conduite d'un aveugle, la conduite d'un ambassadeur* » (*Académie*, 1718).

3. « *Malaise*, état fâcheux, incommode. *Il n'est pas accoutumé à souffrir le malaise. Il est en malaise.* Il vieillit. » (*Académie*, 1718.)

d'années et l'éclat avec lequel celui-ci se soutenoit ne lui permettoit plus de le pousser plus loin ; que la situation où il se trouvoit fixoit le moment de le finir; qu'il pouvoit se souvenir qu'il ne m'étoit guères arrivé de lui donner là-dessus d'atteintes, et que, les deux ou trois seules fois que je m'y étois échappé, ç'avoit été bien délicatement; que je n'aurois jamais pensé à lui proposer positivement une rupture, sans le besoin pressant que j'y voyois, qui avoit enfin surmonté toutes mes craintes et mes répugnances, qui étoient telles qu'il devoit regarder la violence que je me faisois comme le plus grand effort par lequel je lui pusse marquer mon attachement. Il écouta tout sans m'interrompre que par de profonds soupirs, et, quand j'eus cessé de parler, il me dit qu'il comprenoit bien qu'on ne prenoit pas plaisir à faire des propositions pareilles, qu'il sentoit bien ce qui m'y avoit déterminé, et l'obligation qu'il m'en devoit avoir. Alors, content d'en être venu là dès la première fois, je ne voulus pas trop presser les choses de peur de nuire à mon dessein en rebutant peut-être : je laissai languir la conversation, pour donner lieu aux réflexions intérieures, et, pressé par l'heure, je pris congé. Il voulut me retenir; mais, comme j'avois mon dessein, je lui dis que j'avois un peu affaire, n'ayant fait presque que passer par Versailles en revenant de la Ferté; qu'aussi bien il étoit tantôt l'heure qu'il allât voir Monseigneur chez Mme la princesse de Conti, où, malgré l'attachement pour Madame la Duchesse, Monseigneur alloit tous les soirs par un reste d'habitude et de considération.

J'écris à Bezons sur le bureau du Chancelier, à qui cela m'oblige de faire confidence

Faute de mieux, l'asile offert chez le Chancelier[1] n'étant pas encore prêt, j'allai dans son cabinet, où le trouvant seul, je lui demandai permission d'écrire un mot pressé sur son bureau. J'y mandai en deux mots à Bezons que l'affaire venoit d'être entamée, que je le priois de se trouver le lendemain à la messe du Roi, que

1. Ci-dessus, p. 296.

du projet, et qui l'approuve.

je lui conterois tout, et que nous prendrions nos mesures ensemble pour achever une œuvre si nécessaire. Comme j'achevois d'écrire, le duc de Tresmes et le maréchal de Tessé entrèrent dans le cabinet ensemble, devant qui le Chancelier sonna pour faire[1] fermer le billet; j'y mis le dessus, et je l'allai porter à un de mes gens pour partir sur-le-champ. Ces Messieurs qui venoient d'entrer virent bien que j'avois affaire, ne doutèrent pas que ce ne fût au Chancelier, et sortirent un moment après que je fus rentré ; ils me laissèrent seul avec lui, et, par là, dans la nécessité de la confidence. Sa surprise fut grande : il loua fort ma pensée, mon courage, mon dessein, blâma les craintes, quoique, à son avis même, fondées, de ma mère et de ma femme, par l'excellence de l'œuvre et l'importance dont elle étoit à la situation de M. le duc d'Orléans, telle enfin que nulle considération ne devoit arrêter, sans qu'il se flattât trop du succès nonobstant celui de cette première journée. J'allai de là souper chez la duchesse de Villeroy, qui, en sortant de table dans[2] une autre pièce, tandis que son mari et son beau-frère n'étoient pas encore rentrés où nous étions, me dit encore un mot de son aversion du lieu où elle m'avoit convié[3]. Je me mis à rire, et à répondre que cette disposition ne lui dureroit peut-être pas encore longtemps, que ce qui l'en éloignoit ne me déplaisoit pas moins, et que[4] peut-être n'étois-je pas inutilement où elle m'avoit vu. « Bon ! reprit-elle avec impétuosité ; voilà de belles espérances ! Pouvez-vous me dire cela ? » Là-dessus, les deux ducs entrèrent, et nous nous mîmes à causer de toutes autres choses.

Concert pris entre Bezons et moi*.

Le lendemain jeudi 2, comme je m'habillois, je reçus la réponse du maréchal de Bezons. La vue d'une lettre me

1. *Faire* est en interligne, au-dessus de *le*, biffé, et *le billet* a été aussi ajouté en interligne.

2. Avant *dans*, Saint-Simon a biffé *me dit*, répété plus loin.

3. Ci-dessus, p. 320. — 4. Il a répété l'abréviation de *que*.

* Cette manchette est placée deux lignes trop bas dans le manuscrit.

déplut, dans la pensée que c'étoit une excuse ; en l'ouvrant, je fus plus content : il me mandoit que j'étois le meilleur ami qui fût au monde, et qu'il se trouveroit au rendez-vous. Je m'en allai à la messe du Roi, et je rencontrai Bezons dans la galerie, qui m'attendoit. Je le surpris beaucoup par le récit de ce qu'il [s']étoit passé la veille : il se récria fort sur ma hardiesse, et, quoique les choses lui parussent bien plus avancées qu'il n'eût osé l'espérer, il ne se promit encore nul succès ; mais il convint qu'il falloit pousser vigoureusement ce que j'avois si fortement commencé, et surtout tâcher d'emporter ce que nous nous étions proposé, sans lâcher prise, ni quitter de vue M. le duc d'Orléans jusqu'à ce que nous l'eussions obligé à faire ce grand effort sur lui-même, ou que nous pussions juger que nous n'en viendrions pas à bout. Le Roi rentré chez lui, Bezons et moi allâmes chez M. le duc d'Orléans. L'usage du renouvellement de l'année y avoit attiré quelque peu de monde, qu'il expédia bientôt, et s'enferma avec nous dans ce même arrière-cabinet où je l'avois entretenu la veille. Comme nous y allions entrer, quelqu'un demanda à dire un mot à Bezons, et cependant M. le duc d'Orléans, me regardant en souriant : « Avouez, me dit-il, que vous avez envoyé querir Bezons. » Je souris aussi, et le lui avouai ; j'ajoutai que j'avois eu envie de le lui proposer la veille, mais qu'ayant fait réflexion qu'il me diroit peut-être de n'en rien faire, j'avois mieux aimé lui taire mon dessein, et que ce qui m'avoit hâté de sortir de chez lui étoit pour écrire au maréchal à temps qu'il reçût mon billet avant d'être retiré. Le prince convint que je l'avois pénétré, et que, s'il eût su ce dessein, il m'eût prié de n'en rien faire. Dans ce moment, Bezons revint : nous entrâmes dans l'arrière-cabinet, et nous nous assîmes. Alors, je pris la parole, et, l'adressant au maréchal, je lui fis une seconde fois le récit de ce qu'il s'étoit passé la veille, non pour l'instruire de ce qu'il savoit déjà, mais[1]

Deuxième conversation avec M. le duc d'Orléans, le maréchal de Bezons en tiers.

1. *Mais* est en interligne, au-dessus de *que*, biffé.

pour entrer[1] en matière, et l'exposer ainsi au tiers sans avoir l'air de la rebattre[2] à M. le duc d'Orléans, à qui pourtant je la voulois de nouveau faire entendre. Bezons regarda le prince, lui demanda ce qu'il lui sembloit d'un ami tel que je me montrois l'être, lui dit la résolution qu'à mon instigation lui et moi avions prise ensemble, puis que nous avions molli, enfin qu'il louoit et admiroit mon courage de l'avoir exécutée. Il ajouta ensuite un raisonnement court, mais juste et fort pour le déterminer, et se tut après pour le laisser parler. Les propos de M. le duc d'Orléans ne furent rien de suivi, mais des élans d'un homme qui souffre une violence étrange, et qui s'en fait même pour la souffrir. Après l'avoir laissé quelque temps rêver, soupirer, se plaindre, je lui dis que je souffrois moi-même autant que lui d'avoir à l'attaquer sur un chapitre aussi sensible ; que de cela même il devoit juger à quel point de[3] nécessité, à tous égards indispensable[4], il se trouvoit réduit à se vaincre ; que j'étois parti pour ma campagne[5] très en peine de la situation en laquelle je le laissois et à la cour et dans le monde, mais qu'à mon retour j'avois été navré de douleur d'apprendre quel progrès en mal ces quatre mois avoient produit ; qu'il n'étoit plus question de se flatter, qu'il falloit qu'il considérât son état devenu intolérable, qu'il en falloit sortir par quelque voie que ce fût, et que toute voie lui étoit fermée hors celle que je lui avois présentée ; qu'elle étoit dure, cruelle, mais unique ; qu'après tout, il falloit bien qu'il se séparât un jour

1. *Entrer* surcharge des lettres illisibles.

2. « *Rebattre*, répéter inutilement et d'une manière ennuyeuse » (*Académie*, 1718). On peut citer des exemples de cet emploi dans la Fontaine (*Œuvres*, tomes VI, p. 67, et VII, p. 95).

3. Les mots *à quel point de* sont en interligne, au-dessus de *à quelle*, biffé, et, après le *de* mis en interligne, Saint-Simon a biffé un second *point de*, répété par mégarde.

4. Par mégarde, il a mis *indispensables* au pluriel.

5. Les dictionnaires du temps ne donnaient pas cet emploi au sens de bien, résidence de campagne.

de celle qui le tenoit sous son joug ; qu'un engagement si long, si éclatant l'avoit précipité dans un abîme sans fonds ; que le jour de s'en arracher étoit venu, et qu'il ne tenoit qu'à lui de se faire de cet abîme un degré d'honneur, de faveur et de gloire, qui le porteroit en un instant plus haut qu'il n'avoit jamais été. Le maréchal répéta ces dernières paroles en les assurant et y applaudissant, et nous demeurâmes ainsi quelque temps, nous renvoyant la balle l'un à l'autre pour n'irriter pas en pressant trop fort, et donner lieu à digérer ce qui avoit été dit, et ce que nous continuions[1] de pousser en nous parlant ainsi l'un à l'autre, mais aussi sans nous parler trop longtemps. Après assez de silence, M. le duc d'Orléans nous demanda, mais en me regardant, comment nous l'entendions, et par où nous prétendions le porter si haut par une démarche qu'il comprenoit assez qui pourroit plaire au Roi jusqu'à un certain point, mais qui n'ayant rien de commun avec les choses qui l'avoient jeté dans une disgrâce sensible, puisque, depuis cet engagement et avant ces autres choses, il s'étoit longtemps soutenu à[2] merveilles avec lui, et une démarche encore qui ne faisoit rien à personne, comment donc nous prétendions le tirer par là de tout ce dont on l'avoit accablé, et du côté de la cour, et par rapport au monde[3]. Comme j'en avois ouvert le premier propos, et que M. le duc d'Orléans sembloit m'adresser sa question plus particulièrement qu'au maréchal, je crus que c'étoit à moi à répondre et à mettre cet argument dans tout son jour, de la force duquel je sentis bien, par la question même, que je pourrois tirer un grand secours. Je pris donc la parole, et je dis qu'en quittant une vie qui scandalisoit depuis si longtemps ceux mêmes qui, peu attentifs à leur conscience, ne l'étoient qu'à l'honneur du monde, il se déchargeroit du blâme qu'il avoit encouru en la menant, et de tout celui encore qui

1. *Continuyons*, au manuscrit. — 2. La préposition *à* surcharge un *b*.
3. Le manuscrit a un point d'interrogation après *à personne*, et un après *au monde*.

lui avoit été imputé pendant sa durée ; qu'une violente passion ne réfléchit à rien, et se laisse entraîner à tout ce qui en est la suite ; que ses curiosités sur l'avenir[1], qu'il avoit cru avoir peu frappé, et être depuis longtemps effacées, s'étoient renouvelées et[2] grossies depuis quelque temps à tel point qu'elles étoient regardées comme un crime du premier ordre, comme une impiété détestable, et, par les yeux les plus favorables, comme une foiblesse, qui faisoit un tort extrême à tout ce qu'on avoit pensé de lui de grand et de solide ; qu'il étoit considéré comme un homme tourmenté d'une soif ardente de régner, née à la vérité de son ambition, mais inspirée[3] par les choses qui lui avoient été montrées dans les exercices de ces curiosités, reçues avec terreur des uns, avec dédain des autres, mais de tous comme ce qui lui avoit fait monter dans l'esprit ces superbes[4] pensées, qui ne pouvoient s'accorder avec l'homme sage, moins encore avec le bon sujet ; que de là se tiroient les sources de son affaire d'Espagne, avec les raisonnements et les conséquences les plus sinistres, et bien d'autres choses encore que je ne pouvois prendre sur moi de lui déployer. Il m'en pressa. C'étoit ce que je voulois : après m'en être défendu assez longtemps pour exciter sa curiosité davantage, et pour le préparer à entendre d'affreuses énormités, je lui dis que, puisqu'il me le commandoit, et puisqu'il étoit encore en tel état qu'il étoit besoin qu'il sût tout, et ce que personne n'osoit lui dire, qu'il apprît donc qu'il s'étoit débité, et trop reçu par les fripons, et par ceux qui, trop éloignés, n'avoient aucune connoissance de lui, qu'il avoit un concert avec la cour de[5] Vienne pour épouser la reine douairière d'Espagne[6],

1. Ci-dessus, p. 46, 65 et 311.
2. Les mots *renouvellées et* ont été ajoutés en interligne.
3. *Inspirées* ramené au singulier.
4. *Super*, en fin de ligne, a été complété après coup par l'addition des lettres *bes* sur la marge.
5. Les mots *la cour de* sont ajoutés en interligne.
6 Alors internée à Bayonne.

dont le grand amas d'argent et de pierreries lui serviroient[1] à se frayer un chemin au trône d'Espagne sans trop fouler les alliés ; que, pour y parvenir, il répudieroit sa femme ; que, par l'autorité de l'Empereur, tout-puissant à Rome par la terreur qu'il avoit imprimée au Pape, il feroit casser son mariage comme étant honteux et fait par oppression violente, conséquemment déclarer ses enfants bâtards ; que, n'en pouvant point espérer de la reine douairière d'Espagne, il attendroit sa mort du bénéfice du temps et de l'âge pour épouser Mme d'Argenton, à qui les Génies[2] avoient promis une couronne ; que, pour ne lui rien celer, il étoit doublement heureux d'avoir conservé Mme la duchesse d'Orléans à travers les infirmités et les dangers de la grossesse et de la couche dont elle venoit de se tirer, parce qu'outre sa conservation, le recouvrement de sa santé faisoit honteusement taire les scélérats qui n'avoient pas craint de répandre qu'elle étoit empoisonnée, qu'il n'étoit pas fils de Monsieur pour rien[3], et qu'il alloit épouser sa maîtresse[4]. A ce terrible récit, M. le duc d'Orléans fut saisi d'une horreur qui ne se peut décrire, et, en même temps, d'une douleur qui ne se peut exprimer, d'être déchiré d'une manière si âprement et si singulièrement cruelle. Il s'écria plusieurs fois, et moi, qui voulois avaler ce calice tout d'un trait sans être obligé d'y replonger mes lèvres, j'avois toujours étouffé sa voix dans sa naissance, pour avoir le temps de tout dire de suite. Quand j'eus fini, je me tus, et M. le duc d'Orléans aussi, qui étoit tout hors de lui-même. Bezons, éperdu de ce qu'il venoit d'entendre, avoit les yeux fichés sur le parquet, qu'il m'a dit depuis qu'il avoit cru s'enfoncer, et n'osoit les remuer d'épouvante. Ce n'est pas qu'il ignorât rien de ce que je venois de dire, dont nous avions rai-

1. Ce pluriel est au manuscrit. — 2. Voyez Additions et corrections.

3. Allusion à la mort de Madame Henriette : tome VIII, p. 370-378.

4. Tout cela a déjà été exposé ci-dessus, p. 48 et 64-65. Ici, les trois mots *il alloit espouser* sont d'une écriture spéciale, comme pour les souligner.

sonné ensemble, et dont lui-même m'avoit appris le plus horrible ; mais, de me l'entendre exposer nettement à ce prince, il ne savoit plus où il en étoit. Après quelques moments de silence, M. le duc d'Orléans le rompit par les plaintes les plus amères de ce comble d'iniquités de gens capables d'imaginer de tels forfaits, de desseins également insensés et barbares pour oser l'en accuser, et de la malice insigne ou de la brute[1] stupidité de ceux qui prêtoient l'oreille à ces horreurs, et leur langue pour les répandre. Je crus devoir laisser quelques moments à de si justes plaintes, et, au maréchal, éperdu d'ouïr faire de tels récits en face, de reprendre un peu ses esprits. Revenu un peu à lui, il mêla ses plaintes ; mais il confirma en peu de mots la publicité de ces terribles bruits. Enfin je repris mon discours, dont je n'avois fait qu'une partie : je dis à M. le duc d'Orléans que, maintenant qu'il voyoit à découvert les causes de l'abandon du monde et de l'éloignement prodigieux du Roi pour lui et de sa famille, il apercevoit du même coup d'œil la connexité de la rupture de cet attachement funeste avec le rétablissement de tout lui-même ; que, rompant des liens qui, par leur durée et par les effets qu'on leur attribuoit, n'étoient plus regardés qu'avec une horreur et une indignation générale, et qui seroient au moins toujours susceptibles de toutes les noirceurs que les scélérats tâcheroient d'en tirer, il feroit tomber les effets avec leur cause, et, libre de cet engagement[2], il deviendroit net de tout crime et de tout soupçon. Je fis encore, en cet endroit, une pause pour faire entrer peu à peu, et le moins qu'il se pourroit à dégoût, un raisonnement si fâcheux par sa vérité et sa force, et ne révolter pas en accablant trop coup sur coup. Le maréchal de Bezons, qui jusque-là n'avoit pas dit grand chose, se mit à parler davantage,

1. Écrit : *brutle.* — Bossuet s'est servi, dans son *Histoire universelle,* de la locution *vie brute et bestiale.*

2. *Cet* surcharge *ses,* et le pluriel a été biffé à *engagem*ts.

et, n'ayant qu'à suivre un chemin que j'avois ouvert à force de bras, il le battit[1] à son tour avec force et justesse. M. le duc d'Orléans, outré et abattu de plus d'une douleur bien vive, ne disoit rien, et c'étoit beaucoup qu'il écoutât. Nous parlions, le maréchal et moi, comme l'un à l'autre, louant chacun quelque mot que son compagnon avoit dit pour l'inculquer par là plus fort, mais d'une façon plus douce que si nous nous fussions toujours adressés au prince même, laissant assez tomber la conversation pour fatiguer moins celui pour qui seul elle se faisoit. Alors M. le duc d'Orléans, comme sortant d'un profond sommeil par une plainte amère, s'écria : « Mais comment m'y résoudre, et comment lui dirai-je ? » Ce mot, échappé à l'effort de la persuasion, confirma mon espérance : je le saisis avidement, et je répondis d'un ton ferme qu'il avoit trop bon esprit pour ne pas sentir à quel point cette résolution était nécessaire à former promptement, et à exécuter de même ; que, s'il n'étoit question[2] que de la manière, chose que je n'avois osé lui entamer, mais qui n'étoit pas moins principale à agiter pour sa grandeur et pour sa gloire, je le suppliois d'avoir encore la patience de m'entendre là-dessus ; que mon sentiment étoit, et que je croyois être aussi celui de Bezons, qu'il étoit également inutile et dangereux qu'il rompît avec Mme d'Argenton, si elle restoit dans Paris : dangereux, en ce qu'il ne se tiendroit jamais de la revoir, et que la revoir et renouer avec elle seroit même chose ; inutile, en ce que, ne la revoyant même pas, quoique supposition impossible, il le seroit pour le moins autant d'en persuader le Roi et le monde, par quoi tout son effort ne lui serviroit à rien. A ces mots, il me demanda avec impé-

1. Nous avons eu ci-dessus, p. 324, *rebattre une matière.* C'est encore ici le sens d'aplanir et affermir un terrain pour le rendre plus praticable, sens qu'indiquait l'*Académie.*

2. L'élision *n'* a été ajoutée en interligne, et l'*o* de *question* surcharge un *a*.

tuosité ce que je prétendois donc qu'il fît, et de quel front s'empêcher de la voir au moins pour rompre, puisque, s'il rompoit, ce ne seroit ni par dégoût ni par mécontentement d'elle. Je répondis, avec un air de froide tranquillité, que, s'il étoit résolu à la revoir comme que ce pût être, tout ce combat étoit superflu, et le maréchal, prenant en même temps la parole, la mena bien, s'échauffa, et conclut que la revoir seroit un bail nouveau, plus certain, plus fort, plus durable que le premier; qu'au nom de Dieu, il ne se laissât pas succomber à cette foiblesse, dont il se repentiroit à jamais; que, si déterminément il la vouloit revoir, il quittât toute pensée de rompre avec elle, ou que, s'il étoit assez généreux pour se surmonter en ce point, qu'il ne se présentât pas à une défaite assurée, et qu'il se gardât sur toutes choses de l'aller voir, et même de lui écrire. J'appuyai cet avis si salutaire tout du mieux que je pus, et, sur les difficultés et les raisons qu'il chercha à opposer, j'ajoutai que cette manière étoit même celle de toutes la moins[1] désobligeante, puisqu'elle témoignoit un amour si redoutable qu'on n'osoit s'exposer à voir celle qui l'allumoit, quand on avoit résolu de l'éteindre. De là je repris mon discours et je lui dis que, n'y ayant que dangers de toutes parts de laisser Mme d'Argenton à Paris en rompant avec elle, et, quelque grand qu'il fût, n'ayant pas le pouvoir de l'en bannir, ni, quand il l'auroit, grâce à l'exercer sur elle, cela même lui enseignoit la route qu'il devoit tenir, et lui fournissoit en même temps tout moyen d'un rétablissement complet: qu'il falloit qu'il allât trouver le Roi; qu'il lui dît qu'il venoit à lui comme à un asile contre soi-même, qu'une passion démesurée à laquelle il s'étoit abandonné tout entier lui avoit trop déplu, et par son propre dérèglement, et par toutes les suites funestes et les malheurs qui en avoient été les fruits; qu'il ne pouvoit plus vivre ainsi dans sa disgrâce, si

1. La première lettre de *moins* corrige p[*lus*].

coupable à ses propres yeux ; qu'il se jetoit donc entre ses bras, avec son ancienne confiance en ses anciennes bontés, pour qu'il lui pardonnât tous les déplaisirs que ses désordres lui avoient causés, et pour qu'il aidât sa foiblesse à se tirer d'un engagement qu'il sentoit qu'il ne pouvoit rompre, et qu'il le supplioit de briser ; qu'il lui demandoit de profiter de cet instant qu'une lueur de raison et de devoir l'avoit saisi, et de faire ordonner à Mme d'Argenton de sortir de Paris, afin que, secouru par l'absence, il pût soutenir sa résolution et le pas qu'il faisoit pour sortir des abîmes où l'amour l'avoit précipité. J'ajoutai que, parlant de la sorte à un oncle qui l'avoit tendrement aimé, et qui lui en avoit donné toutes sortes de marques, à un beau-père outré du malheur de sa fille, dont par là il verroit la fin, à un roi aisément pris par la confiance, à un homme d'expérience trop funeste de la puissance et des fruits de l'amour passionné, il le toucheroit tellement par toutes ces choses à la fois, qu'en un instant il feroit de lui le père de l'Enfant prodigue[1] ; que je savois d'ailleurs qu'une des choses du monde qui avoit le plus outré le Roi contre lui dans l'affaire d'Espagne étoit la tendre amitié qu'il s'étoit toujours sentie pour lui, et qu'il avoit espérée réciproque par un air de liberté avec lui qu'il avoit remarquée et sentie infiniment plus que dans ses enfants, et qui lui avoit extrêmement plu ; que le dépit de se voir trompé dans une pensée qui lui étoit douce l'avoit horriblement piqué contre lui ; qu'il s'en étoit, une fois entre autres, expliqué ainsi[2] à Mme de Maintenon, en entrant chez elle plein de la chose, les lèvres lui tremblant de colère en lui faisant ses plaintes, et lui parlant de cela comme d'un malheur extrêmement sensible ; qu'un recours[3] au Roi, tendre, touchant, confiant, avouant tout

1. C'est la parabole rapportée dans l'Évangile selon saint Luc, au chapitre XV.
2. Les premières lettres d'*ainsy* surchargent *de*.
3. *Retour* corrigé en *recours*.

sans rien dire, et cachant sous le voile de son embarras tout ce qu'il n'étoit ni bon ni à propos d'expliquer, auroit la force de faire renaître dans le Roi ses premiers sentiments pour lui, que cette conduite lui feroit croire avoir été bien fondés avec une satisfaction d'autant plus utile qu'il se trouveroit affranchi du reproche qu'il s'étoit fait à lui-même d'avoir été la dupe d'une amitié qui n'étoit pas, et se trouveroit flatté en sa partie sensible de voir son neveu se jeter entre ses bras pour le délivrer d'un lien qu'il n'avoit pas la force de briser de[1] soi-même, tandis qu'il se souviendroit, avec ce retour satisfaisant d'amour-propre, que ce sacrifice se seroit fait uniquement à lui ; que de ces favorables dispositions naîtroit aisément en lui l'opinion que toutes les fautes, les plus graves imputations, les curiosités condamnables et suspectes, que l'affaire d'Espagne, étoient les suites, les fautes, les effets d'une passion si forte et d'un si violent amour, dont toute la foiblesse lui étoit montrée par la manière de s'en arracher, qui le flatteroit encore. M. le duc d'Orléans n'eut pas la patience d'en entendre davantage sans m'interrompre. « Quoi ! me dit-il, vous voulez que je la charge (Mme d'Argenton[2]) de toute l'iniquité qu'on m'a imputée, et que j'en sorte à ses dépens ? Eh ! n'est-ce pas assez de rompre, si je m'y résous, sans la livrer encore, outre que ce seroit injustement sur les affaires d'Espagne, auxquelles elle n'a eu aucune part ? Et pardonnez-moi si je vous dis que je m'étonne que ce soit vous qui m'ouvriez une telle porte. — L'amour vous aveugle, Monsieur, lui répondis-je, et vous fournit une délicatesse que je vous avoue que je ne crains pas de combattre, pourvu que, sur un point qui vous est si capital, vous veuilliez[3] bien m'écouter avec défiance de

1. *De* surcharge une autre lettre.
2. Les parenthèses sont au manuscrit.
3. Avant *veuilliés*, Saint-Simon avait mis *voul*, puis corrigé en *veul*, et il a enfin biffé ces quatre lettres.

vous-même. Vous sentez que je veux faire de Mme d'Argenton le bouc émissaire de l'Ancienne Loi[1], et vous vous en[2] hérissez comme d'une proposition qui vous flétriroit. Je ne me défends[3] pas que ce ne soit mon dessein ; Monsieur le maréchal sera notre juge. » M. le duc d'Orléans s'écria encore, et pressa le maréchal de parler, qui, après plusieurs circuits[4] pour ne rien dire, prononça enfin que cela lui répugnoit. Je ne me rendis point, et voulus me faire entendre, et je dis que ce qui, en aucun cas possible, ne devoit être fait, c'étoit de tirer son avantage aux dépens d'un autre, beaucoup moins par un mensonge, infiniment pis quand cet autre avoit été dans notre liaison, mais qu'ici rien de tout cela, que la vérité se conservoit entière des deux côtés, que le dommage étoit nul de l'un, l'avantage infini de l'autre, et que, les choses étant exactement ainsi, je n'y voyois nulle matière de scrupule d'honneur, de probité, ni de délicatesse. Ils convinrent tous deux du principe, et m'en laissèrent faire l'application. Continuant donc, je demandai au prince s'il pouvoit disconvenir que son amour ne l'eût pas entièrement retiré de tous les devoirs de famille, et de tous ceux encore de sujet du Roi si principal et si bien traité, pour le jeter dans une vie obscure, retirée avec un tas de petites gens, parmi des amusements indignes de son rang et de son esprit, dans des profusions qui avoient attaqué les fondements solides de ce que, dans les particuliers, on appelle leur fortune. Je lui demandai s'il pouvoit nier que ce ne fût pas ce même amour qui l'avoit replongé plus avant et plus continuellement que jamais dans ces curiosités aupa-

1. « On appelle *l'Ancienne Loi,* ou seulement *la Loi,* celle que Dieu a donnée aux Israélites par Moïse » (*Académie,* 1718). — « Parmi les anciens Juifs, on appeloit *bouc émissaire* celui des deux boucs sur lequel le sort tomboit pour être envoyé au désert après avoir été chargé des iniquités du peuple » (*Académie,* 1718).

2. L'adverbe *en* a été ajouté en interligne.

3. La troisième lettre surcharge un *d.*

4. Même emploi au figuré que dans notre tome XVII, p. 434.

ravant[1] bannies de chez lui, et si sinistrement interprétées, et si ce qui s'en étoit justement et véritablement débité, jusque par lui-même, n'avoit pas donné lieu aux plus fâcheuses augmentations, et aux plus funestes interprétations qui s'en étoient faites. Il m'avoua nettement ces choses, et, sur cet aveu, je pris droit de conclure qu'il étoit donc vrai, à la lettre, que son amour l'avoit jeté dans les plus grands dérèglements, dans des suites funestes, dans des désordres, dans des malheurs, dans des abîmes; que non seulement cela étoit trop vrai, mais trop connu et trop notoire ; qu'il ne diroit donc rien au Roi de faux, ni de nouveau, en lui parlant comme je le lui proposois; que, conséquemment, rien à cet égard ne devoit l'arrêter; que, pour ce qui étoit de craindre de faire du mal à Mme d'Argenton, cette appréhension me paroissoit absurde ; que, séparée d'avec lui et hors de Paris, qui étoit une seule et même chose, je ne voyois point ce qui lui pouvoit arriver de fâcheux ; qu'il pourvoiroit sans doute à l'aisance de sa vie, outre ce qu'il lui avoit déjà donné; que la cessation du commerce ne devoit pas emporter celle de la protection ; que le Roi même avoit été trop amoureux en sa vie pour n'être pas susceptible[2] de la délicatesse et du devoir de ce procédé ; qu'agir contre Mme d'Argenton en quelque sorte que ce fût, quoique séparée de son neveu, seroit agir contre son neveu même, et le flétrir cruellement, chose bien éloignée d'un rapprochement tendre et sincère, qui étoit l'unique but que je me proposois ; qu'ainsi il étoit clair que Mme d'Argenton n'avoit rien à craindre, mais beaucoup mieux à espérer de la façon que j'avois proposée de recourir et de parler au Roi, et qu'à l'égard de l'avantage qu'en retireroit M. le duc d'Orléans, je n'en voulois d'autre

1. L'initiale d'*auparavant* surcharge une *s*.

2. « Capable de recevoir en soi : *l'esprit de l'homme est susceptible de bonnes, de mauvaises impressions, du bien et du mal* » (*Académie*, 1718). Déjà ci-dessus, p. 328.

juge que lui-même. Quant à l'affaire d'Espagne, que, n'étant[1] point de nature à pouvoir en reparler, il[2] ne pouvoit, avec aucune bienséance, dire au Roi que Mme d'Argenton y avoit, ou n'y avoit point de part; que son juste et bienséant embarras en parlant au Roi sur sa rupture ne lui permettoit aucun détail; qu'ainsi, lui dire que sa maîtresse étoit cause de ceci, et non de cela, étant chose ridicule et absurde, et l'ayant en effet, et de son propre aveu, entraîné dans tout, excepté dans l'affaire d'Espagne, rien n'étoit plus utile, plus dans l'ordre, plus à propos, plus hors de toute atteinte de la moindre blessure de délicatesse et d'honneur, que[3] de parler au Roi dans le vague dont je lui avois donné l'idée; que, si, après, le Roi joignoit dans la sienne l'affaire d'Espagne à tout le reste, comme lui n'exprimoit rien, et moins celle-là que nulle autre, comme il n'en pouvoit, en quoi que ce pût être, arriver[4] ni pis ni mieux à Mme d'Argenton, je ne voyois pas quel scrupule il s'en pouvoit faire, ni pourquoi se priver d'un aussi grand bien que celui de se raccommoder si parfaitement avec le Roi, auquel il ne pouvoit s'empêcher de parler comme je le pensois pour recourir à lui avec succès certain et infiniment nécessaire, puisque les[5] choses en étoient venues à ce point que c'étoit très peu faire que rompre pour rompre, si, au plaisir de père, il n'ajoutoit au Roi l'aise de père de famille, d'oncle, et, sur tous, ceux de roi et de maître. Nous disputâmes assez longtemps là-dessus, et, Bezons ne témoignant pas se rendre entièrement, je conclus que je ne voyois pas quel scrupule pouvoit rester, Mme d'Argenton à couvert, le mensonge

1. *N'estant* est en interligne, au-dessus d'*elle n'estoit*, biffé, et Saint-Simon avait d'abord essayé de corriger *n'estoit* en *n'estant*.
2. Avant *il*, il y a une abréviation de *que* biffée.
3. Avant l'abréviation de *que*, il a biffé un *de* corrigé en *que*.
4. *Arriver* a été ajouté en interligne.
5. *Les* est répété deux fois, en fin de ligne et au commencement de la ligne suivante.

banni, la vérité conservée, et tout avantage procuré, sans que la ténuité du scrupule pût se fonder sur aucune base perceptible dans la manière pleinement vraie, juste et honnête de se le procurer. M. le duc d'Orléans soutenoit toujours qu'il y avoit là un tour de courtisan, et la droiture du maréchal, une fois hérissée, avoit peine à s'accoutumer à ma manière de penser : sur quoi, je m'avisai de leur demander ce qui les choquoit. Bezons voulut répondre ; mais, ne pouvant trouver sous sa main rien, pour ainsi dire, susceptible d'être empoigné[1], et y sentant au contraire sûreté pour Mme d'Argenton, vérité effective dans la chose, l'éblouissement emportant l'affaire d'Espagne, il cessa d'être peiné ; et, depuis, M. le duc d'Orléans est convenu plus d'une fois avec moi qu'il n'avoit disputé que pour prolonger la dispute, et détourner ce pendant l'objet véritable de la conversation. Il cessa alors de contester sans s'avouer rendu, et, après avoir déclaré que cette contestation ne seroit bonne que lorsqu'il se seroit déterminé sur le grand point (de rompre[2]), ce qu'il n'étoit du tout point, il retomba dans un silence très profond, que le maréchal n'interrompit pas, et que je ne voulus pas troubler sitôt après une reprise de conversation si vive. Cependant je m'aperçus bientôt que non seulement M. le duc d'Orléans souffroit beaucoup en se taisant, mais qu'il étoit agité entre parler et ne parler pas. Il lui échappa ensuite des commencements de paroles, qu'un effort retenoit à demi prononcées : ce qui, s'étant répété quelquefois, m'enhardit à lui dire que je voyois bien qu'il vouloit se soulager avec nous de quelque peine qui l'agitoit, que je ne le pressois point de le faire, mais que je le suppliois de considérer qu'il étoit entre ses deux plus assurés serviteurs, et dans un état qui ne demandoit

1. Le *Dictionnaire de l'Académie* de 1718 ne donnait pas ce verbe *empoigner* au figuré, dans le sens de saisir une idée, un argument solide et bien maniable comme appui, comme arme.

2. Ces deux mots sont ainsi entre parenthèses dans le manuscrit

point de contrainte. Il ne répondit rien, et je me tus. Après un assez long et vif combat intérieur, il nous dit, comme tout à coup, qu'après avoir bien balancé, il se sentoit pressé d'une chose qui lui faisoit une peine infinie à nous dire, mais que la situation en laquelle il se trouvoit en lui-même, et l'entière confiance qu'il avoit en nous, le forçoit à la[1] dire; que, parmi tout ce qui le combattoit contre ce que nous essayions de lui persuader de faire, une des choses qui le peinoit le plus étoit son domestique, et la vie en laquelle il retomboit en rompant. Je repris la parole. Je lui dis que j'avois commencé à sentir ce qui l'agitoit entre parler et se taire avant qu'il eût lâché ce mot; que, par respect, je n'avois osé l'en laisser apercevoir, mais que j'étois ravi qu'il eût enfin pris le parti de l'ouverture avec[2] de si véritables et de si sincères serviteurs. Puis, entrant en matière, je lui dis que je ne m'étonnois pas qu'il eût peine à s'engager dans une sorte de vie qui lui étoit tout à fait inconnue, et dont il n'avoit jamais eu le temps de connoître les douceurs. A ce mot, qu'il releva avec une sorte de transport, il nous avoua un éloignement extrême pour sa femme, et tel qu'il ne se sentoit pas capable de vaincre jamais[3]. Je regardai le maréchal, et je dis, en lui adressant la parole, que c'étoit là la chose à laquelle je m'étois le plus attendu, et qui aussi m'embarrassoit le moins: qu'il étoit tout naturel que M. le duc d'Orléans, marié contre son gré, excité au dégoût de son mariage par ceux-là même dont l'autorité l'en devoit défendre contre celle du Roi, ou combattre ce dégoût après l'avoir mis en état de le regarder comme le plus grand malheur de sa vie, tombé ensuite en

1. *Le* corrigé en *la*.

2. Avant *avec*, Saint-Simon a biffé, entre parenthèse (*et quoique je la suprime icy, elle avoit esté pleinem[t] entiere*), après avoir, au-dessus d'*avoit esté pleinem[t]*, écrit, puis biffé *devint incontinent*.

3. Au dire de Madame, le duc voulait bien voir sa femme chaque jour, mais à condition qu'elle fût de bonne humeur.

de mauvaises mains, qui, par intérêt ou par flatterie, l'avoient non seulement soutenu dans ce dégoût, mais persuadé que le marquer étoit une partie principale de sa dignité et de sa gloire, plongé ensuite en des dérèglements passagers mais continuels, enseveli enfin dans une passion qui occupoit tout son cœur et tout son temps; qu'il étoit, dis-je, non seulement naturel, mais impossible que, tout ayant concouru à former et à fortifier un[1] éloignement si dangereux, il ne fût devenu tel que M. le duc d'Orléans nous le représentoit, mais que c'étoit au bon esprit, aux sages réflexions, aux considérations générales et particulières, à détruire l'ouvrage pernicieux des passions, des mauvais conseils, du temps si longuement écoulé[2] dans l'habitude de ces sentiments, pour en prendre d'autres tout contraires, et dans lesquels seuls il trouveroit son repos et sa véritable gloire, avec la grandeur solide de sa famille particulière. Bezons appuya infiniment ces propos, loua Mme la duchesse d'Orléans, et me donna lieu de la louer aussi ; mais ces louanges, bien loin de produire[3] un bon effet, irritèrent M. le duc d'Orléans, et le replongèrent dans son premier silence d'agitation et d'embarras. Enfin il débonda[4] (et voici où la confidence et la confiance fut pleine, entière, nette, ne cachant ni choses ni noms[5]), et nous dit ce que nous eussions voulu ne point entendre, mais ce qu'il fut pourtant[6] très heureux qu'il nous dît. Le maréchal se jeta sur des généralités très vraies ; mais j'eus le bonheur de trouver, par des hasards à moi très particuliers, mais tout à fait naturels et justes, des raisons tellement pertinentes, et des preuves si nettes et si exactes, que M. le duc d'Orléans céda à leur force, ne put s'empêcher de demeurer convaincu, et ne put me rien opposer

1. *Un* semble surcharger *cet*.
2. L'initiale d'*écoulé* surcharge une lettre.
3. A la fin de *produire,* Saint-Simon a biffé une *n*.
4. Emploi de *débonder* déjà relevé au tome IX, p. 107.
5. Ces parenthèses sont au manuscrit.
6. L'*u* de *pourtant* surcharge une *r*.

par diverses répliques, sinon que je ne lui dirois pas du mal de sa femme, quand j'en saurois. « Non, Monsieur, lui répondis-je, le[1] regardant avec feu. Très assurément je ne vous en dirois pas ; mais aussi ne vous parlerois-je pas aussi positivement que je fais, si je n'étois non seulement très persuadé, mais si j'avois aucun soupçon qu'il s'en pût prendre d'elle, puisque vous en dire du mal, quelque vrai qu'il fût, seroit une noirceur affreuse, et que s'efforcer de vous persuader en sa faveur un mensonge, et par des faits décisifs et positifs qui seroient contre la vérité et contre ma conscience, seroit une autre sorte de trahison. Si je voyois donc que vous eussiez malheureusement raison, content de n'en pas convenir, je me tirerois d'embarras comme je pourrois par des verbiages généraux, qui ne manquent jamais[2] ; mais je me garderois bien d'avancer des choses et des preuves positives, qui répugneroient également à la vérité, à l'honneur et à la conscience, qui, chez moi, vont et doivent aller avant tout. » Cette assertion si nette, si ferme, et en même temps si sincère, força son dernier retranchement ; il ne put même nous dissimuler sa joie de pouvoir sûrement compter qu'il avoit été méchamment trompé. Il s'en dilata[3] davantage sur cet étrange chapitre, et, battu sur le fond des choses, il nous présenta beau[4] pour l'être encore plus sur les indignes et scélérats auteurs. Il nous nomma Madame la Duchesse, Mme d'Argenton, et quelques autres femmes perdues, la plupart intimes de sa maîtresse[5], auxquelles nous lui fîmes honte d'avoir ajouté foi, pour le peu qu'en méritoit leur réputation, sur des personnes même indif-

1. Avant *le*, il a biffé un *en* surchargeant *ave[c]*.
2. *Jamais* a été ajouté après coup en interligne.
3. Le *Dictionnaire de l'Académie* de 1718 ne donnait pas d'exemple de *se dilater* pris au figuré dans le sens de s'étendre sur une idée.
4. Ci-dessus, p. 311.
5. Il a déjà nommé ou nommera plus loin, avec Mlle de Chausserais, la princesse de Rohan, les duchesses de Ventadour, d'Aumont, de la Ferté, de Bouillon. Comparez le *Journal de Dangeau*, p. 209.

férentes, combien moins encore avec l'intérêt si sensible qu'elles avoient à mettre entre Madame sa femme et lui les derniers éloignements. Bezons parla ensuite dignement, et assez longtemps, en ce même sens. J'ajoutai, après, qu'il devoit à jamais bénir cette journée où le hasard lui avoit fourni des réponses et des preuves sans réplique, et où sa raison forcée se voyoit contrainte de s'avouer ses fautes, et de s'en repentir salutairement. Devenu de là plus hardi par avoir ôté la cause la plus empoisonnée de l'éloignement, je repris les louanges de Madame sa femme, sur lesquelles je me rendis éloquent : je lui fis valoir sa patience sur la conduite qu'il avoit avec elle, la retenue exacte de toute plainte, le vif intérêt qu'elle prenoit à sa gloire, ses déplaisirs et ses mouvements dans son affaire d'Espagne, l'utilité de la tendresse du Roi pour elle en cette fâcheuse occasion, et je m'étendis sur tous ces points. Bezons m'y seconda très bien, et M. le duc d'Orléans écouta tout avec beaucoup de patience. Nous nous mîmes après tous deux à lui vanter les douceurs et le prix d'un heureux mariage, et, comme nous en parlions tous deux par la plus douce expérience[1], nous lui fîmes beaucoup d'impression. Ce fut l'état dans lequel nous le laissâmes, pressés par l'heure déjà fort tardive, et malgré lui, et en vérité bien fatigués d'un travail si rude et si étrange. Il nous conjura de ne le point abandonner dans le terrible combat où nous l'avions engagé, et nous l'assurâmes que, dès que nous aurions dîné, nous ne différerions pas à revenir auprès de lui. En sortant, Bezons me dit que j'étois le meilleur et le plus hardi ami qui se pût imaginer, que la force de ce que j'avois dit l'avoit fait trembler à plusieurs reprises jusqu'à lui ôter la respiration, avouant que cela étoit nécessaire pour arracher de force ce qui ne se pouvoit espérer autrement, et ce qu'il n'espéroit même guères encore. Il me promit de s'encourager pour seconder ma

1. Ci-après, p. 408 et 410, sur le ménage Bezons.

force le mieux qu'il pourroit, me dit qu'il falloit surtout empêcher ce prince d'aller à Paris, où un moment renverseroit tout notre travail, et tâcher même à ne le pas perdre de vue jusqu'au bout. Nous nous séparâmes promptement, pour ne donner pas aux gens de M. le duc d'Orléans à penser et à raisonner plus que nous sûmes après qu'ils faisoient déjà d'une séance si longue après la mienne de la veille, et nous convînmes de retourner aussitôt que nous aurions dîné, et de passer toute la journée avec M. le duc d'Orléans.

Dans cet intervalle, je fis réflexion que, dans ma conversation tête à tête de la veille, il m'avoit paru que M. le duc d'Orléans s'étoit trop appuyé sur sa proximité du Roi et des fils de France. Il m'avoit avoué que, lorsque le Roi lui avoit parlé de l'affaire d'Espagne pour y mettre fin, et se donnant pour croire tout ce qu'il lui voulut dire, il l'avoit fait en peu de paroles, avec poids et gravité, et lui avoit conseillé de parler aussi à Monseigneur, lequel lui avoit répondu mot pour mot comme avoit fait le Roi, mais avec bien plus de gravité et de froid encore ; que ce concert d'une si semblable réponse la lui avoit fait juger concertée, et dès là soupçonner que cette réponse si pareille et si compassée étoit de gens non persuadés ; et, sur ce qu'il avoit insisté avec moi qu'il avoit trouvé Mgr le duc de Bourgogne assez favorable, et Mme la duchesse de Bourgogne entièrement, je lui avois répondu que ce prince avoit été aussi piqué et aussi sévère que le Roi et Monseigneur, mais adouci par son épouse, qui, non moins sensible qu'eux, avoit néanmoins cherché à les apaiser par honneur pour son oncle, et par amitié pour Mme la duchesse d'Orléans, mais qu'il se mécomptoit[1] beaucoup si, pour tout cela, il se croyoit bien avec elle ; qu'il[2] falloit qu'il pensât qu'elle avoit fait comme une mère qui veut tirer son fils des mains de la justice, et qui, bien qu'elle le sache

1. Verbe déjà rencontré ainsi dans le tome XVI, p. 13 et 186.

2. Avant *qu'il*, Saint-Simon a biffé *mais*, et, ensuite, les mots *qu'il pensast* ont été répétés deux fois.

coupable, dit et fait tout ce qu'elle peut pour le sortir d'affaires[1], et elle d'affront, bien résolue après de le châtier en particulier, et de lui faire sentir, sans danger, toute son indignation. Cette comparaison le fit souvenir qu'il l'avoit priée de faire ses remerciements à la reine d'Espagne sur la modération de ses lettres en cette occasion, que la réponse en devoit être arrivée depuis plusieurs mois sans qu'il en eût ouï parler, et qu'il trouvoit en effet Mme la duchesse de Bourgogne bien plus réservée avec lui depuis la fin de cette affaire d'Espagne que pendant qu'elle avoit duré. Ces réflexions qui me[2] revinrent me résolurent à lui rompre[3] tout reste de retranchement sur l'amitié dont il s'étoit voulu flatter[4].

Troisième conversation avec M. le duc d'Orléans, le maréchal de Bezons en tiers.

Plein de ces pensées, je retournai[5] chez M. le duc d'Orléans un peu avant trois heures : je le trouvai dans son entresol, et déjà Bezons avec lui. Il me vit arriver avec plaisir, et me fit asseoir entre lui et le maréchal, que je complimentai sur sa diligence, et lui demandai sur quoi ils en étoient. « Toujours sur la même chose, me dit-il, et dans le même combat. » Je répondis que si[6] étoit-il enfin temps de mettre fin à ces incertitudes, et de prendre une bonne résolution pour sortir du plus fâcheux et dangereux état où prince de ce rang se pût jamais trouver ; et tout de suite je mis sur le tapis son peu de ressource, puisque celle-là même qui avoit le mieux fait pour lui dans son affaire d'Espagne lui manquoit depuis dans tout le reste, de propos délibéré. Je m'étendis beaucoup

1. *Affaire* a été mis après coup au pluriel.
2. *Me* a été ajouté en interligne.
3. L'initiale de *rompre* surcharge une autre lettre.
4. Après *flatter*, Saint-Simon a écrit d'une autre encre, puis à demi effacé du doigt *plein de*, qu'il a récrit, de l'encre primitive, au début de l'alinéa suivant.
5. Ayant écrit d'abord : *j'allay*, il a biffé le verbe, et écrit en interligne *e retournay*.
6. *Si* est pris au sens de néanmoins, cependant, que l'*Académie* indiquait comme vieux.

là-dessus, sans que M. le duc d'Orléans m'interrompît que par des soupirs et des changements de postures dans sa chaise, d'un homme fort en malaise avec lui-même. Vers ce temps-là entra Mademoiselle, suivie de Mme de Marey[1], sa gouvernante : elle embrassa Monsieur son père, qui l'aimoit avec passion dès sa plus tendre enfance, et se mit à causer avec lui, et moi avec Mme de Marey. Elle étoit ma parente et fort mon amie[2] : je lui dis tout bas d'emmener sa princesse, parce qu'elle interrompoit quelque chose qui vouloit être suivi ; elle n'en eut pas la peine, parce qu'un moment après M. le duc d'Orléans la renvoya, et aussitôt nous nous rassîmes. Cette visite me donna occasion de prendre de nouvelles armes, et de me servir de la tendresse paternelle. Je savois, par M. le duc d'Orléans, qu'il y avoit près de deux ans que le Roi, de lui-même, lui avoit parlé de Mademoiselle comme[3] d'un parti qui pouvoit être convenable pour M. le duc de Berry : je demandai à M. le duc d'Orléans ce qu'il prétendoit en faire ; qu'ayant plus de quatorze ans, et la figure d'une jeunesse plus avancée, il me sembloit qu'elle devoit commencer à lui peser ; qu'après les grandes espérances que le Roi lui avoit fait naître si naturellement pour un établissement si solide pour sa grandeur personnelle, et celle de Monsieur son fils, si agréable encore en ne la[4] séparant de lui par un mariage étranger, tout autre gendre que M. le duc de Berry lui devoit

1. Marie-Louise Rouxel de Grancey : tome VI, p. 14 et 409.
2. Saint-Simon répétera cela à diverses reprises et attribuera à cette dame « plus de sens et de conduite encore que d'esprit » (suite des *Mémoires*, tome VIII de 1873, p. 29). La grand'mère de Mme de Marey, Anne Ollivier de Leuville, était fille d'une Madeleine de l'Aubespine d'Hauterive dont le père, Guillaume, était grand-père de Charlotte de l'Aubespine mère de notre auteur, lequel se trouvait par conséquent être cousin issu de germain de la mère de Mme de Marey.
3. L'abréviation de *co*^{e} est écrite deux fois, en fin de ligne et au commencement de la ligne suivante.
4. *Le* corrigé en *la*.

paroître une chute; qu'il s'étoit mis en état néanmoins de faire évanouir toutes ces pensées, et que je ne voyois aucun moyen de les faire renaître que la rupture, et la manière de la faire que je lui avois proposée. M. le duc d'Orléans ne se récria plus sur la manière, mais seulement sur la rupture, et avec plus d'angoisse que de sécheresse : ce qui me donna courage d'aller plus en avant. Je lui demandai donc si, se résolvant enfin d'y venir, il n'en parleroit pas à Mme de Maintenon. Il demeura quelques moments sans me répondre, puis dit que, s'il y venoit, il faudroit bien qu'il lui en parlât. Alors j'insistai à ce qu'il s'en expliquât avec elle de la même manière que je lui avois conseillé de faire avec le Roi, mais de s'étendre davantage avec elle, d'un air de confiance sur sa douleur de l'état auquel il se sentoit avec le Roi, se répandre en tendresse et en reconnoissance pour lui, bien inculquer que cette tendresse seule lui arrachoit ce sacrifice, et l'espérance de rentrer par un effort si douloureux dans ses bonnes grâces et sa familiarité premières, appuyer que nulle autre considération n'eût pu l'obtenir sur[1] lui. Il entra très bien dans ce raisonnement, et le maréchal aussi : j'en pris occasion de m'étendre sur l'inutilité de la vie suivie et d'une conduite unie et sage avec le Roi et avec elle ; que leur goût étoit constant pour les prosélytes et les pénitents du monde[2] ; que tout étoit plein de gens irréprochables, même dans les choses de leur gré, qui n'avoient jamais pu rien faire, et de fortunes agréables, de plusieurs solides, de quelques-unes même éclatantes, de gens qu'ils avoient haïs et méprisés, de gens perdus par tout ce qu'une conduite peut entasser de plus misérable et de plus honteux, du retour desquels leur amour-propre s'étoit trouvé flatté, qu'ils avoient récompensé en ces personnes ; qu'une dévotion ignorante y aidoit encore par la consi-

1. La préposition *sur* surcharge *de*.

2. Est-ce une allusion à ces *pénitents du Diable* dont Pascal parle dans la lettre citée par Littré au mot PÉNITENT?

dération mal appliquée de la miséricorde de Dieu sur les pécheurs, qui les rendoit dupes de l'effort de l'ambition, qui souvent prenoit la place de l'amour des plaisirs et changeoit le libertinage en une assiduité dont la constance eût langui sans être regardée, et dont le retour étoit, au contraire, presque toujours salarié ; qu'égaré au point où il l'étoit, cette imitation lui restoit pour toute ressource ; que je le conjurois de[1] songer avec fruit qu'il ne lui restoit plus un seul instant à perdre pour y recourir, qui tous lui étoient infiniment précieux. Le maréchal appuya de son côté ; mais je vis distinctement, et avec frayeur, que M. le duc d'Orléans étoit moins réduit[2] que lorsque nous l'avions quitté le matin, et qu'il avoit funestement repris haleine pendant notre courte absence. Je le pressai donc, et je lui demandai s'il commenceroit par le Roi ou par Mme de Maintenon : il me répondit, avec une fermeté que je n'avois point sentie dans les deux précédentes conversations, qu'il n'étoit point encore question qu'il pût prendre un parti, mais que, s'il avoit à le prendre, il parleroit d'abord à Mme de Maintenon ; que cela lui marqueroit plus d'amitié et de confiance, et l'engageroit à mieux faire valoir la chose au Roi que s'il ne lui en parloit qu'après ; qu'il pourroit même, en lui confiant sa résolution, recevoir d'elle des conseils utiles pour la manière de s'en déclarer au Roi, et plus encore d'appui, parce qu'engagée par la confiance et par la déférence à suivre ses avis, elle se feroit un honneur de les lui rendre les plus avantageux qu'elle pourroit, et de former pour la suite une sorte de liaison avec lui dont il pourroit tirer beaucoup d'avantages. Nous pesâmes ces raisons, Bezons et moi,

1. *De* est écrit deux fois, en fin de ligne et au commencement de la ligne suivante.
2. « On dit *réduire quelqu'un,* pour dire le ramener au devoir, à la raison, et *réduire un cheval,* pour dire le dompter de telle sorte qu'on puisse lui faire faire ce qu'on veut » (*Académie,* 1718). Nous avons eu plus haut, p. 126, « la réduction de tant de folies à raison ».

et nous les trouvâmes très sages et très judicieuses ; mais, en même temps, un raisonnement si libre, dans un homme que nous avions laissé si peu en état d'en former aucun, me fit peur. Je compris fort clairement que M. le duc d'Orléans avoit repris des forces contre nous pendant l'intervalle de notre absence, et je sentis par là que, si nous n'emportions la rupture à ce coup comme d'assaut, il ne la falloit plus espérer après le long espace de la nuit jusqu'au lendemain, que la conversation se pourroit reprendre ; que peut-être nous échapperoit-il tout à fait, ou par s'être déterminé pendant la nuit à n'écouter que l'amour, et nous fermeroit la bouche quand, au matin, nous penserions retourner à la charge, ou que, prenant peut-être un parti plus assuré, nous le trouverions allé à Paris quand nous viendrions le chercher. Cette réflexion, qui me frappa tout à coup, et que je pesai de toute l'application de mon esprit tandis que Bezons discouroit sur les raisons de parler à Mme de Maintenon avant de parler au Roi, me détermina à ramasser toutes mes forces pour embler d'effort une sanglante victoire sans plus rien ménager. Je laissai donc parler Bezons tant qu'il voulut, et, après qu'il eut fini, je demeurai dans un profond silence. Je rêvois cependant à ce que j'avois à dire, et la vérité est que j'en tremblois. Enfin, après un assez long temps que personne ne disoit mot, je regardai tristement M. le duc d'Orléans, et je lui dis que, quelque peine qu'il ressentît du combat auquel nous l'avions engagé, je le suppliois de se bien fortement persuader que le nôtre étoit pour le moins aussi terrible : que, pour lui, il n'avoit à combattre que l'amour, et que je convenois que cela étoit effroyable pour un homme aussi passionnément épris, mais qu'il ne nous refusât pas de réfléchir sur l'horrible peine qu'un ami véritable ressentoit d'affliger un ami, de lui flétrir le cœur aux parties les plus sensibles, de lui dire des choses dures, fâcheuses, poignantes, de le déchirer, de le désespérer par une violence extrême, et par des raisons de cette violence plus solidement et presque aussi sensiblement cruelles que la violence même, combien plus quand cela ne se passoit non plus entre amis égaux, mais entre gens aussi disproportionnés que nous l'étions de lui, aussi accoutumés par là au respect, à la complaisance, à toute déférence, à éviter avec le soin le plus exact jusqu'aux moindres choses qui pourroient, non pas formellement déplaire, mais plaire moins, surtout quand à ce respect profond du rang en étoit joint un autre bien plus intime dans l'âme, et qui retenoit infiniment plus que l'autre, parce qu'il naissoit de l'estime et de l'admiration de l'esprit, des lumières, et de plusieurs vertus de cet ami, qui augmentoit l'honneur, la douceur, la reconnoissance d'une telle amitié ; que de là il devoit mesurer la grandeur de notre combat, et, sur la grandeur de notre combat, la grandeur de la nécessité de ce qui nous avoit fait résoudre à l'entreprendre, et qui nous le faisoit soutenir avec une sorte d'horreur qui ne se pouvoit rendre ; qu'au nom de Dieu il daignât y réfléchir, et ne nous accabler point du poids immense de la[1] douleur d'avoir si longuement et si cruellement combattu en vain ; qu'il se pouvoit souvenir qu'à deux fois différentes, je m'étois hasardé de lui jeter quelques propos sur cette rupture, avec grande circonspection et presque en monosyllabes[2] ; qu'une troisième fois, j'avois pris confiance de pousser jusqu'à une seconde période, et que, sur l'air qu'il prit tant soit peu moins ouvert, je m'étois arrêté tout court, et avois changé de discours[3] ; qu'il devoit donc comparer ces extrêmes réserves d'alors avec tout l'opposé de maintenant, et en conclure qu'il n'y avoit donc que la plus âpre et la plus pressante nécessité qui m'avoit forcé et soutenu ; qu'encore une fois il y fît des réflexions salutaires, qu'il ne s'abandonnât pas lui-même dans un

1. *La*, omis d'abord, a été ajouté en interligne.
2. Avant ce mot, Saint-Simon a biffé un premier *monosyllabes*, sauf les deux premières lettres.
3. Ci-dessus, p. 321.

abîme sans fonds, pour n'avoir pas la force de s'en tirer, et nous au désespoir de l'y voir périr sans aucune espérance de ressource. Je me tournai ensuite au maréchal pour l'exhorter à presser, et à ne laisser pas sur[1] ma seule insuffisance le poids d'une affaire si capitale. Je me tus après pour reprendre haleine et courage, et pour observer dans la réponse et dans la contenance du prince ce qu'opéreroit un discours si touchant. Bezons, ému par ce que je venois de dire, voulut parler aussi en même sens : il fit des représentations pleines de justesse, mais trop mesurées pour l'état auquel nous nous trouvions. L'esprit de M. le duc d'Orléans étoit désormais convaincu, ou hors de moyen de l'être, après tout ce que nous lui avions démontré. Il n'étoit plus question que de déterminer une volonté arrêtée par une passion qui la tyrannisoit[2], et cette opération violente avoit un extrême besoin de force et de véhémence. Il échappa à M. le duc d'Orléans de témoigner, en s'adressant à Bezons, que, s'il se séparoit de sa maîtresse, ce ne seroit qu'à condition de la voir et de l'y préparer lui-même, et, là-dessus, Bezons s'écria qu'avec cette résolution, non seulement il ne romproit pas présentement avec elle, mais qu'il ne la quitteroit jamais ; que, s'il avoit tant de peine à prendre en son absence un parti salutaire et forcé, que deviendroient les réflexions en sa présence ? que l'amour les détruiroit en un instant, que ses efforts ne lui serviroient que de trophées, et à la douceur de s'y livrer sans réserve et tout de nouveau ; qu'il étoit absurde d'imaginer[3] qu'il pût résister aux larmes et aux caresses, et que la fin de tout ceci seroit un nouveau bail plus honteux, plus durable, plus dangereux encore que celui qu'il s'agissoit de rompre, également cruel pour ses amis, et funeste pour

1. *Sur* est en interligne, au-dessus de *faire à*, biffé.
2. Il a écrit : *tyranisoit*.
3. Avant *d'imaginer*, Saint-Simon a biffé *qu'il p[ust]*, après avoir essayé de surcharger d'un *d* l'abréviation de *que*.

lui. Un grand silence succéda à ces vives reprises ; elles firent sur M. le duc d'Orléans une impression dont je ne tardai pas à m'apercevoir à un abattement et à une sorte d'amertume que j'avois regrettée en lui tandis que je l'avois ouï raisonner si librement sur parler à Mme de Maintenon avant d'aller au Roi. Je remarquai même une espèce de déconcertement[1], d'où je compris que c'étoit l'instant[2] favorable de profiter de son trouble par les plus grands efforts. Ainsi, me ranimant moi-même, je rompis le silence, après l'avoir laissé durer quelque temps, par des louanges que je crus nécessaires pour préparer la voie à ce que j'avois dessein de leur faire succéder, et, lorsque je crus qu'il étoit temps d'amener cet autre langage, je lui dis qu'il étoit également étrange et déplorable qu'il laissât perdre de si grands talents, et par le seul homme du sang royal qui, par ses conseils, s'il se mettoit à portée d'être consulté, et par sa capacité à la guerre, s'il se remettoit en état d'en faire usage, pouvoit sauver le royaume de ses pères, [qu'il] voulût[3] s'ensevelir tout vivant dans un désordre et dans une obscurité qui seule enfonceroit le plus simple particulier dans des ténèbres infâmes et sans retour, combien plus un prince de son rang, qui, outre les débauches, avait tant d'autres malheurs à réparer ; que je ne pouvois plus me retenir enfin de lui faire faire attention à quelques considérations que je n'avois pu jusque-là faire sortir de moi-même, mais que, l'aimant et l'estimant au point que je faisois, je me croirois aussi trop coupable, si, après les avoir ménagées jusqu'au bout, et ne voyant point de fruit de tout ce que je lui avois dit et de tout ce que je lui avois tu, je ne lui disois tout enfin au péril de lui déplaire et de lui paroître trop hardi, puisque je ne

1. Le *Dictionnaire de l'Académie* ne donne pas ce mot, et les lexiques modernes de Littré et de Hatzfeld ne le citent que de notre auteur.

2. L'article *le* a été corrigé en *l'*.

3. *Volust* corrigé en *voulust*.

pourrois jamais espérer de repos avec moi-même, si je[1] me laissois ce reproche de ne lui avoir pas tout dit, et, par ce faux respect, de l'avoir abandonné dans un abîme d'où la juste opinion que j'avois de lui me devoit persuader que je l'eusse enfin retiré, si je n'avois eu pour[2] lui ces ménagements perfides. Après cette préface, je me levai brusquement en pied, et, me tournant avec action vers M. le duc d'Orléans, je lui dis que je ne pouvois donc plus lui taire la juste indignation du public, qui, après avoir conçu de lui les plus hautes espérances, et avoir eu pour lui la plus grande et la plus longue[3] indulgence, tournoit les unes en mépris, l'autre en une sorte de rage qui produisoit le déchaînement universel et inouï contre lui, aussi vif dans les plus libertins que dans les hommes dont les mœurs étoient les plus austères ; qu'il y avoit temps et manières pour tout ; que son libertinage avoit été supporté par égards pour son âge et pour ce qu'il valoit d'ailleurs, mais que, le monde las enfin de voir que ce libertinage, devenu abandon depuis tant d'années, s'approfondissoit de plus en plus, que ni l'âge, ni l'esprit, ni les lumières, ni les grands emplois n'avoient pu le changer, qu'il étoit devenu non seulement concubinage, mais ménage public, personne ne pouvoit plus souffrir dans un petit-fils de France de trente-cinq ans ce que le Magistrat[4] et la police eût châtié il y a longtemps dans quiconque n'eût pas été d'un rang à couvert de ces sortes de voies de remettre les gens dans l'ordre, au moins hors d'état d'insulter à tout un royaume par le scandale affreux de sa vie ; qu'à une conduite si honteusement suivie il avoit ajouté des imprudences de nature si délicate, si jalouse[5], tellement unies à la licence effrénée de sa vie,

1. Le *j* de *je* surcharge un *c*. — 2. *Pour* corrigé en *p^r^*.
3. La conjonction *et* a été ajoutée après coup, et *longue* surcharge *hau[te]*.
4. Façon de parler déjà relevée dans notre tome XV, p. 164.
5. Comparez l'emploi de *jaloux* que nous avons eu p. 182.

que le comble de toute[1] horreur en étoit retombé sur lui, et retombé de façon si naturelle, que, quelque innocent qu'il fût du fonds de ces imprudences, il étoit pourtant vrai qu'il falloit en être bien au fait, et bien porté à l'en croire, pour n'en concevoir pas l'opinion la plus sinistre, qui, à commencer par le Roi, par Monseigneur, par les personnes royales, et les autres les plus principales, avoit trouvé entrée dans l'esprit de tout le monde, et avoit produit une aliénation générale qui tenoit de la fureur; que le public, outré de s'être trompé dans les espérances qu'il avoit conçues de lui, aigri d'ailleurs de ne trouver personne en qui les mettre en un temps si déplorable, étoit par là également porté à ne garder plus aucune sorte de mesure pour lui, s'il continuoit, par l'opiniâtreté de son débordement, à n'en mériter nulles[2], et à revenir aussi à lui avec rapidité, s'il le voyoit capable de retour en rompant de si honteux liens, en avouant tacitement ses fautes par un digne changement de conduite et de vie, et en méritant par un attachement sincère et assidu à ses devoirs; que, de cette sorte, et non autrement, il se laveroit des souillures qui l'avoient défiguré; que le courage qu'il auroit de le faire surprendroit l'acclamation publique, qui relèveroit avec joie le mérite de sa nouvelle vie par celle de voir renaître ses espérances. Tandis que je parlois de la sorte, j'étois infiniment attentif à percer M. le duc d'Orléans de mes regards, et je m'aperçus que mon impétuosité faisoit sur lui une impression profonde. Je m'arrêtai néanmoins pour donner lieu à Bezons de m'aider à le pousser, et je me rassis[3] comme un homme qui a tout dit. Ce n'étoit pourtant pas mon dessein d'en demeurer là, et ce le fut bien moins encore lorsque je sentis la foiblesse du maréchal, qui, me regardant de la tête aux pieds, n'avoit de réflexion que la peur qu'il prenoit de la force

1. Ayant d'abord écrit: *tout*, il a ajouté ensuite *tte* (sic).
2. Ce pluriel est bien au manuscrit.
3. Encore *r'assis*, ici et dans les pages suivantes.

de mon discours, et de courage que pour une approbation tremblante en monosyllabes. L'extrême crainte que je lui remarquai me força de suppléer au défaut de son secours : je demandai à M. le duc d'Orléans, avec un air d'angoisse, s'il ne prendroit point de parti, et s'il ne vouloit point envoyer demander à Mme de Maintenon audience pour le lendemain matin. Il tarda un peu à répondre, puis me dit qu'il ne pouvoit encore s'y résoudre. Ce mot *encore* me donna une grande espérance. Je me tournai au maréchal : je le pressai de presser à son tour, pour ne me pas rendre odieux à la fin par une importunité trop vive. Il parla, mais avec foiblesse, et conclut promptement qu'il n'y avoit rien à ajouter à mes propos, soit pour leur force, leur justesse, ou leur vérité, et, dans le désordre où je vis bien que l'effroi l'avoit jeté, je trouvai qu'il avoit beaucoup fait de m'avoir approuvé, quoique si laconiquement, d'une manière si précise. J'insistai donc encore sur le message, et, sentant le prince mollir et ployer sous le faix de ma véhémence, je crus la devoir pousser, et, me levant de nouveau, je lui dis qu'il falloit qu'il me permît encore ce mot : qu'il avoit vu de tout temps, et qu'il voyoit encore le brillant, le lustre, la splendeur qui accompagnoit les ministres, les généraux d'armée, ceux pour qui le Roi montroit une estime et une amitié solide par sa confiance et par ses bienfaits ; que leur état radieux étoit l'objet de l'envie des uns, de l'émulation des autres, des desirs de tous ; que sa naissance grossissoit naturellement sa cour de ces grands personnages, et de leur cour particulière ; que la faveur et la confiance du Roi l'avoit mis souvent au-dessus d'eux en crédit, et toujours en autorité, et avoit fait de ces distributeurs, si souvent arrogants, des grâces ses courtisans et ses complaisants avec respect, crainte et soumission ; que, d'autre part, il voyoit aussi des seigneurs que leur naissance, leurs familles, leurs établissements, leurs dignités portoient si naturellement aux distinctions de leur état, avilis par leurs débauches, inconnus à la cour par leur obscurité, abandonnés à leur propre honte et à leur misère, rejetés des plus chétives compagnies, objets de la censure et du mépris du Roi et du public, réduits à ce degré[1] bizarre d'être au-dessous des coups qu'on dédaignoit de frapper sur eux : je lui nommai quelques-uns de ceux-là qu'il voyoit, malgré tant d'avantages, ensevelis dans la fange; et, après ces peintures, que je fis les plus vives que je pus, je demandai à M. le duc d'Orléans auxquels des premiers ou des seconds il aimoit mieux ressembler. J'ajoutai qu'il ne falloit pas se tromper par une illusion grossière; que, plus sa proximité du trône l'élevoit avec éclat, et lui donnoit de facilité de joindre à cette naturelle splendeur la splendeur empruntée par les autres de l'estime, de la faveur, de la confiance du maître commun de tous, des grands emplois, du crédit, de l'autorité, plus aussi le dénuement de ces choses, et le dénuement produit par le dérèglement et la saleté de sa vie le feroient[2] tomber plus bas que ces seigneurs péris[3] sous les ruines de leur obscurité débordée, dans un mépris d'autant plus cruellement profond qu'il seroit inouï et justement invoqué; que c'étoit désormais à lui, dont les deux mains touchoient à ces deux si différents états, d'en choisir un pour toute sa vie, puisque, après avoir tant perdu d'années, et nouvellement depuis l'affaire d'Espagne, meule[4] nouvelle qui l'avoit nouvellement suraccablé[5], un dernier affaissement auroit scellé la pierre du sépulcre où il se seroit enfermé tout vivant[6],

1. Le *g* de *degré* surcharge un *d*.

2. Il y a bien *feroient*, au pluriel, dans le manuscrit.

3. Cet emploi du participe *péri*, était régulier au dix-huitième siècle, d'après le *Dictionnaire de l'Académie* de 1718.

4. Aucun lexique ne donne cet emploi de *meule* au figuré. Dans la suite des *Mémoires*, on trouvera *une meule toujours en l'air*, et *avoir une meule au cou*. C'est la *mola asinaria* dont parle saint Mathieu, chap. XVIII, verset 6.

5. Littré ne cite de ce verbe que le présent exemple de notre auteur.

6. Les dictionnaires ne donnent pas cette locution au figuré.

duquel, après, nul secours humain, ni sien, ni de personne, ne le pourroit tirer. Je terminai un discours si nerveux par des excuses et des louanges, et[1] par la considération du prodigieux dommage de la[2] perte civile[3] d'un prince de son rang, de son âge, et de ses talents. Puis, me tournant brusquement au maréchal, je tombai sur lui de ce qu'il me laissoit tout faire, et seul en proie à tout le mauvais gré. Alors M. le duc d'Orléans me remercia d'un ton de gémissement, auquel je connus l'impression profonde que j'avois faite en son âme, et bien plus encore lorsque, se levant de sa chaise, il se mit à reprocher à Bezons sa mollesse[4] à lui parler. Le maréchal s'excusa sur ce que je ne lui laissois rien à dire, et je lui répondis vivement, exprès, que mon zèle me faisoit tout dire parce que je voyois que, pensant tout comme moi, il n'osoit néanmoins parler. Cette bizarre dispute nous donna lieu, à tous deux, de placer encore dans le discours de nouveaux raisonnements forts et des considérations vives. Ce pendant M. le duc d'Orléans s'étoit rassis. Je lui proposai encore, tandis que je le voyois ébranlé, d'envoyer chez Mme de Maintenon[5]. Bezons lui demanda s'il vouloit qu'il appelât quelqu'un de ses gens; je me mis à louer l'action comme ne doutant pas qu'il ne la fît, et, pour l'y exciter davantage, je parlai de la douceur qu'on sentoit après un pénible et généreux effort. Tandis que nous dissertions ainsi, Bezons et moi, l'un avec l'autre, n'osant plus l'attaquer directement après l'étrange assaut qu'il venoit d'essuyer, nous fûmes bien étonnés qu'il se leva tout à coup de sa chaise, qu'il courut avec impétuosité à sa porte, l'ouvrit, et cria fortement pour se faire entendre de ses gens. Il en accourut un, à qui il ordonna tout bas d'aller chez Mme de Maintenon, savoir si et à quelle heure il pourroit lui parler le lende-

Duc d'Orléans fait demander à Mme

1. *Et* est en interligne.
2. *Sa* corrigé en *la*.
3. A rapprocher de la mort civile : tome XVI, p. 107.
4. Ici, *molesse*. — 5. Ci-dessus, p. 352.

de Maintenon à la voir.

main matin. Il revint aussitôt se jeter dans sa chaise comme un homme à qui les forces manquent et qui est à bout. Incertain de ce qu'il venoit de faire, je lui demandai aussitôt s'il avoit envoyé chez Mme de Maintenon : « Eh ! oui, Monsieur ! » me dit-il avec un air désespéré. A l'instant, je me jetai à lui, et je le remerciai avec tout le contentement et toute la joie imaginable. Il me dit qu'il n'étoit pas bien sûr encore qu'il parlât à Mme de Maintenon : sur quoi, Bezons, qui lui avoit aussi témoigné son extrême satisfaction, l'exhorta à ne pas reculer après avoir pris une résolution si pénible, mais si salutaire. Je me contentai de l'y soutenir en rassurant Bezons : je lui dis que M. le duc d'Orléans, convaincu par la force de nos raisons, et résolu à se faire cette violence si nécessaire, n'avoit pas fait un pas qui l'engageoit si fort pour reculer après ; que son cœur palpitoit encore, mais que j'ouvrois enfin le mien aux plus douces espérances. Lui et moi menâmes quelque temps la parole[1], louant la résolution, admirant le courage, plaignant les douleurs, compatissant à tout, incitant à la gloire, réfléchissant sur la solidité, la sûreté, la douceur du repos et du calme après l'orage, fortifiant[2] indirectement ainsi ce prince, sans lui adresser la parole, pour ne le pas rebuter. Il entra peu dans notre conversation ; mais, sur la fin, il dit encore à Bezons qu'il l'avoit trop ménagé, qu'il sentoit bien l'extrême besoin qu'il avoit d'être vivement poussé, et me remercia encore de ma force et de ma liberté à lui parler. Cela m'encouragea à bien espérer, et à l'exciter[3] encore, mais vaguement : je lui dis seulement que j'avois cru

1. « On dit d'un homme qu'*il mène la parole*, pour dire qu'il parle bien et facilement ; il est du style familier » (*Académie*, 1718). Nous en avons déjà eu un exemple dans le tome VIII, p. 400, Addition n° 381, et un autre même ci-dessus, p. 330.

2. *Louant* est au singulier dans le manuscrit ; mais le pluriel a été ajouté à *admirants* et à *plaignants*, et les quatre autres participes sont aussi au pluriel.

3. *Exiter*, dans le manuscrit.

devoir lui représenter nuement toutes les vérités qui m'avoient paru indispensables à lui faire connoître. Peu après, il demanda quelle heure il étoit, et il étoit neuf heures du soir. Il voulut, à son ordinaire, aller voir Monseigneur chez Mme la princesse de Conti[1]. Je lui demandai permission de demeurer dans son entresol avec Bezons, lui et moi n'ayant point de logement, ni où nous entretenir sur pareille matière. Il s'en alla; je fermai la porte, et, le maréchal et moi, nous nous rassîmes. Je lui demandai ce qu'il lui sembloit du succès de notre terrible après-dînée : il me dit franchement que, nonobstant l'audience demandée, il ne se tenoit sûr de rien; et moi, je l'assurai qu'encore qu'absolument parlant je n'osasse m'engager à répondre de rien, je trouvois les choses avancées. Nous raisonnâmes sur les étonnants obstacles que nous avions trouvés. Il m'avoua qu'il ne le croyoit presque plus amoureux; je convins qu'encore que je fusse bien persuadé qu'il l'étoit encore beaucoup, je ne pensois pas que ce combat dût en rien approcher de ce que j'en éprouvois. Je me plaignis à lui en amitié, mais en amertume, du peu de secours qu'il m'avoit donné, et de m'être trouvé dans la nécessité de parler presque seul, et, seul, de dire les choses les plus dures : il m'en fit excuse, et m'avoua ingénument[2] qu'il admiroit la force et la hardiesse que j'avois eue, qu'il en avoit bien senti la nécessité, que le succès lui montroit encore que de cela seul il avoit dépendu, mais que, pour rien, il n'eût dit, à cent lieues près, aucune des choses qu'il avoit entendues avec terreur; que je l'avois épouvanté[3] à ne savoir où se fourrer, que je l'avois souvent mis hors de lui-même, quelque assaisonnement que j'eusse mis avant et après les vérités que j'avois si rudement assenées. Nous admirâmes ensuite l'excès de la puissance des égarements qui avoient jeté ce

Propos tête à tête entre Bezons et moi.

1. Ci-dessus, p. 321.
2. Écrit : *ingénüm^t*. Plus haut, *nuement* et *dénuement*.
3. *Épouventé*, dans le manuscrit.

prince dans un si profond abîme, et qui lui coûtoit[1] un si furieux combat, plus encore la bonté, la douceur, la patience incomparables avec lesquelles il avoit écouté tant de choses énormes par leur dureté, et nous convînmes aisément de l'horrible dommage qu'un prince de tant de grands et d'aimables talents, et capable, d'où il[2] s'étoit plongé, d'écouter la voix si âpre et si tonnante des vérités que nous lui avions fait entendre, se fût précipité dans les abîmes où nous le déplorions. Nous convînmes que, moins qu'en aucun temps précédent, il ne devoit être abandonné à lui-même un seul instant possible. Nous ne laissâmes pas de nous plaindre réciproquement de notre excessive fatigue de corps et d'esprit, et nous nous donnâmes rendez-vous dans la galerie, pendant le souper du Roi, pour convenir de ce qu'il nous restoit à faire. Nous y fûmes exacts. Je demandai au maréchal s'il ne savoit point quelle réponse il y avoit eu[3] de Mme de Maintenon : il me dit qu'il n'avoit vu ni M. le duc d'Orléans, ni pas un de ses gens, depuis que nous l'avions quitté. Je lui remontrai l'importance d'en être instruit, et le priai de vouloir bien s'en aller informer chez ce prince, tandis que je l'attendrois au même lieu où je lui parlois. Bezons y fut, et me revint dire aussitôt que Mme de Maintenon mandoit à M. le duc d'Orléans qu'elle l'attendroit le lendemain toute la matinée, mais que M. le duc d'Orléans n'avoit encore pu apprendre cette réponse. Là-dessus, je proposai à Bezons, sur notre même principe[4], d'accompagner M. le duc d'Orléans chez lui au sortir de chez le Roi, d'être présent lorsque la réponse lui seroit rendue, d'en prendre thèse[5] pour l'exhorter encore d'exécuter courageusement son salutaire dessein, et dans le sens dont nous étions

1. Il y a bien ici *coustoit,* au singulier, s'accordant sans doute avec *l'excès de la puissance.*

2. *Ils,* au pluriel, dans le manuscrit.

3. Le manuscrit : porte *elle,* féminin.

4. De ne pas l'abandonner un seul instant.

5. Locution non relevée par les lexicographes.

convenus, de l'obséder jusqu'à ce qu'il se mît au lit, de se trouver le lendemain à son lever, de lui bien parler encore, de tâcher de le mener chez Mme de Maintenon, et de venir après à la messe du Roi, où nous nous trouverions pour y régler ce que nous aurions à faire. Il me promit de faire exactement tout cela, et, là-dessus, nous nous séparâmes.

Singularité* surprenante qui m'engage à un serment, puis à une étrange confidence.

Le lendemain, vendredi 3 janvier, je ne trouvai point Bezons dans la galerie, ni dans l'appartement. Le Roi sortit pour la messe, et M. le duc d'Orléans[1] à huit ou dix pas devant lui. Dans l'impatience de savoir s'il avoit vu Mme de Maintenon, je m'approchai de lui, et, quoique je lui parlasse bas, n'osant rien nommer, je lui demandai s'il avoit vu cette femme[2]. Il me répondit un oui si mourant, que je fus saisi de la crainte qu'il l'eût vue pour rien : tellement que je lui demandai s'il lui avoit parlé. Sur un autre oui pareil à l'autre, je redoublai d'émotion : « Mais lui avez-vous tout dit ? — Eh oui, répondit-il ; je lui ai tout dit. — Et en[3] êtes-vous content ? repris-je. — On ne peut pas davantage, me dit-il. J'ai été près d'une heure avec elle ; elle a été très surprise et ravie. » Il fit là une assez longue pause, à proportion du chemin qui s'avançoit toujours ; puis, après avoir à deux et trois fois voulu, puis s'être retenu de me parler, il me regarda tristement, comme exprès, et tout à coup me dit qu'il avoit quelque

1. Saint-Simon a écrit par mégarde : *M. le duc de d'Orleans.*

2. Dans la notice SAINT-SIMON (tome XXI, p. 117), où tout cet historique de la rupture est sommairement esquissé ou résumé, nous n'avons, sur la visite à Mme de Maintenon, que ces six lignes : « L'audience qu'il eut là-dessus de Mme de Maintenon seroit charmante dans des Mémoires ; c'est dommage que ce ne soit pas ici sa place, pour y voir la rage de la haine trompée et la vieille galante s'intéresser magistralement au sort et à l'utile traitement d'une maîtresse comme celle que, la veille même, [elle] persécutoit comme auparavant au duc d'Orléans, et en faisant un crime à ce prince. » Voyez ci-après, p. 364-365.

3. Cet *en*, écrit d'abord en fin de ligne, est répété à la ligne suivante.

* Le commencement de *Singularité* surcharge *Ave[nture]*.

chose qui le peinoit sur moi, qu'il falloit qu'il me le dît, mais qu'il me demandoit d'amitié de lui répondre sincèrement et avec vérité. Cela me surprit : je l'assurai que je ne lui déguiserois rien. « C'est, ce me dit-il toujours bas, que cette femme m'a parlé tout comme vous ; mais ce qui m'a frappé, c'est qu'elle m'a dit les mêmes choses, les mêmes phrases[1], jusqu'au même arrangement et aux mêmes mots que vous[2]. Ne vous auroit-elle point parlé, et n'avez-vous eu aucune charge d'agir auprès de moi ? — Monsieur, lui dis-je, je n'ai pas accoutumé à faire des serments ; mais je vous jure par Celui de chez lequel nous approchons, et c'étoit de la chapelle, et par tout ce qu'il y a de plus saint, que je vous ai parlé de moi-même, que qui que ce soit, ni directement, ni indirectement, ni en aucune manière quelconque, n'y a eu aucune part, et que, pour cette femme ni le Roi, non seulement ils ne m'ont point parlé, ni rien fait dire, mais ils ne peuvent pas savoir un mot de ce qu'il s'est passé ; et, après ce grand serment que je vous fais contre ma coutume, j'ose vous dire que vous devez me connoître assez pour m'en croire sur ma parole. » Il fit un soupir, et, me prenant la main : « Voilà qui est fait, me dit-il. Je vous en crois ; mais vous me faites plaisir de me parler comme vous faites, car je vous avoue que cette conformité m'a paru si singulière, qu'elle m'a frappé entre vous et cette femme à qui le Roi dit tout et qui gouverne l'État. — Monsieur, encore un coup, repris-je, soyez rassuré ; car je vous répète que je vous dis la vérité la plus exacte et la plus nette. — Voilà qui est fait, me répondit-il encore ; je n'ai pas le moindre scrupule. » La tribune, où nous étions déjà avancés quelques pas, nous sépara. Il étoit fête de sainte Geneviève[3], ce qui m'obligea à demeurer à entendre la messe du

1. Au manuscrit, *les mes frases*.
2. Comme le Roi et Monseigneur, p. 341.
3. Sainte Geneviève étant la patronne de Paris, sa fête anniversaire se célébrait solennellement au jour même où elle tombe, le 3 janvier.

Roi pour être libre après. La fin du motet[1] et la prière pour le Roi[2] après le dernier évangile me donna lieu de sortir de la tribune avant le Roi, pour chercher Bezons, que je trouvai à deux pièces de là. Quoique je susse des nouvelles, je lui en demandai, dans l'espérance qu'au sortir de chez Mme de Maintenon, M. le duc d'Orléans lui auroit conté sa conversation ; mais il me dit qu'il ne savoit rien; que, la veille au soir, il l'avoit mené de chez le Roi chez lui; que, ce matin, il s'étoit trouvé à son lever, l'avoit toujours exhorté suivant ce que nous en étions convenus, l'avoit accompagné jusqu'à la porte de Mme de Maintenon; qu'il l'y avoit laissé, et appris depuis qu'il y étoit demeuré longtemps avec elle, et qu'il n'en savoit pas davantage. Je lui dis que je le ferois donc plus savant, et, en lui contant ce que M. le duc d'Orléans m'avoit dit en allant à la messe du Roi, j'ajoutai qu'il m'avoit dit la chose du monde la plus surprenante, qui m'avoit engagé à lui faire un serment, et lui rendis le fait. Le maréchal n'en fut pas ému un moment, et me dit, avec cette sorte de brusquerie que la conviction produit quelquefois, qu'il n'y avoit qu'à répondre à M. le duc d'Orléans une seule chose bien simple et bien vraie, savoir : que la vérité est une, et que, par là, elle s'étoit trouvée dans la bouche de Mme de Maintenon précisément comme dans la mienne. Comme nous en étions là, le Roi passa, retournant de la chapelle chez lui, et ne nous laissa que le temps de nous donner rendez-vous chez M. le duc d'Orléans sur-le-champ, pour éviter d'y aller ensemble. Quoique je ne me fusse amusé qu'un moment dans la galerie, je trouvai déjà Bezons dans la chambre de M. le duc d'Orléans, qui n'étoit pas rentré, et qui ne vint qu'une bonne demi-heure après.

1. Tome XV, p. 261. La bibliothèque de Versailles possède de nombreux recueils de motets venant de la chapelle du Roi, et notamment dix volumes in-folio de l'œuvre du musicien Lalande. Une collection de motets composés par Lully avait été imprimée en 1684.

2. *Domine, salvum fac Regem.*

Je proposai à Bezons d'entrer dans le cabinet ; nous en fermâmes la porte, et, là tous deux, nous nous mîmes à raisonner. M. le duc d'Orléans nous avoit dit la veille que, s'il parloit au Roi, ce ne[1] seroit qu'immédiatement avant son dîner, parce qu'outre que c'étoit son heure, à lui, la plus ordinaire, c'étoit aussi la plus naturelle d'être seul avec lui dans ses cabinets : ainsi, nous convînmes de demeurer jusqu'à cette heure-là avec M. le duc d'Orléans, pour le soutenir, le fortifier, et lui faire achever ce qu'il avoit commencé. Le maréchal convenoit que l'affaire étoit avancée au delà d'espérance ; mais il ne la pouvoit déterminément pousser jusqu'à compter sur sa consommation avec le Roi. Pour moi, je n'osois en répondre d'une manière positive ; mais je ne pouvois aussi m'imaginer qu'elle nous échappât après ce grand pas fait chez Mme de Maintenon.

Pendant que nous causions ainsi, je songeois à part moi à la bizarre justesse de la conjoncture où je me trouvois, d'attendre à tous moments une audience particulière du Roi[2] dans une circonstance si propre à confirmer le soupçon que M. le duc d'Orléans venoit de me témoigner. Après y avoir bien pensé, la délicatesse d'honneur et de probité l'emporta en moi sur l'orgueil et la politique de courtisan, si difficile à se ployer à montrer sa disgrâce et ses démarches pour la finir : tellement que, bien que je n'eusse, avant cette affaire-ci, ni liaison, ni même le plus léger commerce avec Bezons, et qui n'avoit pas plus de douze jours de date[3], je crus devoir lui confier mon secret, pour le consulter si je le révélerois à M. le duc d'Orléans : je[4] lui dis tout mon fait, et comme, à tous moments, j'attendois mon audience, mais sans lui appren-

1. L'initiale de *ce* corrige une autre lettre, et le *ne* suivant est répété deux fois.
2. Ci-dessus, p. 311-314.
3. Il a dit plus haut, p. 303, qu'il « étoit à peine de sa connoissance. »
4. Avant *je*, Saint-Simon a biffé *et*.

dre comment je l'avois obtenue[1]. La rondeur de ce procédé le surprit et le toucha : il me conseilla d'en faire la confidence à M. le duc d'Orléans, et il m'assura que, quoi qu'il eût soupçonné, il me connoissoit trop bien pour, après ce que je lui avois dit et juré, penser un moment qu'entre le Roi et moi il dût être en rien question de lui. Sur son avis, je me déterminai à le faire. Après avoir été une demi-heure ensemble, quelqu'un vint demander Bezons, qui sortit et me laissa seul dans le cabinet.

Rupture de M. le duc d'Orléans avec Mme d'Argenton.

Fort peu après, comme j'y étois seul encore, M. le duc d'Orléans entra, qui venoit de chez Madame, et qui tout de suite m'emmena dans son arrière-cabinet. Il se mit le dos à la cheminée sans proférer un mot, comme un homme hors de soi. Après l'avoir considéré un moment, je crus qu'il valoit mieux l'importuner par des questions, que de le laisser ainsi à lui-même dans des moments critiques qui avoient si grand besoin de soutien, puisque, deux heures après, arrivoit le moment qu'il devoit parler au Roi pour se séparer de sa maîtresse. Je lui demandai donc s'il étoit bien content de Mme de Maintenon, et si elle étoit entrée véritablement dans ce qu'il lui avoit dit : il me répondit un oui si bref, que je me hâtai de lui demander s'il n'étoit pas bien résolu d'aller chez le Roi un peu[2] avant son dîner. Il m'effraya beaucoup par sa réponse : il me dit, de ce même ton, qu'il n'y iroit pas. « Comment ! Monsieur, m'écriai-je d'un air ferme, vous n'y irez pas ? — Eh non, Monsieur, répliqua-t-il avec un soupir effroyable ; tout est fait. — Tout est fait ? repris-je vivement ; comment l'entendez-vous ? tout est fait pour avoir parlé à Mme de Maintenon ? — Eh non ! dit-il ; j'ai parlé au Roi. — Au Roi ! m'écriai-je[3], et vous lui avez dit ce que vous lui vouliez dire tantôt ? — Oui, répondit-il ; je lui [ai]

1. Ce qui précède, depuis *mais*, a été ajouté en interligne. Voyez ci-dessus, p. 314.
2. *Peu*, omis, a été rétabli en interligne.
3. *Eriay je*, dans le manuscrit.

tout dit. — Ah ! Monsieur, m'écriai-je encore avec transport, cela est fait; que je vous aime ! » Et me jetant à lui : « Que je suis aise de vous voir enfin délivré. Eh ! comment avez-vous fait cela ? — Je me suis craint moi-même, me répondit-il. J'ai été si violemment agité depuis que j'ai eu parlé à Mme de Maintenon, que j'ai eu peur de me commettre à tout le temps de la matinée, et que, mon parti enfin bien pris, je me suis résolu[1] de me hâter d'achever. Je suis rentré dans le cabinet du Roi après la messe.... » Alors, vaincu par sa douleur, sa voix s'étouffa, et il éclata en soupirs, en sanglots et en larmes. Je me retirai en un coin. Un moment après, Bezons entra : le spectacle et le profond silence l'étonnèrent; il baissa les yeux, et n'avança que peu. Je lui fis des signes qu'il ne comprit point; puis, se remettant un peu, me demanda des yeux ce que ce pouvoit être. Enfin nous nous approchâmes doucement l'un de l'autre, et je lui dis que c'en étoit fait, que M. le duc d'Orléans avoit vaincu, qu'il avoit parlé au Roi. Le maréchal fut si étourdi de surprise et de joie, qu'il en demeura quelques moments interdit et immobile ; puis, se jetant à M. le duc d'Orléans, il le remercia, le félicita, et se mit à pleurer de joie. Cependant nous nous tûmes, et laissâmes un assez long temps de silence au trouble de M. le duc d'Orléans, qui s'alla jeter dans un fauteuil, et qui, tantôt stupide[2], tantôt cruellement agité, ne s'exprimoit que par un silence farouche, ou par un torrent de soupirs, de sanglots et de larmes, tandis qu'agités nous-mêmes et attendris d'un état si violent, nous contenions notre joie, nous n'osions nous parler, et à peine pouvions-nous nous persuader que cette rupture si salutaire fût achevée. Peu à peu pourtant, nous rompîmes le silence entre nous, le maréchal et moi : nous nous mîmes à plaindre M. le duc d'Orléans, à louer son généreux effort,

1. *Resolu* est répété deux fois.
2. *L'Académie* disait : « *Stupéfait* se dit en raillerie de celui que la surprise de quelque chose rend comme stupide. »

à chercher ainsi obliquement[1] à le calmer un peu dans la violence de ces premiers moments. Ensuite nous nous encourageâmes, pour essayer un peu de diversion, à lui demander ce que Mme de Maintenon lui avoit dit : il nous répondit, en un mot, que, mot pour mot, elle lui avoit tenu tous mes mêmes propos, et tellement les mêmes, en même ordre et en mêmes expressions, qu'il avoit cru qu'elle m'avoit parlé. Je le fis souvenir de ce que je lui avois dit et protesté là-dessus avec serment en allant à la messe du Roi, et il me réitéra aussi qu'il ne lui en restoit pas le moindre scrupule, mais que cette singularité étoit si grande, qu'il lui avoit été pardonnable de l'avoir pensé. Là-dessus, Bezons lui parla très bien, au même sens de ce[2] qu'il m'en avoit dit. Je crus que cette occasion étoit celle que je devois prendre pour lui faire la confidence de l'audience que j'attendois du Roi, avec la franchise que Bezons m'avoit conseillée. M. le duc d'Orléans la reçut à merveilles, et me dit même, avec une amitié dont la politesse me surprit en l'état où il étoit, qu'il souhaitoit d'avoir mis le Roi d'assez bonne humeur par ce qu'il venoit de lui dire, pour qu'il m'en écoutât plus favorablement. Nous le remîmes sur son audience de Mme de Maintenon : il nous dit qu'elle avoit été extrêmement surprise de sa résolution, et en même temps ravie ; qu'elle l'avoit assuré que cette démarche le remettroit avec le Roi mieux que jamais ; qu'elle lui avoit conseillé de lui parler lui-même, plutôt que de lui faire parler par elle ni par personne, et qu'elle lui avoit promis de faire valoir au Roi ce sacrifice, de manière à lui en ôter tout regret, et à faire que Mme d'Argenton fût traitée comme il le pouvoit souhaiter,

1. Nous avons eu déjà, au tome VI, p. 8, le substantif *obliquité* dans un emploi pareil, et nous trouverons prochainement, dans l'Addition sur le mariage du duc de Berry, *faire parler obliquement*. « Il signifie.... indirectement : *louer, blâmer, désigner obliquement* » (*Académie*, 1718).

2. *De ce* surcharge *qu'il*, effacé du doigt, et, au-dessus, Saint-Simon a effacé du doigt un *d*.

et comme elle-même trouvoit juste qu'elle la fût, sans lettre de cachet ni rien de semblable, et qu'elle pût se retirer, soit dans un couvent, soit dans une terre, ou dans une ville telle qu'elle la voudroit choisir, sans même être astreinte à demeurer dans un même lieu. C'étoit aussi ce que j'avois dit à M. le duc d'Orléans que je trouvois raisonnable, pourvu qu'elle n'allât pas dans ses apanages faire la dominatrice, et ce que lui-même avoit aussi approuvé comme moi. Il nous dit aussi que Mme de Maintenon lui avoit promis d'envoyer chercher la duchesse de Ventadour pour concerter tout avec elle (et quel personnage pour une dame d'honneur de Madame et pour une gouvernante des enfants de France !), et qu'il feroit bien de la voir là-dessus [1]. De là, mon impatience me porta, malgré l'interruption des larmes et des fréquents élans de douleur, de lui demander comment il étoit content du Roi : « Fort mal ! » me répondit-il. J'en fus surpris et touché au dernier point, et je voulus savoir comment cela s'étoit passé. Il nous dit qu'il avoit suivi le Roi dans son cabinet après la messe, et que, comme il étouffoit de ce qu'il avoit à lui dire, il l'avoit prié de passer dans un autre cabinet afin qu'il pût lui dire un mot seul ; que le Roi, effarouché de la proposition en un temps où il n'avoit pas accoutumé de le voir dans son cabinet, lui avoit demandé d'un air sévère et rengorgé [2] ce qu'il lui vouloit ; qu'il avoit insisté au tête-à-tête ; que le Roi, encore plus grave et plus refrogné, l'avoit mené dans l'autre cabinet ; que, là, il lui avoit dit sa résolution causée par la douleur de lui déplaire, l'avoit prié de faire dire à Mme d'Argenton de sortir de Paris, et de lui épargner la douleur du mauvais traitement et la honte de l'exil et d'une lettre de cachet, qui ne pourroit retomber que sur lui-

1. On a vu ci-dessus, p. 310, que la duchesse était intimement liée avec Mme d'Argenton.

2. « *Rengorgé* se dit lorsque, par un mouvement en arrière de la tête, on affecte un air de beauté ou de fierté » (*Académie*, 1718).

même ; que le Roi avoit paru très surpris, mais point épanoui ; qu'il l'avoit loué, mais froidement, et dit qu'il y avoit longtemps qu'il auroit dû mettre fin à une vie si scandaleuse ; qu'il vouloit bien faire sortir Mme d'Argenton de Paris sans ordre par écrit, qu'il verroit ce qu'il pourroit faire là-dessus. Après quoi le Roi l'avoit quitté brusquement, comme un homme non préparé à une audience insolite, et qui avoit peur que cette déclaration ne fût suivie de quelque demande à laquelle il ne vouloit pas laisser de loisir. Quoique ce récit me déplût fort, je ne laissai pas d'espérer que la froideur du Roi venoit moins d'un éloignement invincible que[1] d'un temps mal pris et de la surprise, qui étoient les deux choses du monde qui le rebroussoient[2] le plus, et j'espérai que la réflexion, venant sur l'effort du sacrifice, sur son entière gratuité, puisqu'il n'étoit accompagné d'aucune demande, ni même d'aucune insinuation de rien, sur la cessation de la cause et des effets des dérèglements de toutes les sortes, et des sujets de douleur de Mme la duchesse d'Orléans, ramèneroient[3] ce prince dans l'état où il devoit être avec le Roi, avec toutes les personnes royales, au moins à l'extérieur pour Monseigneur, et conséquemment avec le monde. Je le desirois d'autant plus que je faisois moins de fonds que je ne le lui avois témoigné sur Mme de Maintenon, et que je ne me fiois guères à la bonne réception qu'elle lui avoit faite, ni aux bons offices qu'elle lui avoit promis. Il falloit bien du spécieux, et même quelque réalité apparente, dans une occasion comme celle-là : une autre conduite auroit trop ouvert les yeux. Il falloit même que le Roi y fût trompé, pour lui ôter toute défiance, et demeurer plus

1. *Que* surcharge *et*, et, plus loin, *et de* surcharge *qui*.

2. *L'Académie* ne cite pas d'emploi de *rebrousser* avec un nom de personne comme complément, quoique donnant ensuite la locution *à rebrousse-poil*, au figuré et dans le sens que le verbe a ici. Littré a signalé *rebrousser quelqu'un* dans Brantôme.

3. *Ramèneroient* est bien au pluriel.

entière aux desservices qu'elle voudroit porter en d'autres temps. Le funeste bon mot d'Espagne[1] n'étoit pas pour être pardonné, et M. du Maine lui étoit trop intimement cher pour contribuer à augmenter, même à rétablir l'amitié et la confiance du Roi pour M. le duc d'Orléans, si supérieur à l'autre en tout genre, excepté en fourbe, en adresse et en esprit de ce genre. Je fis donc de mon mieux pour rassurer M. le duc d'Orléans sur le Roi par les deux raisons que j'ai alléguées, et Bezons et moi n'oubliâmes[2] rien pour le rassurer et le consoler. Le silence et les propos se succédèrent à diverses reprises. M. le duc d'Orléans nous dit qu'il venoit de rendre compte à Madame de ce qu'il avoit fait, qu'elle l'avoit fort approuvé, mais qu'elle l'avoit mis au désespoir par le mal qu'elle lui avoit dit de Mme d'Argenton ; il s'aigrit même en nous le racontant, et je m'en aigris avec lui, parce qu'à la misérable façon dont elle avoit toujours traité et ménagé cette maîtresse[3], ce n'étoit pas à elle à en dire du mal, beaucoup moins au moment de la rupture, qui sont des instants à respecter par les plus sévères. Je me hasardai à lui demander s'il seroit incapable de dire à Madame sa femme une nouvelle qui la regardoit de si près ; mais, à ce nom, il s'emporta, dit qu'il ne la verroit au moins de toute la journée, qu'elle seroit trop aise, et que sa joie lui seroit insupportable. Je lui répondis modestement que, par tout ce que j'avois ouï dire d'elle, je la croyois incapable de tomber dans le même inconvénient de Madame, mais, au contraire, plus propre à entrer dans sa peine par rapport à lui, qu'à lui montrer une joie indiscrète et fort déplacée. Il rejeta cela avec un si grand éloignement, que je n'osai en dire davantage. Néanmoins, après quelque intervalle, je ramenai doucement ce propos sur le double plaisir que ce nouvel effort feroit au Roi. Je ne réussis pas mieux :

1. Ci-dessus, p. 28, 48 et 311.
2. L'élision *n'* surcharge une *f* effacée du doigt.
3. Ci-dessus, p. 309, note 6.

il me ferma la bouche par me dire que ce chapitre avoit été traité le matin entre lui et Mme de Maintenon, qu'elle étoit entrée dans sa répugnance, et qu'elle lui avoit conseillé de ne voir Mme la duchesse d'Orléans de toute la journée, s'il ne vouloit, pour ne la pas voir à contre-cœur. Je changeai de discours, Bezons parla aussi, et nous ne cherchâmes, pour le bien dire, qu'à bavarder pour étourdir une douleur incapable encore de raison, plutôt par un bruit extérieur que par la solidité des choses. Quoique la porte fût défendue, il s'y présenta des gens que le renouvellement de l'année et la vacance de la fête [1] y amenoit : tels furent le premier président et les gens du Roi du Parlement et des autres compagnies supérieures, et quelques autres principaux magistrats, qui vinrent à diverses reprises, et que le prince fut obligé d'aller voir dans sa chambre, où ils étoient entrés [2]. On peut juger de l'étrange contretemps. Il les vit tous néanmoins sur la porte de son cabinet, pour être plus à l'obscurité, les entretint, les gracieusa, et nous montra une force dont peu d'hommes sont capables, mais sous laquelle il succomboit après par un cruel renouvellement de douleur.

Colloques entre Bezons et moi *.

Je saisis un de ces intervalles pour demander à Bezons ce qu'il lui sembloit de cette journée : il m'avoua avec transport qu'il en étoit d'autant plus vivement pénétré de joie qu'il l'avoit moins espérée, et si peu, qu'à peine se pouvoit-il encore persuader ce qu'il voyoit et entendoit ; et il m'en félicita comme d'un projet dû à mon imagination, et d'une exécution due à mon courage, dont lui et moi étions les seuls à portée, mais qu'il n'auroit pu ni entamer, ni moins amener à fin. Dans un autre intervalle, nous raisonnâmes sur la manière dont le Roi avoit reçu la

1. La fête de sainte Geneviève, ci-dessus, p. 359, était jour chômé.
2. On peut voir le détail de ces visites des Cours à tous les princes et princesses, en 1711 et 1712, dans le registre de Desgranges, ms. Mazarine 2746, fol. 19-20 et 83-84.

* Cette manchette est deux lignes trop bas dans le manuscrit.

rupture, qui nous alarmoit justement, et qui nous fit plus fortement conclure combien il étoit important et pressé de finir un si pernicieux genre de vie, et qui avoit mené assez loin pour que cette rupture, après tant de desirs, eût été reçue avec si peu de satisfaction. Nous convînmes sans peine que cela demandoit de grandes et de continuelles précautions, et une conduite bien appliquée et bien suivie, qui, à la longue, ne coûteroit pas moins que la rupture même. Nous comprîmes combien M. le duc d'Orléans avoit à se tenir en garde contre toutes les sortes de pièges qui lui seroient tendus, surtout de la boutique[1] de Madame la Duchesse, après ce que lui-même nous avoit dit d'elle[2], tandis que Mme la duchesse d'Orléans vivoit avec elle avec tous les ménagements d'amitié possibles, et de rang au delà de raison, puisque la différence de rang qui avoit causé une haine que rien n'avoit pu[3] amortir s'alloit renouveler de plus belle par la noise[4] de la prétention de Mme la duchesse d'Orléans de faire passer ses filles devant les femmes des princes du sang, dont je parlerai bientôt[5]. Enfin, nous conçûmes que rien ne seroit plus utile à M. le duc d'Orléans qu'une liaison étroite avec Madame sa femme, tant pour lui fournir des amusements et de bons conseils chez lui, que pour prendre le Roi par un changement qui lui seroit si agréable. Dans un autre intervalle, nous pensâmes à nous-mêmes, pour éviter la rage de la séquelle[6] de Mme d'Argenton, de Madame la

1. On a eu « la boutique des jésuites » dans le tome VI, p. 99, et on trouvera un même emploi, encore au figuré, dans la suite des *Mémoires*, tome VIII de 1873, p. 251. *L'Académie* disait : « En parlant d'une chose qui se disoit sans nom d'auteur, on dit que *cela vient de la boutique d'un tel*, pour dire que cela est de l'invention, du cru d'un tel ; et, ordinairement, cela se dit en mauvaise part. »

2. Ci-dessus, p. 339.

3. *N'avoit pu* est en interligne, au-dessus de *ne pouvoit*, biffé.

4. Terme familier selon *l'Académie* de 1718. Ci-dessus, p. 48.

5. Ce sera dans le volume suivant ; comparez notre tome XVII, p. 287.

6. Ci-dessus, p. 310.

Duchesse et de la sienne, et de tous ceux qui seroient outrés de voir M. le duc d'Orléans rentré dans le bon chemin, dans l'estime du monde, dans les bonnes grâces du Roi, et dans les suites que ces choses pourroient avoir. Le maréchal me témoigna qu'il craignoit fort que nous ne fussions déjà découverts par le nombreux domestique qui nous avoit vus[1] obséder M. le duc d'Orléans pendant ces trois jours, moi seul le premier, lui et moi les deux autres, à qui sans doute le trouble et la douleur de leur maître n'auroit pas échappé, et qui, de cela voyant éclore la rupture, ne se méprendroient[2] pas à nous l'attribuer, et, par eux, tout le monde[3]. A cela il n'y avoit point de remède. Nous nous promîmes seulement de ne rien avouer, de nous taire, et de laisser dire ce que nous ne pourrions empêcher sans désavouer honteusement, mais gardant[4] le silence. J'avois en particulier beaucoup d'ennemis à craindre, tous sûrement très fâchés de voir revenir M. le duc d'Orléans dans l'état où il devoit être, surtout Monsieur le Duc et Madame la Duchesse, avec qui j'étois en rupture ouverte. Je craignois de plus que, si le Roi venoit à découvrir la part que j'avois eue à la séparation de M. le duc d'Orléans d'avec sa maîtresse, un gré infructueux de vingt-quatre heures ne fût suivi du danger de me voir chargé des fautes qu'il pourroit faire à l'avenir, et de celles encore qu'on lui pourroit imposer, le raisonnement des tout-puissants[5] de ce monde étant trop naturellement et trop coutumièrement[6] celui-ci que, quand on a un assez grand crédit sur quelqu'un pour lui faire faire un grand pas contre son goût et contre ses habitudes, on en a assez aussi pour le détourner, si on le vouloit, de toutes les

1. *Veu*, sans accord. — 2. *Méprandroient* corrigé en *méprendroient*.
3. Comparez ci-dessus, p. 341.
4. *Gardans*, encore au pluriel, dans le manuscrit.
5. Il a écrit : *toutspuissants*.
6. Le *Dictionnaire de l'Académie* ne donnait pas plus alors qu'aujourd'hui cet adverbe.

autres choses qu'on lui impute. Mais ces dangers, que je n'étois pas alors à envisager pour la première fois, n'ayant pas eu le pouvoir sur moi de m'arrêter dans un projet et dans une exécution vertueuse, n'eurent pas encore celui de m'épouvanter après m'y être volontairement et sciemment exposé. Faire ce qui est bon et honnête par des voies bonnes et honnêtes, garder après une conduite sage et mesurée, ne s'accabler pas de nœuds Gordiens[1] de prévoyance et de prudence indissolubles par leur nature, laisser dire, faire et agir en s'abandonnant à la Providence, est un axiome qui m'a toujours paru d'un grand usage à la cour, pourvu qu'on n'en abuse pas et qu'on s'y[2] tienne en la façon que je le présente.

Dons de M. le duc d'Orléans à Mme d'Argenton en la quittant.

M. le duc d'Orléans, revenu avec nous, débarrassé des visites dont j'ai parlé[3], nous dit qu'il assuroit à Mme d'Argenton quarante-cinq mille livres de rente[4], dont presque tout le fonds appartiendroit au fils qu'il avoit d'elle, qu'il avoit reconnu et fait[5] légitimer[6], et qui est devenu depuis grand d'Espagne, grand prieur de France et général des galères avec l'abbaye d'Auvillé[7] (car le meilleur de tous les états en France est celui de n'en avoir point[8] et d'être

1. Ci-dessus, p. 216.
2. *S'y* est en interligne, au-dessus d'un premier *s'y*, biffé, qui surchargeoit *s'en*.
3. Ci-dessus, p. 319 et 368.
4. Le 30 juin 1706, lors de la légitimation du fils dont il va être question, le duc avait constitué à sa maîtresse vingt-cinq mille livres de rente (Arch. nat., reg. Y 278, fol. 397 v°, et notre tome XIII, p. 456); le 16 février 1708, il lui a donné une moitié de la terre et seigneurie de Sèvres, avec la moitié des terres qui en dépendaient, et une maison à la rue des Bons-Enfants, sur le Palais-Royal (reg. Y 280, fol. 399 v° et 400); enfin, en février 1709, la terre d'Argenton, en Berry, a été érigée en comté en sa faveur (tome XIII, p. 457). Il ne semble pas qu'à l'occasion de la rupture, il y ait eu de nouvelle donation.
5. Les premières lettres de *fait* surchargent *le*.
6. Tomes IX, p. 280, et XIII, p. 456-457.
7. Ci-dessus, p. 273, note 3.
8. Après *point*, Saint-Simon a biffé un second *point*.

bâtard); qu'outre ce bien, il restoit à sa maîtresse pour plus de quatre cent mille livres de pierreries, d'argenterie ou de meubles ; qu'il se chargeoit de toutes ses dettes jusqu'au jour de la rupture, pour qu'elle ne pût être importunée d'aucun créancier et que tout ce qu'elle avoit lui demeurât libre, ce qui alloit encore à de grandes sommes ; et qu'il croyoit qu'avec ces avantages, elle-même ne pouvoit prétendre à une plus grande libéralité[1]. Elle passoit deux millions, et je la trouvai prodigieuse, mais en la louant : il ne s'agissoit pas de pouvoir dire autrement. Quelque puissant prince qu'il fût, une telle brèche devoit le rendre sage.

Avant de le[2] quitter, Bezons, poussé par moi, qui n'osois plus parler de Mme la duchesse d'Orléans après mes deux tentatives, en fit une troisième, qui réussit : M. le duc d'Orléans lui promit enfin qu'il la verroit dans la journée, et lui diroit sa rupture. Cette complaisance nous soulagea fort dans les vues que j'ai expliquées. Il étoit midi et demi : nous le quittâmes, lui pour aller chez la duchesse de Ventadour, comme il en étoit convenu le matin avec Mme de Maintenon, nous pour prendre enfin haleine. Bezons me dit, en sortant, qu'il n'en pouvoit plus, et qu'il s'en alloit à Paris se cacher au fonds de sa maison pendant le premier éclat de la rupture, et se mettre à l'abri de toutes questions et de tous propos.

Surprise et propos de la duchesse de Villeroy avec moi.

En le quittant dans la galerie de M. le duc d'Orléans, je m'en allai chez la duchesse de Villeroy, que je trouvai à sa toilette, seule avec ses femmes. Dès en entrant, je la priai de les renvoyer, liberté que je prenois souvent avec

1. « On dit que M. le duc d'Orléans fera payer toutes ses dettes à aris, qui sont assez considérables : elle faisoit une prodigieuse dépense » (*Dangeau*, p. 82). Dangeau ajoute, deux jours plus tard (p. 84), que les dettes à Paris sont peu de chose, et que la favorite aura un revenu de quarante mille livres. En juillet (*ibidem*, p. 209), le prince ôtera à toutes les amies de Mme d'Argenton les logements qu'il leur avait donnés, à cause d'elle, dans les dépendances du Palais-Royal.

2. *Le* est en interligne.

elle. Dès qu'elles furent sorties, je lui dis que l'affaire étoit faite. « Bon ! faite? » me répondit-elle avec dédain, comprenant bien ce que je lui voulois dire, car je ne l'avois pas vue depuis notre souper l'avant-veille ; « je ne le croirai point qu'il n'ait parlé au Roi. Il vous promettra, il n'en fera rien. Croyez-moi, ajouta-t-elle : vous êtes son ami ; mais je le connois mieux que vous. — Avez-vous tout dit ? repris-je en souriant. C'est qu'il a parlé ce matin à Mme de Maintenon et au Roi, et que la rupture est bâclée. — Bon ! Monsieur, me répondit-elle avec vivacité ; il vous a peut-être dit qu'il le fera, et n'en fera rien. — Mais, répliquai-je, je vous dis, moi, encore un coup, qu'il l'a fait, et que je sors d'avec lui. — Quoi ? cela est fait ! dit-elle avec transport ; mais fait, achevé, rompu sans retour ? — Hé ! oui, répliquai-je, Madame, fait et archifait[1]. Je ne vous dis ni conjecture ni conte ; je vous dis nettement que cela est fait. » Je ne vis jamais femme si aise, ni qui, de joie, eût plus de peine à se persuader ce qu'elle entendoit. Après cette sorte de désordre, elle me demanda fort comment cela s'étoit fait. Je lui contai le précis et le plus nécessaire de ce que je viens de rapporter, et des noms et des détails que j'ai cru devoir omettre ici, que j'estimai être important à l'union que je desirois établir entre le mari[2] et la femme que celle-ci n'ignorât pas. Le duc de Villeroy, qui vint en tiers, le jugea de même. Le récit fut souvent interrompu par les surprises de la duchesse de Villeroy, et par des exclamations. A son tour, elle me conta après que Mme la duchesse d'Orléans lui avoit dit la veille l'inquiète curiosité où elle étoit de découvrir ce qui se passoit chez Monsieur son mari, dont elle avoit appris l'angoisse, les larmes, et l'obsession où nous l'avions tenu, Bezons et moi ; que, sur ce qu'elle (duchesse de Villeroy) lui avoit conté, mais sans en faire cas, le mot que je lui

1. Ce mot composé n'est pas dans le *Dictionnaire de l'Académie*, et Littré ne cite que le présent exemple. Voir plus loin, p. 444, *archidévot*.
2. Le mot *mari* étant déjà corrigé, une main étrangère a changé l'*i* en *y*.

avois dit en sortant de souper avec elle, Mme la duchesse d'Orléans lui avoit dit que, si quelqu'un étoit en état de faire rompre Monsieur son mari avec sa maîtresse, c'étoit moi ; qu'elle avoit souvent essayé, par des recherches, de m'approcher d'elle et de m'apprivoiser, sans y avoir pu réussir, et cela étoit vrai, et jamais je n'allois chez elle que pour des occasions indispensables de compliments : tellement qu'elle en étoit demeurée là, bien aise toutefois qu'un homme d'honneur et d'esprit, duquel, malgré mon éloignement d'elle, elle ne croyoit pas avoir rien à craindre, fût intimement avec M. le duc d'Orléans. Épanouie de sa propre joie, elle m'apprit que celle de Mme la duchesse d'Orléans seroit d'autant plus vive qu'elle étoit plus que jamais accablée d'ennuis et de douleur de l'empire insolent de Mme d'Argenton, et des traitements qui en étoient les suites, et plus que jamais hors d'espérance de les voir finir ; que, dans le désespoir d'une situation si triste, elle avoit épuisé toutes les voies possibles à tenter, de crédit, de conscience, de compassion, pour faire chasser Mme d'Argenton, sans que le Roi ni Mme de Maintenon s'y fussent laissé entamer[1] le moins du monde ; qu'il ne lui restoit plus aucune espérance de ce côté-là, ni de celui de M. le duc d'Orléans, qui, quelquefois refroidi pour sa maîtresse, n'en devenoit que plus passionné et plus abandonné à elle, de sorte que le désespoir de la princesse n'avoit jamais été plus vif, plus complet, plus sans nulle ressource, qu'au moment de cette délivrance. Je répondis à cette confidence qu'il étoit fort heureux pour Mme la duchesse d'Orléans qu'elle n'eût pas réussi, et que la tendresse du Roi eût trouvé sa sagesse à l'épreuve ; que Mme d'Argenton, arrachée par autorité à M. le duc d'Orléans, l'eût, et par amour, et peut-être autant par orgueil, irrité jusqu'à le jeter dans les dernières extrémités ; que bien difficilement en eût-il cru Madame sa femme inno-

1. *Entamé* corrigé en *entamer*

cente; que ce soupçon une fois monté dans son esprit eût fait la ruine de sa famille, et, de Mme la duchesse d'Orléans, la plus malheureuse princesse de l'Europe. De là, la duchesse de Villeroy me vanta Mme la duchesse d'Orléans, son esprit, sa prudence, sa solidité, la sûreté de son amitié, la reconnoissance qu'elle me devoit, et qu'elle sentiroit toute entière, et m'invita fort à une grande liaison avec elle[1]. Je répondis à tout cela par tous les compliments qui étoient[2] lors de saison. Je la priai de lui dire que, dans le desir où j'étois de parvenir à séparer M. le duc d'Orléans de Mme d'Argenton, j'aurois[3] cru diminuer beaucoup les forces dont j'avois besoin, si, en répondant aux avances qu'elle avoit bien voulu faire, j'avois eu l'honneur de la voir; que cette prudence étoit devenue un double bonheur par celui que j'avois eu de détromper à son égard M. le duc d'Orléans sur les choses secrètes que je ne rapporte pas ici, et que j'avois confiées à la duchesse de Villeroy[4], lequel, malgré mes preuves, soupçonneux comme il étoit, n'auroit pu se rendre à la même confiance en moi, si j'avois été en mesure avec Madame sa femme, comme il avoit fait parce que je n'y étois en aucune; que, présentement qu'il n'y avoit plus d'équilibre[5] à garder avec lui comme j'avois fait jusqu'alors, ne voyant ni Madame sa femme ni sa maîtresse, je ferois volontiers ma cour à la première, et mettrois tous mes soins à continuer à travailler à une entière réunion, mais que je croyois qu'il falloit aussi continuer d'user de la même prudence, qu'il n'étoit pas temps encore que j'eusse l'honneur de la voir, qu'il falloit un intervalle après ce qu'il venoit de se passer pour amener les choses, mais qu'en attendant, je la priois (la duchesse de Villeroy) de dire à Mme la duchesse d'Orléans, etc., c'est-à-dire force compliments, et surtout d'exiger d'elle le plus profond secret, chose dont

1. Ci-dessus, p. 338-340 et 373. — 2. *Estoit* corrigé en *estoient*.
3. Avant *j'aurois*, Saint-Simon a biffé un premier *j'aurois cru*.
4. Ci-dessus, p. 373. — 5. Saint-Simon a écrit : *equibre*.

je n'étois pas en peine, et par son intérêt, et par la matière. Je lui contai après combien je m'étois diverti la veille au soir, chez Mme de Saint-Géran[1], des doléances extrêmes que Mme de Saint-Pierre[2] y avoit faites des malheurs de Mme la duchesse d'Orléans par cette tyrannie de Mme d'Argenton, à laquelle il n'y avoit plus nul espoir de fin, que je savois résolue, et qui éclateroit bien[3] avant qu'il fût vingt-quatre heures de là.

Le Roi me donne l'heure de mon audience.

L'heure du dîner du Roi arrivoit[4] : je sortis de chez la duchesse de Villeroy pour y aller, et pour la laisser habiller pour aller chez Mme la duchesse d'Orléans, où elle avoit impatience de s'épanouir avec elle à leur aise. C'étoit, comme je l'ai dit[5], un vendredi 3 janvier, et le quatrième[6] que je me présentois devant le Roi dans l'attente de l'audience qu'il avoit promis à Mareschal de me donner, et je commençois à être en peine de ce qu'elle ne venoit point. Je trouvai le dîner avancé : je me mis le dos au balustre[7], et, vers la fin du fruit, je m'avançai à un coin du fauteuil du Roi, et lui dis que je le suppliois de se vouloir bien souvenir qu'il m'avoit fait espérer la grâce de m'entendre. Le Roi se tourna à moi, et, d'un air honnête, me répondit : « Quand vous voudrez. Je le pourrois bien à cette heure ; mais j'ai des affaires, et cela seroit trop court. » Et, un moment après, il se retourna encore, et me dit : « Mais demain matin, si vous voulez ? » Je répondis que j'étois fait pour attendre ses moments et ses grâces, et que j'aurois l'honneur de me présenter le

1. Ci-dessus, p. 298 et 302.
2. Favorite de la duchesse d'Orléans et femme du premier écuyer de Madame : tome XII, p. 425-426.
3. *Bien* est en interligne.
4. Le Roi dînait ordinairement à une heure, et se levait de table vers deux heures.
5. Ci-dessus, p. 358.
6. Le quatrième jour, la quatrième fois.
7. Le balustre du lit : tome V, p. 67. Quand le Roi était seul, il mangeait dans sa chambre.

lendemain matin devant lui. Cette façon de me répondre me sembla de bon augure ; un air affable, et point importuné, et envie de m'écouter à loisir. Mareschal, le Chancelier et Mme de Saint-Simon en furent persuadés comme moi.

Bezons, mandé par Mme la duchesse d'Orléans, me fait de sa part ses premiers remerciements.

Sortant du dîner du Roi, et passant auprès de l'appartement de Mme la duchesse d'Orléans, je fus surpris de rencontrer le maréchal de Bezons qui sortoit de chez elle, et que je croyois déjà à Paris, ou bien près d'y arriver. Il étoit en usage de la voir quelquefois : il me dit qu'inquiète de tout ce qu'il lui étoit revenu par le domestique, elle l'avoit envoyé chercher. A elle il avoua tout le fait, et redoubla la joie que quelques bruits avoient fait naître, et que Madame avoit confirmée, qui, en revenant de la messe, avoit passé chez elle, et lui avoit appris la rupture. Le maréchal me dit qu'il lui avoit grossièrement raconté les faits principaux, et me la représenta transportée de la plus vive joie, et de reconnoissance pour moi, dont elle l'avoit prié de m'assurer. Bezons étoit si peiné de l'éclat qui alloit suivre, et si pressé de s'aller mettre à couvert chez lui, qu'il n'osa demeurer que peu de moments avec moi, de peur qu'on ne nous vît ensemble, comme si nous avions fait tous deux quelque mauvais coup. Comme l'affaire principale étoit faite, je ne voulus pas le contraindre, et je le laissai s'enfuir.

Mesures pour apprendre la rupture à Mme d'Argenton*. Naissance, fortune et caractère de Mlle de Chausseraye.

Je passai toute l'après-dînée avec[1] M. le duc d'Orléans, qui n'étoit pas moins vivement touché que le matin même. Il me dit que Mme de Maintenon avoit envoyé chercher la duchesse de Ventadour aussitôt qu'il fut sorti de chez elle ; qu'elle l'avoit chargée de faire entendre à Mme d'Argenton ce dont étoit question : sur quoi, lui et la duchesse étoient convenus d'envoyer chercher Chausseraye[2], à qui il avoit

1. *Chez* surchargé en *avec*.

2. Marie-Thérèse le Petit de Verno, demoiselle de Chausserais, baptisée par Bossuet le 11 août 1672, et tenue sur les fonts par la

* Après *Argenton*, Saint-Simon a biffé *et leur execution*.

envoyé sa chaise de poste à Madrid[1], où elle avoit une petite maison, où elle étoit[2], et qui ne tarda pas à venir. La commission lui parut fort dure ; mais les prières et les larmes de la duchesse de Ventadour, son amie intime, la persuadèrent enfin d'aller apprendre à leur bonne amie
[Add. S^tS. 905 et 906] commune[3] le changement de son sort. Chausseraye étoit une grande et grosse fille[4], qui avoit infiniment d'esprit, de sens et de vues, et dont tout l'esprit étoit tourné à l'intrigue, aux manèges, à la fortune. Elle n'étoit rien du tout. Son nom étoit le Petit de Verno. Son père[5] avoit

Reine et Monseigneur, devenue fille d'honneur de Madame, s'est retirée en septembre 1688, avec une pension de trois mille livres du Roi et un présent de Monsieur; elle ne mourra que le 24 mars 1733, à soixante-neuf ans, et sera inhumée à l'église de Villiers-Neuilly. Son testament a été analysé dans la *Revue rétrospective,* 2e série, tome V, p. 182-183, et M. A. Tornezy a publié une étude très étendue sur sa famille et sur elle, en 1891, dans les *Mémoires de la Société des Antiquaires de l'Ouest,* tome XIV, p. 275-342.

1. Ce château, bâti par François Ier à l'extrémité N. O. du bois de Boulogne, en souvenir de sa captivité en Espagne, et sur le modèle du palais où il avait été enfermé, a été l'objet d'une étude du comte L. de Laborde en 1855. Sous Henri IV, on y installa une pépinière de mûriers, et la reine d'Angleterre y logea en 1656. De 1667 à 1720, une manufacture de bas de soie fut établie dans les communs ; en 1735, Louis XV fit don du château à Mlle de Charolais, et son neveu le prince de Conti le vendit en 1782 à Mme de Maurepas; il fut démoli peu après. Voyez F. Bournon, *Rectifications à* l'Histoire de Paris *de l'abbé Lebeuf,* p. 508-510. Au seizième siècle, Androuet du Cerceau en avait donné des vues dans *les Plus excellents bâtiments de France.*

2. Le 21 juillet 1708, le Roi lui avait confirmé, pour sa vie durant, la jouissance d'un logement avec jardin qu'elle occupait depuis plusieurs années dans la basse-cour du château de Madrid, et Louis XV augmenta encore cette concession (Arch. nat., O¹ 52, fol. 110, et O¹ 64, fol. 11), en souvenir peut-être des divertissements enfantins que Mlle de Chausserais lui avait offerts dans cette demeure (*Dangeau,* tomes XVI, p. 412, et XVIII, p. 141).

3. Ci-dessus, p. 310. — 4. Avec la vue fort courte, dit le Chansonnier.

5. Henri-Marc-Antoine le Petit de Verno, seigneur, puis marquis de Chausserais, avait acheté vers 1654, de la veuve du comte de Fiesque, la baronnie de Bressuire, que sa propre veuve revendit à Dan-

une méchante petite terre en Poitou, qui s'appeloit Chausseraye[1]. C'étoit apparemment un compagnon bien fait, et qui n'étoit jamais sorti de son petit état, ni de[2] son voisinage : la marquise de la Porte-Vezins[3], veuve, et qui demeuroit dans ses terres[4] là auprès, s'en emmouracha[5] et l'épousa[6]. Elle mourut en 1687, et en laissa cette fille. Elle avoit un fils de son premier lit, mort lieutenant général des armées navales en grande réputation[7], et fort honnête homme. Le duc de Brissac père[8] de la maréchale de Villeroy[9], la maréchale de la Meilleraye[10], Mme de Biron[11] mère du maréchal-duc de Biron[12], frère et sœurs de Mme de Vezins, indignés de ce second mariage, ne voulu- [Add. St-S. 907]

geau, avec la terre de Chausserais, en 1675 (notre tome III, p. 466). Il mourut avant 1671. On l'accusait de beaucoup de violences.

1. C'est *Chausserais,* sur la commune de Chiché, arrondissement et canton de Bressuire, dans le département actuel des Deux-Sèvres.

2. *Du* corrigé en *de.*

3. Anne-Ursule de Cossé-Brissac, née le 14 novembre 1622, épousa, le 15 septembre 1647, Henri de la Porte, marquis de Vezins ; devenue veuve en 1651, elle se remaria vers 1662 à M. de Chausserais, et mourut le 20 octobre 1687 (*Dangeau,* tome II, p. 58-59, avec l'Addition placée ici).

4. L'initiale de *terres* surcharge une autre lettre.

5. Orthographe déjà relevée dans notre tome VI, p. 235.

6. M. de Chausserais était proche parent de son premier mari, comme fils de Louis le Petit de Verno et d'Anne de la Porte-Vezins.

7. Charles, marquis de la Porte-Vezins, entré dans la marine en 1664, devint capitaine de vaisseau, puis inspecteur de la marine du Levant (1685), chef d'escadre (1689), mais non lieutenant général, et mourut de la petite vérole, à Toulon, le 9 octobre 1693, âgé de quarante-cinq ans, sans enfants. Il avait épousé assez singulièrement, en avril 1686, Mlle Gargan, fille d'un commissaire des guerres, et dont la mère était une des plus grandes joueuses de Paris (*Mémoires de Sourches,* tome I, p. 380 ; *Journal de Dangeau,* tome I, p. 328 ; Cabinet des titres, *Dossiers bleus,* vol. 537, dossiers 14076 et 14077).

8. Le *p* de *pere* surcharge *la,* effacé du doigt.

9. Louis de Cossé, duc de Brissac (tome III, p. 196), et sa fille Marie-Marguerite (tome I, p. 22).

10. Marie de Cossé : tome I, p. 207.

11. Élisabeth de Cossé : tome VII, p. 40.

12. Charles-Armand de Gontaut : tome III, p. 57.

rent jamais la voir, ni le mari encore moins : tellement que Mlle de Chausseraye demeura longtemps dans l'angoisse, l'obscurité et la misère[1]. Le[2] marquis de la Porte-Vezins, son frère de mère, qui en devoit être plus choqué qu'aucun de la parenté, en prit pitié, et parvint à leur faire voir cette étrange cousine. Sa figure et son esprit les gagna bientôt : jamais créature si adroite, si insinuante, si flatteuse sans fadeur, si fine, ni si fausse, et qui, en moins de temps, reconnût ses gens et par où il les falloit prendre. N'en sachant que faire, et pour la recrépir[3] et lui donner du pain, le maréchal de Villeroy, qui, comme on l'a vu ici plus d'une fois, pouvoit tout, et à bonne cause, sur la duchesse de Ventadour[4], la fit, par elle, entrer fille d'honneur de Madame, qu'on éblouit du cousinage. Là, sous la protection de Mme de Ventadour, elle la gagna si bien, qu'elle fut toute sa vie son amie la plus intime, et, comme leurs mœurs étoient plus semblables que leurs esprits, elle fut son conseil en quantité de choses dont elle ne lui en cacha toute sa vie aucune. La galanterie[5], et après l'intrigue, et l'intimité de Mme de

1. Voyez une donation de sa mère en 1673 : Arch. nat., Y 227, fol. 190.

2. *Le* surcharge une *M*.

3. Nous avons déjà eu pareil emploi de ce verbe aux tomes IX, p. 64, et XVII, p. 356. Il n'entra qu'en 1798 au *Dictionnaire de l'Académie*.

4. Voyez notamment notre tome XII, p. 42.

5. En 1686, Bussy-Rabutin parlait de son mariage projeté avec le marquis de Foix, capitaine des suisses de Monsieur (*Correspondance*, tome V, p. 510-511). On lui attribua pour amant un premier valet de chambre du Régent appelé du Plessis, dont elle aurait eu un fils, qui, sous le nom de Bussy, entra aux Affaires étrangères, eut plusieurs missions à Londres et marqua dans la diplomatie (*Mélanges de Boisjourdain*, tome I, p. 265-272 ; *Mémoires de Duclos*, tome III, p. 406). Il est certain qu'à deux reprises, en 1717 et en 1721, elle fit à « son domestique » Benoît de Bussy, dit du Plessis, deux très grosses donations, de douze mille livres et de cent mille livres, à prendre sur le capital de deux constitutions de rente (Arch. nat., Y 294, fol. 256 v°, et 304, fol. 238), et qu'elle attacha le petit Bussy au président Hénault, quand il fut question que celui-ci eût l'ambassade de Hollande (ses *Mémoires*, p. 42).

Ventadour lui acquirent des amis et de la considération, jusque-là que l'on comptoit avec elle dans le monde. Elle fit[1] toujours tout ce qu'elle voulut des ministres : Barbezieux, le chancelier de Ponchartrain, dès le temps qu'il avoit les finances, Chamillart ne lui refusoient rien, elle sut apprivoiser jusqu'à Desmaretz et Voysin, et s'enrichit par eux[2]; mais ce fut toute autre chose pendant la Régence, qu'elle eut plusieurs millions[3]. Elle étoit amie intime de Mme d'Argenton, qu'elle avoit fort connue chez Mme de Ventadour, et amie de toute cette séquelle, dont elle tiroit du plaisir, et de l'argent de M. le duc d'Orléans. Elle avoit quitté Madame il y avoit longtemps[4], comme surannée[5]; mais elle

1. *Fut* corrigé en *fit*.

2. Saint-Simon répétera cela dans la suite des *Mémoires*, tome XIII de 1873, p. 91. La marquise d'Huxelles écrivait, le 27 janvier 1710 : « Mlle de Chausserais, grande amie de Mme de Ventadour de tout temps, et régnante auprès de M. de Chamillart, où elle a entendu parler d'affaires, a proposé à M. l'abbé d'Orval de demander au Roi le don, à partager ensemble, d'un passage sur la rivière de Charente, qui vaut deux mille écus de rente, dont sa mère jouit, laquelle est infirme : ce que S. M. vient de lui accorder, cela se pouvant dire habile à succéder. » C'était pour tenir lieu de sa pension de trois mille livres. Les lettres de continuation de don, datées du 22 février, sont mentionnées au registre de la maison du Roi O[1] 54, fol. 22, et il y a un dossier du 5 avril, relatif à cette affaire, dans le carton du Contrôle général G[7] 652. Le 24 mars de la même année, elle adressa à Desmaretz le billet suivant, dont nous reproduisons l'orthographe (G[7] 573) : « ie uient daprandre monsieur la grace que vous maues faite sur le payement de ma pension, mon remersiment tres humble ne seroit pas sy tardif sy ie lauois sceu plustos et ie vous aurois desia asuré que ie suis parfaitement vostre tres humble et tres obeisante seruante. M. T. DE CHAUSSERAIS. A madrict 24 mars. » Comparez le *Musée des Archives*, n° 947.

3. Cela lui permit d'acheter en novembre 1719 la propriété de la belle maison de M. d'Armenonville, qu'elle paya un million (*Journal de Dangeau*, tome XVIII, p. 164 ; Éd. de Barthélemy, *les Correspondants de la marquise de Balleroy*, tome II, p. 92), et, en février 1720, le petit hôtel de Noailles proche des Jacobins de la rue Saint-Honoré (Buvat, *Journal de la Régence*, tome II, p. 45).

4. En 1688.

5. Elle avait alors environ vingt-quatre ans.

étoit demeurée si bien avec elle, qu'elle la voyoit toujours en particulier à Versailles, et que Madame l'alloit voir aussi quelquefois[1]. Comme Mme de Ventadour, elle étoit devenue dévote ; mais elle n'en intriguoit pas moins. Il est incroyable de combien de choses elle se mêloit. Elle joua toute sa vie tant qu'elle put, et y perdit littéralement des millions. Le Roi la traitoit bien[2], et lui a plus d'une fois donné des sommes considérables[3]. Elle avoit tout crédit sur Bloin et sur les principaux valets, et voyoit même quelquefois Mme de Maintenon. Je la connoissois extrêmement : je l'avois connue chez Mmes de Nogaret et d'Urfé, ses cousines germaines[4], de chez qui elle ne bougeoit à Versailles les matins. Elle étoit d'excellente compagnie, et savoit mille choses de l'histoire de chaque jour par ses amis considérables[5]. J'étois avec elle sur un pied d'amitié et de recherche ; mais je m'aperçus que la rupture de M. le duc d'Orléans avec Mme d'Argenton m'avoit fort gâté avec elle, et, quand elle le put dans les suites, je l'éprouvai dangereuse ennemie. J'aurai occasion d'en parler ailleurs[6].

Audience que j'eus du Roi.

Le lendemain, samedi[7] 4 janvier, le dernier des quatre[8], si principaux pour moi par leurs suites, qui commencèrent cette année 1710, j'allai à l'issue du lever du Roi[9], et le vis

1. *Lettres de Madame,* recueil Jaeglé, tome III, p. 55.

2. Dans la suite des *Mémoires,* tome XIII de 1873, p. 91 et suivantes, notre auteur expliquera qu'elle fut « en petit une autre Mme de Soubise ».

3. Outre la pension de 1688 (ci-dessus, p. 377, note 2), elle en eut une seconde de trois mille livres en 1713 (*Sourches,* tome XIII, p. 557 ; Arch. nat., reg. O[1] 57, fol. 2).

4. Toutes deux filles de sa tante Mme de Biron : ci-dessus, p. 379.

5. Voltaire parle des confidences que lui faisait Louis XIV, et nous verrons Joly de Fleury en rapporter certaines à notre auteur, qui exprimera son regret de la destruction des Mémoires trouvés à sa mort. Sous Louis XV, on l'appelait la Sibylle du bois de Boulogne.

6. En 1716, à l'endroit du tome XIII indiqué ci-dessus.

7. La première lettre de *samedi* corrige un *v.* — 8. Des quatre jours.

9. Sur le cérémonial du lever, voyez l'*État de la France,* 1689, tome I, p. 188-208, le Supplément au *Corps diplomatique* de Dumont, tome IV, p. 124-129, et la suite des *Mémoires,* tome XII, p. 172-173.

passer de son prie-Dieu dans son cabinet, sans qu'il me dît rien. C'étoit une heure de cour qui ne m'étoit pas ordinaire : je me contentois de le voir aller et revenir de la messe, parce que, depuis une longue attaque de goutte, il s'habilloit presque entièrement sur son lit, où le service ne laissoit guères de place ; l'ordre donné, les entrées du cabinet sortoient, tout le monde alloit causer dans la galerie jusqu'à sa messe, il ne restoit guères dans sa chambre que le capitaine des gardes en quartier, qu'un garçon bleu avertissoit quand le Roi alloit sortir par la porte de son cabinet qui donne dans la galerie pour aller à la messe, lequel entroit alors dans le cabinet pour le suivre. Je demeurai après l'ordre donné et le monde écoulé, seul avec le capitaine des gardes dans la chambre : c'étoit Harcourt, qui fut assez étonné de me voir là persévérant, et qui me demanda ce que j'y faisois[1]. Comme il alloit me voir appeler dans le cabinet, je ne fis point de difficulté de lui dire que j'avois un mot à dire au Roi, et[2] que je croyois qu'il me feroit entrer dans son cabinet avant la messe. Le P. Tellier, dont le vrai travail se faisoit le vendredi, étoit demeuré avec le Roi : il sortit bientôt après, et presque aussitôt Nyert[3], premier valet de chambre en quartier, sortit du cabinet, chercha des yeux, et me dit que le Roi me demandoit. J'entrai aussitôt dans le cabinet : j'y trouvai le Roi seul, et assis sur le bas bout de la table du Conseil, qui étoit sa façon de faire quand il vouloit parler à quelqu'un à son aise et à loisir. Je le remerciai, en l'abordant, de la grâce qu'il vouloit bien me faire, et je prolongeai un peu mon compliment pour observer mieux son air et son attention, qui me parurent l'un sévère, l'autre entière. De là, sans qu'il me répondît un mot, j'entrai en matière. Je lui dis que je n'avois pu vivre davantage dans sa disgrâce (terme que j'évitai toujours par quelque circonlocution pour ne le pas effaroucher,

1. L'encre change après ce mot.
2. *Et* est en interligne. — 3. Ci-dessus, p. 95.

mais dont je me servirai ici pour abréger) sans me hasarder de chercher à apprendre par où j'y étois tombé ; qu'il me demanderoit peut-être par quoi j'avois jugé du changement de ses bontés pour[1] moi : que je répondrois qu'ayant été quatre ans durant de tous les voyages de Marly, la privation m'en avoit paru une marque qui m'avoit été très sensible, et par la disgrâce, et par la privation de ces temps longs de l'honneur de lui faire ma cour[2]. Le Roi, qui jusque-là n'avoit rien dit, me répondit, d'un air haut et rengorgé[3], que cela ne faisoit rien, et ne marquoit rien de sa part. Quand je n'eusse pas su à quoi m'en tenir sur cette privation, l'air et le ton de la réponse m'eût bien appris qu'elle n'étoit pas sincère ; mais il la fallut prendre pour ce qu'il me la donnoit : ainsi, je lui dis que ce qu'il me faisoit l'honneur de me dire me donnoit un grand soulagement, mais que, puisqu'il m'accordoit l'honneur de m'écouter, je le suppliois de trouver bon que je me déchargeasse le cœur en sa présence, ce fut mon terme, et que je lui disse diverses choses qui me peinoient infiniment, et dont je savois qu'on m'avoit rendu auprès de lui de fort mauvais offices, depuis que des bruits que mon âge et mon insuffisance m'empêchoient de croire fondés, mais qui avoient[4] fort couru, qu'il avoit jeté les yeux sur moi pour l'ambassade de Rome (ils étoient très réels comme on l'a vu ailleurs[5]; mais il falloit parler ainsi, parce qu'il ne me l'avoit pas fait proposer, dans l'incertitude de la promotion du cardinal de la Trémoïlle, et que, dès qu'elle fut faite, il cessa d'y vouloir envoyer un ambassadeur), l'envie et la jalousie s'étoient tellement allumées contre moi[6], comme contre un homme qui pouvoit devenir quelque chose, et qu'il falloit arrêter de bonne heure, que, depuis ce temps-là, je n'avois pu dire ni faire rien d'innocent, que jusqu'à mon

1. Ce *pr* surcharge un *a*. — 2. Ci-dessus, p. 66. — 3. Ci-dessus, p. 365.
4. *Avoit* corrigé en *avoient*. — 5. Tome XIII, p. 232-242, etc.
6. Ce membre de phrase voudrait une préposition avant *des bruits*

silence même ne l'avoit pas été, et que M. d'Antin n'avoit cessé de m'attaquer. « D'Antin ! interrompit le Roi, mais d'un air plus doux ; jamais il ne m'a nommé votre nom. » Je répondis que ce témoignage me faisoit un plaisir sensible, mais que d'Antin m'avoit si attentivement poursuivi dans le monde en toutes occasions, que je n'avois pu ne pas craindre ses[1] mauvais offices auprès de lui. En cet endroit, le Roi, qui avoit déjà commencé à se rasséréner[2], prenant[3] un visage encore plus ouvert, et montrant une sorte de bonté, et presque de satisfaction à m'entendre, me coupa la parole[4] comme je commençois un autre discours par ces mots : « Il y a encore un autre homme..., » et me dit : « Mais aussi, Monsieur, c'est que vous parlez et que vous blâmez ; voilà ce qui fait qu'on parle contre vous. » Je répondis que j'avois grand soin de ne parler mal de personne ; que, pour de[5] S. M., j'aimerois mieux être mort, en le regardant avec feu entre deux yeux ; qu'à l'égard des autres, encore que je me mesurasse beaucoup, il étoit difficile que des occasions ne donnassent pas lieu à parler quelquefois un peu naturellement. « Mais, me dit le Roi, vous parlez sur tout, sur les affaires, je dis sur ces méchantes affaires, avec aigreur.... » Alors, à mon tour, j'interrompis le Roi, observant qu'il me parloit de plus en plus avec bonté : je lui dis que, des affaires, j'en parlois ordinairement fort peu, et avec de grandes mesures, mais qu'il étoit vrai que, piqué quelquefois par de fâcheux succès, il m'échappoit d'abondance de cœur des raisonnements et des blâmes ; qu'il m'étoit arrivé une aventure qui, ayant fait un

1. L'adjectif possessif *ses* est répété deux fois, en fin de ligne et au commencement de la ligne suivante.
2. Ici, *rassereiner*.
3. Saint-Simon a biffé un premier *prenant* en fin de ligne, l'ayant écrit de nouveau au commencement de la ligne suivante.
4. Après *parole*, notre auteur a biffé *par ces mots*.
5. Locution prépositive déjà relevée au tome VI, p. 366, et rencontrée encore depuis.

grand bruit contre mon attente, m'avoit aussi fait le plus de mal; que j'allois l'en rendre juge afin de lui en demander un très humble pardon, si elle lui avoit déplu, ou que, s'il en jugeoit plus favorablement, il vît que je n'étois pas coupable. Je savois, à n'en pas douter, qu'on avoit fait un prodigieux et pernicieux usage de mon pari de Lille[1] : j'avois résolu de le conter au Roi, et j'en saisis ici l'occasion, qu'il me donna belle, mais avec la légèreté qu'il convenoit sur les acteurs avec lui. Je continuai donc à lui dire que, lors du siège de Lille, touché de l'importance de sa conservation, au désespoir de voir avec quelle diligence les ennemis s'y fortifioient, avec quelle lenteur son armée se mettoit en mouvement après trois courriers dépêchés coup sur coup portant ordre de marcher au[2] secours, impatienté d'entendre continuellement assurer une levée de siège si glorieuse et si nécessaire, laquelle je voyois impossible par le temps que ces lenteurs donnoient aux ennemis de se mettre tout à fait à couvert de cette crainte, il m'étoit échappé, dans le dépit d'une de ces disputes, de parier quatre pistoles que Lille ne seroit pas secouru et qu'il seroit pris. « Mais, dit le Roi, si vous n'avez parlé et parié que par intérêt à la chose, et par dépit de voir qu'elle ne réussiroit pas, il n'y a point de mal, et, au contraire, cela n'est que bien. Mais quel est cet autre homme dont vous me vouliez parler? » Je lui dis que c'étoit Monsieur le Duc, sur lequel il garda le silence, et ne me dit point, comme il avoit fait sur d'Antin, qu'il ne lui avoit point parlé de moi; et je lui racontai, en peu de mots autant que je pus sans rien omettre d'utile, le fait et le procédé[3] de Mme de Lussan[4], et, comme[5], sur le pari de Lille, j'avois soigneusement évité[6] de lui nommer les noms de Chamillart, de Vendôme et de Mgr le duc de Bourgogne, j'évitai ici avec le même soin de lui nommer

1. Ci-dessus, p. 93, 295, etc. — 2. *Aux* corrigé en *au*.
3. *Procédé* semble corriger *procés*. — 4. Ci-dessus, p. 93.
5. *Et co^e^* surcharge *je luy*. — 6. *Eviter* corrigé en *evité*.

Madame la Duchesse sa fille, pour en mieux tomber sur Monsieur le Duc. Je dis donc au Roi que je n'entrois point dans le fonds de l'affaire de Mme de Lussan, pour ne l'en pas importuner, mais que M. le Chancelier et tout le Conseil, M. le premier président et tout le Parlement, où elle avoit été portée, en avoient été indignés jusqu'à lui en avoir fait de fâcheuses réprimandes; que, cette femme m'ayant attaqué partout[1] et par toutes sortes de mensonges, j'avois été contraint de me défendre par des vérités, poignantes à la vérité, mais justes et nécessaires; qu'avant de les publier, j'avois supplié Monsieur le Prince d'en entendre la lecture; que je la lui avois faite, et qu'il avoit trouvé très bon que je les publiasse; que je n'avois jamais pu approcher de Madame la Princesse ni de Monsieur le Duc; qu'il étoit étrange qu'il s'intéressât plus dans l'affaire de la dame d'honneur de Madame la Princesse que Monsieur le Prince même, lequel avoit fort gourmandé Mme de Lussan là-dessus; qu'enfin S. M. trouvoit bon que ses sujets eussent tous les jours des procès contre elle, et qu'il seroit étrange qu'on n'osât se défendre des mensonges de Mme de Lussan, dont la place seroit plus que la première du Royaume, si elle lui donnoit le droit de plaider et de mentir sans réplique. J'ajoutai[2] que Monsieur le Duc ne me l'avoit jamais pardonné depuis, qu'il n'y avoit point d'occasion où je ne m'en fusse aperçu, et que c'étoit une chose horrible que, moi absent naturellement et à la Ferté, comme j'avois accoutumé à Pâques, et sans savoir Monsieur le Prince en état de mourir, Monsieur le Duc eût dit à S. M., sur l'affaire des manteaux, que c'étoit dommage que je n'y fusse, et que je me donnerois bien du mouvement[3]. Le Roi, qui m'avoit laissé tout dire, et sur qui je remarquai que j'avois fait impression, me répondit, avec l'air et la façon d'un homme qui veut ins-

1. Il a écrit, sans trait d'union, *par* en fin de ligne et *tout* à la ligne suivante.
2. *Ajousté* corrigé en *ajoustay*. — 3. Ci-dessus, p. 92.

truire, qu'aussi je passois pour être vif sur les rangs, que je m'y étois mêlé de beaucoup de choses, que je poussois les autres et me mettois à leur tête. Je répondis qu'à la vérité cela m'étoit arrivé quelquefois, et qu'en cela même, je n'avois pas cru rien faire qui lui pût déplaire, mais que je le suppliois de se souvenir[1] que, depuis l'affaire de la quête[2] dont je lui avois rendu compte il y avoit quatre ans[3], je[4] n'étois entré en aucune sorte d'affaire. Je lui remis en deux mots le fait de celle-là, et de celle de la princesse d'Harcourt[5]; et, sur ce que je lui dis que j'avois eu lieu de croire qu'il en avoit été content, il en convint, et m'en dit des choses, de lui-même, qui me montrèrent qu'il s'en souvenoit parfaitement : sur quoi, je ne manquai pas de lui dire que la maison de Lorraine ne l'avoit pas oublié, et n'avoit cessé de me le témoigner depuis. Revenant tout de suite d'où je m'étois écarté, j'ajoutai que c'étoit bien assez de ne m'être mêlé de rien depuis quatre ans, pour que Monsieur le Duc, à qui je n'avois jamais rien fait, ne fît pas souvenir de moi dans un temps d'absence où je ne pensois à rien moins. L'air de familiarité que j'avois usurpée dans la parenthèse des Lorrains, et en retombant sur Monsieur le Duc, et celui d'attention, d'ouverture et de bonté non ennuyée que je vis dans le Roi, me fit ajouter que j'avois beau n'entrer en rien puisque, dans ma dernière absence dont j'arrivois, il m'avoit été mandé de beaucoup d'endroits qu'on avoit extrêmement parlé de moi sur ce qui étoit arrivé entre les carrosses de Mmes de Mantoue et de Montbazon[6], et que j'osois lui demander ce que je pouvois faire pour éviter ces méchancetés et des propos qui se tenoient gratuitement, moi absent depuis longtemps, et dans la parfaite ignorance de l'aventure de ces dames. « Cela vous fait voir, me répon-

1. Les mots *de se souvenir* sont en interligne.
2. Tome XI, p. 354 et suivantes. — 3. En 1703 : tome XI, p. 361-369.
4. Avant *je*, Saint-Simon a biffé *je ne m'estois*, déjà surchargé en *et d.*
5. Tome VI, p. 76-89. — 6. Ci-dessus, p. 123-126.

dit le Roi en prenant un vrai air de père, sur quel pied vous êtes dans le monde, et il faut que vous conveniez que, cette réputation, vous la méritez un peu. Si vous n'aviez jamais eu d'affaires de rangs, au moins que vous n'y eussiez pas paru si vif sur celles qui sont arrivées, et sur les rangs mêmes, on n'auroit point cela à dire. Cela vous doit montrer aussi combien vous devez éviter tout cela, pour laisser tomber ce qu'on en peut dire, et faire tomber cette réputation par une conduite sage là-dessus et suivie, pour ne point donner prise sur vous. » Je répondis que c'étoit aussi ce que j'avois continuellement fait depuis quatre ans, comme je venois d'avoir l'honneur de le lui dire, et ce que je ferois continuellement à l'avenir, mais qu'au moins le suppliois-je de voir combien peu de part j'avois eu[1] en ces dernières choses, desquelles néanmoins je ne me trouvois pas quitte à meilleur marché ; que j'avois une telle crainte de me trouver en tracasseries et en discussions, surtout devant lui, qu'il falloit donc que je lui disse maintenant la véritable raison qui m'avoit fait rompre le voyage de Guyenne qu'il m'avoit permis de faire : que cette raison étoit celle des usurpations étranges du maréchal de Montrevel sur mon gouvernement, qui étoient telles que je n'y pouvois aller qu'elles ne fussent décidées ; que M. le maréchal de Boufflers, qui avoit commandé en chef en Guyenne, à qui j'avois exposé mes raisons, avoit jugé en ma faveur, et cru que M. de Montrevel l'en voudroit bien croire, mais que, ce dernier s'étant opiniâtré à vouloir que S. M. décidât, j'avois mieux aimé perdre mes affaires, qui avoient grand besoin de ma présence, et laisser encore le maréchal de Montrevel usurper tout ce que bon lui sembloit et sembleroit, que d'en importuner S. M., tant j'étois éloigné de toutes querelles, et surtout de l'en fatiguer[2]. Le Roi goûta tellement ce propos, qu'il l'interrompit plusieurs fois par des monosyl-

1. *Eue*, au manuscrit. — 2. Ci-dessus, p. 3 et 89-90.

labes de louanges, pour ne pas troubler le fil de mon discours, à la fin duquel il me loua davantage[1] et m'applaudit plus à son aise, sans pourtant entrer en rien sur ces différends[2] de Guyenne, tant il abhorroit toute discussion, et aimoit mieux que tout s'usurpât et se confondît, souvent même au préjudice connu de ses affaires, que d'ouïr parler de cette matière, et surtout de décision. Je lui parlai aussi de la longue absence que j'avois faite de douleur de me croire mal avec lui : d'où je pris occasion de me répandre moins en respects qu'en choses affectueuses sur mon attachement à sa personne, et mon desir de lui plaire en tout, que je poussai avec une sorte de familiarité et d'épanchement parce que je sentis à son air, à ses discours, à son ton et à ses manières, que je m'en étois mis à portée. Aussi furent-ils reçus avec une ouverture qui me surprit, et qui ne me laissa pas douter que je ne me fusse remis parfaitement auprès de lui. Je le suppliai même de daigner me faire avertir s'il lui revenoit quelque chose de moi qui pût lui déplaire ; qu'il en sauroit aussitôt la vérité, ou pour pardonner à mon ignorance, ou pour mon instruction, ou pour voir que je n'étois point en[3] faute. Comme il vit qu'il n'y avoit plus de points à traiter, il se leva de dessus sa table. Alors, je le suppliai de se souvenir de moi pour un logement dans le desir que j'avois de continuer à lui faire une cour assidue[4] : il me répondit qu'il n'y en avoit point de vacant[5], et, avec une demi-révérence[6] riante et gracieuse, s'achemina vers ses autres cabinets ; et moi, après une profonde révérence, je sortis en même temps par où j'étois entré, après

1. *Davantage* est en interligne, au-dessus d'un second *il me loüa*, biffé.
2. *Differents*, dans le manuscrit.
3. *En* est répété deux fois, en fin de ligne et au commencement de la ligne suivante.
4. Ci-dessus, p. 4. — 5. *Vaquant*, dans le manuscrit.
6. Ici, contre l'ordinaire, *demi*, sans accord ; mais, plus loin, *demie*

plus d'une demi-heure d'audience la plus favorable, et fort au delà de ce que j'avois pu espérer[1].

Succès de mon audience

J'allai tout droit chez Mareschal, par un juste tribut, lui raconter tout ce qui se venoit de passer, et que je lui devois uniquement, dont il fut ravi, et[2] en augura au mieux; de là, chez le Chancelier, à qui la messe du Roi me donna loisir de tout conter. Il pesa attentivement chaque chose, et fut tellement surpris de la façon dont le Roi étoit descendu dans tous les détails, de ses réponses, de ses interruptions, et puis de ses reprises, qu'il me protesta qu'il ne connoissoit pas encore quatre hommes à la cour, de quelque sorte qu'ils fussent, avec qui le Roi en eût usé ainsi. Il[3] m'exhorta à une grande circonspection, à une grande assiduité, à bien espérer, et m'assura que, connoissant le Roi comme il faisoit, pour ainsi dire à revers, je pouvois compter, non seulement qu'il ne lui restoit aucune impression contre moi, mais qu'il étoit bien aise qu'il ne lui en restât aucune, et que j'étois très bien avec lui. Ce qui me surprit le plus, et qui me donna encore plus de confiance, fut la conformité de l'avis de M. de Beauvillier, et même de ses paroles, qu'il ne connoissoit pas un autre homme avec qui le Roi se fût ouvert et fût entré de la sorte. On ne peut exprimer la joie de ces amis, et combien le Chancelier traita avec élargissement[4] le chapitre de ma retraite que son adresse avoit arrêtée, et combien je sentis et lui témoignai l'obligation que je lui en avois. J'allai ensuite tirer Mme de Saint-Simon d'inquié-

1. Ni le *Journal de Dangeau,* ni les *Mémoires de Sourches* n'ont mentionné cette audience, quoique notre auteur dise ensuite qu'elle fit du bruit.

2. *Et* surcharge *en.*

3. Après *il,* Saint-Simon a biffé l'élision *m'* en fin de ligne, la répétant au commencement de la ligne suivante.

4. Ce terme ne s'employait, alors comme aujourd'hui, qu'au sens d'élargir un terrain, une voie, un local. Comparez plus haut, p. 85, « élargir un malaise, » et, p. 157, « élargir Villars dans tout ce qu'il vouloit, » ce qui signifie, aux deux endroits, mettre à l'aise.

tude, que je changeai en une grande joie. C'étoit elle qui m'avoit aposté le Chancelier et tous mes amis, et qui, par là, m'avoit forcé, comme je l'ai dit[1], à ce dernier remède, dont le succès fut tel que le Roi m'a toujours depuis, non seulement bien traité, mais avec une distinction marquée pour mon âge, jusqu'à sa mort et sans lacune : je dis pour mon âge[2], quoique, à trente-cinq ans que j'allois avoir, ce ne fût plus jeunesse ; mais, à son égard, c'étoit encore au-dessous, surtout pour un homme sans charge, et sans occasion de familiarité avec lui. Et voilà quel trésor est une femme sensée et vertueuse ! Elle m'avoua alors l'extrême éloignement du Roi qu'elle avoit su de Mme la duchesse de Bourgogne, et qu'elle m'avoit prudemment caché pour ne me pas éloigner moi-même davantage[3]. Elle crut sagement aussi qu'ayant eu recours à cette princesse, qui l'avoit si bien reçue, elle lui devoit rendre compte de ce qui venoit de se passer : sur quoi, elle lui témoigna beaucoup de joie et toutes sortes de bontés. Comme rien n'étoit plus rare qu'une audience du Roi à ceux qui n'avoient point de particulier naturel[4], avec lui, celle que je venois d'avoir, et surtout sa longueur, fit plus de bruit que je ne desirois : je laissai dire, et me tins en silence, parce qu'on n'est point obligé de rendre compte de ses affaires. Mareschal me dit, deux jours après, que le Roi m'avoit fort loué à lui, et témoigné toute sorte de satisfaction de mon audience[5]. Retournons maintenant à M. le duc d'Orléans, avec qui je passai encore toute cette après-dînée.

Mme d'Argenton apprend que M. le duc d'Orléans la quitte.

Chausseraye étoit allée la veille tout droit, de chez la duchesse de Ventadour à Versailles, chez Mme d'Argenton à Paris, où elle ne la trouva point, et sut qu'elle étoit allée jouer et souper chez la princesse de Rohan[6], d'où

1. Ci-dessus, p. 294-295. — 2. Ici, *aage*, au lieu d'*âge*.
3. Ci-dessus, p. 90 et suivantes.
4. En raison d'une charge, d'un emploi auprès du Roi : ci-dessus, p. 353.
5. Toute cette phrase, depuis *Marechal*, a été ajoutée en interligne.
6. Ci-dessus, p. 310.

elle ne reviendroit que fort tard : sur quoi, elle lui manda qu'elle avoit à lui parler, et qu'elle l'attendoit chez elle[1]. Mme d'Argenton ne se pressant point de revenir, Mlle de Chausseraye renvoya, et la fit arriver. Elle lui dit que ce qu'elle avoit à lui apprendre étoit si sérieux, qu'elle eût bien voulu qu'une autre en fût chargée, et, avec ces détours comme pour annoncer la mort de quelqu'un, elle fut longtemps sans être entendue. Enfin elle la fut. Les larmes, les cris, les hurlements, firent retentir la maison, et annoncèrent au nombreux domestique la fin de sa félicité, lequel ne fut pas plus ferme que la maîtresse. Après un long silence de Chausseraye, elle se mit à parler de son mieux, à faire valoir les largesses[2], la délicatesse sur tout ordre par écrit[3], la liberté dans tout le Royaume excepté Paris et les apanages. Mme d'Argenton, au désespoir, mais peu à peu devenue plus traitable, demanda à se retirer pour les premiers temps dans l'abbaye de Gomerfontaine, en Picardie[4], où elle avoit été élevée, et y[5]

1. Elle habitait la maison que le prince lui avait donnée, à côté de celle de Thésut, dans la rue des Bons-Enfants, donnant sur le jardin du Palais-Royal (ci-dessus, p. 371, note 4), maison fort petite, mais magnifiquement décorée, avec un Triomphe de l'Amour sur les Dieux peint par Coypel, que l'on comparait au Festin de Raphaël (lettre de Mme d'Huxelles, dans le *Journal de Dangeau*, p. 84). La favorite renvoyée mit cette demeure en vente.

2. Le manuscrit porte : *les largesse*.

3. Dans le public, on crut d'abord à un exil formel à quinze lieues de la cour : *Mémoires de Sourches*, tome XII, p. 135; comparez le *Journal de Dangeau*, tome XIII, p. 82, la correspondance de Mme de Maintenon, recueil Geffroy, tome II, p. 242-243, celle de Madame, recueil Jaeglé, tome II, p. 110, et les extraits de lettres de la marquise d'Huxelles que nous donnerons ci-après aux Additions et corrections. Mathieu Marais (tome I, p. 130) parle de vers satiriques attribués à la petite Tontine Loyson.

4. Gomerfontaine, dans le département actuel de l'Oise, commune de Trye-la-Ville, à une lieue E. de Gisors, était une riche abbaye de filles de l'ordre de Cîteaux, fondée en l'année 1208 par Hugues de Chaumont.

5. Les mots *avoit esté elevée et y* ont été ajoutés en interligne.

avoit une sœur religieuse[1]. L'abbé de Thésut, secrétaire des commandements de M. le duc d'Orléans, ami intime de toute cette séquelle, et dont j'aurai occasion de parler dans la suite, fut mandé[2], puis envoyé à Versailles, chargé d'une lettre de Mme d'Argenton pour M. le duc d'Orléans, et d'une autre pour la duchesse de Ventadour, priée de voir Mme de Maintenon sur cette retraite. Tandis que j'étois chez M. le duc d'Orléans, avec deux ou trois de ses premiers officiers, à causer pour l'amuser comme nous pouvions, l'abbé de Thésut entra, qui lui vint dire un mot à l'oreille : à l'instant, je vis une grande altération sur son visage ; il rêva un moment, se leva, alla à l'autre bout de l'entresol avec l'abbé, puis m'appela, ce qui fit sortir les autres. Demeurés seuls tous trois, M. le duc d'Orléans me demanda avec angoisse si j'avois jamais vu une dureté pareille, m'expliqua la demande de Gomerfontaine et sa cause ; et à peine m'en eut-il dit le refus, qu'il entra en une espèce de rage et de fureur, et s'abandonna au repentir de ne s'en être pas fui de Bezons et de moi dans le sein de sa maîtresse la nuit qui précéda la rupture, comme il en avoit été mille fois tenté. Après avoir laissé quelque cours à cette tempête, je lui représentai qu'avant de s'abandonner ainsi au déchaînement, il falloit voir un peu mieux de quoi il s'agissoit ; que, si la chose étoit crue ainsi qu'on la lui disoit, je ne pouvois disconvenir qu'il n'eût lieu d'être en colère, et que j'y étois autant que lui, mais que je le suppliois que nous pussions raisonner un moment. Je demandai à l'abbé de Thésut ce qu'on prétendoit que Mme d'Argenton devînt, et pourquoi on ne vouloit pas la laisser se[4] retirer en un lieu si naturel, et où elle pourroit trouver de la

1. Elle s'appelait Mlle de Sermoise, n'avait pas encore fait profession, et était la favorite de la duchesse de Ventadour (recueil Geffroy, tome II, p. 206).

2. Tome X, p. 126. — 3. Il habitait la maison contiguë.

4. *Se* est ajouté en interligne.

consolation, de l'instruction, et des exemples. Il me répondit[1] que Mme de Maintenon aimoit l'abbesse[2] et la maison de Gomerfontaine, où elle avoit envoyé des demoiselles de Saint-Cyr, qu'elle avoit des desseins dessus, et qu'elle ne vouloit pas que Mme d'Argenton la gâtât[3]. Je dis à M. le duc d'Orléans, qui cependant tempêtoit de toutes ses forces, qu'il auroit regret de s'être tant tourmenté pour si peu de chose; que je ne voyois que deux choses qui pussent lui faire de la peine et intéresser Mme d'Argenton : un ordre par écrit, qu'il étoit sûr qu'elle n'auroit pas, une contrainte sur sa liberté, que je ne voyois pas ici; et que, s'il vouloit m'en croire, je parierois toutes choses qu'il[4] auroit contentement. J'eus peine à lui faire entendre raison. A la fin, il consentit à la proposition que je lui fis d'écrire à Mme de Maintenon. Après avoir écrit les deux premiers mots, il se renversa dans sa chaise, me dit qu'il ne pouvoit penser, encore moins écrire, et qu'il me prioit de faire la lettre. J'en fis le compliment à l'abbé de Thésut[5], puis je la fis. Ils la

1. *Repondit* est en interligne, au-dessus de *dit*, biffé.

2. Marie-Anne de la Viefville, d'abord religieuse à Argenteuil, avait obtenu en 1705 l'abbaye de Gomerfontaine, et ne mourut que le 15 août 1751. Mme de Maintenon, qui l'estimait beaucoup, et qui l'avait aidée à réformer la maison, lui écrivait fréquemment, ainsi qu'on peut le voir dans sa correspondance (recueil Lavallée, tome V, p. 425-427 et 438, et recueil Geffroy, tome II, p. 64-66, 205-206, 242, etc.; le comte d'Haussonville, *Mémoires de Mlle d'Aumale*, tome I, p. XXIII-XXIX). L'abbesse eût été enchantée de cette aubaine, croyant à une conversion spontanée; mais Mme de Maintenon se hâta de la détromper.

3. C'est ce que dit Dangeau, p. 84. Comparez la *Correspondance de Mme de Maintenon*, éd. 1806, tome III, p. 120-123, et cette lettre à Mme des Ursins, du 12 janvier 1710 (recueil Bossange, tome II, p. 25) : « M. le duc d'Orléans a rompu avec Mme d'Argenton au grand contentement de Madame sa femme et de tout le domestique. Elle est allée à quatre lieues de Compiègne. Ce voisinage pourra bien attirer quelque scène avec l'Électeur, qui s'y divertit à merveilles avec les dames de Mons.... »

4. L'abréviation de *que* est précédée d'un *a* biffé.

5. Il s'excusa de faire à sa place la fonction de secrétaire.

trouvèrent bien tous deux. L'abbé la lui dicta; il l'écrivit, en mit le dessus de sa main, et l'envoya par Imbert, son premier valet de chambre[1], comme le Roi étoit déjà chez Mme de Maintenon, qui étoit ce que je voulois pour qu'il[2] la vît. Imbert la donna à l'officier des gardes qui demeuroit là de garde. Celui-ci la porta à Mme de Maintenon: mais le Roi, ayant demandé et su de qui étoit[3] la lettre, la prit, et c'étoit[4] ce que nous desirions. J'essuyai tout le soir des regrets cuisants, demeuré tête à tête, et, pour la première fois de ma vie, je vis des lettres de Mme d'Argenton: M. le duc d'Orléans lui écrivit, et j'eus peine à obtenir qu'il s'en abstiendroit tout à fait à l'avenir. Après le souper, le Roi dit à M. le duc d'Orléans qu'il avoit vu sa lettre, que Gomerfontaine ne se pouvoit parce que Mme de Maintenon ne le desiroit pas par les raisons que nous savions, qu'il lui répéta[5], mais qu'à l'exception de ce lieu, il n'y en avoit aucun où sa maîtresse n'eût liberté d'aller et de demeurer tant et si peu qu'il lui plairoit. Tout cela fut accompagné d'amitiés, et d'un air fort différent de celui que le temps mal pris et la surprise avoient causé lors de la déclaration de la rupture[6]. Mme d'Argenton ne demeura que quatre jours à Paris depuis que Chausseraye la lui étoit allée dire. Elle s'en alla chez son père[7], qui

1. Pierre Imbert-Chastre, premier valet de chambre et apothicaire du duc d'Orléans, dont la femme avait été faite, en 1697, femme de chambre de la duchesse de Chartres (*Mémoires de Sourches*, tome V, p. 237). Plus tard, Louis XV, qui l'estimait, se fera accompagner par lui à la chasse (*Mémoires du marquis d'Argenson*, tome II, p. 199).

2. *Qui l'a* corrigé en *qu'il la*.

3. *Estoit* a été ajouté en interligne.

4. *C'est* corrigé en *c'estoit*.

5. La première lettre de *repeta* corrige un *d*.

6. Ci-dessus, p. 366. L'abbé de Thésut fut chargé d'aller avertir Mme d'Argenton du refus définitif de Gomerfontaine; on trouvera aux Additions et corrections la lettre qu'il écrivit au duc d'Orléans pour lui rendre compte de sa mission.

7. Daniel le Bel, marquis de la Boissière et de Brenouille, avait eu d'Anne de Masparrault, sa première femme, Mlle de Séry (nom d'un

vivoit chez lui près de Pont-Sainte-Maxence[1], et[2] le chevalier d'Orléans, son fils, demeura au Palais-Royal. Cette retraite excita toutes les langues. Les amies de Mme d'Argenton s'en irritèrent comme d'un outrage, n'osant crier contre la rupture même. La duchesse de Ventadour, naturellement douce, et d'ailleurs retenue par la cour, se contenta de pleurer. La duchesse douairière d'Aumont, sa sœur, ne se contraignit pas tant : dévote outrée, joueuse démesurée par accès, et souvent tous les deux ensemble, toujours[3] méchante, elle étoit la meilleure amie de Mme d'Argenton, et força la duchesse d'Humières, sa belle-fille[4], de la venir voir partir avec elle. La duchesse de la Ferté et Mme de Bouillon s'emportèrent fort aussi, et toute la lie de Paris et du Palais-Royal sans mesure. Les ennemis de M. le duc d'Orléans, particulièrement Madame la Duchesse[5], et tout ce qui tenoit à elle, prirent un autre tour : ils semèrent que le Roi étoit sa dupe, qu'à bout du joug dur, cher et capricieux de sa maîtresse, il s'étoit fait avec lui un faux mérite et un honteux honneur de sa rupture, que le procédé de l'y avoir fait entrer étoit d'un bas courtisan raffiné, que la victime étoit bien à plaindre, mais que bientôt M. le duc d'Orléans, lassé d'une vie raisonnable, prendroit quelque nouvel engagement. Les indifférents et les raisonnables, qui firent le plus grand nombre, ne purent refuser leurs louanges à la rup-

Vacarme à la cour et dans le monde à l'occasion de la rupture.

fief près de Crépy) et deux autres filles ; il s'était remarié en 1693 avec une sœur du P. du Cerceau.

1. Notre auteur écrit : *Pont Ste Maixence*. On sait qu'il avait le titre de gouverneur de cette ville. C'est à Brenouille, petit village près Verberie, entre Creil et Pont-Sainte-Maxence, qu'habitait le père de la maîtresse disgraciée.

2. La plume change.

3. Le *j* ou le second *o* de *toujours* corrigent une autre lettre.

4. Anne-Louise-Joséphine de Monchy-Humières, mariée à Louis-François d'Aumont, qui avait pris le titre de duc d'Humières : tome II, p. 177. Elle était proche voisine des terres de M. de la Boissière.

5. Les deux *ss* surchargent une autre lettre.

ture, leur approbation à la manière. Deux millions leur parurent une libéralité excessive[1]. De laisser Mme d'Argenton dans Paris, aux risques de renouer avec elle, au moins de donner lieu tous les jours à le dire et à le croire, leur sembla contre tout bon sens, et impossible de l'en faire sortir sans l'autorité du Roi, par conséquent de nécessité absolue de lui confier d'abord la rupture; et, quant à la manière de l'en[2] faire retirer, ils y trouvèrent tous les ménagements possibles.

Joie du Roi de la rupture, avec qui M. le duc d'Orléans se rétablit, point avec Monseigneur.

Le Roi, comme je viens de le dire, revenu de la surprise d'un temps mal pris, se livra à la plus grande joie, et la témoigna dès le lendemain à M. le duc d'Orléans. Il le traita depuis toujours de bien en mieux. Mme de Maintenon n'osa pas n'y point contribuer un peu dans ces commencements, où les jésuites servirent très bien ce prince, qui se les étoit attachés. Mme la duchesse de Bourgogne y fit des merveilles par elle-même, et Mgr le duc de Bourgogne, poussé par le duc de Beauvillier. Monseigneur, seul, demeura le même qu'il étoit à son égard, continuellement aigri sur l'affaire d'Espagne par Madame la Duchesse et par tout ce qui l'obsédoit avec art et empire[3]; l'espérance de marier la fille aînée de Madame la Duchesse à M. le duc de Berry[4] redoubloit encore leur application à tenir Monseigneur dans cet extrême éloignement. Plusieurs jours se passèrent sans qu'on parlât d'autre chose que de cette rupture, qui passa publiquement pour mon ouvrage sans qu'on y donnât presque aucune part à Bezons. Je m'en défendis constamment, jusqu'avec mes amis particuliers, tant pour en laisser tout l'honneur à M. le duc d'Orléans que pour éviter la rage de tous ceux qui par intérêt en étoient fâchés, et par une juste crainte de montrer mon crédit sur l'esprit d'un prince qu'il n'étoit pas certain de porter toujours où on vouloit, ni qui

Je passe pour avoir fait la rupture, et, par une aventure singulière*, je suis pleinement révélé.

1. Ci-dessus, p. 371-372. — 2. *La* corrigé en *l'en*.
3. Ci-dessus, p. 66. — 4. Ci-dessus, p. 343.

* *Singuliere* est en interligne, au-dessus d'*estrange*, biffé.

demeurât toujours exempt de fautes. Toutefois, je ne gagnai rien par cette conduite, sinon de n'avouer jamais : chacun demeura persuadé de la vérité du fait, et je crus que le domestique de M. le duc d'Orléans en fut cause en racontant ce qu'ils avoient vu de mes longs et continuels particuliers avec lui immédiatement auparavant[1]. Mais il m'arriva un autre inconvénient, que je n'avois garde de prévoir, et qui mit au fait de la chose ceux-là mêmes auxquels il m'étoit le plus important de le tenir caché. J'avois fort conseillé à M. le duc d'Orléans de rechercher les principaux personnages en estime et en considération dans le monde, et aussi en crédit : dans cette vue, il se rallia un peu le maréchal de Boufflers, et, pour se l'attacher davantage, il lui parla franchement sur ses torts ; il en convint avec lui, raisonna confidemment de la conduite qu'il avoit résolue à l'avenir, enfin s'ouvrit au point de lui conter tout ce qui s'étoit passé sur sa rupture avec sa maîtresse. De tout cela, il lui en demanda le secret, excepté pour moi et pour le duc de Noailles, qui arrivoit de Roussillon dans ces premiers jours de janvier. Le maréchal, mon ami intime, ravi de me savoir l'auteur et l'exécuteur d'une œuvre si bonne, si difficile, et qu'il savoit si fort tenir au cœur du Roi et de Mme de Maintenon par elle-même, qui souvent lui en avoit parlé avec fureur, ne douta pas qu'il ne me rendît un excellent office en lui confiant que c'étoit moi seul qui avois fait chasser Mme d'Argenton. Il me surprit étrangement lorsqu'il me conta l'aveu que lui en avoit fait M. le duc d'Orléans, et bien davantage, qu'il l'avoit dit à Mme de Maintenon. A son tour, il ne le fut pas moins de ma froideur à ce récit, et m'en demanda la cause. Je la lui dis ; mais, comme il avoit plus de droiture que d'esprit et de vraie connoissance de cour, où il n'étoit venu qu'âgé et déjà dans les grands emplois de guerre, il ne goûta

1. Ci-dessus, p. 344 et 370.

point mes raisons, et se récria sur l'injustice qu'il y avoit de prendre thèse sur ce que j'avois fait faire de bon à M. le duc d'Orléans pour m'imputer de n'empêcher pas ce qu'à l'avenir il pourroit faire de mal. Ce qu'il avoit dit étoit lâché, et lâché par principe d'amitié : ainsi, voyant la chose sans remède, je ne voulus pas contester vainement, et je le remerciai du mieux que je pus. Le Roi, ni Mme de Maintenon, laquelle je ne voyois jamais, ne m'en ont jamais parlé, ni rien fait dire ; mais, par un trait du Roi qui se trouvera dans la suite[1], je ne puis presque douter qu'il ne l'ait[2] su.

Liaison intime entre Mme la duchesse d'Orléans et moi ; ma première conversation avec elle.

La rupture ainsi achevée et terminée, je songeai à en faire tirer à M. le duc d'Orléans tous les plus avantageux partis qu'il me fut possible, et je n'en crus aucun meilleur, à tous égards, que celui de le lier étroitement à Madame sa femme dans une si favorable jointure[3]. Il avoit été infiniment content de la manière dont elle avoit pris la rupture ; elle contint sa joie avec une modération et une sagesse qui ne se démentit point, et qui eut une grande force pour ramener M. le duc d'Orléans vers elle. Comme il me l'avoua dès les premiers jours, et que je sentis ses froncements[4] mollis, je me hâtai de me servir de ces ouvertures récentes et de sa désoccupation[5] ennuyeuse et pénible dans ce subit changement de vie, pour l'attacher

1. En 1714 : édition de 1873, tome X, p. 339-341.

2. Les mots *ne l'ait* sont en interligne, au-dessus de *l'a*, biffé.

3. Le *Dictionnaire de l'Académie*, en 1718 comme en 1878, ne donnait *jointure* qu'au propre ; mais nous avons déjà relevé au tome X, p. 109, *trouver jointure*. Nous aurons plus tard *les jointures de l'âme*, et on trouve, au sens de souplesse habile, dans les *Mémoires du cardinal de Retz*, tome II, p. 166, *avoir plus de vue et de jointure*.

4. Ce terme, que nous retrouverons encore dans le prochain volume, n'était pas donné par les lexiques de l'époque ; mais nous avons déjà eu *froncer* au même sens, notamment ci-dessus, p. 298.

5. Substantif qui ne figurait pas dans le *Dictionnaire de l'Académie* de 1718, mais qui a passé dans l'édition de 1762. Nous avons eu ci-dessus, p. 293, *désoccupé*.

à Mme la duchesse d'Orléans. Jugeant ensuite que je pourrois ne leur être pas inutile, je lui dis que jusqu'à présent j'avois fait une sorte de profession publique de ne la jamais voir, non plus que les autres Princesses, chez qui je n'allois jamais qu'un instant aux occasions; que, maintenant que rien ne les séparoit plus, c'étoit à lui à me prescrire ma conduite à cet égard, et à mon attachement pour lui à m'y conformer. A l'instant, il me pria de la voir avec un empressement qui me surprit: il me dit que c'étoit une chose qu'il avoit résolu de me demander, il ajouta qu'il seroit extrêmement aise que la liaison qui étoit entre lui et moi s'étendît à elle; il s'étendit là-dessus en raisons et en desirs. J'étois cependant extrêmement pressé par elle de la voir: elle avoit chargé la duchesse de Villeroy de m'en témoigner son impatience, et cela plusieurs fois, c'est-à-dire tous les jours, et de me dire à quel point elle ressentoit ce que j'avois fait pour elle. Elle en avoit dit autant aussi à Mme de Saint-Simon, avec de grandes effusions de cœur, qui la voyoit souvent; mais, sans rien de particulier[1], lui avoit parlé dans les termes de la plus vive reconnoissance. Ainsi, après avoir laissé passer quelques jours[2], pendant lesquels M. le duc d'Orléans me pressoit toujours de la voir, je convins avec la duchesse de Villeroy de l'heure d'y aller, parce qu'elle me vouloit voir en particulier. Comme je fus annoncé un soir après son jeu, le peu de familières qui étoient restées s'en allèrent. Elle étoit dans son cabinet, dans un petit lit de jour[3], en convalescence de sa couche de la reine d'Espagne[4]. On m'apporta un siège auprès d'elle, où je m'assis. Là, tête à tête, tout ce qu'elle me dit de gracieux ne se peut

1. Il faut remarquer que notre auteur, après coup, a modifié en point et virgule la virgule qu'il avait tout d'abord écrite avant *mais*.

2. *Jours*, oublié d'abord, a été remis en interligne.

3. Selon Havard, c'est le seul texte où il soit question de *lit de jour*.

4. Louise-Élisabeth d'Orléans, titrée Mlle de Montpensier, née le 11 décembre. Ci-dessus, p. 65 et 327.

rendre. La joie et la reconnoissance s'exprimoient avec un choix de paroles si juste, si précis [1] et si fort, que j'en fus surpris : elle eut l'art de me faire entendre tout ce qu'elle sentoit à mon égard sur ce que j'avois fait pour elle, et qui n'est pas écrit ici [2], sans qu'il lui échappât rien d'embarrassant ni pour elle, ni pour moi ; et je me sauvai par des respects et des compliments vagues. Surtout elle me remercia de l'avoir si bien servie sans l'avoir jamais auparavant connue, et se récria sur la générosité, car ce fut le terme qu'elle employa, de ne l'avoir évitée que pour la mieux délivrer. Il n'y eut protestations qu'elle ne me fît d'une amitié, d'un souvenir, d'une reconnoissance éternels [3], et termes obligeants et forts dont elle ne se servît pour me demander personnellement mon amitié. Ensuite, elle me dit, un peu en continuant de rougir, car cela lui étoit arrivé plus d'une fois, et avec grâce, dans le cours de ses remerciements, que je serois peut-être surpris qu'elle, qui, avec raison, n'avoit pas la réputation d'être confiante, me parlât avec une entière ouverture dès la première entrevue [4], mais que mon intimité avec M. le duc d'Orléans, et ce que je venois de faire, le permettoit, et l'exigeoit même ainsi. Après cette petite préface, elle entra en effet avec moi en des raisonnements les plus pleins de confiance sur la conduite que M. le duc d'Orléans avoit à tenir pour se tirer de l'état auquel il s'étoit mis : je fus extrêmement surpris de sentir tant d'esprit, de sens et de justesse, dont je conclus en moi-même encore plus fortement de n'épargner aucun soin pour unir le mari et la femme le plus étroitement que je le pourrois, fermement persuadé, outre la foule des autres raisons, qu'il ne trouveroit [5] nulle part un meilleur conseil qu'en elle. Nous

1. *Justes* corrigé en *juste*, et *precises* en *precis*.
2. Ci-dessus, p. 373 et 375. — 3. Le manuscrit porte : *éternelles*.
4. *La* corrige *le*, *p^re^* corrige *p^er^*, et, avant *entreveüe*, Saint-Simon a biffé un premier *entreveüe*, qui surchargeait *entretien*.
5. Cette fois, il n'a pas écrit, comme précédemment : *trouverroit*.

concertâmes donc, dès cette première fois, diverses choses, bien résolus de marcher ensemble pour remettre M. le duc d'Orléans au monde : en quoi néanmoins nous trouvâmes plus de difficulté que nous n'avions pensé ; mais au moins je parvins assez aisément à l'unir et à le faire vivre avec elle aussi agréablement, et même aussi intimement qu'il étoit en lui, à la grande surprise de la cour, et au grand dépit de Madame la Duchesse et de ses autres ennemis, qui ne purent même le dissimuler. Devenu ainsi l'auteur de cette union, j'en devins aussi l'instrument continuel, dans laquelle je fus en tiers dans une confiance et une intimité égale avec chacun des deux. Leurs ennemis commencèrent à en craindre les effets, et les miens à publier que je gouvernois cette barque[1].

Politique du duc de Noailles, difficile à ramener à M. le duc d'Orléans.

Une des choses à laquelle je crus devoir le plus travailler fut à faire que M. le duc d'Orléans se ramenât le monde. Je fis ce que je pus pour l'engager aux démarches qui y étoient nécessaires, aidé par Mme la duchesse d'Orléans, et favorisé par le grand changement, et public, en bien du Roi pour lui ; mais il étoit encore si effarouché, qu'il craignoit également la solitude et la compagnie, et ne se pouvoit résoudre à donner les moyens et les facilités propres à se faire rentourer[2]. Le duc de Noailles avoit été dans leur plus étroite confidence à tous deux. Il s'en étoit fort retiré depuis l'affaire d'Espagne, surtout de M. le duc d'Orléans. C'étoit lui, comme je l'ai dit ailleurs, qui lui avoit donné Flotte[3] : il prétendit l'avoir toujours parfaitement ignorée[4] ; il[5] craignit de s'y trouver pour quelque chose à cause de Flotte, s'il continuoit dans la même liaison. Il s'éloigna sous prétexte que ce prince[6] s'étoit

1. « On dit figurément *conduire la barque*, pour dire conduire quelque entreprise, quelque affaire » (*Académie*, 1718).

2. On ne trouve pas ce verbe dans les dictionnaires.

3. C'est de Regnault, et non de Flotte, qu'il a dit cela ci-dessus, p. 57.

4. L'affaire. — 5. *Il* surcharge un *c*.

6. Les mots *que ce prince* sont en interligne.

trop avantagé, dans l'éclat de cette affaire, que c'étoit lui qui lui avoit donné cet homme ; il se passa entre eux encore quelque autre chose : bref, je n'ai jamais su le fonds de tout cela, ni par le prince, ni par le duc, avec qui j'ai vécu longtemps en liaison la plus étroite, mais qui ne commença que plus tard. La prétention[1] des filles de Mme la duchesse d'Orléans sur les femmes des princes du sang[2] étoit déjà née ; le duc de Noailles y étoit entré fort avant pour les premières, et, quoi qu'il eût pu faire pour se cacher, il ne put éviter que Madame la Duchesse, avec qui il étoit fort bien, n'en fût informée, et piquée jusqu'aux reproches, et puis à la froideur. Le desir de se raccommoder avec elle eut peut-être part au procédé qu'il eut avec M. le duc d'Orléans. Il étoit déjà personnage à la cour par l'amitié et la confiance de Mme de Maintenon et par ses emplois, et Madame la Duchesse ne fut pas fâchée de se raccommoder avec lui. Ces mêmes raisons nous firent desirer, à Mme la duchesse d'Orléans et à moi, de le ramener. Il étoit toujours demeuré fort en mesure avec elle, et elle croyoit que M. le duc d'Orléans avoit tort avec lui ; lui-même en étoit embarrassé, et desiroit fort de finir tout cela. Nancré était fort lié avec Mme d'Argenton, et fort mal avec Mme la duchesse d'Orléans, qui avoit grand lieu d'en être plus que mécontente. C'étoit[3] un drôle de beaucoup d'esprit, de manège et de monde, aimable dans le commerce et dans la société, mais dangereux fripon, pour ne pas dire scélérat, dont il ne s'éloignoit guères, qui aimoit à se mêler de tout, dont l'intrigue étoit la vie, et qui, n'ayant ni âme ni sentiments que simulés, vouloit cheminer, être compté : à quoi tous moyens lui étoient bons. La rupture, et M. le duc d'Orléans raccommodé au mieux avec Madame

Nancré ; son caractère.

1. *Pretension*, au manuscrit.
2. Ci-dessus, p. 369.
3. Saint-Simon répétera différents détails de ce portrait dans la suite des *Mémoires*, tomes XIV de 1873, p. 215, et XVI, p. 274.

sa femme et se tournant au sérieux, l'embarrassoient fort. Il étoit des amis du duc de Noailles : il lui parla de cette brouillerie, et lui promit ce qu'il ne put tenir[1]. M. le duc d'Orléans, qui ne comptoit pas sur la sûreté de Nancré, sut du maréchal de Bezons que le duc de Noailles lui en avoit parlé, et en saisit l'occasion pour lui remettre cette espèce de négociation : Bezons agit, et trouva Noailles dans des réserves de respect fort sèches. Mme la duchesse d'Orléans le vit chez elle avec une retenue qui ne put se réchauffer. Il étoit fort lié avec le maréchal de Boufflers, et aussi avec Bezons ; apparemment qu'il sut d'eux la part que j'avois eue à la rupture. Il crut, ou sut aussi que je n'ignorois pas le louche[2] qui[3] s'étoit mis entre M. le duc d'Orléans et lui : tellement qu'encore que je n'eusse avec lui aucune sorte d'habitude ni de liaison, quoique fort bien de tout temps avec sa mère[4], je remarquai qu'il me tournoit, et, à la fin, il me parla en homme plein qui veut s'épancher et montrer qu'il a raison. Je ne laissai pas d'en être surpris ; mais, comme tout ce qui me revenoit de lui depuis longtemps me plaisoit, je m'approchai à mesure qu'il s'approchoit. Il me parla en général de son fait avec M. le duc d'Orléans, et me pria qu'il pût me le conter à loisir ; moi, qui n'avois que faire de tout cela, sinon en gros par[5] le desir de les voir rapprochés, j'évitai doucement cette conversation demandée. Néanmoins, il se forma un peu plus de commerce entre eux, mais fort mesuré, avouant même ses ménagements renouvelés pour Madame la Duchesse : tellement qu'il ne fut pas jugé à propos de le presser davantage, mais bien d'attendre mieux du bénéfice du temps, et d'en profiter quand il seroit possible.

1. *Tenir* surcharge une lettre.
2. Nous retrouverons encore cet adjectif pris substantivement comme beaucoup d'autres, *gauche*, par exemple, ci-dessus, p. 9.
3. *Que* corrigé en *qui*.
4. Voyez nos tomes X, p. 404, et XVI, p. 381-383.
5. *Pr* (pour) corrigé en *par*.

Manège de Mme de Maintenon auprès* du Roi.

Comme je me suis étendu en détail sur mon audience du Roi pour le faire mieux connoître par des faits et des choses particulières, aussi en ajouterai-je une ici qui entre fort dans ce dessein, et que le duc de Noailles, malgré ses réserves avec M. le duc d'Orléans, nous conta[1]. Se trouvant, en ces mêmes jours, en tiers entre lui et moi dans le cabinet de ce prince, la conversation se tourna sur Mme de Maintenon. Je pense que son neveu voulut nous faire sentir son intime situation avec elle par ce fait qu'il nous raconta, et qui caractérise bien le Roi et le genre de crédit de ses plus intrinsèques : il nous dit qu'encore qu'il fût vrai, dans l'usage, que Mme de Maintenon pût tout sur son esprit, il ne l'étoit pas moins que ce n'étoit presque jamais en droiture[2], et qu'elle n'étoit jamais sûre de rien ; que, pour réussir à ce qu'elle vouloit, elle étoit très attentive à le faire proposer d'ailleurs, se réservoit à l'appuyer quand le Roi lui en parloit, qui lui parloit toujours de tout, et, avec ce détour, qui déroboit au Roi la connoissance de son desir, ne manquoit pas de l'obtenir, en sorte qu'il demeuroit dans la parfaite ignorance que les choses qui passoient ainsi venoient originellement d'elle, et lui étoient portées par d'autres canaux. C'est ce qui la mettoit en besoin d'avoir des ministres dans son entière dépendance pour lui aider à ce jeu[3], qu'elle pratiquoit avec encore plus de précaution pour les siens, à l'égard desquels le Roi étoit en garde infinie, sans que sa défiance eût d'autre effet qu'une circonvention[4] plus cauteleuse. Il nous le confirma par ce qui lui

1. Les mots *nous conta* ont été ajoutés en interligne.
2. *En droiture,* « directement, par la voie ordinaire » (*Académie,* 1718). Nous en trouvons des emplois dans les *Mémoires de Sourches,* t. XI, p. 195, dans une lettre de Louville (notre tome IX, p. 350), etc.
3. Voyez ci-dessus, p. 10.
4. « Tromperie artificieuse » (*Académie,* 1718) ; voyez notre tome XII, p. 246.

* *Auprès* est en interligne, au-dessus d'*avec,* biffé, et *du* corrige *le.*

étoit arrivé il n'y avoit pas encore longtemps. Il avoit eu, en se mariant, les survivances des gouvernements de Roussillon de son père, et de Berry de son beau-père[1], mais ce dernier à condition de le vendre dès qu'il lui seroit tombé, et d'en placer le prix comme partie de la dot de sa femme. Le cas arrivé, il ne put trouver marchand. L'inquiétude d'en répondre sur son bien en cas de mort, et que ce gouvernement fût donné gratuitement, le fit songer à un brevet de retenue qui le tirât de cet embarras: il en parla à Mme de Maintenon, qui goûta ses raisons, mais refusa d'en parler au Roi. Pressée de le faire, elle dit franchement au duc de Noailles que ce qu'il vouloit exiger d'elle étoit le véritable moyen de gâter son affaire, mais qu'il falloit que lui-même demandât cette grâce au Roi; qu'il ne manqueroit pas de le lui dire; qu'alors elle appuieroit bien, et que, de cette façon, elle répondoit du succès. Et il l'eut de la sorte[2]. Ce n'est pas ici le lieu de s'étendre en réflexions qui pourront mieux se retrouver dans la suite.

Mesures pour faire le maréchal de Bezons gouverneur de M. le duc de Chartres; avortées.

M. le duc d'Orléans songea, en ces premiers jours, à exécuter un projet qu'il m'avoit confié dès sa naissance, et que j'avois fort approuvé; et[3] ceci commencera à caractériser ce prince par les faits. On a vu en plus d'un endroit combien Bezons lui étoit attaché, et combien il en avoit tiré de protection et de services, même pour son bâton de maréchal de France[4]. Le mérite et l'attachement[5] de Bezons[6] l'avoient également fait desirer à M. et à

1. Tomes V, p. 126, et XI, p. 114-115.

2. C'est seulement le 16 mai de la présente année 1710 qu'il obtiendra ce brevet de retenue (*Dangeau*, p. 155), et il ne vendra à M. d'Arpajon que le 27 juillet 1715 (*Dangeau*, tome XV, p. 458).

3. *Et* surcharge un *c*. — 4. Déjà rappelé ci-dessus, p. 305-306.

5. Ces trois mots ont été ajoutés en interligne; plus loin, l'élision *l'* surcharge un *c*, et les trois dernières lettres d'*avoient* surchargent des lettres illisibles.

6. Ici, *Bezons*, dans le manuscrit, quoique Saint-Simon écrive généralement: *Besons*.

Mme la duchesse d'Orléans pour gouverneur de M. le duc de Chartres avant qu'il fût maréchal de France, et cette élévation le leur augmentoit[1] encore beaucoup. Bezons, pauvre, sans naissance[2], âgé, marié tard[3] et chargé de famille, d'ailleurs modeste et reconnoissant, n'étoit pas en termes de lui rien refuser. Il lui en parla, et Bezons lui répondit avec toute la sagesse, et plus d'esprit qu'on n'en pouvoit attendre, laissant une si juste balance, qu'il conserva toute sa liberté. Aussitôt après, il consulta séparément le Chancelier, dont il étoit parent proche[4] et ami, et moi. Le Chancelier, toujours peu prévenu pour M. le duc d'Orléans, et payé pour l'être en faveur des officiers de la couronne, fut d'avis du refus. Moi, au contraire, j'inclinai à l'acceptation, quoique en garde contre mon penchant à l'intérêt de M. le duc d'Orléans dans une affaire qui exigeoit de moi un conseil sincère à un homme qui se fioit en moi, et qui me le demandoit: je lui dis donc que cette place étoit, en effet, fort au-dessous du rang où son mérite l'avoit porté; que néanmoins il devoit considérer que le marquis de Chevrières[5], homme de qualité distinguée (Mitte de Miolens[6]), qui

1. Augmentait leur désir. — 2. Ci-dessus, p. 306.

3. *Ibidem*. Il avait épousé en 1694, à quarante-neuf ans, Marie-Marguerite le Ménestrel de Hauguel, fille d'Antoine, grand audiencier de France, et de Marguerite Berbier du Metz; elle mourut le 20 août 1751, âgée d'environ quatre-vingts ans.

4. *Proche* a été ajouté en interligne. — Cette parenté venait de Suzanne-Henriette Talon, grand'mère du maréchal et sœur de Jacques Talon, grand-père maternel du chancelier de Pontchartrain et aussi arrière-grand-père de Daguesseau, le futur chancelier.

5. Jacques Mitte de Miolans, seigneur de Chevrières et de Saint-Chamond par son mariage avec l'héritière de ces terres en 1577, lieutenant général au gouvernement de Lyonnais, fut fait chevalier de l'Ordre le 3 janvier 1599. Son fils, Melchior Mitte, marquis de Saint-Chamond, premier baron de Lyonnais, commandant d'armée, ambassadeur et ministre d'État sous le règne de Louis XIII, eut l'Ordre en 1619. Notre auteur avait fait la notice de l'un et de l'autre: ci-après, appendice X.

6. Ces noms sont entre parenthèses et ainsi écrits.

avoit souvent commandé des corps en chef en qualité de lieutenant général, grade alors fort rare, qui avoit passé avec réputation par les premières ambassades, et chevalier du Saint-Esprit, ce qui distinguoit bien plus en ces temps-là, avoit été gouverneur du jeune prince de Condé[1] père du Héros, choisi par Henri IV; que, si on objectoit qu'alors ce prince étoit l'héritier de la couronne[2], on répondoit aussi qu'Henri IV étoit si bien en état d'avoir des enfants, qu'il en eut six ans après, que nous voyons sur le trône[3], et dont M. le duc de Chartres est issu de si près; qu'il falloit s'avouer que Chevrières valoit bien de son temps nos nombreux maréchaux de France d'aujourd'hui; que les ducs exerçoient maintenant des charges que les simples maréchaux de France dédaignoient au commencement de ce règne, témoin le maréchal d'Aumont[4], qui, du moment qu'il le fut[5], n'exerça plus sa charge de

1. Henri II de Bourbon, prince de Condé. Il avait eu pour premier gouverneur, depuis son adoption par Henri IV, le marquis de Pisani, qui était Vivonne de Saint-Gouard, et celui-ci, étant mort en 1599, eut pour successeur, non pas Chevrières, mais le comte de Belin, ancien ligueur. La confusion que fait notre auteur vient de ce qu'il n'a pas distingué le très bref article de Chevrières, dans l'*Histoire généalogique*, tome IX, p. 126, de celui de Belin, placé sur la même page, et où il est dit que ce dernier fut « gouverneur de Ham, de Paris et de Calais, et depuis de la personne d'Henri de Bourbon, prince de Condé, premier prince du sang. » En outre, il a confondu Chevrières avec son fils Saint-Chamond, qui seul fut ambassadeur. Toute l'argumentation qu'il rapporte ici aurait donc été sans fondement.

2. Tome XVII, p. 280-281.

3. Outre Louis XIII, né le 27 septembre 1601, Henri IV eut de Marie de Médicis : 1° Élisabeth, reine d'Espagne, née en 1602; 2° Chrétienne, duchesse de Savoie, née en 1606; 3° Nicolas, né en 1607, mort en 1611; 4° Gaston-Jean-Baptiste, duc d'Orléans, né en 1608; 5° Henriette-Marie, reine d'Angleterre, née en 1609. A part le troisième, tous sont représentés en 1709 par des petits-enfants.

4. Antoine d'Aumont : tome XII, p. 418.

5. En face de ces mots, Saint-Simon a écrit en marge : « Nª. Le ml d'Aumont ne fut duc qu'en decᵉ 1665. » Il était maréchal de France depuis janvier 1651.

capitaine des gardes, et n'en reprit passagèrement la fonction, qu'il avoit laissée à son fils de treize ans[1], qu'à la prière de la Reine mère, à l'occasion des troubles; témoin MM. d'Estrades[2], Navailles[3] et la Vieuville[4], ducs à brevet ou maréchaux de France, et le second[5] tous les deux, qui successivement[6] avoient été gouverneurs de M. le duc d'Orléans d'aujourd'hui[7]; qu'il ne falloit donc pas s'en tenir à l'ancien[8] poids[9]; qu'il avoit une nombreuse famille[10], peu de biens, une femme de mérite[11] à qui cette place en pouvoit frayer d'autres pour soutenir sa famille après lui; que, tout considéré, j'estimois que, le Roi parlant, et non autrement, cette place lui étoit desirable. Bezons, modeste à m'embarrasser, me dit franchement que le bâton de maréchal de France ne lui avoit point tourné la tête, ni fait oublier ce qu'il étoit né[12]; qu'il avoit déjà senti tout ce que je lui disois par rapport à sa famille[13]; qu'il se souvenoit de

1. Quelle que soit celle des deux dignités à laquelle s'appliquent les mots *du moment qu'il le fut*, et c'est plutôt à celle de maréchal de France puisque Saint-Simon va parler à la ligne suivante des troubles de la Fronde, il fait erreur ici : en 1651, Louis-Marie-Victor d'Aumont, né en décembre 1632, avait dix-huit ou dix-neuf ans, et, en 1665, il en avait trente-trois. Voyez les *Écrits inédits*, tome III, p. 166.

2. Tome III, p. 241. — 3. Tome IV, p. 257.

4. Charles II de la Vieuville, chevalier d'honneur de la Reine en 1670, duc à brevet en 1663, gouverneur de Poitou le 12 septembre 1664, chevalier des ordres en 1688, gouverneur du duc de Chartres en 1686, mourut dans la nuit du 31 janvier 1689, à soixante-treize ans. En février 1670, il avait obtenu un brevet d'assurance de deux cent mille livres sur sa charge de chevalier d'honneur.

5. *Pr[emier]* surchargé en *2d*. — 6. *Successivemt* est en interligne.

7. M. de Navailles fut nommé gouverneur du duc de Chartres en 1683, M. d'Estrades en janvier 1685, M. de la Vieuville en avril 1686, enfin M. d'Arcy (notre tome I, p. 94) en 1689. Monsieur tenait à avoir un homme titré, disent les *Mémoires de Sourches*, tome I, p. 381.

8. Les mots *à l'* surchargent *au*.

9. Expression à relever. Selon Hatzfeld elle signifierait une exactitude parfaite. Voyez, p. 35, la locution *juste poids*, et nos Additions et corrections.

10 à 13. Ci-dessus, p. 408.

tout ce qu'il devoit à M. le duc d'Orléans; que ce choix le devoit flatter par l'estime et par la confiance; qu'il m'avouoit qu'il ne seroit point fâché que le Roi l'y engageât, mais qu'il ne croyoit pas aussi devoir rien accepter que de sa main après l'honneur auquel il l'avoit élevé, ce qui lui serviroit même d'excuse auprès de ses confrères, s'ils le trouvoient mauvais, auxquels encore il devoit trop de considération, par l'honneur qu'il avoit d'être monté jusqu'à eux, pour ne pas devoir desirer de les ménager avec toute l'attention possible. Il m'avoua aussi l'avis contraire du Chancelier, que je savois déjà du Chancelier même, auquel, malgré sa déférence, il ne me parut pas résolu de s'arrêter[1]. Les choses en cet état, il fut question d'en parler au Roi, et, auparavant, d'en faire préparer les voies par Mme de Maintenon et par les jésuites. Ceux-ci, attachés comme je l'ai dit à M. le duc d'Orléans[2], ne s'y refusèrent pas; mais, depuis que le P. Tellier étoit en place, ils n'entroient en quoi que ce fût qu'après s'être bien assurés contre tout soupçon de jansénisme. Tout ignorant, tout militaire, tout homme du monde que fût Bezons, il n'étoit pas net à leur égard, parce qu'il avoit élevé tous ses enfants chez lui, et les y tenoit encore, sans en avoir mis aucun en leurs collèges, et que son frère l'archevêque de Bordeaux[3] n'étoit pas leur valet à tout faire[4], quoique sans démêlé jamais avec eux, et même bien avec eux, d'une doctrine qu'ils n'avoient pu reprendre et dont le fort portoit moins sur la théologie que sur les matières temporelles et de jurisdiction du clergé, où il étoit fort capable, et s'étoit acquis de l'autorité par là dans ses assemblées[5]; aussi liant d'ailleurs que son frère l'étoit peu. Les perquisitions se trouvèrent telles que le P. Tellier se prêta à ce qu'on

Inquisition des jésuites.

1. *S'arrester* est en interligne, au-dessus de *déferer*, biffé.

2. Ci-dessus, p. 398. — 3. Armand Bazin de Bezons : tome V, p. 37.

4. « Serviteur unique dans la maison, qui sert à toutes choses, comme les cuistres, les valets des prêtres » (*Furetière*).

5. Il avait occupé le poste d'agent général du clergé en 1679-1680.

voulut; mais ces menées ne purent être si secrètes, parce qu'elles durèrent quelque temps, que, par un peu de lenteur et d'indiscrétion de M. le duc d'Orléans, elles ne fussent découvertes, et l'affaire ébruitée avant d'être entamée avec le Roi. Feu Monsieur le Prince et Monsieur le Duc avoient sondé diverses personnes qui passoient pour gens de qualité, et d'autres qui s'élevoient à la guerre, pour l'emploi de gouverneur du jeune duc d'Enghien, quoique eux-mêmes, ni Monsieur le Prince le héros, n'en eussent point eu de ce genre, mais de simples gentilshommes de leurs maisons[1]. Éconduits de tous, ils s'étoient vus réduits à publier qu'ils vouloient être eux-mêmes les gouverneurs de ce jeune prince, et mettre sous eux auprès de lui un de leurs gentilshommes sans titre, ce qu'ils exécutèrent en effet : ils y en mirent un sage, sensé, connoissant bien le monde, fort honnête homme, et d'une grande valeur, qui s'appeloit la Noue[2]. Ce fut dommage que ce gouverneur ne fut[3] pas si heureux en pupille que le pupille le fut vainement en gouverneur. Monsieur le Duc et Madame la Duchesse, alarmés d'une nouvelle et si grande distinction sur eux, les maréchaux de France, jaloux de leur office, firent un mouvement qui prévint le Roi, lequel[4], journalier[5] à l'égard de ces derniers, tantôt les élevant au delà de leur juste portée, tantôt les rabaissant trop, se trouva en tour de les favoriser, ou plutôt enclin à conserver

1. Comme Combaud d'Auteuil, gouverneur d'Henri-Jules.
2. Charles-Armand de Vair de la Noue : tome XVII, p. 263. La grand'mère du prince écrivit à Mme de Maintenon, le 28 mai 1710 (recueil de la Beaumelle, tome VII, p. 272-273) : « Nous n'avons point proposé un officier général. On disoit dans le monde que nous cherchions plutôt un homme qui nous donne de l'éclat que des avis, et, assurément, rien ne seroit plus faux, car, si nous connoissions un simple soldat qui fût capable de l'instruire, nous le préférerions à un maréchal de France.... »
3. *Fut* est bien à l'indicatif. — 4. *Lequel* corrige un *q[ui]*.
5. Nous avons eu, dans un sens différent, *lieux journaliers* (tome VI, p. 72) et *le fait journalier* (tome X, p. 410) ; ici, c'est l'acception de *l'Académie : Cet esprit n'est pas égal, il est journalier.*

l'égalité entre deux princes du sang ses petits-fils par ses filles bâtardes, qualité qui l'emportoit de bien loin, chez lui, sur celle de petit-neveu. Dans une situation si équivoque, M. le duc d'Orléans parla au Roi avec sa négligence trop ordinaire, et il trouva de la résistance, qu'il crut pouvoir vaincre. Si, en cet instant, il eût aposté Bezons à la porte du cabinet, et qu'il l'y eût fait entrer, ce qui étoit aisé, je ne crois pas que le Roi eût tenu à l'empressement de l'un et à la facilité de l'autre, par la façon même dont il avoit résisté; mais cette précaution avoit été négligée, et M. le duc d'Orléans y ajouta la tranquillité d'attendre que le Roi trouvât Bezons et qu'il lui parlât. Le maréchal, avec qui rien n'étoit concerté, sinon la chose même, étoit à Paris, où M. le duc d'Orléans ne lui manda rien, quelque chose que je fisse: tellement qu'y étant allé faire un tour plusieurs jours après, j'allai chez Bezons, lui[1] dis ce qui s'étoit passé, et le pressai d'aller à Versailles. Il y fut aussitôt, et, dès que le Roi l'aperçut, il le fit entrer dans son cabinet[2]: là, il lui rendit en conversation, même froide, ce que M. le duc d'Orléans lui avoit dit, y ajouta des propos gracieux pour le maréchal, mais lui dit bien net qu'il ne vouloit pas mortifier les maréchaux de France, qu'il ne lui commandoit rien, et qu'il le laissoit en sa pleine liberté. Bezons, fort surpris, répondit, avec une modestie soumise, tout ce qu'il falloit pour s'attirer au moins quelque chose qui sentît un ordre; mais, voyant que le Roi se rabattoit toujours au même point, et qu'il ajouta de plus qu'il s'abstenoit encore de commander par rapport aux princes du sang, le sage Bezons sentit de reste que le Roi ne souhaitoit pas qu'il acceptât, qu'acceptant de la sorte, il s'attireroit sans garantie et les princes du sang et les maréchaux de France; et se tira d'affaires à son regret en disant au Roi qu'en tout temps, et plus encore dans l'office auquel il

1. Il y a un *et* biffé avant *luy*.
2. Le 1er février 1710 (*Sourches*, p. 149).

l'avoit élevé, il ne pouvoit rien accepter que de S. M. même[1]. Aussitôt après, il rendit compte de cette conversation à M. le duc d'Orléans, qui, n'ayant cru d'obstacle bien véritable que le dessein que le Roi pouvoit former de se servir de Bezons à la tête de ses armées, croyoit avoir tout aplani parce qu'il avoit dit au Roi qu'il ne prétendoit point que son fils y fût un obstacle, et qu'il se contenteroit des hivers tant qu'il lui[2] plairoit d'employer le maréchal. M. et[3] Mme la duchesse d'Orléans se trouvèrent également surpris et mortifiés de se voir éconduits d'une espérance qui avoit percé, et qui les avoit fort flattés. Le Roi, embarrassé avec eux, allégua les maréchaux de France, et se garda bien de parler des princes du sang, pour n'augmenter pas la haine qui n'étoit déjà que trop allumée, et trop ouvertement; et, pour adoucir la chose, il s'excusa sur ce qu'il n'y avoit point d'exemple[4]. Les réponses à cela étoient sans nombre, et, de plus, il y en avoit un précis, récent, et domestique: la maréchale de Grancey[5], après avoir été gouvernante de la sœur de M. le duc d'Orléans duchesse de Lorraine, l'avoit été après des filles de M. le duc d'Orléans[6]; elle étoit morte dans cet emploi, et Mme de Marey[7], sa fille, qui l'étoit encore, avoit été sa survivancière. Il ne vint dans l'esprit de M. et Mme la duchesse d'Orléans ni cette réponse si décisive, ni aucune autre, et ils demeurèrent courts. Leur parti fut de ne point donner de gouverneur à M. le duc de Chartres, qui n'avoit pas encore six ans et demi. Les princes du sang et les maréchaux de France en rirent dans leurs barbes[8] assez haut; mais le maréchal de Vil-

1. Ci-dessus, p. 411.
2. *Luy* a été ajouté en interligne. — 3. *M. et* surcharge *Il l.*
4. M. d'Ornano n'avait été gouverneur de Gaston d'Orléans qu'avant d'avoir le bâton.
5. Tome VI, p. 409.
6. En septembre 1693: *Dangeau*, tome IV, p. 350.
7. Ci-dessus, p. 343.
8. Expression déjà relevée dans le tome XVII, p. 393.

leroy, ayant su par sa belle-fille que M. le duc et Mme la duchesse[1] se plaignoient[2] fort de ce qu'il s'en étoit beaucoup remué, désavoua de s'être[3] mêlé de rien là-dessus, et la chargea de leur dire qu'ayant l'honneur d'être duc et pair et maréchal de France aussi, mais d'un temps où on les[4] faisoit avec plus de choix, il n'étoit point amoureux d'un office qu'il partageoit avec les Montesquiou[5] et une foule de semblables, dont trop peu lui importoit ce qui arrivoit d'eux[6] pour y faire aucune attention. C'étoit cacher la bassesse de courtisan sous une ridicule rodomontade, après l'usage qu'il avoit fait de son bâton si fatal à la France, et dont il étoit encore alors en disgrâce. Jamais homme n'en fut[7] plus follement entêté que celui-là, et j'ai remarqué que ceux qui l'avoient le moins mérité étoient toujours ceux à qui il avoit le plus tourné la tête. On le verra de celui-ci dans la suite[8].

Division éclatante dans la famille de Monsieur le Prince sur le* testament, qui est porté en justice.

La mort de Monsieur le Prince avoit mis[9] un grand trouble dans sa famille, dont il est temps de parler par les grandes et longues suites que ces divisions ont eues. Il avoit fait un testament très avantageux à Monsieur le Duc, son fils unique[10], duquel ses filles crurent avoir de grandes raisons de se plaindre[11], dont la discussion est

1. Le duc et la duchesse d'Orléans.
2. *Plaignoit* corrigé en *plaignoient*.
3. L'expression *désavouer de*, suivie d'un verbe comme régime indirect, n'est pas donnée dans le *Dictionnaire de l'Académie* de 1718.
4. *En* corrigé en *les*. — 5. Ci-dessus, p. 209.
6. Les mots *d'eux* ont été ajoutés en interligne.
7. *Fut* surcharge *pa[rut]*.
8. A propos du conseil de régence et des bâtards.
9. *Mis* est en interligne, au-dessus de *laissé*, biffé.
10. Il a déjà été parlé de ce testament, du 23 mars 1709, dans le tome XVII, p. 253, et de la donation entre vifs, faite irrégulièrement, qui l'avait précédé (*ibidem*, p. 252, note 2). Comparez *Trois princes de Condé à Chantilly*, par A. de Boislisle (1904), p. 98-102.
11. Tome XVII, p. 272. — Les arguments des demanderesses étaient que, ne pouvant donner à son fils aîné et principal héritier que les meubles,

* *Le* est en interligne, au-dessus d'*un*, biffé.

inutile ici. Madame la Princesse, à qui il restoit des biens immenses, même à disposer, fit tout ce qu'elle put en bonne mère commune pour mettre la paix dans sa famille, mais avec peu d'esprit et de force : elle craignoit tous ses enfants, et n'osa jamais parler en mère qui a de quoi donner et ôter, et qui, en proposant raison, veut être obéie. Le Roi y voulut bien entrer, et n'eut pas plus de succès, par la nature des choses qui fournissoit aux parties des défenses apparentes, dont aucune ne voulut se relâcher[1]. Des compliments aux froideurs, des froideurs aux aigreurs il y eut peu d'intervalle, et chacun se disposa vigoureusement à plaider[2]. Les vrais tenants étoient, de chaque côté, Monsieur le Duc et Mme la princesse de Conti, l'aînée de ses sœurs. M. et Mme du Maine gardoient des mesures, mais se tenoient invinciblement attachés à Mme la princesse de[3] Conti. Mlle d'Enghien, dont les droits

les acquêts, et le quint ou toute autre proportion des biens propres selon les dispositions de chaque coutume locale, le reste devant revenir à partage aux filles, Monsieur le Prince avait imaginé une fiction de donation entre vifs qui, en réalité, ne pouvait être admise que tout au plus comme donation à cause de mort, puisque non seulement le temps réglementaire ne s'était pas écoulé entre la signature de cet acte et la mort du donateur, mais il l'avait passé étant atteint, depuis la fin de 1708, d'une maladie incurable qui ne pouvait finir que par la mort, il ne sortait plus de sa chambre depuis le mois de novembre, de son lit depuis le 13 mars, et il était dans le râle de l'agonie lorsque, le 25 et le 27 mars, son héritier avait fait, en toute hâte, procéder à l'insinuation et aux formalités de saisine. C'était donc bien une donation testamentaire aux termes de l'article 277 de la coutume de Paris.

1. Après avoir donné, le 18 janvier 1710, une longue audience à Madame la Princesse, le Roi avait chargé le Chancelier de s'entremettre en son nom, mais sans résultat (*Journal de Dangeau*, p. 84 et 91 ; *Mémoires de Sourches*, tome XII, p. 147-149 et 152). La mort de Monsieur le Duc, arrivée le 4 mars, a interrompu les procédures.

2. Des documents relatifs à ce procès sont aux Archives nationales, dans le carton R[3] 103 (Papiers Conti), et au Cabinet des manuscrits, dans les mss. Clairambault 641 et 642 ; voyez le *Catalogue des factums de la Bibliothèque nationale*, tome I, p. 518-521.

3. *De* est répété deux fois, en fin de ligne et au commencement de la ligne suivante.

se trouvoient conservés par les procédures de ses sœurs, demeura, sans y renoncer, neutre du reste auprès de Madame la Princesse. Le temps avoit coulé, depuis la mort de Monsieur le Prince jusqu'à celui-ci, en projets d'accommodement, en allées et venues, en consultations, puis en assignations et en délais, au bout desquels vint le moment fatal de plaider tout de bon. Chacun chercha des sollicitations puissantes[1], et le duc du Maine, avec toutes ses mesures, non moins soigneusement que les autres. Monsieur le Duc, qui redoutoit son crédit, se proposa de faire effort de supériorité de naissance et d'autorité, et, contre sa coutume, s'avisa de donner, dix ou douze jours avant la première audience, un grand souper à Paris[2], à beaucoup de gens de la cour[3]. Dans la chaleur du repas, il but à eux, et voulut qu'ils bussent à lui. Il s'humanisa en compliments flatteurs qui n'étoient guères de son style[4], et, tout de suite, leur dit qu'il avoit une telle confiance en leur amitié, qu'il se flattoit qu'ils ne l'abandonneroient pas au Palais, et qu'ils ne lui refuseroient pas leur parole de l'y accompagner à toutes les audiences, dont il avoit résolu de ne manquer aucune, et de distinguer, par ceux qui s'y trouveroient avec lui, ses véritables amis, par ceux qui n'y viendroient pas, les gens qui ne seroient pas ses amis, et, par ceux qui y accompagneroient ses parties, ses ennemis. La surprise et l'embarras d'un compliment si net et si peu attendu, et qui étoit un enrôlement dans toutes les formes, produisit un silence profond : les conviés se regardèrent ; chacun d'eux attendoit que quelqu'un prît la parole, aucun ne l'osa hasarder. Monsieur le Duc, étonné à son tour d'un si éloquent silence, le laissa durer un peu,

Enrôlement forcé par Monsieur le Duc.

1. Il a déjà été parlé de ces sollicitations dans nos tomes XI, p. 78, XIV, p. 155, et XV, p. 75, et il en sera encore question en 1711.

2. Avant *Paris*, Saint-Simon a biffé un premier *Paris*, dont il avait surchargé *la cour*, effacé du doigt.

3. Nos journaux ne parlent pas de ce souper.

4. Avant *style*, Saint-Simon a biffé un premier *stile* (sic).

puis[1] le rompit par de nouveaux empressements, qui arrachèrent enfin un engagement de toute la compagnie, qu'elle ne pouvoit plus refuser sans lui faire un véritable affront. Comme la force seule l'avoit extorqué, aussi parut-il fort pesant à ceux qui s'étoient trouvés dans cette nasse[2]. Personne n'aimoit Monsieur le Duc, personne ne vouloit s'attirer[3] Mesdames ses sœurs, et moins M. du Maine encore. Non content de ce coup de filet[4] d'une nouvelle adresse, Monsieur le Duc se mit ouvertement à faire des recrues pour l'accompagner, avec des manières que sa férocité rendoit[5] redoutables, et qui réveillèrent ses parties. La princesse de Conti aboyoit[6] assez vainement; mais le duc et la duchesse du Maine ramassèrent plus de gens avec politesse et souplesse, et se surent avantageusement servir avec ménagement de l'opinion commune que l'affection tacite du Roi étoit de leur côté. Ces mesures de part et d'autre firent un grand bruit, et jetèrent la cour dans un tel embarras, qu'il n'y eut plus personne qui se pût flatter de pouvoir demeurer neutre sans offenser les deux partis, ni d'en prendre un sans s'attirer cruellement l'autre. A la fin, le Roi, jugeant avec raison que les suites de tout cela ne pouvoient être bonnes, défendit tout d'un coup aux deux parties tout accompagnement au Palais[7].

Le Roi défend aux enfants de Monsieur le Prince tout accompagnement au Palais.

Efforts de Mme la duchesse d'Orléans*

Le jour même que cette défense fut faite, Mme la duchesse d'Orléans, avec qui je fus assez longtemps seul, me dit que M. du Maine étoit en peine de[8] quel parti je pren-

1. *Puis* est en interligne.
2. Expression déjà rencontrée au figuré dans le tome XIII, p. 11.
3. Se mettre à dos.
4. « On dit figurément, lorsqu'on a enveloppé et pris plusieurs personnes tout à la fois: *Voilà un beau coup de filet!* » (*Académie*, 1718).
5. *Rendoient*, au manuscrit. — 6. Même emploi qu'au t. XIII, p. 155.
7. Ni Dangeau, ni Sourches ne parlent de cette défense; mais on en verra les suites en 1711.
8. *De* est en interligne.

* Les mots *d'Orleans* sont en interligne, au-dessus de *du Maine*, biffé, et, plus loin, *M.* surcharge *luy*.

drois en cette occasion; qu'elle me disoit franchement qu'étant maintenant fort ralliée à lui, elle seroit fort touchée que je voulusse être du sien[1]; qu'elle ne me dissimuloit point que M. du Maine, qui savoit la liaison que j'avois prise[2] avec elle, l'avoit priée de m'en parler; et tout de suite, sans me donner le temps de répondre, elle me fit des compliments infinis de sa part pour moi et pour Mme de Saint-Simon, et d'autres pareils encore de la duchesse du Maine; que tous deux ne se consoloient point que Mme de Saint-Simon, qu'ils estimoient et qu'ils honoroient infiniment, ce fut son terme, se fût éloignée d'eux quoiqu'ils eussent fait tout ce qui avoit pu dépendre d'eux lors de l'affaire de la duchesse de Lauzun, arrivée il y avoit quatre ou cinq ans[3], pour se la conserver personnellement par toutes les distinctions et les soins possibles, et qu'ils espéroient au moins que, s'ils ne pouvoient la voir aussi souvent qu'ils avoient continuellement marqué, et qu'ils ne se lasseroient point de marquer qu'ils le desiroient, nous[4] serions persuadés de leur desir, et ne voudrions pas nous engager contre eux. Je répondis à Mme la duchesse d'Orléans, après force compliments, que je lui parlerois avec la même franchise; que j'avois résolu, avant que le Roi parlât comme il venoit de faire, de tâcher par tous moyens de conserver la neutralité, persuadé que, dans ces sortes de choix, on obligeoit peu ceux pour qui on prenoit parti, et qu'on se rendoit irréconciliables ceux contre qui on se déclaroit, mais qu'avenant[5] impossibilité de demeurer neutre, je ne balancerois

pour me lier avec M. le duc du Maine.

1. Dans la suite des *Mémoires* (tome XI de 1873, p. 207), Saint-Simon signalera avec étonnement l'étrange prédilection de la duchesse d'Orléans pour M. du Maine.

2. *Pris*, sans accord, dans le manuscrit.

3. En 1702 : tomes X, p. 212-216, et XIII, p. 244; ci-après, p. 421. — Ce membre de phrase, depuis *arrivée*, a été ajouté en interligne.

4. Avant *nous*, il a biffé *au moins*.

5. Le *Dictionnaire de l'Académie* ne donnait en 1718 que le verbe *avenir*, et, aujourd'hui encore, il reconnaît que « quelques-uns disent

pas à suivre ouvertement le parti de M. du Maine, encore que je n'eusse aucun commerce avec lui; qu'il ne tiendroit qu'à moi de m'en faire un mérite auprès d'elle, et qu'en effet je serois ravi de me déclarer suivant son inclination, mais que, pour lui parler avec toute franchise, j'avois un motif plus fort et plus pressant, qui étoit la manière pleine d'égards, de mesure et de considération dont M. et Mme du Maine en avoient usé pour moi dans l'affaire de Mme de Lussan[1] qui avoit fait éclater si étrangement contre moi Monsieur le Duc et Madame la Duchesse; que je n'oubliois point la différence de ce procédé, et que je la suppliois d'assurer M. et Mme du Maine, si liée alors avec Monsieur le Duc, et qui avoit toujours aimé et protégé Mme de Lussan jusqu'à avoir marié sa fille[2]; que je leur[3] en témoignerois le souvenir en toute occasion. Mme la duchesse d'Orléans s'épanouit fort à cette réponse, à laquelle il me parut qu'elle ne s'attendoit pas. Elle me parla beaucoup de l'estime et de la considération de M. du Maine pour moi, et surtout de lui et de Mme du Maine pour Mme de Saint-Simon, mais avec les expressions les plus chargées. Elle me demanda pourquoi Mme de Saint-Simon s'étoit si fort retirée de Mme du Maine, avec un empressement qui me parut d'autant plus de commission[4], qu'elle me pressa outre mesure de l'en faire rapprocher, et avec des avances si formelles du mari et de la femme, que j'en fus surpris et embarrassé. Je lui dis qu'après l'affaire de la duchesse de Lauzun, il eût été difficile, et même peu séant dans le monde, que sa sœur,

avenir et *avenant*. » Nous avons eu, dans le tome IV, p. 28, *à l'avenant*, mais probablement au sens moderne.

1. Ci-dessus, p. 387.

2. Avec le duc d'Albemarle : tome VII, p. 173-175.

3. *Leur* est en interligne, au-dessus d'un premier *leur*, biffé et surchargeant d'autres lettres illisibles.

4. Comme n'étant pas le fait d'un mouvement spontané, mais d'une commission dont la princesse avait consenti à se charger. Nous avons eu dans le même sens, au tome XVII, p. 390, *s'aigrir de commande*.

avec qui elle étoit si intimement unie, eût gardé une autre conduite. Elle me pressa sur tous les pas qu'ils avoient faits l'un et l'autre vers Mme de Saint-Simon, dont je ne pus disconvenir, ni me tirer sans une peine extrême d'un renouement[1] que je sentis de reste qu'elle avoit charge et grand desir de procurer, sur lequel je restai[2] honnêtement ferme à n'y point entendre, et à en demeurer, Mme de Saint-Simon et moi, dans les termes où nous en étions avec M. et Mme du Maine, mais avec tous les compliments dont je pus m'aviser[3].

Situation de Mme de Saint-Simon, de la duchesse de Lauzun et de moi avec M. et Mme la duchesse du Maine.

Il s'est depuis passé tant de choses fortes entre M. du Maine et moi, et à tant de diverses reprises, et du vivant du Roi et après, que je craindrai moins ici la répétition de quelques traits qui se peuvent trouver ci-devant, que de ne m'étendre pas suffisamment sur un chapitre important, pour les suites, à être bien expliqué. Il faut donc savoir que Mme la duchesse du Maine demeura très obscure à la cour les premières années de son mariage : elle y passoit sa vie dans sa chambre, parmi les livres et les savants, par une folle malice de Monsieur le Prince, qui lui avoit fait une peur extrême de la jalousie de M. du Maine et de son humeur sauvage, en même temps qu'il lui[4] avoit fait accroire que Madame sa femme étoit très particulière, adonnée à ce genre de vie d'étude, et qu'il la désespéreroit, s'il lui proposoit d'en changer[5]. Le temps, qui découvre tout, et l'ennui de cette vie, qui devint insupportable à Mme du Maine, firent apercevoir au mari et à la femme qu'ils se désoloient de solitude l'un pour l'autre, et que cette étrange et ridicule trompe-

1. « *Renouement d'amitié, renouement d'une négociation;* n'a guère d'usage que dans ces phrases » (*Académie*, 1718).

2. *Restay* est en interligne, au-dessus de *demeuray*, biffé.

3. Il faut comparer tout cet incident avec celui qui a déjà été raconté en 1702, dans notre tome X.

4. C'est le duc du Maine.

5. Comparez ce qui a déjà été dit de leur situation réciproque dans le tome XV, p. 20-21.

rie[1] étoit l'ouvrage de l'extravagante malignité de Monsieur le Prince. Revenus donc tous deux de leur erreur, et dans la plus grande union du monde, Mme du Maine ne songea plus qu'à se dédommager du temps perdu, et M. du Maine qu'à lui en fournir tous les moyens possibles. Aussitôt après, ce ne fut plus chez elle que divertissements galants, bals singuliers, fêtes et spectacles[2]. Pour décorer sa maison, elle attira chez elle ce qu'elle put de meilleure compagnie[3]. La duchesse de Lauzun en fut particulièrement recherchée, et M. du Maine en fit toutes les avances avec toute sorte d'empressement[4]. Ils avoient eu, M. de Lauzun et lui[5], plus d'une affaire ensemble ; M. de Lauzun comptoit toujours que tant de grandes terres qu'il lui avoit cédées de Mademoiselle pour sortir de Pignerol[6] l'engageroient au moins à se servir de son crédit auprès du Roi pour l'y remettre, et chercher à le dédommager. D'ailleurs, il étoit trop courtisan pour ne pas donner dans ces avances comme dans une route de retour de fortune. Ainsi Mme de Lauzun fut bientôt de tout à Sceaux, que M. du Maine venoit d'acheter[7], et qui fut une occasion de redoubler les fêtes et les plaisirs dans un lieu qui y étoit si propre, et où Mme du Maine, qui vouloit vivre pour elle, se mit à passer tous les étés, quoique M. du Maine, dont l'abandon aveugle pour elle fut toujours au comble[8], n'y osât coucher

1. *Tromperie* est en interligne, au-dessus d'*erreur*, répété deux fois et biffé, la première fois corrigeant d'autres lettres.

2. Il a déjà été question, à diverses reprises, de ces divertissements et des « nuits blanches » de Sceaux : tomes XIII, p. 2 et 186, XIV, p. 298-299, et XV, p. 21.

3. Notre auteur a dit, dans le tome XIII, p. 2, que toute compagnie lui était bonne pourvu qu'on participât à ses fêtes.

4. Ce qui va être raconté est une répétition presque textuelle de ce qui a déjà été dit en 1702 sur Mme de Lauzun (tome X, p. 212 et 213).

5. *M. de Lausun et luy* a été ajouté en interligne.

6. Tome I, p. 32 et 124-125.

7. En 1700 : tome VII, p. 231.

8. Mme de Maintenon écrivait, en 1693 : « La duchesse du Maine

que très rarement, par la prodigieuse assiduité que le Roi exigeoit de ses enfants naturels, encore plus que des autres. Le Roi, allant et venant de Fontainebleau, y couchoit, et quelquefois deux nuits[1], et les dames les plus distinguées, mais en très petit nombre, de la société de Mme du Maine étoient priées de lui venir aider à faire les honneurs. Cette liaison de Mme de Lauzun y attira Mme de Saint-Simon, qui reçut d'eux les plus grandes avances et les empressements les plus marqués, et ce fut en ces passages de Sceaux où Mme de Saint-Simon commença à s'apercevoir des bontés particulières de Mme la duchesse de Bourgogne, et à entrer dans sa familiarité. M. et Mme du Maine ne se bornèrent pas à Mme de Saint-Simon : après l'avoir engagée à plusieurs séjours à Sceaux, ils commencèrent à me faire mille avances, à moi qui ne les voyois jamais. Ma belle-sœur en fut chargée longtemps. Lassés de ce que cela ne rendoit point, ils pressèrent Mme de Saint-Simon de m'amener à Sceaux. Je m'excusai longtemps, toujours sans les voir, jusqu'à ce que, les rencontrant par hasard, comme ils montoient tous deux en carrosse à Versailles, sans que je me pusse détourner, tous deux vinrent à moi, et, par leurs reproches et leurs empressements, m'embarrassèrent à l'excès. Tant de si singulières avances, tant et de si surprenante opiniâtreté pour s'apprivoiser un homme de nulle ressource pour aucun de leurs plaisirs,

est jolie, aimable, gaie, spirituelle, et, par-dessus tout, elle aime fort son mari, qui, de son côté, l'aime passionnément et la gâtera plutôt que de lui faire la moindre peine » (Lavallée, *Lettres historiques et édifiantes de Mme de Maintenon*, tome I, p. 314).

1. Le Roi aimait beaucoup Sceaux, et donnait même volontiers des conseils à son fils pour l'embellir (*Journal de Dangeau*, tomes VIII, p. 44 et 199, et X, p. 161); il l'appelait « la Chartreuse de Mme du Maine » et « le beau grenier de Sceaux » (Victor Advielle, *Histoire de Sceaux*, p. 276). Sur les séjours de la cour, qui étaient généralement motivés par les voyages de Fontainebleau, voyez nos tomes VII, p. 233, note 1, et 342-343, IX, p. 297, XI, p. 252, 254 et 288, XII, p. 266 et 308, XIII, p. 124 et 165.

et de moindre importance encore par[1] le peu de figure extérieure que je faisois alors dans le monde, me devint enfin suspecte. J'avois pris les premières avances pour politesse pour ma femme et ma belle-sœur ; mais un acharnement semblable, au lieu de la froideur et du rebut[2] que méritoient mes refuites[3] intarissables, et toujours sans les voir jamais, me sembla l'effet d'un dessein formé. J'avois toujours appréhendé[4] de m'initier avec eux, par la crainte du duc du Maine, dont la réputation n'étoit pas heureuse, et non moins encore par son rang, qui me donnoit un éloignement involontaire que je ne pouvois surmonter. Je me disois que me forcer pour céder à tant d'avances, et pour vivre, en y cédant, avec des gens que je ne pourrois sincèrement aimer, étoit contre la probité non moins que contre ma nature[5]. Poussé à bout par leur constance inouïe, je craignis qu'ils ne cherchassent à me lier à eux pour découvrir mes sentiments sur bien des choses et, à force de caresses, me mettre dans de pénibles entraves entre l'amitié et le rang, dans la pensée que les temps ne sont pas toujours les mêmes. Ces réflexions me déterminèrent à ne me laisser point entamer[6], et à en demeurer où j'en étois. Les détails jusqu'où je fus poussé très vivement et très longtemps sembleroient incroyables à qui a vu ce qu'étoit M. du Maine dans ces temps-là, et combien ce qui paroissoit de plus considérable s'empressoit inutilement auprès de lui. J'en étois là avec l'un et l'autre, sans les avoir jamais vus chez eux qu'en ces occasions rares de compliments où toute la cour y alloit par devoir et par instants, lors d'une aventure qu'il est

1. L'initiale de *par* surcharge un *a*.
2. Nous avons déjà eu, au tome XV, p. 110, le mot *rebut* au sens académique d' « action par laquelle on rebute ».
3. Terme de vénerie déjà rencontré au tome X, p. 214.
4. *Apprehendé* est en interligne, au-dessus de *craint*, biffé.
5. Il a déjà dit tout cela, dans les mêmes termes, au tome X, p. 213-214.
6. Avant *entamer*, Saint-Simon a biffé un *a*.

Étrange aventure qui brouille Mme du Maine avec la duchesse de Lauzun, et ses suites.

nécessaire de rapporter. J'ai dit ailleurs[1] que, la liste de Marly faite par le Roi pour chaque voyage, il la montroit la veille, après son souper, dans son cabinet, aux Princesses, qui, par rang entre elles, choisissoient les dames[2] qu'elles vouloient mener, et les envoyoient avertir à la sortie du cabinet, sur le minuit[3]. Elles prenoient toujours les mêmes: Mme de Saint-Simon, par exemple, alloit toujours avec Mme la duchesse d'Orléans, Mme de Lauzun avec Mme du Maine, et, au retour à Versailles, les mêmes revenoient avec elles. Il arriva deux ou trois fois que, les jours qu'on retournoit à Versailles, Mme la duchesse de Bourgogne voulut jouer dans le salon, retint Mme de Lauzun, qui étoit assez dans le gros jeu[4], et la remenoit à Versailles parce que tout le monde étoit parti avant la fin de son jeu. Mme du Maine, gâtée par la complaisance sans bornes de M. du Maine, étoit devenue une manière de divinité fort capricieuse, qui se croyoit tellement tout dû qu'elle ne croyoit plus rien devoir à personne. Le fait étoit que sa violence étoit si extrême pour tout ce qu'elle vouloit, que, dans la frayeur continuelle que la tête ne lui tournât, M. du Maine s'étoit exécuté sur ses biens et sur toute bienséance[5] : il se voyoit ruiner en théâtres et en fêtes sans oser dire un seul mot; il en faisoit les honneurs en domestique principal de la maison[6], et il applaudissoit en apparence à ce qui le[7] faisoit rougir au dehors et le désespéroit au dedans. Ainsi, Mme du Maine trouva

1. Ce qui va suivre est un récit plus détaillé de l'incident déjà raconté sommairement en 1702, tome X, p. 212-216.

2. *Les dames* est en interligne, au-dessus de *celles*, biffé.

3. Voyez le *Journal de Dangeau*, tomes VII, p. 104, et XI, p. 310, et les *Mémoires de Sourches*, tomes VI, p. 113-115 et 120, IX, p. 179, et XIII, p. 208-214 et 346-349.

4. Par la volonté de son mari : tome X, p. 213.

5. Déjà dit plusieurs fois, et, en dernier lieu, dans le tome XIV, p. 298.

6. *Ibidem*, p. 298-299.

7. *Le* est en interligne.

mauvais qu ayant amené Mme de Lauzun à Marly, elle s'en retournât avec une autre, quoique cette autre fût Mme la duchesse de Bourgogne : elle s'en plaignit à la duchesse de Lauzun sur le ton de l'amitié, qui pourtant laissoit sentir celui du manquement prétendu. M. de Lauzun, qui connoissoit son empire sur son mari, avec qui il ne vouloit pas se brouiller, et le peu de mesure de cette princesse, en eut peur ; Mme de Lauzun l'appréhenda de même : tellement qu'elle évita tant qu'elle put, par fuite ou par excuse, de rester dans la suite à jouer à Marly avec Mme la duchesse de Bourgogne les jours qu'on retournoit à Versailles. Il arriva qu'un de ces[1] jours-là, Mme la duchesse de Bourgogne la voulut si absolument retenir, et s'y prit de si bonne heure, qu'elle ne[2] voulut se payer d'aucune excuse, ni entrer dans l'embarras où elle alloit jeter la duchesse de Lauzun, quoi qu'elle pût lui représenter. Ma belle-sœur n'eut plus à répliquer, ni d'autre parti à prendre que d'aller le dire à Mme du Maine. Le compliment fut d'abord fraîchement reçu. Incontinent après, la marée monta[3] ; et voilà la duchesse du Maine aux reproches d'amitié d'une part, de manèges de l'autre pour faire sa cour à Mme la duchesse de Bourgogne en lui manquant à elle de respect, à lui dire qu'elle pouvoit désormais chercher qui la mèneroit à Marly, si tant étoit qu'elle y revînt, et à rompre avec elle en lui tournant le dos de la manière la plus impérieuse et la plus scandaleuse, ou plutôt la plus folle. Quelque préparée que ma belle-sœur pût être à être mal reçue, une femme de sa sorte ne pouvoit imaginer d'être exposée à une pareille sortie : la colère lui ôta la parole et lui fournit des larmes. En cet état, elle revint dans le salon, où elle rendit à Mme la duchesse de Bourgogne tout ce qui lui venoit d'arriver, sagement et

1. Le manuscrit porte : *ses*, possessif, écrit ainsi par mégarde.
2. La conjonction *ne* est en interligne.
3. Le *Dictionnaire de l'Académie* ne donnait pas cette expression au figuré.

modestement, mais aussi sans en oublier une parole. Mme la duchesse de Bourgogne, qui n'aimoit pas la[1] duchesse du Maine, de qui elle recevoit peu de devoirs, et par qui, en cette occasion, elle se sentit peu ménagée, prit l'injure comme faite à elle-même, se lâcha sur Mme du Maine, assura la duchesse de Lauzun qu'elle en parleroit au Roi, et, piquée du reproche sur Marly, lui dit qu'on verroit si elle y viendroit moins, et lui promit de l'y mener toujours avec elle ; et en effet elle n'en manqua plus[2] de voyages, et toujours avec Mme la duchesse de Bourgogne. L'éclat fut grand. Le soir même, Mme la duchesse de Bourgogne parla au Roi et à Mme de Maintenon : le Roi lava la tête à M. du Maine sur sa femme, et loua fort Mme de Lauzun ; elle la fut aussi beaucoup de Mme de Maintenon, peu contente d'ailleurs de Mme du Maine, laquelle, mal avec Madame la Duchesse, quoique fort liée alors avec Monsieur le Duc, mal encore avec Mme la princesse de Conti, et peu aimée d'ailleurs, se trouva abandonnée. Dès le lendemain du retour à Versailles, elle envoya Mme de Chambonas[3], sa dame d'honneur, chez Mme de Saint-Simon, la prier de vouloir bien aller chez elle, prétextant une incommodité qui l'empêchoit de sortir. Cela ne put se refuser. Dès qu'elle la vit entrer, elle l'emmena dans son cabinet, où le tête-à-tête dura plus de deux heures. Après la préface la plus polie, elle lui conta toute l'affaire, mais rhabillée[4] et ajustée pour la rendre moins intolérable, se condamna en tout et partout, s'excusa pourtant sur ce que[5], se croyant blessée dans l'amitié

1. *Sa* corrigé en *la*.
2. *Plus* a été ajouté en interligne, au-dessus de *jamais*, biffé.
3. Tome X, p. 99.
4. « On dit figurément *rhabiller une affaire*, pour dire rectifier ce qu'il y a eu de défectueux dans une affaire ; il est du style familier ; on dit aussi *rhabiller une faute*, pour dire la réparer » (*Académie*, 1718). On écrivait souvent : *r'habiller*.
5. *Ce que* est en interligne, et, plus loin, *dans* est aussi en interligne, au-dessus de *sur*, biffé.

par une amie qu'elle aimoit tendrement, elle ne s'étoit plus connue elle-même, ni celle à qui elle parloit, ni la force de ce qu'elle disoit ; n'oublia rien pour essayer de raccommoder les choses, surtout, et en toutes les sortes, combla Mme de Saint-Simon, la conjura avec les termes les plus forts, et même au delà, que ce malheur ne la refroidît point pour elle : à quoi elle ajouta tout ce qu'infiniment d'éloquence et d'esprit peut mettre à la bouche de qui sent tout son tort, et de qui voit qu'il tombe en entier et très pesamment sur elle. Mme de Saint-Simon, grave et mesurée, paya de compliments, ne voulut plus être d'aucunes de ses parties, et ne la vit depuis que très rarement. Toute la cour s'éleva fort contre Mme du Maine. M. du Maine alla chez le duc de Lauzun, le trouva, passa ensuite chez Mme de Lauzun, y retourna encore une autre fois, et n'oublia rien de tout ce qu'il pouvoit dire et faire[1]. Mme de Lauzun, pour qui il affecta toujours depuis les plus grands égards, ne[2] revit plus Mme du Maine. Très longtemps après, elle y fut un instant à une[3] occasion publique de compliments de toute la cour, et ne l'a[4] pas revue autrement ; encore fut-ce[5] par une espèce de négociation avec son mari, qui le voulut en bas courtisan[6]. Outre que cette aventure tourna toute à l'avantage de ma belle-sœur, je trouvai que j'y gagnois beaucoup par la délivrance qu'elle me procura de tout ce à quoi je ne voulois point entendre. Les égards les plus affectés[7] de

1. Dans la première rédaction (tome X, p. 216), il a dit que Monsieur le Prince, père de Mme du Maine, vint aussi « aux excuses.

2. Avant *ne*, Saint-Simon a biffé *laquelle*.

3. Le manuscrit porte : *un*.

4. *La*, sans apostrophe. — 5. *Fust ce*, au manuscrit.

6. Dans le tome X, p. 216, il avait raconté que Mme du Maine fit des excuses à Mme de Lauzun, chez Madame la Princesse, à la suite d'un accord intervenu entre les deux maris.

7. Saint-Simon, ayant d'abord écrit : *les plus marqués*, en interligne, au-dessus d'*extremem^t*, biffé, a biffé *marqués*, pour écrire à la suite : *répé*[*tés*], qu'il a ensuite surchargé en *affectés*.

M. et de Mme du Maine ne laissèrent pas de continuer à être extrêmement marqués pour nous, et c'est où nous en étions avec eux lors de cette conversation de Mme la duchesse d'Orléans avec moi sur le procès de la succession de Monsieur le Prince.

Mariage du jeune duc de Brancas avec Mlle de Moras.

Mme du Maine venoit de faire l'étrange mariage d'une créature de rien, qui s'étoit fourrée à Sceaux je ne sais par où, qui étoit assez jolie, mais de l'esprit, de la flatterie et de l'intrigue au dernier point. Elle en avoit fait sa favorite[1]. Elle s'appeloit Mlle de Moras[2], et son nom étoit Fremyn[3]. Son père[4], qui avoit amassé du bien, s'étoit

1. Voyez les lettres de Mme d'Huxelles reproduites par les éditeurs du *Journal de Dangeau*, p. 71-73.

2. Marie-Angélique Fremin de Moras, mariée à Louis-Antoine, duc de Brancas, le 17 décembre 1709, dame d'honneur de la Dauphine en décembre 1744, mourut le 7 juin 1763, à quatre-vingt-sept ans, ce qui fait trente-trois ans en 1709. Il avait été question, pour elle, du jeune duc de Duras, puis du chevalier de Bouillon (*Mémoires de Sourches*, tomes IX, p. 238, et X, p. 233). Nos deux journaux la signalent comme une des familières de la cour de Sceaux (*Dangeau*, tome XI, p. 51, note; *Sourches*, tome XII, p. 126). Le duc de Luynes (*Mémoires*, tomes VI, p. 157, et VII, p. 383) la représente comme un esprit romanesque et singulier. Elle composa des *Mémoires* qui ont été réimprimés en 1865 par Eugène Asse, d'après l'édition donnée en 1781 par son petit-fils le duc de Lauraguais, et dans la préface desquels l'éditeur nouveau a réuni des détails précis sur elle et sur sa famille. Elle avait un frère prédicateur.

3. Cette famille Fremin ou Fremyn, originaire de Champagne, a sa généalogie, remontant au quinzième siècle, dans l'*Armorial de d'Hozier*, tome V. La branche de Moras tirait son surnom d'une terre sise dans la paroisse de Jouarre, qui fut vendue par le duc et la duchesse de Brancas, dernière héritière, au partisan Abraham Peirenc, lequel en prit le nom (contrat du 5 août 1719), et dont la fille se fit enlever avec grand scandale en 1737.

4. Guillaume Fremin, seigneur de Moras, né vers 1641, pourvu conseiller à vingt-un ans et reçu président à mortier au parlement de Metz, après son père, le 28 septembre 1675, fut chargé en 1686 d'une mission auprès de l'électeur palatin, comme procureur général du Conseil de Monsieur, pour régler la succession du père de Madame, puis d'une autre mission en Espagne, en 1689, à l'occasion de la mort de la reine Marie-Louise d'Orléans. Il se retira vers 1700 et mourut après 1708.

recrépi[1] d'une charge de président à mortier au parlement de Metz[2]. Sa mère[3], fille de Cadeau marchand de drap à Paris[4], avoit un frère conseiller au Parlement[5]. Mme du Maine fit accroire au fils du duc de Brancas[6] qu'il auroit monts et merveilles[7] de ce mariage, tenta le père par de l'argent, qui, au lieu de donner du bien à son fils, reçut gros pour faire ce beau mariage[8]. Le rare fut que la plus grande partie de la dot consista en meules de moulins à vendre[9]. Malgré cela, le mariage se fit chez Mme du Maine[10],

1. Ci-dessus, p. 380.

2. Emmanuel Michel, *Biographie des membres du parlement de Metz*, p. 179.

3. Marie-Angélique Cadeau.

4. Christophe Cadeau, marchand de draps dans la rue Saint-Denis, fut un des plus violents émeutiers de janvier 1648 (Chéruel, *Histoire de la minorité de Louis XIV*, tome II, p. 497); le grand-père, également mercier, avait été élu consul en 1620, selon les notes de d'Hozier sur les familles du Parlement en 1706. Nicolas Cadeau, qui avait aussi boutique dans la rue Saint-Denis, fonda en 1646, à Sedan, une célèbre manufacture de draps, avec des ouvriers hollandais.

5. Alexandre Cadeau, conseiller clerc au parlement de Paris depuis 1675, après avoir été chanoine à Metz et avocat au parlement de cette ville, mourut doyen le 18 juin 1725, à quatre-vingt-deux ans.

6. Louis-Antoine (tome XVII, p. 8), auquel le père céda son duché à cette occasion.

7. « On dit figurément *promettre monts et merveilles à quelqu'un*, pour dire lui promettre de grandes richesses, de grands avantages » (*Académie*, 1718).

8. La fiancée passait pour avoir six cent mille livres de bien, et le duc de Brancas ne donnait son consentement que moyennant une pension de six mille livres et un pot-de-vin de quarante mille, disent les *Mémoires de Sourches* (tome XII, p. 126). L'annotateur ajoute que la fiancée « n'étoit pas aussi jeune qu'elle étoit riche. » On a vu qu'elle pouvait avoir trente-trois ans.

9. Notre auteur est seul à donner ce détail, qui rappelle la scène du bordereau d'usurier dans *l'Avare* (acte II, scène I); mais la terre de Moras, comme les autres environs de Jouarre, possédait sans doute des exploitations de ces meules à moulin qui sont encore réputées les meilleures de l'Europe.

10. Le 17 décembre 1709, dans la chapelle du château de Sceaux: *Dangeau*, tome XIII, p. 71, 73 et 80; *Sourches*, tome XII, p. 127;

qui présenta cette noble duchesse les premiers jours de cette année[1].

Point d'étrennes au Roi, ni du Roi cette année.

Le Roi ne donna point, cette année, les étrennes que sa famille recevoit de lui tous les ans[2], et, les quarante mille pistoles qu'il prenoit pour les siennes, il les fit distribuer pour les besoins des frontières de Flandres, ce qui n'étoit pas encore arrivé[3] : aussi toutes sortes de manquements étoient devenus extrêmes.

Mercure de janvier 1710, p. 233-236; Desnoiresterres, *les Cours galantes*, tome IV, p. 72-73; *Lettres de Mme de Maintenon*, recueil Bossange, tome II, p. 20; lettre de la princesse d'Harcourt, dans le recueil de la Beaumelle, tome XIV, p. 196-197.

1. Le 2 janvier : *Dangeau*, p. 80; *Sourches*, p. 134-135.

2. Voyez note tome XIV, p. 245.

3. Dangeau, qui reprend la tenue du *Journal* avec la nouvelle année, dit (p. 79) : « Le Roi n'a point pris cette année trente ou quarante mille pistoles qu'on avoit accoutumé de lui donner du Trésor royal pour ses étrennes. Il a voulu qu'on les envoyât en Flandres pour payer les troupes qui sont en garnison, et il n'a point donné d'étrennes à la famille royale comme il avoit accoutumé de faire. Il a défendu aussi à la Ville de Paris de donner des étrennes, ce qui ne laissoit pas d'aller assez haut. » Ces détails sont confirmés par les lettres de Mme d'Huxelles.

APPENDICE

PREMIÈRE PARTIE

ADDITIONS DE SAINT-SIMON
AU *JOURNAL DE DANGEAU*

890. *Projets du duc d'Orléans sur l'Espagne.*

(Page 45.)

4 mai 1709. — Les Mémoires sont ici plus que politiques, car ils ne laissent pas même entendre qu'ils le sont[1]; il faut donc leur suppléer et dire ce qui rompit le voyage de M. le duc d'Orléans en Espagne, et ce qui le jeta en même temps dans une fort triste situation. On a vu en son lieu le fatal bon mot qui lui échappa à Madrid à souper, et qui lui aliéna pour toujours Mme des Ursins et Mme de Maintenon. La vengeance, si douce à tous, est le propre des femmes; Mme des Ursins, offusquée du duc d'Orléans, qu'elle ne pouvoit plus souffrir, ne respiroit qu'après sa délivrance, et Mme de Maintenon qu'à le punir d'un propos qui, à son égard, étoit un crime de lèse-majesté. Dès la dernière campagne il avoit couru des bruits que les alliés feroient tout pour la France à la seule condition du retour du roi d'Espagne, et que le Roi commençoit à s'accoutumer à écouter une si dure condition. Cela venoit de beaucoup d'endroits au duc d'Orléans, et, en même temps, des fous lui proposèrent de se cramponner en ce cas en Espagne; que les Espagnols en avoient trop fait pour Philippe V pour n'être pas et ne se croire pas aussi irréconciliables avec la maison d'Autriche; qu'ils feroient pour eux-mêmes les derniers efforts pour ne retomber pas sous la domination d'un prince si justement irrité et si persuadé de leur éloignement de lui; qu'il n'y avoit en cela rien de contraire à ce qu'il devoit aux deux rois, puisqu'il ne se présenteroit qu'à leur refus et à

1. Dangeau a dit seulement : « M. le duc d'Orléans ne retournera point cette année en Espagne; il a même ordonné à ses gens de se défaire de leurs équipages. »

leur défaut; qu'au contraire, eux n'y courant aucun risque, achetant la paix, et ne pouvant être accusés de la troubler par son fait à lui, puisqu'il ne feroit rien qu'indépendamment d'eux, ce seroit les servir en effet que d'essayer d'arrêter dans leur maison la couronne d'Espagne en sa personne, puisque, leur renonciation ou leur défaut opérant le même effet, il étoit appelé, du chef de la reine Anne sa grand mère, après les descendants de la reine Marie-Thérèse sa tante. Le duc d'Orléans avoit de soi peu d'ambition; mais il en vouloit montrer. Il aimoit les choses extraordinaires et hors du droit chemin: il se laissa aller à ces idées, sans s'apercevoir combien il étoit impossible que l'Espagne, abandonnée par son roi et par la France, osât s'attacher à lui, qui étoit un grand prince par sa naissance, mais, par la force et les moyens, un très simple particulier; combien impossible encore que, quand l'Espagne feroit cette folie, il pût, avec cette carcasse épuisée de tout, se soutenir contre la puissance de l'Archiduc secouru de toutes parts par le bénéfice de la paix, qui rendroit partout ailleurs les armées inutiles; enfin, à quels injustes soupçons il ne se livreroit pas, et à quelle colère du Roi son oncle, à qui la maison d'Autriche et ses alliés s'en prendroient peut-être encore comme d'une perfidie, et publieroient partout que cette entreprise ne pouvoit être sans son aveu et ses secours secrets. Le malheur du prince fut qu'enivré de l'idée d'une couronne et de faire parler de lui, il ne consulta personne et se livra à des gens de fortune de bas aloi, dont deux pourtant étoient devenus officiers généraux. M. d'Orléans avoit deux hommes à lui, Flotte, qui avoit été autrefois à Mademoiselle, et Renaut, que le duc de Noailles lui avoit donné depuis peu. Comptant de retourner en Espagne, il les y avoit laissés avec son secret; il ne pouvoit être en de plus mauvaises mains qu'entre celles qu'il avoit laissé mettre en besogne[1]. Mme des Ursins fut avertie de tout; on peut juger si elle sut en faire son profit en Espagne, et si, en France, Mme de Maintenon n'en sut pas faire le sien. Il s'y joignit des gens et des intérêts qui doivent demeurer dans l'obscurité politique, et qui, par d'autres entours[2], n'y prirent pas moins de part que ces deux toutes-puissantes, et merveilleusement à portée de servir l'intérêt qui les faisoit puissamment agir. Ce feu demeura caché sous la cendre, pour éclater terriblement après. En attendant, M. le duc d'Orléans fut traité plus froidement, sans qu'il s'en aperçût d'abord, et prit pour bon qu'étant incertain si on continueroit à soutenir l'Espagne, et certain que ce seroit de peu de troupes, si on y persistoit, il n'étoit point à propos qu'il y retournât, et aussi peu de lui donner l'armée du Rhin ou celle de Flandres, puisque Monseigneur et Mgr le duc de Bourgogne, qui y avoient été destinés depuis plusieurs mois, demeuroient à la cour. Il n'est pas encore temps d'en expliquer les suites[3].

1. Ces trois mots ont été biffés par un correcteur, qui a ajouté une *l'* avant *avoit laissé*.
2. *Entours* a été corrigé en *auteurs* par un correcteur.
3. Cette dernière phrase a été biffée par un correcteur.

891. *Lord Stanhope.*

(Page 49.)

8 janvier 1720. — Mylord Stanhope étoit le même qui, étant jeune et à Paris, avoit fort vécu avec M. le duc d'Orléans en débauche. Il étoit devenu lieutenant général, et servoit en Espagne dans l'armée ennemie lorsque M. le duc d'Orléans commandoit celle du roi d'Espagne. La connoissance s'y renouvela par des trompettes et des envois, et c'étoit sur lui que M. le duc d'Orléans étoit accusé d'avoir fait fonds et d'avoir lié sa partie pour se faire roi d'Espagne comme on l'a vu en ces notes en son temps[1]. Il est certain qu'il y avoit toujours eu du goût, et autant de liaison de part et d'autre que la distance des conditions et des situations l'avoit pu permettre. Stanhope avoit aussi fort connu l'abbé Dubois à Paris et à Londres, dans les divers voyages d'oisiveté et d'amusement que cet abbé y avoit faits avant qu'il pût être question d'une minorité, et ils étoient demeurés en liaison de débauche. Ce fut aussi par lui qu'il espéra de nouer son intrigue pour le cardinalat auprès du roi d'Angleterre, dont Stanhope étoit ministre confident avant qu'il fût question du Walpoole, et Stanhope, qui, de son côté, espéra de plus grandes choses de l'abbé pour le service de son maître, se prêta volontiers à son ambition. Il vécut assez pour remplir l'une et l'autre, et sa mort, arrivée aussitôt après, fit place à Walpoole, dont la puissance dure encore et dépasse de bien des années le terme de tous les premiers ministres d'Angleterre des cinq derniers règnes[2].

892. *Intrigues et arrestation de Flotte et de Regnault.*

(Page 57.)

12 juillet 1709. — Le Roi avoit accordé le rappel de toutes ses troupes, et d'abandonner l'Espagne à ses propres forces; c'étoit là-dessus qu'Amelot avoit été rappelé, et on l'auroit exécuté, si les alliés, dans l'ivresse de leur prospérité, n'eussent exigé de plus ou que le Roi contraindroit le roi d'Espagne à l'abdication et au retour de gré ou de force, et s'en chargeroit envers eux, ou qu'il donneroit passage à travers du Royaume à tel nombre de troupes alliées que leurs maîtres jugeroient à propos pour aller chasser le roi d'Espagne. L'excès de cette dernière condition rompit tout après de grandes longueurs; mais, comme on avoit consenti à l'abandon du roi d'Espagne à ses propres forces, on fut encore du temps, après la rupture, à les vouloir rappeler, non plus en

1. Ce membre de phrase a été biffé par un correcteur. Saint-Simon veut parler de l'Addition qui précède, n° 890.
2. Ce membre de phrase a été biffé par un correcteur.

faveur des alliés, mais pour notre propre défense, et le Roi eut grand peine à y en laisser moins même de la moitié de ce qu'il y en avoit, sous Asfeld. Pendant ces mouvements, qui n'étoient pas ignorés en Espagne, les gens qui avoient séduit M. le duc d'Orléans crurent être au temps le plus favorable pour avancer leur extravagant dessein, et s'y prirent encore avec si peu de précaution, que leur conduite causa le scandale de la capture de Flotte, dont Aguilar sut faire sa cour et obtenir, après le départ du maréchal de Bezons, le commandement de l'armée. Renaut fut pris en même temps à Madrid, où Flotte fut conduit dans tout l'appareil des plus importants criminels d'État, et l'un et l'autre renfermés avec les plus cruelles rigueurs. Le Roi, qui étoit au fait de tout, et qui croyoit M. le duc d'Orléans fort coupable, trouva bien hardie la plainte qu'il lui porta de cet affront: il lui répondit avec une gravité bien expressive, et qui auroit bien mis en peine un homme moins innocent et moins léger que son neveu. L'éclat fut grand en France comme en Espagne, et ce qui y étoit armé delà et deçà les monts contre M. le duc d'Orléans s'en contenta pour lors, dans l'espérance de le mener plus loin, et dans le travail de tous les moyens possibles pour réussir dans leur projet, et dont le succès ne manqua, pour ainsi dire, que de l'épaisseur d'une ligne : c'est ce qu'on verra bientôt.

893. *Déchaînement contre le duc d'Orléans, qu'il est question de mettre en jugement.*

(Page 63.)

28 juillet 1709. — Il ne se put rien ajouter à l'éclat d'arrêter ces deux hommes[1], l'un dans l'asile inviolable d'une église dans Madrid, et l'autre à Saragosse, pour qu'on pût douter de l'extrême étendue que la conspiration embrassoit, non plus que de sa capitale importance : c'est aussi ce que vouloit la princesse des Ursins pour exciter les clameurs de toute l'Espagne nécessaires à révolter toute la France sous les auspices secrets de Mme de Maintenon. L'une et l'autre sentoient bien le vuide du fond du complot, et qu'il lui falloit d'autant plus de vacarme qu'il étoit question d'entraîner et de brusquer les plus forts partis contre un petit-fils de France et oncle de la reine d'Espagne, qu'il étoit trop dangereux d'attaquer vainement. Le succès aussi passa leur espérance. Jamais clameurs ne firent tant de fracas, et jamais abandon n'approcha-t-il de celui où se vit le duc d'Orléans; mais ce qui fut de terrible, c'est que ses plus proches furent les plus animés. Monseigneur se signala entre tous; il avoit de l'amitié pour le roi d'Espagne, sans que ni l'un [ni] l'autre sût pourquoi. M. le prince de Conti et M. de Vendôme, si éloignés l'un de l'autre, eux et leurs amis principaux,

1 Villaroël et Manrique : ci-dessus, p. 69 et 70.

s'étoient unis, à l'insu l'un de l'autre, dans la jalousie de M. le duc d'Orléans, duquel ils avoient de longue main éloigné Monseigneur. L'intelligence de ce prince étoit nulle, et il y avoit un nombre de gens sur la parole de qui il croyoit fermement les choses les plus incroyables, et on en verra un échantillon sur l'année suivante[1], également vrai et hors de toute vraisemblance. En ce point encore, Mme de Maintenon et Mlle Choin étoient réunies, et le succès commun contre Chamillart les unissoit de plus en plus. La première n'oublia pas les ressorts de l'intérieur des cabinets, dont elle venoit de faire un si heureux[2] [usage] contre le ministre; toute sa peine fut de ne pouvoir venir à bout de concerter Mgr le duc de Bourgogne à leurs cris. Il fut ferme à vouloir voir des preuves d'une autre évidence et à soutenir que, quand bien même elles y seroient, il falloit cacher, et non pas manifester, à leur honte commune, le crime du sang royal. Il est pourtant vrai que la partie étoit faite de le répandre, ou tout au moins de le déshonorer par la clémence d'une commutation de peine qui anéantît le duc d'Orléans à jamais. Beaucoup de gens y trouvoient leur compte pour les futurs contingents, et les deux dominatrices pour leur vengeance. Tout fut donc donné, en Espagne et en France, comme le complot d'un petit-fils de France, d'un oncle propre de la reine d'Espagne, qui, abusant du traitement d'infant, du diplôme qui, remédiant au silence du testament de Charles II à son égard, le rappeloit à la monarchie d'Espagne à son rang, du commandement des armées et de la confiance de toutes les affaires, se servoit de toutes ces choses comme de moyen pour imiter ce que le prince d'Orange avoit fait en Angleterre et chasser du trône et de l'Espagne la famille régnante, et en usurper la monarchie en leur place. Monseigneur changea, pour la première et l'unique fois de sa vie, son ordinaire apathie en furie, et ne vouloit rien moins qu'une instruction juridique et criminelle. Voysin et Desmaretz, trop attachés, ou de reconnoissance ou de crainte, à Mme de Maintenon, n'osoient n'être pas du même avis, que Voysin appuyoit en petit-fils de greffier criminel du Parlement. Le duc de Beauvillier [suoit] de l'encre[3]; les cris publics l'étourdissoient; les mœurs et la conduite habituelle de M. le duc d'Orléans lui rendoient tout croyable; il ne voyoit toutefois rien de clair ni de précis; il ne pouvoit oublier sa tendresse pour le roi d'Espagne; il avoit la même peine sur la liaison de M. le duc d'Orléans avec l'archevêque de Cambray, son cœur et son âme; il déféroit enfin à la délicatesse de Mgr le duc de Bourgogne. Le chancelier de Pontchartrain,

1. A propos de la succession de l'évêque de Metz au duché-pairie de Coislin: *Dangeau*, tome XIII, p. 148.

2. Un correcteur a corrigé ce membre de phrase en : *qu'elle venoit de faire jouer si heureusement contre le ministre Chamillart.*

3. Le mot *suoit* est resté en blanc dans le manuscrit, le copiste n'ayant pu le lire, et, à la place de cette locution, un correcteur moderne a mis *hésitoit*

effrayé en digne citoyen d'un scandale si monstrueux dans la famille royale, étoit aussi fort éloigné de M. le duc d'Orléans par sa conduite et par ses mœurs; il étoit extrêmement bien avec Monseigneur sans qu'il parût, il avoit aussi du penchant pour Mme des Ursins. L'acharnement de son fils, qu'il connoissoit à fonds, et dont il détestoit tout, le tenoit en garde, et son penchant le réunissoit à l'avis de Mgr le duc de Bourgogne. Tout cela se cuisoit dès le temps que Flotte fut arrêté, et se préparoit dès celui que M. d'Orléans fut déclaré n'aller plus en Espagne. L'arrêt de ces deux lieutenants généraux donna un si grand coup de fouet à cette terrible affaire, qu'il ne fut plus mention que d'elle, et que tous les visages en parurent visiblement agités. Dans un éclat si violent, M. le duc d'Orléans parla au Roi longtemps, qui ne l'écouta qu'en juge, quoiqu'il lui avouât alors le fait, qui, à la vérité, étoit une idée extravagante, mais qui ne pouvoit jamais passer pour criminelle. Ce n'étoit pas ce qui revenoit d'Espagne, ni ce qui étoit soufflé d'ici, et l'on y eut toute l'application et le manège possible pour soutenir le Roi dans la persuasion que l'aveu que lui avoit fait M. le duc d'Orléans n'étoit qu'un tour d'esprit d'un criminel qui se voit près d'être convaincu, et qui donne le change pour échapper, mais un change dont la grossière ineptie faisoit seule toute la preuve de ce qui se trouveroit, si, en l'arrêtant et le livrant aux formes, on faisoit disparoître tout ce qui le rendoit trop respectable et trop à craindre pour que, sans une démarche si nécessaire, on pût espérer de faire dire la vérité qui étoit retenue par l'extrême crainte de sa naissance et de sa personne, mais dont toute considération tomberoit quand on le verroit abandonné et livré à l'état des criminels, puisque, malgré l'éclat et la terreur qui le protégeoit encore, cette humble vérité étoit déjà comme palpable, et si bien sentie telle par M. d'Orléans, qu'avec tout son esprit, il n'avoit pu imaginer qu'une folie, sans la moindre apparence pour l'obscurcir. C'étoit ainsi qu'un projet en soi insensé, et conduit, s'il se peut, plus follement encore, devenoit criminel, et que son ineptie tournoit[1] en preuve d'un crime, qui, dans la réalité, n'eut jamais d'existence que dans la malignité et les autres motifs de vengeance d'une part, d'ambition d'une autre, si intéressé à perdre M. le duc d'Orléans, qu'il se trouvoit tout seul à se défendre, et qui n'avoit nul autre secours que les larmes méprisées de sa mère et les languissantes bienséances de sa femme. Il étoit fui à découvert, et lui-même ne chercha pas à se rapprocher, ni à se conseiller de personne. Le Roi, déchiré d'un état si violent, en proie à tous les accès de son cabinet, sans repos chez Mme de Maintenon, persécuté sans cesse d'Espagne et de Monseigneur, qui, à bouche ouverte, lui demandoit justice pour son fils, et ne sachant à quoi se résoudre, parloit au conseil d'État, qu'il trouvoit encore partagé. A la fin, il se rendit à tant de clameurs si intimes et si bien organisées, et ordonna au Chancelier de voir les formes qu'il faudroit tenir

1. Un correcteur a corrigé *tournoit* en *étoit tournée*.

pour garder toute la solennité requise à un pareil jugement. Le Chancelier avoit un ami intime[1], quoique fort différent de son âge, à qui il s'ouvroit presque de tout; cet ami l'étoit aussi de M. le duc d'Orléans beaucoup, et le Chancelier savoit qu'il n'ignoroit pas ces sortes de formes. Il faut ajouter qu'il étoit duc et pair. Un soir qu'il étoit seul dans le cabinet du Chancelier à Versailles, ce qui leur arrivoit extrêmement souvent, plein de son affaire plus encore que depuis quelques jours, il en mit son ami en propos, et c'étoit depuis plus de quinze jours le propos unique de la ville et de la cour, et qui faisoit taire jusqu'à ceux de la guerre et de la misère: allant plus loin, il fit sentir à son ami qu'à tout événement il voyoit les choses aller si loin qu'il ne seroit pas impossible que l'affaire ne fût mise en règle, et qu'il seroit bien aise de savoir bien quelle seroit la forme solennelle d'un jugement de cette qualité. L'ami, en effet, lui répondit avec justesse et par exemples. Alors le Chancelier, se concentrant de plus en plus, fit quelques tours de ce petit cabinet sans parler; puis, tout à coup, comme en sursaut, se tournant et s'arrêtant devant son ami : « Mais vous, lui dit-il, vous seriez nécessairement juge ajourné comme tous les autres pairs, puisqu'il les faudroit convoquer. Vous êtes ami de M. d'Orléans; comment feriez-vous pour vous tirer de là ? — Comment je ferois ? lui répondit l'ami; je n'en serois pas embarrassé un moment : j'irois (car le serment des pairs y est exprès, et la convocation y nécessite), et, à mon tour d'opiner, je dirois qu'avant d'entrer dans l'examen des preuves il faut traiter l'état de la question; qu'il s'agit ici d'une conspiration véritable ou supposée de détrôner le roi d'Espagne et d'usurper sa couronne; que ce fait est un cas le plus grief de crime de lèse-majesté, mais qu'il regarde uniquement le roi et la couronne d'Espagne, en rien celle de France; que, par conséquent, avant d'aller plus loin, je ne crois pas le Parlement garni de pairs compétent de connoître d'un crime de lèse-majesté totalement étrangère, ni de la dignité de la couronne de livrer un prince que sa naissance en rend et capable et si proche à aucun tribunal d'Espagne, qui seul pourroit être compétent d'un crime de lèse-majesté qui regarde uniquement le roi et la couronne d'Espagne. Cela dit, je crois que la compagnie se trouveroit surprise et embarrassée, et, s'il y avoit débat, je ne serois pas en peine de bien soutenir mon avis. » Le Chancelier fut étonné au dernier point, et, après quelques moments de silence : « Vous êtes un compère! dit-il à son ami, frappant du pied et souriant en homme soulagé; je n'avois pas pensé à celui-là, et en effet cela a du solide. » Ils raisonnèrent encore un peu; puis, coupant court, il le renvoya. Ce qu'il en fit, son ami ne l'a jamais su; mais, vingt-quatre heures après cette conversation, les bruits changèrent tout à coup, puis tombèrent presque aussitôt, et il ne fut plus question de pousser cette affaire, qui fit place aux autres à son tour; mais Monseigneur n'en revint de sa vie, et le Roi, qui traita beaucoup mieux

1. Saint-Simon lui-même.

son neveu, ne revint pas non plus comme il avoit été pour lui. A l'égard de Mme de Maintenon, elle lui pardonna d'autant moins qu'il lui échappa au moment de sa vengeance. On verra que depuis elle ne cessa point de le poursuivre. Le fâcheux fut que M. le duc d'Orléans, pour être échappé au péril, ne se rétablit guère dans le monde, et que les puissances qui l'avoient voulu perdre contribuèrent sans cesse à cette espèce d'excommunication.

894. *M. de Villeras.*

(Page 108.)

14 août 1709. — C'étoit le fils d'un secrétaire du président de Mesmes, et qui toujours encore logeoit chez lui. La vertu, la modestie, la lecture, l'esprit et la capacité de ce Villeras étoient singulières, et lui acquirent une estime et une considération qui mérite d'être remarquée dans un homme et un emploi de si petit aloi.

895. *Maladie et mort du fils du duc d'Albe, connétable de Navarre.*

(Page 109.)

28 août 1709. — Ce vain titre de connétable de Navarre, qui, pour le repos de ces pays-là, ne fut que trop réel dans la maison de Beaumont, bâtards de Philippe III, dernier roi de Navarre de la branche d'Évreux, de la maison de France, tomba, par la dernière fille et héritière de cette maison de Beaumont, dans celle de Tolède, par son mariage avec le second fils du fameux duc d'Albe, du fils aîné duquel la ligne s'éteignit, et celle de celui-ci a subsisté jusqu'à présent. Ils avoient toujours prétendu que la grandesse étoit attachée à ce titre de connétable de Navarre, sans l'avoir pu obtenir jusqu'à ce que Philippe V l'accordât à ce duc d'Albe-ci pour son fils. Il étoit unique, et ils l'aimoient avec tant de passion, qu'ils déployèrent tous les vœux et toutes les dévotions d'Espagne pour sa guérison, jusque-là que la duchesse d'Albe ne se défendit point de lui avoir donné des reliques, broyées en poudre, en lavement[1]....

896. *Le marquis de Listenois-Bauffremont.*

(Page 110.)

29 août 1685. — M. de Listenay ou Listenois, père de M. de Bauffremont d'aujourd'hui, avoit été nourri à Madrid menin de Charles II, et, comme il avoit tout son bien en Franche-Comté, il se mit dans le service de France après la seconde conquête de cette province, et eut un régiment de dragons. Le Roi, qui vouloit bien traiter les gens de qua-

1. La fin de cette Addition trouvera place dans la suite des *Mémoires*, en regard de la page 22 du tome XIII de l'édition de 1873.

lité de ce pays-là, l'entretint, un jour à son dîner, de la cour d'Espagne, et des fonctions de menin, qui sont ce qu'étoient ici les enfants d'honneur. M. de Listenay parlant des privances de cet emploi, et combien le roi d'Espagne s'amusoit avec lui, le Roi lui dit : « Mais il a donc été bien fâché quand vous l'avez quitté ? — Est-ce, lui répondit Listenay, que vous autres rois, vous vous souciez de quelque chose ? » Le Roi n'eut pas de réplique ; mais il ne lui parla guères depuis.

897. *Changements dans les intendances.*

(Page 112.)

13 août 1709. — Être intendant et fils de Bâville étoit un grand titre pour tout oser avec impunité. Courson ne ressembloit à son père que par l'audace. Il étoit brutal, ignorant, grossier, paresseux, insolent à l'excès ; joint[1] à tout cela une friponnerie reconnue de toute sa province. Il n'en fallut pas moins pour qu'elle osât crier bien haut et pour en obtenir, non la punition, mais la délivrance ; ce fut aux dépens de la Guyenne, où il ne se corrigea de rien. Peut-être l'y verrons-nous friser la corde en plein conseil de régence ; je ne sais si ces Mémoires s'étendent jusque-là. Le fils de Mansart n'avoit eu cette intendance que par son père : livré par sa mort à son peu de mérite, il ne se put soutenir ; il devint gendarme pour se parer de ses créanciers, et mena une vie obscure et misérable. Le fils de Foucault étoit un fou d'esprit, qui tomba depuis d'abîme en abîme, et qui y est resté. Tels sont souvent ces rois des provinces qu'on abandonne sans réserve entre leurs mains. Celui-ci, longtemps depuis, n'en fit que plus de fortune, causa la disgrâce comblée de des Forts, contrôleur général, son beau-frère, et sut se conserver en place de conseiller d'État et de conseiller au conseil royal de finances.

898. *Prétention de la duchesse de Mantoue.*

(Page 118.)

16 août 1709. — Mme de Mantoue et Mme de Courcillon, belle-fille de Dangeau, étoient filles des deux sœurs : ainsi la relation est ampoulée[2]. Elle étoit dans son premier deuil, et s'en servit, et de l'accès de sa mère chez Mme de Maintenon, pour être reçue de la sorte ; ce fut pour n'y retourner de sa vie. La duchesse de Mecklbourg, sœur de M. de Luxembourg, ni son mari, qui, comme ils parlent en Allemagne, en étoit duc régnant, n'ont jamais vécu *incognito*. Le mari ne voyoit personne par bêtise, et l'on en peut juger par le compliment qu'à un retour d'Allemagne il fit au Roi, à qui, apparemment faute de trouver

1. *Joindre* corrigé en *joint*.
2. Dangeau a dit que le Roi avait reçu Mme de Mantoue fort gracieusement, en lui parlant avec beaucoup d'amitié, et qu'il l'avait trouvée fort embellie.

mieux, il dit qu'il le trouvoit fort crû. Pour sa femme, elle alloit au souper et partout, et souvent au Palais-Royal et à Saint-Cloud, et voyoit tout le monde. On sentoit bien qu'elle n'étoit pas morte aux petits manèges adroits de prétentions; mais les duchesses ni les princesses étrangères ne lui ont jamais cédé en pas un lieu. Il est pourtant bien assuré que ni la maison de Mecklbourg, ni cette souveraineté, ne le cédera ni à celle de Mantoue, ni à la maison de Gonzague.

899. *Mercy et sa cassette.*

(Page 169.)

31 août 1709. — Il y aura lieu de parler ailleurs de cette cassette de Mercy. C'est le même qui, en 1734, vint commander en chef l'armée impériale en Italie contre la France, l'Espagne et le roi de Sardaigne.

900. *Furieux vacarme de Monsieur le Duc contre le maréchal de Montesquiou.*

(Page 209.)

13 janvier 1710. — Les Mémoires, toujours plus que mesurés, passent ici sous silence un furieux éclat qui arriva sur le changement de nom du maréchal d'Artagnan, qui s'avisa de prendre le sien de Montesquiou. Monsieur le Duc entra en furie de ce qu'il osoit porter le nom de l'assassin du prince de Condé, tué étant blessé, prisonnier, appuyé contre un arbre, et de sang-froid, après la bataille de Jarnac, par Montesquiou, capitaine des gardes du duc d'Anjou depuis Henri III. C'étoit tirer l'affaire de loin : Monsieur le Duc étoit la cinquième génération de ce prince de Condé; Montesquiou le tua par ordre signé de son maître, et que les siens disent conserver dans leurs archives, qui ne rend ni la pièce, ni l'acte meilleur. Ce Montesquiou étoit issu de germain du grand-père du maréchal, et, si, comme d'autres le prétendent, c'étoit le fils, et non le père, ce fils et le père du maréchal étoien enfants des issus de germains. D'autre part, ce prince de Condé étoit frère du roi de Navarre, dont Louis XIV étoit l'arrière-petit-fils, ainsi l'arrière-petit-neveu de ce prince de Condé, qui[1] pourtant avoit et trouvé bon et permis au maréchal de prendre le nom de Montesquiou. La fougue de Monsieur le Duc fut telle, qu'il fit tous les plus furieux vacarmes, et qu'il protesta que, si le maréchal ne quittoit ce nom, il lui passeroit son épée au travers du corps en quelque lieu qu'il le rencontrât. C'étoit un sanglier, dont le maréchal se gara avec soin, mais qui ne lui fit pourtant pas changer de nom. La mort de Monsieur le Duc ne tarda pas, heureusement pour lui, de le délivrer d'un état si violent, et il faut croire qu'il ne s'y seroit pas exposé au vol que les princes du sang

1. Ce *qui* a été biffé par un correcteur, et la ponctuation modifiée, ce qui changerait le sens de la phrase.

commençoient à prendre, ou plutôt celui-ci, le seul en âge d'homme qui restoit en vie, s'il y eût eu moyen d'imaginer rien d'approchant.

901. *Godet des Marais, évêque de Chartres.*

(Page 231.)

6 février 1690. — Cet évêque de Chartres étoit, à le voir, une barbe sale de fond de séminaire, et, dans le vrai, un homme d'esprit, d'honneur, d'une piété solide, quoique entêté, capable d'amitié, plein de sentiments nobles, désintéressé d'avoir, mais point du tout de pouvoir, grand et bon évêque, très résident, très appliqué et très aumônier, fort savant et bon théologien, grand ennemi des jansénistes, presque autant des jésuites, encore plus de la morale relâchée, médiocrement ultramontain, quoique pétri de Saint-Sulpice, dont il n'avoit point pris les petitesses, et encore moins l'inquisition, avec un cœur vrai et bon, et un esprit droit, qui le faisoit aisément revenir de ses préventions quand on lui parloit raison et preuves, ou simplement quand il avoit lieu, avec jugement, de se fier aux gens qui lui parloient; sachant fort vivre avec le monde, quoiqu'il l'eût peu ou point pratiqué, et fort enclin à la noblesse et aux gens de qualité; encore plus simple en tout, et s'exprimant fort bien, avec grande netteté en choses et en procédés. Saint-Sulpice, où il avoit été élevé, et où il logea toute sa vie, le porta sur le siège de Chartres dès les premières lueurs de la faveur de cette maison, qui supplanta les Missions étrangères d'auprès de Mme de Maintenon, qui, bientôt après, réunit toute sa confiance au seul évêque de Chartres, diocésain de Saint-Cyr, dont il devint directeur, et de Mme de Maintenon ensuite. Jaloux du crédit de l'abbé de Fénelon, bientôt après archevêque de Cambray, qui introduisit Mme Guyon auprès de Mme de Maintenon, et de là dans Saint-Cyr, il suivit de si près cette fameuse illuminée, reprit sa doctrine, la fit chasser de Saint-Cyr, et forma avec Messieurs de Meaux et de Paris[1], ce célèbre triumvirat qui perdit Monsieur de Cambray avec tant de fracas. Profitant de son crédit, il diminua celui du P. de la Chaise sur la distribution des bénéfices, dont il devint assez promptement le plus important et le plus effectif dispensateur; mais, gâté en ce point par son éducation, il commença à gâter l'église de France par d'étranges choix pour l'épiscopat, qui en a été depuis de plus en plus inondée au point qu'on le voit aujourd'hui; car il conserva ce crédit et cette erreur jusqu'à sa mort, qu'il transmit au plat et radoteur la Chétardie, curé de Saint-Sulpice, à qui le P. le Tellier succéda, qui, par d'autres vues, fit encore de plus tristes choix jusqu'à la mort de Louis XIV. C'en fut de plus fâcheux encore pour la plupart, dans un genre entièrement différent, pendant la Régence, après laquelle Saint-Sulpice est revenu plus puis-

1. Un correcteur a ajouté ici en interligne *Bossuet* après *Meaux* et *Noailles* après *Paris*.

sant que jamais, et plus maître et plus funeste dispensateur des prélatures par Monsieur de Fréjus, du temps de Monsieur le Duc, et en plein depuis qu'il lui a eu succédé dans la toute-puissance unique.

902. *Madame de Moussy.*

(Page 268.)

1er septembre 1709. — Mme de Moussy étoit veuve sans enfants du dernier de cette ancienne et illustre maison de Senlis anciennement seigneurs de cette ville et du pays d'alentour, qui lui avoit donné son nom, auquel la longue possession de l'office, alors des premiers de la couronne, de grand bouteillier de France, fit joindre par habitude ce nom à l'autre en les appelant le Bouteillier de Senlis. Mme de Moussy, aussi profonde, aussi réservée, aussi composée que son frère, qu'elle imitoit et devant qui elle trembloit, passa sa vie sous même toit et à même table que lui, dévote et archidévote d'habit, d'air austère et de conduite extérieure. Il faut croire que tout y répondoit. La simplicité n'y paraissoit guères, ni la vérité dans son testament, où il ne se trouva rien pour sa famille, avec laquelle elle avoit toujours paru si intimement unie. C'étoit une femme de beaucoup d'esprit, mais qui ne se communiquoit point et ne marchoit que par ressorts.

903. *Le Roi va rendre visite au maréchal de Villars.*

(Page 303.)

3 janvier 1710. — Le maréchal de Villars étoit encore hors d'état de se faire porter ; le Roi lui avoit prêté le logement de M. le prince de Conti dans la galerie basse de l'aile neuve, pour l'avoir sous sa main. Il voulut enfin l'entretenir lui-même, et, comme le maréchal ne pouvoit sortir de dessus sa chaise longue, il falloit bien que le Roi l'allât trouver ; mais, comme il étoit fort poli aux dames, en sortant de chez le maréchal, il entra dans la chambre de la maréchale, lui dit qu'il vouloit lui rendre une visite, et lui en fit une en effet. Cela étoit si peu en usage depuis bien des années, que cela fit un grand éclat de faveur.

904. *Le duc d'Orléans se sépare de Madame d'Argenton.*

(Page 305.)

4 janvier 1710. — Ce repas de Saint-Cloud fut des plus licencieux[1]. Le Roi avoit supporté d'autant plus impatiemment ce que M. d'Orléans avoit fait pour sa maîtresse, qu'il n'avoit pas cru le devoir empêcher après la conduite qu'il avoit eue lui-même pour les siennes, et le ridicule voyage de Grenoble avoit achevé d'irriter le Roi contre elle. L'affaire d'Espagne, sans cesse aigrie par Monseigneur et par d'autres

1. Le repas offert à l'électeur de Bavière : ci-dessus, p. 226, etc.

plus à portée que lui de son cœur, et continuellement attisée par Mme de Maintenon, avoit rendu M. le duc d'Orléans encore plus odieux au Roi que sa maîtresse. L'éclat de la fête de Saint-Cloud fut la dernière goutte d'eau qui fait répandre le verre déjà trop plein. Un ami de M. d'Orléans[1], en arrivant de la campagne, où il avoit été fort longtemps, trouva la disgrâce prête à éclater par un exil; il parla à ce prince avec tant de force, qu'il l'ébranla; mais, comme il connoissoit sa foiblesse, il s'adjoignit le maréchal de Bezons, quoique sans liaison avec lui, et qui n'avoit osé attacher le grelot. Ces deux hommes passèrent trois jours de suite avec lui, ou ensemble, ou se relayant: en sorte qu'à force de l'obséder et de lui dire les choses du monde les moins ménagées et les plus propres à le déterminer, ils l'emportèrent à la fin. Ce ne fut pas sans larmes de la part de l'amant, et sans de violents combats. Ils l'engagèrent enfin à écrire à Mme d'Argenton sans la voir, et aller lui-même porter au Roi et à Mme de Maintenon la nouvelle de cette résolution. Le Roi en fut également aise et surpris, Mme de Maintenon également surprise et affligée: cela déconcertoit les seconds projets qu'elle avoit substitués aux premiers sur l'affaire d'Espagne, et [elle] ne se put tenir de montrer sa mauvaise volonté. Cela fit sentir à l'ami qui avoit été l'inventeur et le consommateur de ce renvoi de la maîtresse la nécessité de raccommoder la femme, qui depuis longtemps étoit mal avec son mari, pour émousser par elle la haine de sa gouvernante, et se servir d'elle, au besoin, auprès du Roi. Cet ami eut grand peine à persuader M. le duc d'Orléans. Il n'avoit pas la moindre liaison avec Mme la duchesse d'Orléans; cela lui donna encore plus de force, et il réussit enfin, et les remit parfaitement ensemble. Ce fut une grande joie pour le Roi et un nouveau coup de poignard pour Mme de Maintenon, d'autant plus terrible, qu'il n'y eut pas moyen de ne pas entrer dans les sentiments du Roi là-dessus; mais le dépit perça, et d'elle, et de gens à qui elle étoit intimement unie, et à qui cela faisoit un contretemps fâcheux et durable. Tout cela se fit en même temps. M. le duc d'Orléans exigea de son ami de voir sa femme, pour être le lien entre eux. Elle sut par la duchesse de Villeroy ce qu'elle devoit à cet ami de son mari: elle lui en parla avec larmes et la plus vive reconnoissance, et en termes[2] les plus forts. Leur liaison a duré plusieurs années. On s'est étendu sur cette curiosité parce qu'elle est la clef de beaucoup de choses.

905 et 906. *Mademoiselle de Chausserais et sa famille.*

(Page 378.)

29 octobre 1687. — Mme de Chausseraye étoit sœur de la maréchale

1. Saint-Simon lui-même.
2. *Termes* est en interligne, au-dessus d'un premier *termes*, corrigeant un autre mot.

de la Meilleraye et du duc de Brissac père de la maréchale de Villeroy. Ce second mariage la brouilla avec toute sa famille. Chausseraye s'appeloit Petit. Elle en eut une fille, qui fut à Madame, grande intrigante, galante, etc., fort amie de Mme de Ventadour, qui s'est mêlée de bien des choses dans la Régence, surtout de s'enrichir horriblement au Mississipi, puis de faire la dévote aux grandes manches; grande joueuse et point mariée.

8 janvier 1713. — Mlle de Chausseraye s'appeloit Petit. Elle étoit moins que rien, et sœur utérine du marquis de la Porte-Vezins, dont le grand-père refusa au cardinal de Richelieu de reconnoître le maréchal de la Meilleraye pour être de sa maison, et l'Ordre et divers avantages qu'on lui offrit pour cette complaisance. Sa mère étoit Cossé, sœur du duc de Brissac père de la dernière maréchale de Villeroy, et de Mme de Biron mère de Biron fait duc et pair par M. le duc d'Orléans, dont il s'étoit fait le roué, et maréchal de France en 1735 par d'autres merveilles, et de ses sœurs Mmes de Nogaret, dame du palais de Madame la dernière Dauphine, et d'Urfé. Cette mère de Mlle de Chausseraye étoit sœur aussi de la maréchale de la Meilleraye, et avoit en premières noces épousé la Porte-Vezins, fils de celui qui avoit été de si mauvaise humeur, et, en secondes noces, s'étoit emmourachée de ce nommé Petit, et l'avoit épousé malgré sa famille, qui ne voulut jamais ouïr parler d'eux, et qui fut longtemps à ne vouloir pas ouïr parler non plus de Mlle de Chausseraye. Enfin ils en eurent pitié et la firent prendre à Madame pour fille d'honneur. C'étoit une grande créature hommasse, mais bien faite, avec un assez beau visage, beaucoup d'esprit, fort galante et toute souple, mais tournée aux plus fortes intrigues, avec un air doux, simple et insinuant. Elle gouverna bientôt Mme de Ventadour, dame d'honneur de Madame, fort favorite de Madame et bien au dernier point avec tous les ministres de son temps. Elle se fourra même, par les chasses où Madame alloit, auprès du Roi, assez pour donner quelque inquiétude à Mme de Maintenon, et saisit dextrement cet ombrage, après l'avoir assez accru, pour s'en faire un mérite de quitter, et s'acquérir sa protection. Avec tant de moyens, elle se fit de rien du tout un bien qui eût été considérable sans sa passion extrême pour le jeu, mais, dans les suites, ayant toujours plus que subsisté par les ministres et par le Roi même. Elle étoit fort bien avec M. le duc d'Orléans par Mme d'Argenton, sa maîtresse, et y demeura bien après la rupture, et, dans sa régence, se mêla de tout et devint un personnage. Elle se fourra dans la Constitution, se donna du crédit au Parlement, avec qui elle intrigua, et se mêla de beaucoup de choses pour le roi d'Angleterre. Elle étoit dangereuse, et elle se fit craindre et ménager par beaucoup de gens, se fourra dans la confiance du cardinal de Noailles, voyoit M. le duc d'Orléans souvent chez lui par les derrières, et quelquefois chez elle. Elle eut tout ce qu'elle voulut au Mississipi; puis, ayant fait la dévote, elle la devint tout à fait après la mort de

M. le duc d'Orléans, que ses intrigues tombèrent et que sa santé devint mauvaise avec l'âge. Elle nagea dans les aises de la vie et dans les richesses, étant née sans pain, et donna tout ce qu'elle avoit aux pauvres dans les derniers mois de sa vie et par son testament, au grand regret de ses héritiers, et des Biron surtout, qui lui faisoient une cour assidue. Elle avoit passé les quinze ou seize dernières années de sa vie presque toujours dans une petite maison du bois de Boulogne, joignant Madrid[1], qu'elle avoit rendue charmante. C'est tout ce que Biron en eut, encore en partie, et qu'il vendit à Mlle de Charolois.

907. *Le marquis de la Porte-Vezins.*

(Page 379.)

19 octobre 1693. — C'est de cette maison qu'étoit le marquis de la Porte à qui le cardinal de Richelieu offrit l'Ordre et bien d'autres choses, s'il vouloit reconnoître le maréchal de la Meilleraye pour être de sa maison, et qui en avoit pris le nom et les armes : à quoi la Porte ne voulut jamais consentir, et dit qu'il aimoit mieux vieillir dans la retraite de sa province où il étoit, que de faire fortune par un mensonge ; mais il laissa faire le maréchal sans essayer vainement à l'empêcher.

1. Ici, un correcteur a ajouté : « et on la nommoit la Sibile du bois de Boulogne. »

APPENDICE

SECONDE PARTIE

I

LETTRES DE M. AMELOT AU CONTRÔLEUR GÉNÉRAL DESMARETZ[1].

I

« A Madrid, ce 1er juillet 1709[2].

« Il y a eu ces jours-ci, Monsieur, un changement considérable dans le ministère en cette cour. Le roi d'Espagne, après avoir fait avertir les ministres qui composoient le *despacho* que ce conseil ne subsistoit plus, et être demeuré deux jours sans le tenir, en a formé un nouveau, qui s'assembla hier pour la première fois, composé du duc de Medina-Sidonia, du président de Castille, du comte de Frigilliana, du duc de Veragua, qui étoient de l'ancien *despacho*, et du marquis de Bedmar, qui a été déclaré ministre de la guerre à la place du duc de Saint-Jean. S. M. C. a voulu que j'assistasse au nouveau *despacho* jusqu'au jour de mon départ, ne croyant pas qu'il convînt que l'ambassadeur du Roi en fût exclus tant qu'il resteroit à Madrid. Le duc de Saint-Jean a été fait conseiller d'État, et le roi d'Espagne lui a conservé ses appointements jusqu'à ce qu'il l'ait récompensé d'ailleurs.

« Le duc de Medina-Celi, qui a été longtemps ambassadeur à Rome, et qui a beaucoup de connoissance des affaires étrangères, a été chargé de ce ministère sans assister néanmoins au *despacho*, c'est-à-dire que les matières de cette nature lui seront communiquées pour en dire son avis et expliquer ses vues à S. M. C., soit de bouche ou par écrit.

1. Arch. nat., G^7 1093. Voyez notre tome XVI, appendice XII.
2. Ci-dessus, p. 98, note 6, et p. 100, note 1. Comparez le volume *Espagne* 192, fol. 7, et les lettres données par Chéruel dans l'Appendice du tome VII de 1856, p. 449-459, ces dernières particulièrement précieuses depuis que l'incendie de 1871 a fait disparaître le volume qui les contenait: *Cabinet historique*, année 1873, 2e partie, p. 56-66.

« A l'égard des finances, le roi d'Espagne n'a pas jugé à propos d'en confier la direction supérieure à un ministre du *despacho*. Il s'est contenté de faire un nouveau président d'*hacienda*, par intérim, à la place de l'évêque de Gironda, qui était depuis trois ans et demi dans cet emploi. Ce prince a nommé pour cela le marquis de Campoflorido, qui étoit depuis deux ans trésorier général de la guerre, et qui a travaillé longtemps avec zèle et capacité dans les affaires de finances.

« Le roi d'Espagne attend d'un moment à l'autre le retour du courrier qu'il a dépêché le 13 juin au Roi son grand-père, pour le prier de lui laisser vingt bataillons françois. M. le maréchal de Bezons se dispose à en faire marcher onze, avec autant d'escadrons, pour renforcer M. le duc de Noailles.

« Il n'y a rien de nouveau du côté d'Estramadure. Les chaleurs qui ont commencé en ce pays-là avec beaucoup de force obligent à séparer les armées pour les mettre en quartier d'été, sans que, de notre côté, on ait pu terminer le blocus d'Olivença, qui a reçu plusieurs petits secours.

« Don Francisco Manrique, gouverneur et capitaine général de Ceuta, officier de beaucoup de réputation, a été fait capitaine général d'Andalousie, et don Gonzalo Chacon, qui est actuellement capitaine général des côtes de Velez-Malaga, a été fait gouverneur et capitaine général de Ceuta. L'emploi que ce dernier quitte n'est pas encore rempli.

« Je suis, etc. « AMELOT. »

II

« A Madrid, le 15 juillet 1709.

« J'ai reçu, Monsieur, la lettre que vous m'avez fait l'honneur de m'écrire le 24 du mois passé. J'ai prévenu les ordres du Roi en obtenant le nouveau décret du roi d'Espagne touchant les armateurs espagnols, dont je vous ai déjà rendu compte.

« Comme le Roi, Monsieur, retire une partie de ses troupes d'Espagne, et que celles qui y restent doivent être entretenues aux dépens de S. M. C., il ne seroit pas juste que le Roi payât le même fonds de quatre millions qu'il avoit destiné pour équivalent des vivres qui devoient être fournis à ses troupes en Espagne, par S. M. C., pendant toute l'année 1709. Ce fonds doit être réduit à la moitié ou environ, et j'aurai soin de le faire entendre ainsi au roi d'Espagne et à ses ministres.

« J'apprends, par des lettres de Malaga du 9, qu'un vaisseau françois de quarante canons, commandé par le sieur de Laigle, avoit amené dans ce port un vaisseau hollandois de trente canons, et deux anglois, chacun de vingt-deux canons, chargés de marchandises de Levant, qu'il avoit pris après un grand combat. Cette action attire de grandes louanges à celui qui en est l'auteur.

« Je suis avec respect, etc.

« AMELOT. »

III

« A Madrid, ce 29 juillet 1709

« Vous savez, Monsieur, qu'il n'est pas permis de retourner d'Espagne en France sans emporter du tabac. On m'en a donné d'excellent, et beaucoup de gens de mes amis m'en ont demandé. Quelques-uns de mes principaux domestiques sont dans le même cas. Le tout ensemble peut aller à quatre cents livres, dont mon intention est de vous en offrir cent. Je sais bien que c'est une marchandise de contrebande, et pour laquelle il faut un passeport particulier : si vous avez quelque peine à l'accorder, malgré le soin que je prends de vous corrompre, et que cela fasse crier les fermiers, vous pouvez réduire la quantité à ce que vous voudrez, et même à rien du tout, si vous le jugez plus à propos. J'aurai, en ce cas, une excuse envers ceux qui m'ont demandé du tabac.

« Je suis avec respect, etc.

« AMELOT. »

II

LA MAISON DE BAUFFREMONT[1].

(Fragment inédit de Saint-Simon[2].)

« M. DE LISTENOIS, Antoine de Bauffremont. Sa mère étoit Vienne, issue par mâle des anciens comtes de Bourgogne, et sa femme Clermont-Gallerande, dont la mère étoit Amboise. Il ne laissa qu'un fils, qui mourut sans postérité de Marie d'Orgemont, sa femme. M. de Bauffremont d'aujourd'hui, chevalier de la Toison d'or, vient de M. de Clervant, frère de M. de Listenois chevalier du Saint-Esprit.

« Cette maison, des plus grandes, des plus anciennes et des mieux alliées de Bourgogne, a été féconde en grands emplois à la cour des ducs de Bourgogne, et en a obtenu quelques-uns des rois d'Espagne, quelques branches s'y étant attachées ayant leurs biens en Franche-Comté. Ils ont eu force Toisons d'or. Le père de celui d'aujourd'hui[3], guères plus sage que ses enfants, avoit été élevé menin de Charles II roi d'Espagne; il le quitta pour s'attacher à la France après la seconde conquête de la Franche-Comté, où il avoit ses biens, et eut un régiment de dragons. Le feu Roi lui parlant un jour, à son dîner, de la cour d'Espagne, et lui entendant conter[4] combien il étoit bien avec Charles II : « Il a donc été, lui dit le Roi[5], bien fâché quand vous « l'avez quitté ? — Fâché ! Sire, répondit M. de Listenois; est-ce que « vous autres rois aimez quelque chose ? » Cet apophtegme finit la conversation, et tarit depuis les autres. Il mourut fort jeune. Son fils aîné épousa une fille de la comtesse de Mailly, dame d'atour de Mme la duchesse de Bourgogne, nièce de Mme de Maintenon. Cette alliance de faveur lui valut la Toison de Philippe V, quoique son père ne l'eût pas, et, à sa mort sans enfants, la même faveur l'a fait obtenir[6] à M. de Bauffremont d'aujourd'hui, son frère, lieutenant général, qui a plusieurs enfants de la dernière de la maison de Courtenay. »

1. Ci-dessus, p. 110, note 7, et Addition 896.
2. *Chevaliers du Saint-Esprit* (Affaires étrangères, vol. *France* 189), fol. 79.
3. *D'aujourd'hui* est en interligne.
4. *Conter* est en interligne, au-dessus de *dire*, biffé.
5. Ces quatre mots sont en interligne.
6. *Obtenir* surcharge *do[nner]*.

III

LA BLESSURE DE COURCILLON[1].

I

Le marquis de Dangeau à M. Voysin[2].

« Au Quesnoy, le 21 octobre 1709.

« Je vous envoie, Monsieur, une lettre que je prends la liberté d'écrire au Roi sur mon fils.

« Il se porte aussi bien qu'on se puisse porter en ce triste état, et n'est occupé que de l'envie de pouvoir encore servir le Roi. Il souhaiteroit ardemment d'être brigadier, et seroit fort sensible à cette marque de l'estime du Roi. Je ne me flatte pas qu'il soit jamais en état d'en profiter ; mais je ne puis lui refuser cette consolation. J'ose dire qu'il n'en est pas indigne, si l'on en croit ses généraux et toute l'armée. Il vit, cet hiver, avec un peu de douleur, passer beaucoup de ses cadets avant lui ; mais il se fit la justice de considérer que la plupart étoient de vieux officiers qui méritoient mieux cet honneur-là que lui, et ne s'en est jamais plaint. Je crois que le Roi pardonnera à un père qui, après avoir résisté quelques jours aux vives instances de son fils, ne peut lui refuser une petite consolation dans son malheureux état. Il n'est occupé heureusement, pour cette vie, que de l'envie de servir ; il a du courage et de la force, qui me donneroient de l'espérance dans une blessure moins affreuse, et je ne puis qu'approuver son zèle et son ardeur pour le service. Je connois assez votre bon cœur pour être persuadé, Monsieur, que vous ne le condamnerez pas tout à fait. Conservez-nous, Monsieur, l'honneur de vos bonnes grâces, dont j'ai reçu des marques dans plusieurs occasions, et que nous tâcherons de mériter. Je suis, Monsieur, votre très humble et très obéissant serviteur.

« DANGEAU. »

1. Ci-dessus, p. 197, note 1. Les deux premières lettres, de Dangeau, sont adressées à M. Voysin et au Roi ; j'en dois le texte à l'obligeance du lieutenant Sautai, auteur de *la Bataille de Malplaquet*. La lettre suivante, de Mme de Dangeau, n'est connue que par le recueil de la Beaumelle. L'original de la lettre de Mme de Maintenon à son amie fait partie de la collection Morrison, à Londres.
2. Dépôt de la guerre, vol. 2141, n° 71.

II

Le marquis de Dangeau au Roi[1].

« Sire,

« La blessure de mon fils va mieux que nous n'aurions osé le croire; cependant nous ne nous flattons point. Dans le cruel état où il est, il espère encore pouvoir servir Votre Majesté, et souhaite avec une grande passion d'être brigadier. Sa demande est peut-être déraisonnable ; mais elle part d'un si bon principe, que je ne puis la condamner entièrement. Nous croyons même que, si Votre Majesté lui accorde cette grâce, cela augmenteroit sa tranquillité, et serviroit peut-être à sa guérison. Je prends donc la liberté de vous demander cette consolation pour lui, d'autant plus, Sire, que cela ne peut tirer à aucune conséquence, et que je connois mieux qu'un autre la bonté de votre cœur, toujours porté à soulager les malheureux, et surtout ceux qui vous sont aussi dévoués que nous. J'ai d'abord résisté aux vives instances de mon fils, craignant toujours de vous importuner ; mais il nous en presse si tendrement, et je vois si bien que cela le soulagera, que j'espère que Votre Majesté excusera la foiblesse d'un père qui n'est occupé que de ce qui peut soulager son fils, et un fils, Sire, dont j'ose dire que le zèle, l'application et la bonne volonté sont reconnus de toute l'armée[2].

« Je suis, avec le plus profond respect, le plus inviolable, et, s'il m'est permis de le dire, le plus tendre attachement,

« Sire,

« de Votre Majesté

« le très humble, très obéissant serviteur et sujet.

« DANGEAU. »

III

La marquise de Dangeau à Madame de Maintenon[3].

« .... Mon fils est toujours très bien, et les chirurgiens disent qu'il n'y a peut-être pas un corps au monde plus sain que celui-là. Quel état, et quelle plaie ! Que je serois malheureuse, si je n'étois chrétienne ! Qu'est-ce que Dieu veut encore de moi ? Je me soumets. Mon fils a fait son devoir, et, si sa fortune est bornée, la cause en est si

1. Dépôt de la guerre, vol. 2141, n° 72.
2. Courcillon fut compris dans la promotion du 31 mars 1710, mais ne put plus servir.
3. Lettre imprimée dans le recueil de la Beaumelle, tome VII, p. 79-82, sans date. On ne peut garantir que le texte soit exact.

glorieuse, que sa jambe de bois lui fera plus d'honneur que le bâton de maréchal de France. A présent que je commence à sentir autre chose que la vive douleur que j'ai eue, permettez-moi donc de vous dire moi-même combien je suis charmée de tout ce que vous avez dit et écrit. Mon malade a voulu tout voir, et en a été charmé, hors du jeûne de six mois, qui l'a effrayé ; mais il est tout docile et fait ce qu'on veut. Si je puis maintenir les résolutions qu'il a formées dans ses maux, je n'aurai point de regret à sa malheureuse cuisse, puisqu'elle lui aura été coupée pour Dieu comme pour le Roi. Il m'est bien consolant que ce soit pour mon prince que mon fils se soit exposé, car nul autre ne vaut ce que M. de Courcillon a perdu. J'ai senti, en cette occasion, combien je lui étois attachée tendrement. Il doit être bien sensible à la bravoure et au grand courage de sa nation. Qu'il goûte au moins ce plaisir-là !... Mon malade veut à toute force vous écrire dans ma lettre ; je n'ose le contrarier dans l'état où il est.

De M. de Courcillon.

« Bon pour Madame de n'oser et de se plaindre. Envoyez-moi des abricots d'Auvergne : c'est tout ce que je puis espérer de mieux, n'ayant pas la consolation d'être auprès de vous, Madame, comme à mon opération, où vous versâtes des larmes que je n'oublierai jamais. Je garde encore mon autre cuisse pour le service du Roi, et je la lui sacrifierai du meilleur de mon cœur. Entier ou mutilé, je suis également à lui et à vous, Madame. »

IV

Madame de Maintenon à la marquise de Dangeau[1].

« Ce 22 novembre (1709).

« Vous savez[2], Madame, mon sincère attachement pour tout ce qui s'appelle Navailles, et mon respect pour la maison de Lorraine : je vois avec peine tout ce qui se passe là-dessus. Vous savez comme on grêle ici sur les personnes dont on croit n'avoir que faire. Mme la duchesse de Mantoue ne peut soutenir son rang de souveraine, elle ne peut y renoncer ; il faut donc être *incognito* et ne se pas commettre tous les jours à de nouvelles affaires : en voilà une avec Mme la Grande-Duchesse, une avec Mme de Montbazon[3], une avec Mme d'Egmont[4].

1. Original, dans la collection Morrison, à Londres, n° 52 du dossier MAINTENON, où se trouvent encore plusieurs lettres relatives à Courcillon.
2. La Beaumelle a ajouté une quinzaine de lignes à effet en tête du premier alinéa, pour publier cette lettre dans le tome VII de son recueil de *Lettres*, éd. 1780, p. 83-84.
3. Ci-dessus, p. 124-126.
4. Nous ne connaissons pas cette « affaire ». Serait-ce celle « des fiacres » à laquelle l'auteur a fait allusion ci-dessus, p. 123 ?

Donnez, Madame, des conseils dignes de votre sagesse, et qu'on ne se commette point[1]. Quand reviendrez-vous, Madame? La part que je prends à votre douleur n'a pas empêché que je n'aie senti de la joie de me revoir auprès de vous; il me semble que vous avez été de même. J'allai hier voir M. le maréchal de Villars; Mareschal m'en chassa, et prétend qu'il aura bientôt la fièvre, s'il voit tant de monde. Gardez bien votre malade en arrivant, car tout y courra avec empressement. J'ai eu cette nuit un ressentiment de la fièvre, qui a été court; j'ai repris une dose de plus de quinquina. Venez, je vous en conjure. »

1. Ici s'arrête le texte de la Beaumelle, altéré presque à chaque phrase.

IV

LE MARÉCHAL DE MONTESQUIOU[1].
(Fragment inédit de Saint-Simon[2].)

« M. D'ARTAGNAN, dit le maréchal de Montesquiou, fut le dernier maréchal de France de Louis XIV. Il languit longtemps dans les emplois subalternes, où il vit quantité de sièges et d'actions, et parvint enfin, en 1681, à être major du régiment des gardes, où il avoit été subalterne, aide-major et capitaine. Dans cet emploi, il s'intrigua avec les valets principaux du Roi, dont il se fit des amis et des protecteurs, qui le menèrent. M. de Luxembourg l'envoya porter la nouvelle du gain de la bataille de Nerwinde en 1693, et il en eut le gouvernement d'Arras et la lieutenance générale d'Artois de Montchevreuil, qui y avoit été tué sans enfants. En janvier 1696, il fut lieutenant général; deux ans après, il quitta le régiment des gardes pour aller au grand, et s'en réserva les pensions, logements[3] à Versailles, entrées, etc., et eut différentes commissions de guerre honorables, et dont il s'acquitta bien, et eut de petites actions distinguées. Il commanda l'infanterie aux batailles de Ramillies et d'Oudenarde, 1706 et 1708, et l'aile droite à celle de Malplaquet, en 1709. Il n'avoit pas tenu à lui que le maréchal de Villars n'y gagnât la veille ce qu'il perdit le lendemain, et que, l'année précédente, il n'eût remporté une signalée victoire.

« Artagnan étoit homme de guerre, avec beaucoup de valeur, d'esprit, et le coup d'œil juste; capable de bons projets. Il avoit beaucoup vu. Il fut maréchal de France de cette action de Malplaquet, quoique malheureuse. Il continua de servir en Flandres, et seul et sous le maréchal de Villars. Ce fut lui qui digéra le projet de Denain, qui lui fut proposé d'ailleurs, et, comme il vit que le maréchal de Villars, qui ne vouloit jamais rien d'autrui, n'y donnoit point, il dépêcha un courrier secrètement au Roi, qui l'approuva et l'autorisa de l'exécuter, même malgré le maréchal de Villars. C'est ce qui lui fit engager sans lui cette affaire, dont Villars, après, ne put se dédire, ce qui fut le salut du Royaume. La paix faite et le Roi mort, il succéda en 1716 au maréchal de Châteaurenault[4] au commandement de Bretagne, où il se blousa et mit tout en révolte et en confusion; il le lui fallut ôter en

1. Ci-dessus, p. 204, notes 1 et 6, et Addition n° 900.
2. MARÉCHAUX DE FRANCE (Affaires étrangères, vol. *France* 200, fol. 153 v°). Comparez la filiation des diverses branches donnée dans l'*Histoire généalogique*, tome VII, p. 261-294.
3. Ce mot surcharge *agrém^ts*.
4. Ce nom en corrige un autre mal écrit.

1720, et, lorsque le conseil de régence fut devenu l'écurie à toutes bêtes, il y entra comme les autres. Il devint presque aveugle à la fin de ses jours, et se retira en sa maison du Plessis-Picquet, où il ne laissoit pas de voir assez de monde, et y mourut, 12 août 1725, à quatre-vingt-cinq ans, sans enfants de Jeanne Peaudeloup, morte en 1699, et d'Élisabeth l'Hermitte d'Hiéville, dont la mère étoit Angennes.

« Feu Monsieur le Duc[1] fit un grand bruit de ce que M. d'Artagnan, devenu maréchal de France, avoit pris le nom de maréchal de Montesquiou, parce qu'Antoine de Montesquiou, cousin issu[2] de germain de son grand-père, tua de sens froid le prince de Condé pris, blessé et appuyé contre un arbre, à la bataille de Jarnac, en 1569, qui était le quatrième aïeul de Monsieur le Duc, et il y avoit alors cent quarante ans; et Monsieur le Duc menaça de l'insulter et de le charger partout où il le rencontreroit, s'il ne changeoit de nom. C'est ainsi que les princes du sang de nos jours, se rendent de plus en plus[3] implacables et redoutables, que de plus en plus ils insultent de paroles et de menaces qui bon leur semble, et surtout ce que bon leur semble, et prétendent être en droit de le faire en effet, et de l'exécuter de même, sans qu'il soit permis de tirer l'épée, ni de se défendre, sans un crime capital, et sans s'exposer du moins à la plus âpre et la plus infinie vengeance. Le maréchal de Montesquiou ignora, ou, pour mieux dire, fit semblant d'ignorer ces menaces. On a vu qu'à peine fut-il quelques jours depuis sa promotion hors de la frontière, où il commanda tout l'hiver, pendant lequel Monsieur le Duc mourut, le 4[4] mars 1710, ce qui délivra le maréchal de sa furie. Messieurs ses fils en ont apparemment reconnu la folie, puisqu'en situation bien plus libre que n'étoit Monsieur leur père sous le feu Roi, et ayant porté leur rang et leur autorité au plus haut point, et bien au delà des princes de Condé, ils n'ont pas paru trouver mauvais que les neveux de ce maréchal portent le nom de Montesquiou.

« Le père du maréchal est mort en 1668, lieutenant de Roi de Bayonne, et la mère du maréchal étoit sœur du maréchal de Gassion. Artagnan mort à quarante-huit ans, en janvier 1727[5], lieutenant général des mousquetaires gris et chevalier de l'Ordre en 1724, et le maréchal de Montesquiou étoient enfants des deux frères. Il y a des fils et des petits-fils de son frère aîné dans le service. Ces Messieurs-là, dont le nom est Montesquiou, prétendent remonter fort haut, montrent peu d'emplois et de terres, mais force bonnes alliances dans tous les temps et dans presque[6] toutes leurs branches, dont il y a eu beaucoup, de

1. *Feu* a été ajouté en interligne, et *M. le Duc* surcharge *Le père*, qui commencera le paragraphe suivant.
2. Avant *issu*, il a biffé *germain de*. Comparez ci-dessus, p. 442-443
3. *En plus* est répété deux fois par mégarde.
4. Ce chiffre semble surcharger *10*.
5. Il a surchargé *1627* en *1727*.
6. *Toutes* surchargé en *presque*.

l'une desquelles cadettes étoient les célèbres frères le maréchal de Montluc et l'évêque de Valence.

« Artagnan, capitaine des mousquetaires gris si au goût du Roi, et qui fut tué devant Maëstricht, 1673[1], étoit fils de Bertrand de Baatz, seigneur de Castelmore, et de Françoise[2] de Montesquiou, sœur du père du maréchal de Montesquiou. Sa[3] mère et les parents de sa mère lui laissèrent prendre ce nom d'Artagnan, sous lequel il espéra se mieux produire, et qu'en effet sa vie a illustré. Il avoit un frère qui s'appeloit Castelmore, gouverneur [de] Navarreins, qui y est mort 1702, âgé de plus de cent ans. »

1. Cette date est ajoutée en interligne.
2. *Fr.*, en abrégé.
3. *So[n]* surchargé en *sa*.

V

LE MARÉCHAL DE MONTESQUIOU. — LETTRES ET NOTICES[1].

I

Lettre à M. de Pontchartrain, secrétaire d'État[2].

« Au camp de Ruesnes, ce 28 septembre.

« L'on ne peut, Monsieur, être plus sensible que je le suis à l'honneur que vous me faites en me témoignant la part que vous prenez à la dignité de maréchal de France dont le Roi vient de m'honorer. Aussi je vous prie, Monsieur, d'être persuadé que vous ne pouvez vous intéresser pour personne qui vous honore plus parfaitement que moi, vous suppliant très humblement de me continuer ces mêmes bontés.

« Vous me demandez ce que je desire que vous mettiez dans mes provisions de maréchal de France : vous trouverez ci-joint un état de mes services autant que je puis m'en souvenir [3]. L'on m'a dit que c'est l'usage de les insérer dans les patentes.

« J'ai l'honneur d'être, etc.

« LE Mal d'ARTAIGNAN. »

En apostille : « Répondre. Remettre à M. Desgranges. Je crois qu'il faudroit parler un peu de sa naissance. Savoir de M. Desgranges.... »

II

Au même.

« Au camp de Ruesnes, ce 9 octobre [4].

« Permettez-moi, Monsieur, que j'aie l'honneur de vous faire une très humble prière, qui est de vouloir surseoir les expéditions des provisions de maréchal de France, parce que je suis encore balancé pour me déterminer si je prendrai le nom de ma maison, qui est Montesquiou, ou si je garderai celui de d'Artaignan, que nous ne portons que depuis qu'un cadet de Montesquiou épousa une héritière d'Artaignan, dont il

1. Ci-dessus, p. 209, note 4.
2. Bibliothèque nationale, Cabinet des titres, *Dossiers bleus*, vol. 460, dossier MONTESQUIOU, fol. 39.
3. Comparez ci-après, p. 461-463.
4. *Dossiers bleus*, vol. 461, dossier MONTESQUIOU G, fol. 65.

prit le nom. Ainsi, je veux encore consulter ma famille ; c'est pourquoi je vous supplie très humblement de m'en donner le temps.

« J'ai l'honneur, etc.

« LE Mal D'ARTAIGNAN. »

III

Au maréchal de Boufflers[1].

« A Douay, ce 22 novembre 1709.

« .... Je suis déterminé, puisque S. M. l'approuve, de m'appeler dorénavant le maréchal de Montesquiou. Je vous suis très obligé de la peine que vous vous êtes donnée de parler à M. de Pontchartrain sur cela.

« Quant aux mémoires qu'il demande de ma maison, je ne puis en dire autre chose que de son antiquité. M. de Clairambault, généalogiste, m'a dit chez lui que cette maison étoit alliée de tout ce qu'il y avoit de grands en France.... »

IV

A M. de Pontchartrain[2].

« A Saint-Omer, le 1er décembre 1709.

« .... Je ne puis, Monsieur, avoir l'honneur de vous rien dire de plus que ce que je vous ai mandé au sujet de mes expéditions de maréchal de France. Je sais seulement, au sujet de ma maison, qui est Montesquiou, que, par les preuves que j'en ai, elle est très illustre et vient des rois de Navarre. J'ai eu l'honneur de vous envoyer l'état de mes services, autant que j'ai pu m'en souvenir. Je sais seulement, à n'en point douter, que, depuis 1660 que je suis entré page du Roi, j'ai toujours servi en paix et en guerre, presque toujours hiver et été, et que je n'ai jamais demandé huit jours de congé. Je vous serai très obligé, Monsieur, si, sur cela, vous pouvez m'expédier mes patentes de maréchal de France du jour de mon brevet, qui est du 20 septembre, ou y insérer que j'ai été honoré de mon brevet ce jour-là[3].... »

V

État des services du maréchal de Montesquiou[4].

« Fut élevé page du Roi en 1660, en sa petite écurie ;

1. *Dossiers bleus*, vol. 461, dossier G, fol. 7.
2. *Dossiers bleus*, vol. 461, dossier G, fol. 5.
3. Apostille sur cet extrait : « M. Desgranges, pour ajouter à la minute des provisions. »
4. *Dossiers bleus*, vol. 461, dossier G, fol. 47 v° et 48. — Cet état, qui

« Porta le mousquet à Pignerol en 1665;
« Entra en 1666 dans la première compagnie des mousquetaires :
« Servit en Hollande contre l'évêque de Münster;
« En 1667 aux sièges de Douay, de Tournay et de Lille;
« A celui de Besançon en 1668;
« Après lequel il eut une enseigne dans le régiment des gardes, où il fut lieutenant en 1671;
« Se trouva en 1672 à l'expédition que fit le Roi en Hollande;
« Eut en 1673 une lieutenance aux gardes;
« Fut nommé aide-major, dont il fit les fonctions au combat de Seneffe en 1674;
« Celle de major, en l'absence du major du régiment et en vertu d'une commission du Roi, ce qui ne s'étoit point pratiqué jusqu'alors;
« Se trouva la même année aux sièges de Condé et de Bouchain;
« A ceux de Valenciennes, de Cambray et de Saint-Omer, et à la bataille de Cassel en 1677;
« Aux sièges de Gand et d'Ypres en 1678;
« Obtint la même année une compagnie aux gardes avec ordre de continuer les fonctions de la charge de major,
« Dont il fut pourvu, en 1681, après la mort du sieur de Cezan,
« Et eut une pension de quinze cents livres.
« Le Roi l'envoya en 1682 dans toutes les places du Royaume pour faire observer par l'infanterie un exercice uniforme que S. M. avoit elle-même réglé.
« Il fut major général de l'armée en 1683, sur la Sarre, jusqu'en 1688, qu'il fut nommé brigadier d'armée et envoyé à Cherbourg, lors menacé de siège par le prince d'Orange;
« Se trouva à la bataille de Fleurus en 1690, où il servit de major général;
« Fut fait maréchal de camp en 1691, servit toujours de major général;
« Servit la même année au siège de Mons et à l'attaque d'un faubourg de Gand, qui fut brûlé;
« Au siège de Namur et au combat de Steinkerque en 1692;
« En la bataille de Nervinde, en 1693, dont il apporta la nouvelle au Roi,
« Qui lui donna le gouvernement de la ville et citadelle d'Arras et la lieutenance générale de la province d'Artois,
« Avec un régiment d'infanterie, qui fut réformé à la paix de Ryswyk.
« En 1694, chevalier de Saint-Louis, directeur général de l'infanterie en Flandre et dans les Pays-Bas;

paraît venir de l'abbé de Dangeau, est moins complet et moins détaillé que celui qui fut fourni par le maréchal en 1724, lors de sa promotion à l'ordre du Saint-Esprit, et qui a été inséré dans les *Preuves* de la *généalogie de la maison de Montesquiou-Fezensac*, édition 1784, p. 167-180; il s'y trouve cependant des détails qui ont été omis dans celui de 1724.

« En 1696, lieutenant général.

« En 1697, il eut un régiment d'infanterie.

« Il quitta en 1698 le régiment des gardes, et le Roi lui réserva ses pensions, entrées et logement à Versailles ;

« L'envoya à la fin de l'année 1699 en Flandre.

« En 1701, le Roi lui donna commission d'entrer dans Mons au moment que les troupes françoises, de concert avec la régence d'Espagne, entrèrent dans les autres places des Pays-Bas.

« Il alla en même temps commander en Brabant,

« Et, la guerre ayant été déclarée en 1702, il fit la campagne près la personne de Mgr le duc de Bourgogne ;

« Eut ordre, sur la fin de 1704, de se jeter dans la ville de Namur menacée de siège par les alliés ;

« Commanda pendant l'hiver dans le pays d'entre Sambre et Meuse ;

« Fut mis dans Louvain 1705, après que les ennemis eurent forcé les lignes de Brabant ;

« Emporta l'épée à la main, sur la fin de la campagne, la ville de Diest, où il y avoit quatre bataillons et quatre escadrons, fit la garnison prisonnière de guerre ;

« Commanda l'infanterie à la bataille de Ramillies en 1706,

« Et en 1708 à celle d'Oudenarde ;

« Eut ensuite ordre d'attaquer le Fort-Rouge, qu'il emporta, et de se rendre maître de Pont-à-Marcq.

« En 1709, il fit camper un corps de troupes vers la Bassée, d'où il fut détaché pour attaquer le fort de Warneton, qu'il emporta l'épée à la main, et y fit huit cents prisonniers de guerre ; rejoignit l'armée après cette expédition ;

« Commanda l'infanterie à la bataille de Blaugies ou de Malplaquet, donnée le 11e septembre de la même année, et fut des derniers en la retraite, qu'il fit en si bon ordre, que les ennemis ne purent l'entamer.

« C'est après cette action que S. M. l'a honoré de la dignité de maréchal de France par lettres du 20e du même mois de septembre.

« Il eut ordre de rester sur les frontières des Pays-Bas pour y commander pendant l'hiver.

« Il sert encore, en cette année 1710, en Flandre, avec M. le maréchal-duc de Villars.

VI

Notes de Bertin du Rocheret sur le maréchal de Montesquiou[1].

« 1724-1725. PIERRE, MARÉCHAL DE MONTESQUIOU, COMTE D'ARTAGNAN.

« Épousa : 1° Jeanne Peaudeloup, veuve Jean Cuvier, aubergiste.

1. *Dossiers bleus*, vol. 461, dossier G, fol. 15.

Elle le fit capitaine aux gardes et le conduisit jusqu'à être lieutenant général des armées, directeur général de l'infanterie, gouverneur d'Arras, lieutenant général de Picardie et d'Artois.

« Il vint chez mon père, 1684, et lui demanda s'il vouloit hasarder cent bouteilles clisses sur sa tête; « car, dit-il, je vais au siège de Luxembourg. Si j'y suis tué, les bouteilles sont tuées. » — « A Dieu ne plaise, répondit M. du Rocheret, que j'hésite à donner si peu de chose à un galant homme, ni que je redoute une pareille fatalité ! Je compte bien sur votre conservation, par les vœux que je ferai pour vous, et sur mes bouteilles. » Ils ont toujours été amis jusqu'à la mort.

« Il lui dit depuis qu'il n'avoit pas cinq cents livres de rente quand il étoit sorti de chez lui, et qu'il jouissoit en 1705 de plus de quarante mille écus des bienfaits du Roi. M. l'abbé de Fourilles, son compatriote et ami commun, à qui M. du Rocheret reporta ce discours, s'écria : « Ah ! le b..... de Gascon ! il n'avoit pas, non plus que moi, « cinq cents sols de fonds ! » Cela fait honneur à un homme qui est né avec plus de parchemin que d'argent, quand il parvient sans autre aide que par sa valeur et son mérite.

« Messieurs, » dit-il à Puységur et Altermatt, son beau-frère, « sans « lui vous n'eussiez eu que de la merde à dîner. » Sa femme le faisoit piéter du but et ne vouloit pas qu'il allât au cabaret, mais qu'il ramenât ses amis chez elle, où elle leur faisoit bonne mine et bonne chère, quand elle étoit contente.

« Épousa : 2° [1700] Mlle d'Hiéville, nièce de la fameuse comtesse d'Olonne, qui l'a élevée. Elle disoit, étant fille, que, si elle avoit à se marier, elle voudroit épouser le comte d'Artagnan, ce qui arriva.

« Dame très spirituelle.

« Son mari ayant été fait maréchal de France, et pris le nom de maréchal de Montesquiou, Madame la Duchesse lui fit refuser la porte, lui faisant dire qu'on verroit avec plaisir Mme la maréchale d'Artagnan.

« Dès qu'elle eut un fils, elle ne voulut plus coucher avec son mari, ce qui le fit donner dans ses maîtresses.

« C'est lui qui est le principal auteur de l'affaire de Denain. Il avoit fait la retraite de Malplaquet ; il commanda en Bretagne. Madame la maréchale me disoit, à la mort du marquis de Montesquiou, son fils : « Quand nous n'avions pas de biens, j'avois un fils, et, dans le temps « que le Seigneur nous avoit mis en situation de lui faire une fortune « considérable, il nous en prive. Sa providence est adorable ; mais ses « coups sont bien rigoureux. »

D'une autre écriture : « M. le Fèvre, né à la Bassée, homme de néant, conseiller au parlement de Flandres, auteur de l'affaire de Denain, fait président à mortier honoraire. »

VI

LES DES MONSTIERS DE MÉRINVILLE[1].

(Fragment inédit de Saint-Simon[2].)

« LE COMTE DE MÉRINVILLE, François des Monstiers, lieutenant général au gouvernement de Provence, mort en janvier 1672. Sa mère étoit Chasteignier la Rocheposay, et sa femme fille, sans frères, du fils de M. de la Jugie qu'on a vu, p. 27, chevalier de l'Ordre en 1585, dont il eut la baronnie de Rieux en Languedoc et le gouvernement de Narbonne, qui ont passé à sa postérité jusqu'à aujourd'hui. Ce sont des gens d'ancienne et bonne noblesse, sur qui, toutefois, il n'y a rien à remarquer.

« Notre chevalier de l'Ordre se ruina en partie en équipages et à tenir un grand état, et laissa une fille mariée à Louis-François de la Baume, comte de Suze, et deux fils, Charles et Gaspard.

« Charles, comte de Mérinville, gouverneur de Narbonne et capitaine des chevau-légers Dauphins, épousa la fille de Jean Gravé, secrétaire du Roi, homme d'affaires, et de Françoise Godet des Marais, et mourut en 1689, fort mal dans ses affaires, et laissa deux[3] fils et deux filles, dont une religieuse et depuis abbesse, l'autre femme d'Antoine Oudart du Biez, marquis de Savigny. Des fils, l'un est mort chevalier de Malte; l'autre, saint dès sa première jeunesse quoique beau et bien fait, fut élevé par son oncle à la mode de Bretagne M. Godet des Marais, évêque de Chartres, directeur de Saint-Cyr et de Mme de Maintenon, si connu dans le monde par son crédit, son savoir et la part qu'il eut avec M. le cardinal de Noailles et le fameux évêque de Meaux aux affaires du quiétisme qui perdirent M. de Fénelon[4], archevêque de Cambray. Monsieur de Chartres trouva ce jeune homme si digne de l'épiscopat, qu'il l'obtint pour coadjuteur; mais le prélat mourut avant qu'il pût être sacré. Le coadjuteur fit à son oncle mourant les instances les plus pressantes pour être déchargé du poids de lui succéder, et lui remontra sa jeunesse et son défaut d'expérience, et toute la différence de gouverner un grand diocèse tout[5] neuf, ou après l'avoir appris de lui plusieurs années. Ses larmes sincères confirmèrent son oncle[6] dans l'opinion d'avoir fait un bon choix : il l'exhorta à s'y

1. Ci-dessus, p. 231, note 2, et p. 238, note 1.
2. Extrait des *Chevaliers du Saint-Esprit* (Affaires étrangères, vol. *France* 189), fol. 125. Comparez l'*Histoire généalogique*, tome IX, p. 203.
3. *4* corrigé en *2*.
4. La troisième lettre de ce nom surcharge une *l*.
5. Ce mot surcharge des lettres illisibles.
6. *Oncle* surcharge *ocle d*.

soumettre, et lui laissa tout son domestique, son bien, ses meubles, et, pour le soutenir dans son travail, tous ceux dont il se servoit pour le gouvernement de son diocèse. Monsieur de Chartres mort, celui-ci s'adressa à Mme de Maintenon avec les mêmes raisons et les mêmes instances qu'il avoit représentées à son oncle; mais ce fut avec le même succès. Le Roi paya ses bulles, et il fut sacré quelques mois après, dès qu'il eut vingt-sept ans. Tout lui rit à la cour: Mme de Maintenon le regarda toujours comme son ouvrage favori, le Roi de même, et les papiers secrets qu'il trouva parmi ceux de son oncle, et qu'il leur rendit, achevèrent[1] de le mettre tout à fait dans leur privance. Quelle tentation à cet âge! Mais il n'en fut pas seulement ému, et, hors les affaires de Saint-Cyr, celles de suites de ces papiers, et les conseils qu'il prenoit de Mme de Maintenon, et quelquefois du Roi même, dans les affaires difficiles qui lui survenoient, il se renferma dans son diocèse et ne s'appliqua qu'à l'étude, qu'à le visiter et à le conduire, et à y faire toutes sortes de grandes et de bonnes œuvres. Il a conservé tous ceux que son oncle lui avoit donnés jusqu'à leur mort, avec la même confiance, prêche et visite son diocèse sans cesse, a bâti plusieurs séminaires, suit lui-même les études qu'on y fait et les étudiants, examine les ordinands, connoît tous les curés et les employés dans son diocèse, y maintient la paix, ne veut pas qu'on y parle de la Constitution, qu'il a reçue, ne scrute pas exactement là-dessus, hait surtout les lettres de cachet et les procès, et n'en a que de si justes, et si fort à son corps défendant, qu'il gagne sans peine ceux qu'il a, et que son nom est en vénération au Parlement, chose unique en ces temps-ci. Il déclare que la Constitution doit être reçue, mais qu'elle n'est, ni ne peut être règle de foi, et que, s'il savoit un confesseur, tel qu'il fût, qui, au tribunal de la pénitence, interrogeât là-dessus hommes ou femmes, prêtres, religieux ou laïques, il l'interdiroit sur-le-champ pour toujours. Sous un extérieur ordinaire et une vie commune, il est pour soi d'une austérité incomparable, et, pour les autres, d'une douceur et d'une charité pareille, entend très bien le gouvernement avec sagesse et prudence, dit la messe tous les jours, n'a jamais un instant de vuide, donne aux pauvres tout ce qu'il a, a refusé absolument l'abbaye de Saint-Père-en-Vallée, dans Chartres, qu'il fut pressé d'accepter; du reste, grossier parleur en compagnie, mais toujours de piété ou de choses de son état, sans aucune connoissance des manières du monde, et comptant tout pour rien hors son salut et son diocèse. Le Roi d'aujourd'hui, la Reine, M. le cardinal de Fleury le traitent avec grande distinction: il ne laisse pas d'en être flatté; mais il ne demande ni pour soi, ni pour autrui. Les ministres le considèrent et le ménagent, et le clergé le craint et le respecte plus qu'il n'aime un homme de cet unique exemple et qui, ne voulant rien, n'est en prise sur rien, et qui va droit son chemin à ce qu'il croit le meilleur, sans en pouvoir

1. La première lettre de ce mot surcharge *le*.

être détourné. Il fit un sermon devant la Reine, qui ne plut ni aux jésuites ni aux courtisans, à Saint-Cyr. Il s'attira les bénédictions publiques et le sourcil froncé du ministère par la manière forte, hardie, respectueuse et vraie dont, en plein lever du Roi, il lui détailla l'état affreux de famine et de misère de cette année[1], où il a fait des prodiges; et, une fois qu'à Rambouillet, où le Roi voulut le voir officier, il sut qu'il devoit y avoir des voix de l'Opéra à sa messe, il déclara qu'il ne la diroit pas, et que, si on la lui laissoit commencer, et qu'il en entendît, il quitteroit l'autel. Jamais le cardinal ne l'en put faire démordre; il alla trouver le Roi, à qui il le dit si résolument, que les gens de l'Opéra furent contremandés. Il a toujours quelque pauvre à qui il envoie à manger de sa table, où il a toutes sortes d'inventions de se mortifier sans cesse, et sans qu'il y paroisse. On ne finiroit point sur un si saint prélat[2].

« Gaspard, comte de Mérinville après son frère aîné père de Monsieur de Chartres, a très bien servi toute sa vie, mais trop joué, et est mort pauvre et gouverneur de Narbonne, le 30 décembre 1724[3], à soixante-seize ans, deux jours après sa femme, qui en avoit cinquante-huit, et dans une union parfaite[4]. Il avoit épousé en 1695 Armande-Marie-Madeleine, sœur du marquis du Cambout qui fut le premier homme distingué tué en la guerre de la Succession d'Espagne, au combat de Carpi sur l'Adige, colonel et brigadier de dragons et inspecteur, et cousine issue de germaine des duc et cardinal de Coislin. Elle avoit été longtemps fille d'honneur de Mademoiselle fille de Gaston, et adorée dans la maison, comme aimée et considérée dans le monde. C'étoit une personne d'une figure aimable et d'une grande vertu. Elle étoit tante paternelle de l'évêque de Tarbes et avoit un frère aîné, qui a laissé peu de postérité, pauvre et obscure. Il y a un fils de ce mariage, qui s'appelle M. de Mérinville, maréchal de camp, à qui l'évêque de Chartres fit avoir le gouvernement de Narbonne, en faveur duquel les états de Languedoc se sont fort intéressés pour lui faire retirer sa baronnie de Rieux de la succession de Bernard. Il est pauvre, et marié à l'avenant[5]. »

1. Disette de 1740.
2. Ce long éloge ne se retrouvera pas dans les *Mémoires*.
3. *1724* corrige *1624*.
4. Notre tome XIII, p. 434.
5. Notre tome XIII, p. 436.

VII

LES SEIGNEURS DE L'ISLE-ADAM ET LES MARQUIS DE MARIVAULT[1].

(Fragment inédit de Saint-Simon[2].)

« M. de Marivault, Claude de l'Isle, dit *Marivault le Sage*, louange peu commune dans la cour où il vivoit, et qu'il falloit avoir bien méritée pour en être surnommé parmi tant de grands personnages. Il fut chambellan ordinaire du duc d'Alençon frère des trois Rois. Il fut gouverneur d'Arques, puis de Laon, et lieutenant général de l'Ile-de-France. Il fut aussi capitaine de cinquante hommes d'armes des ordonnances, et, comme on le voit par ses états, dans la confiance et l'estime d'Henri IV. Il mourut en mai 1598. C'est le trisaïeul[3] du seul qui reste aujourd'hui de cette maison, anciennement illustre, et fort tombée depuis longtemps.

« Elle tire son nom de la seigneurie de l'Isle, en la châtellenie de Pontoise, qui est l'Isle-Adam, connue depuis si longtemps sous ce nom[4], et remonte jusqu'à l'an 1100 avec des marques de grandeur dès lors. On voit un Adam I, seigneur de l'Isle, présent et signant, avec plusieurs seigneurs et officiers de la couronne, à l'acte de confirmation du roi Philippe I de la fondation de l'église lors de Saint-Germain, 1069, depuis Saint-Martin de Pontoise. On ne voit point, à la vérité, de filiation de cet Adam I, ni de Philippe, seigneur de l'Isle, qui paroît aussi dans un titre de la meme abbaye ; mais on voit Adam II, seigneur de l'Isle, dans un titre de la même abbaye, vivant avec *Adelccia*, sa femme, en 1113, ce qui fait aisément juger qu'il étoit fils et petit-fils des deux précédents. Depuis celui-là, la filiation se suit.

« Son fils Ancel, seigneur de l'Isle, fonda l'abbaye Notre-Dame-du-Val. Il étoit mort et enterré en cette abbaye avant l'an 1162, et avoit épousé Mabille, fille de Lancelin de Beauvais. Adam III, seigneur de l'Isle, son fils[5]....

« François de l'Isle, seigneur de Traynel[6], frère puîné de notre che-

1. Ci-dessus, p. 243, note 3.

2. Extrait des *Chevaliers du Saint-Esprit* (Affaires étrangères, vol. *France* 180), fol. 87. Le nom de famille est successivement écrit *Marivaut*, puis *Marivault* et *Marivaux*.

3. Avant *trisayeul*, Saint-Simon a biffé *seul*, et il a mis au-dessus, en interligne, un second *le* inutile.

4. Les douze mots qui précèdent ont été ajoutés en interligne.

5. Suit la généalogie, paraphrasée de celle des continuateurs du P. Anselme, tome VIII, p. 788-793.

6. C'est Trégny ou Treigny, dép. Oise, comm. Ivry-le-Temple.

valier du Saint-Esprit, continua la postérité, et fut aussi un personnage. Il fut seigneur de Marivault, qu'il acheta de ses nièces sous Henri III et Henri IV. Il eut le régiment de Piémont, commanda la compagnie des chevau-légers de la reine Marie de Médicis, fut gouverneur de Corbeil, puis de la Bastille[1] 1594, de la Capelle 1598, des ville et citadelle d'Amiens 1604. Il avoit tué de sa main, à la bataille d'Ivry, 1590, le commandant général de la cavalerie espagnole, et mourut empoisonné en août 1611. Anne de Balsac, dame de Montaigu, sa femme, se remaria à Louis Séguier, sieur de Saint-Brisson.

« François de l'Isle, premier[2] marquis de Marivault, mort 1666, avoit épousé 1630 Catherine Caillebot, sœur du sieur de la Salle mort capitaine-lieutenant des gendarmes de la garde du Roi, père de M. de la Salle, maître de la garde-robe du Roi, que nous verrons chevalier du Saint-Esprit en 1688.

« Entre plusieurs enfants, il n'y en eut point qui parussent, ni qui aient eu lignée, qu'Hardouin de l'Isle, marquis de Marivaux, mort à Paris lieutenant général et ayant servi toute sa vie avec distinction, 15 décembre 1709. C'étoit un homme bien fait, de beaucoup d'esprit, dont le caustique, assené toujours en deux mots salés et plaisants, nuisit fort à la fortune, et le fit[3] écarter par ceux qui y pouvoient contribuer. C'étoit un homme de très bonne et délicate compagnie, qui savoit fort l'histoire et les gens, et fort agréable, et qui n'avoit rien à en craindre ; très bon homme avec ses amis, et aisé à vivre, et tout au contraire avec ceux qu'il n'aimoit pas, ou qu'il méprisoit, qui étoient le plus grand nombre, et rudement plaisant avec eux ; fort brave, et qui soutenoit plus que très bien sa langue de son épée ; au demeurant, rien moins que querelleur, ni difficile, ni avantageux, ni glorieux. Il pensa se noyer dans la rivière d'Oise revenant de l'armée de Flandres, et ce fut un miracle de sang-froid, de force de corps et de courage comment il s'en sauva. Cela fit grand bruit, et le Roi le lui fit raconter. Il le fit bien et fort plaisamment, et, dans son récit, il conta au Roi qu'au désespoir d'appeler en vain à son secours des bateliers qu'il voyoit, et qui n'en tenoient compte, il s'avisa de leur crier qu'il étoit le secrétaire de Monsieur l'Intendant : « Car, ajouta-t-il, Sire, ce sont les rois de la « province, en regardant la compagnie[4] ; et tout aussitôt je fus secouru, « et je me gardai bien de les détromper que je ne fusse bien séché et « en état de gagner pays. » Toute l'assistance prit grand plaisir à ce conte ; mais il réussit très mal auprès du Roi, qui déjà avoit pris des impressions de lui comme d'un frondeur et d'un esprit dont il y avoit à craindre. Il avoit épousé une fille de Guénegand, trésorier de l'Épargne, en 1692. Le ménage fut peu concordant. Il a laissé un fils unique, plus cynique que le père, qui est brigadier et capitaine de

1. *La Bassée* corrigé en *la Bastille.*
2. *M* surchargé en *pr*. — 3. *Firent,* au manuscrit.
4. Il y a *la compagne,* par erreur, dans le manuscrit.

gendarmerie. C'est un homme qui sait, et qui s'abandonne à ce goût et au raccommodement de ses affaires.

« La branche d'Andresy, qui a fini obscure et pauvre dans sa cinquième génération, à la fin du dernier siècle, ne fournit à remarquer que Claude de l'Isle, seigneur d'Andresy, Puiseux, etc., qui, sous Henri IV, fut grand louvetier après le sieur de la Grange-le-Roy; M. d'Espaux-Joyeuse le fut après lui. »

VIII

ARRÊT DU CONSEIL D'ÉTAT RELATIF A L'ABBAYE DE PORT-ROYAL-DES-CHAMPS[1]

« A Versailles, le 29 décembre 1706[2].

« Sur la requête présentée au Roi, étant en son Conseil, par les prieure, religieuses et communauté[3] du Port-Royal-de-Paris, contenant que l'abbaye du Port-Royal, de l'ordre de Cîteaux, anciennement fondée aux Champs dans un lieu désert et incommode au milieu des bois de Chevreuse, a été transférée en 1625 dans la maison et bâtiments que les suppliantes occupent au faubourg Saint-Jacques à[4] Paris, par décret du sieur de Gondy, lors archevêque de Paris, et lettres patentes du roi Louis XIII de glorieuse mémoire, à la prière de la Reine sa mère, pour les causes et sous les conditions y contenues, entre autres que ladite abbaye, ainsi transférée à Paris, continuera d'être dite, tenue et estimée de fondation royale, et que ce monastère sera soumis à la juridiction des archevêques de Paris ; en exécution de laquelle translation, les abbesse et religieuses du Port-Royal-des-Champs étant venues s'établir et ayant fait transporter dans ladite maison de Paris toutes les reliques et ornements de leur église, meubles et ustensiles de leur communauté, elles y ont vécu paisiblement jusqu'en 1647, que, la communauté s'étant divisée, il en fut renvoyé partie dans l'ancien monastère du Port-Royal-des-Champs, à condition néanmoins d'y vivre sous l'obéissance et direction de l'abbesse du Port-Royal de Paris ; et, dans la suite, le nombre des religieuses étant devenu beaucoup plus considérable au monastère du Port-Royal-des-Champs qu'il n'étoit en celui de Paris, le sieur de Péréfixe, archevêque de Paris, ordonna, par son décret du 8 février 1666, que, sur la totalité des revenus temporels de l'abbaye du Port-Royal, qui montoient lors à vingt-neuf ou trente mille livres, de l'administration desquels l'abbesse résidente à Paris demeureroit toujours chargée, il seroit pris par chacun an la somme de vingt mille livres pour être employée, par l'ordre de ladite abbesse, à la nourriture, entretien et autres besoins des religieuses demeurantes en la maison du Port-Royal-des-Champs, gages de leurs domestiques et menues réparations de ladite maison, et ce tant qu'elles y seroient

1. Ci-dessus, p. 276, fin de note.
2. Archives nationales, registre E 1936, fol. 375-379.
3. On avait d'abord écrit : *par les abbesse et religieuses* ; on a biffé *abbesse et*, mis *prieure* en interligne, et ajouté *et communauté* sur la marge, avec un signe de renvoi.
4. *A* est en interligne, au-dessus de *de cette ville de*, biffé.

au nombre de soixante et onze religieuses de chœur et dix-sept sœurs converses, comme elles étoient lors, desquelles le nombre venant à diminuer par mort ou autrement, il seroit déduit sur la somme de vingt mille livres à raison de deux cents livres par chaque religieuse de moins, et que le surplus desdits revenus seroit employé par la même abbesse ou par ses ordres à l'entretien de la communauté de Paris et au payement des décimes, taxes du clergé et autres charges générales de ladite abbaye et particulières de la maison de Paris, en laquelle seroient gardés tous les titres, papiers et documents de ladite abbaye pour l'une et l'autre communauté, en sorte que ces deux communautés se conduisoient par les ordres et sous l'autorité d'une seule et même abbesse, qui faisoit sa résidence en la maison de Paris, et ne composoient ensemble qu'une seule et même abbaye, dont le chef-lieu étoit à Paris, laquelle abbaye étoit élective triennale depuis l'année 1629; que le Roi avoit renoncé au droit d'y nommer en faveur de la réforme qui y avoit été établie quelques années auparavant; mais, cette forme de gouvernement ayant causé quelques divisions et partialités en ladite abbaye, il plut à S. M. d'ordonner, par déclaration du mois de mai 1668, qu'elle rentreroit dans le droit d'y nommer: ce qui fut exécuté, et, en l'année suivante 1669, S. M. jugea à propos de diviser tout à fait ces deux communautés, faire entre elles un partage difinitif de tous les biens meubles et immeubles appartenant à l'abbaye du Port-Royal, et en assigner les deux tiers à la maison du Port-Royal-des-Champs, comme chargée d'un plus grand nombre de religieuses, et l'autre tiers à la maison de Paris, les charges divisées à proportion; même séparer ladite abbaye en deux titres d'abbayes distinctes et indépendantes l'une de l'autre, toutes deux de fondation royale, dont l'une, savoir l'abbaye du Port-Royal-de-Paris, continueroit d'être régie et gouvernée par une abbesse perpétuelle et à la nomination du Roi, et l'autre, savoir l'abbaye du Port-Royal-des-Champs, demeureroit régie et gouvernée par une abbesse triennale à perpétuité : lequel partage a été ordonné par arrêt du conseil d'État du 13 mai 1669, et ensuite autorisé par bulles du pape Clément X du 23 septembre 1671, fulminées par le sieur archevêque de Paris et confirmées par lettres patentes de S. M. du mois d'avril 1672, registrées au Grand Conseil par arrêt du 22 décembre de la même année. Depuis lequel temps, le Roi étant informé que la mauvaise doctrine qui s'étoit répandue dès lors dans le monastère du Port-Royal-des-Champs, sur le fait du jansénisme, s'étoit tellement accrue et fortifiée, que les religieuses de ce monastère refusoient ouvertement de déférer aux décisions de l'Église, S. M., pour empêcher que des opinions aussi dangereuses ne prissent plus d'étendue, jugea nécessaire, peu après ce partage, de faire défenses aux religieuses du Port-Royal-des-Champs de recevoir aucunes novices : ce que S. M. a encore été obligée de leur réitérer depuis peu par arrêt de son conseil d'État du mois d'avril dernier, attendu qu'elles ont récemment refusé de se soumettre purement et simplement à la constitution de N. S. P. le pape Clément XI du mois de juillet 1705, acceptée par jugement et déclaration de l'assemblée générale du clergé du 22 août 1705[1]. Au moyen desquelles défenses la communauté du Port-Royal-des-Champs ayant toujours diminué peu à peu depuis plus de trente ans, se trouve présentement réduite au nombre de dix-sept religieuses de chœur et de huit sœurs converses, au lieu de près de quatre-vingts religieuses de chœur qu'elles étoient lors du partage, et dix-huit sœurs converses. Et cependant le peu de personnes qui restent dans cette maison ont toujours continué de jouir de tous les mêmes biens et revenus assignés en 1669 à ladite abbaye, sans aucune diminution, pendant que l'abbaye du Port-Royal de Paris, qui s'est augmentée par la réception des novices, et se trouve chargée de l'entretien de quarante religieuses de chœur, de quinze sœurs converses, sans les officiers et domestiques, et de réparations considérables à cause de la multitude des bâtiments dont leur monastère est composé, et dont plusieurs leur sont beaucoup plus à charge qu'utiles, ne jouit néanmoins que de neuf mille soixante-neuf livres de rente, tant en fonds que pensions viagères, n'y ayant que sept mille vingt-neuf livres de revenus annuels en fonds procédant du partage, quoique sa dépense annuelle monte à vingt-deux mille six cents livres, en sorte que, la dépense excédant tous les ans la recette de plus de treize mille cinq cents livres, ladite abbaye du Port-Royal de Paris n'a pu subsister depuis longtemps que par le secours des emprunts qu'elle a été obligée de faire, et pour lesquels elle est actuellement chargée de cent sept mille neuf cent quatre-vingts livres de dettes exigibles, dont presque toutes produisent intérêt au moyen des condamnations obtenues contre ladite abbaye par la plupart des créanciers. Et d'autant qu'il ne paroît pas juste que la maison du Port-Royal-des-Champs, qui n'étoit qu'un membre de l'abbaye du Port-Royal-de-Paris avant le partage de 1669, jouisse de tous les revenus qui lui ont été assignés en 1669 nonobstant que les charges soient diminuées de plus des trois quarts, et qu'au contraire la maison de Paris ne jouisse que de la portion qui lui fut lors assignée par rapport à la modicité de ses charges, quoiqu'elles aient augmenté depuis ce temps de plus des trois quarts; que d'ailleurs, bien loin qu'il y ait apparence au rétablissement de la communauté du Port-Royal-des-Champs, il ne se peut qu'elle ne diminue encore d'une année à l'autre, jusqu'à l'extinction totale, par le moyen de la défense de recevoir des novices, et la suppression de cette communauté est d'autant plus favorable qu'elle ne fera que remettre les choses dans leur état naturel, en réduisant les deux maisons du Port-Royal sous un seul titre d'abbaye de nomination royale, qui aura son chef-lieu à Paris ainsi qu'il étoit avant le partage de 1669, lequel ne peut être exécuté sans injustice vu l'état présent des deux maisons, et que, dans ces circonstances, les raisons qui ont autrefois donné lieu à ce partage

1. *1705* est en interligne, au-dessus de *dernier*, biffé.

ayant depuis ce temps fait place à d'autres plus solides pour le détruire, il n'y a pas de voie plus simple et plus sûre de pourvoir aux besoins pressants de l'abbaye du Port-Royal-de-Paris qu'en y réunissant les biens qui en ont été distraits par des motifs qui ne subsistent plus, et assurant sur lesdits biens une subsistance raisonnable aux religieuses qui restent en la maison du Port-Royal-des-Champs, leur vie durant.

« A ces causes, requéroient les suppliantes qu'il plût à S. M., sans s'arrêter auxdits arrêt du Conseil du 13 mai 1669 et lettres patentes du mois d'avril 1672, qui seront cassés et révoqués en ce qui concerne le partage ordonné par iceux, et qu'il y est porté que le monastère du Port-Royal-des-Champs, avec les biens et dépendances y annexés, sera distinct et indépendant de celui de Paris, et régi à perpétuité par une abbesse élective triennale, sans qu'à l'avenir aucun des deux monastères puisse, sous quelque prétexte que ce soit, rien prétendre sur ce qui a été assigné à l'autre par ledit partage, ordonner que tous les biens meubles et immeubles assignés en partage au monastère du Port-Royal-des-Champs, de quelque nature qu'ils soient, seront et demeureront réunis à perpétuité à l'abbaye du Port-Royal-de-Paris, pour jouir, faire et disposer par ladite abbaye de tous les biens et revenus en provenant et en supporter les charges ainsi qu'elle faisoit avant ledit partage; qu'à cet effet, tous les titres, papiers et documents concernant les biens assignés au monastère du Port-Royal-des-Champs par le partage de 1669, qui ont été délivrés audit monastère en exécution du partage, et dont les religieuses du Port-Royal-des-Champs ont dû se charger par récépissé au bas de l'inventaire qui en a été fait, ainsi qu'il est ordonné par l'arrêt du 13 mai 1669, seront rapportés et remis, avec ledit inventaire, au Trésor de l'abbaye du Port-Royal-de-Paris, le tout sauf à distraire sur les revenus de l'abbaye telle part et portion que S. M. jugera à propos pour la subsistance et entretien des religieuses qui restent en la maison du Port-Royal-des-Champs, à condition néanmoins que la portion distraite au profit desdites religieuses sera diminuée à proportion de la diminution qui arrivera dans le nombre d'icelles, pour, après le décès de la dernière survivante, être le tout réuni à l'abbaye du Port-Royal-de-Paris, laquelle demeurera seule en titre d'abbaye du Port-Royal et continuera d'être à la nomination de S. M.

« Vu ladite requête, ensemble le décret de translation de l'abbaye et communauté du Port-Royal-des-Champs en la maison du faubourg Saint-Jacques de la ville de Paris, et lettres patentes confirmatives des 14 août et mois de décembre 1625, autre décret du sieur archevêque de Paris du 8 février 1666, portant assignation d'une subsistance fixe et proportionnée au nombre de religieuses qui avoient été renvoyées au monastère du Port-Royal-des-Champs pour y vivre sous les ordres et autorité de l'abbesse du Port-Royal-de-Paris, lesdits arrêt du Conseil du 13 mai 1669 et lettres patentes du mois d'avril 1672 concernant ledit partage, et l'arrêt du Conseil du mois d'avril dernier portant défenses aux religieuses du Port-Royal-des-Champs de recevoir des novices[1], et tout considéré,

« S. M., étant en son Conseil, a ordonné et ordonne qu'avant faire droit sur la requête, il sera, par le sieur Voysin, conseiller d'État ordinaire, que S. M. a commis à cet effet, dressé procès-verbal, tant de l'état des revenus et charges de la maison du Port-Royal-des-Champs et du nombre des religieuses de chœur et sœurs converses qui y restent, que de l'état des revenus et charges de la maison du Port-Royal-de-Paris et du nombre des religieuses de chœur et sœurs converses qui y sont entretenues, lequel sieur commissaire se fera aussi représenter les comptes de la recette et dépense des dix dernières années en l'une et l'autre maison, examinera l'emploi que les religieuses du Port-Royal-des-Champs font de l'excédent de leurs revenus depuis que leur nombre est diminué, même se fera représenter l'inventaire des reliques, pierreries et argenteries délaissées audit monastère du Port-Royal-des-Champs, ensemble l'inventaire des titres et papiers qui lui ont été délivrés en exécution du partage fait en 1669, pour, ledit procès-verbal rapporté, être par S. M. statué ce qu'elle jugera plus à propos.

« PHÉLYPEAUX. »

1. Après *novices*, les mots *ouï le rapport du sieur* ont été biffés.

IX

CHAMILLART A COURCELLES[1].

I

Chamillart au contrôleur général Desmaretz[2].

« A Paris, ce 28 juillet 1709.

« Je partirai demain, Monsieur, pour aller chercher une retraite agréable. Je n'ose plus vous parler de l'acquisition de l'Étang; il me semble néanmoins qu'elle vous conviendroit mieux que la Marche, et que vous pourriez trouver quelqu'un qui se trouveroit trop heureux de prendre la Marche. Je prévois la dégradation d'une belle maison et la destruction entière des jardins. Le prix ne doit point vous effrayer: pour éviter une dépense que je ne puis soutenir, je vous le donnerai à cent vingt mille livres, non compris les glaces et les tableaux, que j'ai certainement achetés séparément, et très chèrement. Si vous entrez dans les mêmes sentiments que moi, Mme Chamillart aura plein pouvoir de finir avec vous. Je sais les raisons qui peuvent vous retenir; je n'ai rien à y opposer, si vous les trouvez assez fortes pour donner la préférence à la Marche. Je fais mon projet pour être en campagne jusques au 10 ou 15 de septembre; je crois que vous m'approuverez. Je suis, avec autant de vérité que d'attachement, Monsieur, votre très humble et très obéissant serviteur.

« CHAMILLART. »

II

Le même au même[3].

« A Meillant, près Saint-Amand, ce 1er août [1709].

« J'apprends, Monsieur, que M. Foucault de Magny quitte l'intendance de Caen, et que M. Turgot doit remplir sa place. Si je croyois que vous eussiez proposé au Roi d'autres changements, et qu'il y eût lieu de prévenir ceux auxquels M. de Foullé pourroit avoir part, j'en ferois volontiers les avances auprès de vous, en vous assurant que l'on est très content de lui dans cette province, et qu'il peut y servir plus utilement qu'ailleurs. S'il n'y a rien qui le regarde, je vous serai très obligé de me le confier, pour en faire tel usage qu'il vous plaira. Je suis ici de ce soir, dans un pays sauvage au milieu des bois. L'acquisition est considé-

1. Ci-dessus, p. 287, note 4. Toutes ces lettres sont autographes.
2. Arch. nat., carton G7 436; lettre publiée dans le tome III de la *Correspondance des Contrôleurs généraux*, n° 512.
3. *Ibidem*, n° 519; carton G7 127.

rable, mais le séjour peu agréable. M. Pajot saura ma route ; si vous m'honorez d'un mot de réponse, il me la fera tenir[1]. Je suis, Monsieur, avec autant de vérité que d'attachement, votre très humble et très obéissant serviteur.

« CHAMILLART. »

III

Le même au même[2].

« A Courcelles, ce 17 novembre 1709.

« Je ne saurois, Monsieur, demeurer ici plus longtemps sans vous demander de vos nouvelles et vous rendre compte de mon acquisition. J'ai trouvé tout ce que je pouvois desirer pour l'habitation et les promenades : il y a bien du logement, de beaux dehors, et un pays à souhait pour la chasse. Il n'y manque que du gibier; mais c'est un mal général. Quoique le pays soit pauvre, que la récolte ait été médiocre, et que ce qui coûtoit vingt sols en vaille cent, il n'y a pourtant encore aucune comparaison à faire avec Paris, et je voudrois, pour le mal que je vous veux, qu'il pût se soutenir comme ce pays, où la taille se payeroit, et les autres charges, si elles étoient imposées avec égalité, et si les receveurs des tailles donnoient du temps et ménageoient les frais. Nous avons à la Flèche le sieur de la Crochinière, qui se conduit à merveilles ; il m'a donné vingt-deux mois pour Courcelles et Mézeray, et, au moyen de ce temps-là, les collecteurs s'atermoient avec lui et payeront.

« M. Chauvelin réussit; tout le monde en est content. Voilà, Monsieur, tout ce que je puis vous mander de ce pays-ci qui vous intéresse. Conservez-moi toujours la part que je mérite dans vos bonnes grâces, et soyez persuadé que je suis très parfaitement, Monsieur, votre très humble et très obéissant serviteur.

« CHAMILLART. »

IV

Le même à la maréchale de Noailles[3].

« A Courcelles, ce 26 novembre 1709.

« Je ne suis point ingrat, Madame, et vous vous seriez aperçue par cet ordinaire, quand même vous ne m'en auriez pas fait souvenir, que je ne sais point oublier une amie telle que vous, qui mérite, par son cœur et par tout ce que j'ai connu depuis bien des années, toutes sortes de distinctions.

« Puisque vous voulez savoir ce que c'est que Courcelles, je vous le dirai de bonne foi : c'est une des belles et des plus agréables solitudes

1. La marquise d'Huxelles dit, dans une lettre du 25 septembre (*Dangeau*, p. 13) : « M. de Chamillart est revenu à petit bruit ; mais il doit retourner au pays du Maine pour faire l'acquisition de Courcelles. Je ne sais s'il ne songe point encore au bourg d'Averton. » Ce château, situé aussi au pays du Maine, était l'ancienne résidence des comtes de Belin.

2. Arch. nat., G^7 528; *Contrôleurs généraux*, n° 621.

3. Bibl. nat., ms. Fr. 6944, fol. 184.

que je connoisse ; beaucoup de bâtiments, dont une partie est dans le goût ancien, que l'on peut perfectionner en faisant une dépense de vingt ou trente mille francs, ce qui se partagera aisément en trois ou quatre années[1]. Les promenades sont magnifiques et d'une très grande étendue ; toutes nos dames en ont été très contentes, et ne se sont pas encore ennuyées. S'il y avoit du gibier, j'aurois trouvé tout ce que je pouvois desirer pour la campagne ; j'y resterai longtemps, si je puis. On parle du séjour de Paris de manière à ne pas desirer d'y retourner que le blé ne soit à meilleur marché, et la paix faite. Nous attendons, ce soir, M. de la Feuillade. Mme de Chamillart, M. et Mme de Dreux arrivèrent vendredi. Je vous mande toutes les nouvelles que ce pays-ci produit ; il ne diminuera rien du tendre et respectueux attachement que je vous dois, et que je conserverai, Madame, jusques au dernier soupir.

« CHAMILLART. »

V

Le même au premier président de la Chambre des comptes de Paris[2].

« A Courcelles, ce 7e décembre 1709.

« Je retrouve, Monsieur, dans la lettre que vous m'avez fait l'honneur de m'écrire, le caractère de l'homme vertueux que j'ai toujours connu en vous, et les mêmes sentiments pour ceux qui ont eu quelque part dans vos bonnes grâces. Je vous assure que je regarde comme le bien le plus solide celui d'avoir conservé des amis, et que, dans ce nombre, vous y avez été et serez des plus distingués.

1. Selon les *Mémoires de Sourches*, tome XII, p. 126, le marquis de Courcelles s'était ruiné à rendre magnifique le château ; son fils étant mort sans enfants, le chevalier de Montgivrault acquit la terre par décret. Le légataire universel de ce chevalier, Jérôme de Boisset, seigneur d'Harville, la vendit à Chamillart le 8 octobre 1709. Chamillart acquit ensuite, le 2 juillet 1718, l'antique baronnie de la Suze, beaucoup plus importante, mais dont le château fort était ruiné et inhabitable : aussi, lorsqu'il obtint, en mars 1720, que ce domaine fût de nouveau érigé en marquisat comme il l'avait été en 1560, il y fit unir les terres de Courcelles, Château-Sénéchal, etc., et le château de Courcelles prit le nom de la Suze. C'est là que Mme Chamillat mourut en 1731, et que leurs descendants ont continué de résider. De là aussi sont sortis, il y a une trentaine d'années, les papiers du ministre dont une partie, mise à la disposition de feu M. l'abbé Esnault, a fourni à celui-ci la matière de deux volumes publiés en 1885, sur Chamillart, et qui ont été pour nous d'un très fréquent usage. Dans l'autre partie, qui, croyons-nous, n'a pas été livrée à la curiosité des historiens, il doit se trouver des lettres de Saint-Simon. Courcelles-la-Suze a encore son beau château, à quelques kilomètres de la ville même de la Suze et du bourg de Malicorne, chef-lieu du canton, entre la Flèche, le Mans et Sablé. Il est décrit dans l'ouvrage du baron de Wismer, *le Maine et l'Anjou historiques* (1862).

2. Lettre imprimée dans les *Pièces justificatives pour servir à l'histoire de la maison de Nicolay*, tome II, n° 705.

« Je vous rends mille grâces de toutes les facilités que vous avez bien voulu apporter pour m'acquitter de la foi et hommage que je devois au Roi pour la châtellenie de Courcelles[1]; je vous supplie d'ajouter une nouvelle obligation à toutes celles que je vous ai, qui est de vous charger vous-même de mon remerciement pour Messieurs de la Chambre. Je profiterai des vues que vous me suggérez par votre lettre pour ce qui regarde cette terre, et vous en rendrai compte au premier voyage que je me propose de faire à Paris, au mois de mars prochain. Je suis, Monsieur, avec autant d'attachement que de vérité, votre très humble et très obéissant serviteur.

« Chamillart.

« Mme Chamillart vous rend mille grâces de l'honneur de votre souvenir. »

VI

Le même au Contrôleur général[2].

« A Courcelles, ce 23 juillet 1710.

« Je sais, Monsieur, les obligations que je vous ai, et ma reconnoissance est proportionnée à vos attentions. Je ne doute point que les fermiers de M. le Cardinal n'aient fini avec M. de Dreux, avec lequel ils avoient pris un rendez-vous pour les régler avec le sieur Genthon, et j'espère que la manière dont vous avez parlé vous mettra en état de n'avoir plus à craindre d'autre voisin que le sieur Genthon. Mme la maréchale de Noailles a agi dans cette affaire en amie bien vive, et je n'en ai pas été surpris, connoissant son bon cœur depuis longtemps.

« M. le Rebours m'a mandé les ordres que vous aviez donnés pour me mettre en état de jouir des grâces du Roi. C'est un nouveau sujet de peine pour moi d'être à charge à S. M. et à celui qui conduit ses finances dans une conjoncture aussi embarrassante que celle dans laquelle vous vous trouvez. Vous savez que, sans ce secours, je n'aurois pas de quoi vivre.

« Je vous rend mille grâces de vos bonnes intentions pour le sieur de Jean ; il se rendra digne de vos bontés. Je vous supplie d'être bien persuadé que l'on ne peut être, avec plus de vérité et d'attachement que je suis, Monsieur, votre très humble et très obéissant serviteur.

« Chamillart. »

VII

Le même à M. le Rebours, premier commis du Contrôle général[3].

« A Courcelles, ce 20 août 1710.

« Nous vous renvoyons Mme le Rebours, Monsieur, parce que la

1. Arch. nat., P 425, n° 1331.
2. Papiers du Contrôle général, G^7 574.
3. Papiers du Contrôle général, G^7 831.

raison et son devoir l'appellent auprès de vous. Ce n'est pas sans peine que nous la laissons partir: elle nous a tenu bonne compagnie, et je prévois que nous la regretterons longtemps. Elle vous rendra compte de ce qu'elle a vu ici, de la vie que nous y menons, de la tranquillité qui y règne. En un mot, les occupations de Courcelles n'ont rien de brillant; mais elles sont accompagnées de la douceur dans l'humeur, et rien ne ressemble aux agitations du pays que j'ai quitté. Ma famille est fort unie; il me paroît que nous sommes à notre aise les uns avec les autres. Ne verrez-vous jamais par vous-même ma nouvelle acquisition? Je vous plains souvent de l'accablement dans lequel vous êtes, et du peu d'espérance de mieux pour l'avenir.

« Je vous suis très obligé de tout ce que vous avez fait pour me procurer les moyens de subsister; c'est l'affaire la plus essentielle.

« Je vous recommande M. Herlaut, et vous serai très redevable de régler ses changes de 1707 le plus tôt que vous pourrez; je ne saurois assez me louer de son bon cœur et de son affection. Donnez-moi quelquefois de vos nouvelles, et soyez, Monsieur, bien persuadé que l'on ne peut être plus que je suis très absolument tout à vous.

« Chamillart. »

VIII

Le même au Contrôleur général[1].

« A Paris, ce 8e juillet 171?

« Je ne saurois, Monsieur, vous laisser apprendre par le public que j'ai pris le chemin de Paris comme le plus sûr pour m'en retourner à Courcelles de Cany, où j'ai passé quelques jours. Je propose à M. de Beauvillier de me donner demain à dîner à Vaucresson; je n'ose espérer que vous soyez de ce dîner. Je vous irai rendre une visite à la Marche, sur les quatre heures, si vous y êtes encore, et je serois fort fâché de quitter ce pays-ci sans avoir eu l'honneur de vous voir, ce qui me seroit impossible après la journée de demain; car je compte de partir dimanche pour Courcelles. Je suis, avec autant d'attachement que de vérité, votre très humble et très obéissant serviteur.

« Chamillart. »

Nous possédons encore vingt-cinq autres lettres environ, adressées à Desmaretz, de 1710 à 1715, dans les Papiers du Contrôle général, série des Lettres communes, G7 571-598. Toutes témoignent que le commerce continua régulièrement entre le ministre déchu et son successeur, l'un ne craignant pas de demander de menus services, et l'autre s'empressant de déférer à ces requêtes.

1. Papiers du Contrôle général, G7 584.

X

LE COMTE ET LE MARQUIS DE SAINT-CHAMOND[1].

(Fragments inédits de Saint-Simon[2].)

I

« LE COMTE DE SAINT-CHAMOND, Jacques Mitte, seigneur de Miolans et de Chevrières, lieutenant général au gouvernement de Lyonnois, dont nous verrons le fils chevalier du Saint-Esprit, 1619. Tout ce que j'en sais[3] est que c'est une ancienne noblesse, anciennement et souvent ancrée dans les chapitres de Lyon et de Mâcon, et bien alliée de ces pays-là. M. de Villeroy le fit chevalier de l'Ordre comme un homme d'anciennes liaisons avec M. de Mandelot, et qu'il ménageoit à cause d'Alincourt, son fils. M. de Chevrières ou de Saint-Chamond épousa l'héritière de Saint-Chamond, puis Gabrielle de Gadagne, fille de M. de Bothéon que nous avons vu chevalier de l'Ordre à Rouen en 1597, dont il n'eut qu'un fils mort jeune. Du premier lit il eut le chevalier de l'Ordre susdit, et une fille, qui épousa : 1° le marquis de Canillac ; 2° Claude de l'Aubespine, marquis de Châteauneuf, secrétaire d'État ; 3° Henri de la Chastre, comte de Nançay. »

II

« M. DE SAINT-CHAMOND, Melchior Mitte de Miolans[4], fils de M. de Saint-Chamond que nous avons vu, p. 63[5], chevalier du Saint-Esprit en 1599. Il servit avec réputation au siège de la Rochelle et en toutes les guerres de son temps, et fut aussi fort employé aux affaires, ambassadeur extraordinaire à Rome, et fit divers messages à Marie[6], à Blois, et en dernier lieu à Compiègne. Il fut enfin ministre d'État, 13 février 1633, avec M. de Brassac que nous verrons chevalier de l'Ordre en 1633[7], et mourut à Paris, 10 septembre 1649, à soixante-trois ans[8]. Il

1. Ci-dessus, p. 408, note 5.
2. Extrait des *Chevaliers du Saint-Esprit* (Affaires étrangères, vol. *France* 189), fol. 94 et 105.
3. L'*Histoire généalogique* n'en dit pas plus, tome IX, p. 147.
4. *Miolens* corrigé en *Miolans*. — 5. Ci-dessus.
6. *M.*, en abrégé. Cette façon de désigner la reine Marie de Médicis semble étrange.
7. Ce membre de phrase, depuis *13 fr.*, a été ajouté en interligne, postérieurement, en écrivant la promotion de 1633.
8. Lieutenant général du Lyonnais de 1612 à 1619, maréchal de camp le 17 novembre 1621, ambassadeur extraordinaire à Turin en 1627, puis à Mantoue pour le mariage Nevers, lieutenant général en Provence de

avoit épousé une Tournon, fille du comte de Roussillon et d'une la Rochefoucauld, dont il eut plusieurs enfants, dont aucun ne figura. Un seul de ses fils eut trois filles[1], dont [une] mariée au[2] comte de Vienne, second fils du duc à brevet de la Vieuville, a épousé[3] avec postérité, mariage si grand pour lui, que le monde en fut surpris. Il y en a postérité. Une autre épousa le comte de Bioule, lieutenant général de Languedoc, que nous verrons chevalier du Saint-Esprit en 1661, et une autre religieuse. Notre chevalier de l'Ordre étoit aussi lieutenant général de Provence[4]. »

1630 à 1635, commandant de l'armée de Champagne et de Lorraine en 1633, envoyé extraordinaire en Suède en 1635, puis ailleurs. Il s'intitulait premier baron de Lyonnais.

1. *Trois* est en interligne, au-dessus d'*une,* biffé, et le pluriel a été ajouté à *fille.*

2. Ces mots sont en interligne, au-dessus d'*unique qui* ou *qu'un,* biffé.

3. *Espousée,* par suite de la première construction, comme si c'était: *que le comte ... a épousée.*

4. Il existe dans la collection Lallemant de Betz, à la Bibliothèque nationale, un portrait de ce marquis de Saint-Chamond gravé par J. Fosne.

XI

FIN DE LA CAMPAGNE DE 1709

En Flandre[1].

« Je n'entrerois point dans ce qui se passa en Flandre, si le duc de Vendôme n'avoit su conserver sans combattre les deux importantes places que la France et l'Espagne y perdirent honteusement cette même campagne. La vénération que j'aurai toute ma vie pour la mémoire de ce grand capitaine m'oblige de rapporter, comme témoin oculaire, certains traits singuliers connus de très peu de personnes, et qui intéressent la gloire du duc de Vendôme. Je vais le prouver en détail par un juste parallèle des campagnes 1707 et 1709.

« Le maréchal de Villars annonça, par ses premiers mouvements, le peu d'espérance qu'on devoit avoir de l'étendue de ses vues. Commençant d'abord par se retrancher dans un camp avantageux entre Lens et Béthune, il détacha le chevalier de Luxembourg, lieutenant général, avec quatre-vingts escadrons et une brigade d'infanterie, pour les faire subsister à l'abbaye de Crépin, le long de la Haine. Tous les principaux officiers de ce camp séparé ne pouvoient revenir de l'étonnement que leur causa l'ordre ambigu que le maréchal de Villars adressa au chevalier de Luxembourg: comme l'histoire n'en fournit point d'exemple, on ne sera pas fâché que je le rapporte. Il manda donc à ce lieutenant général de prendre si bien ses mesures qu'il ne le joignît ni trop tôt ni trop tard ; que, si c'étoit trop [tôt], il l'affameroit avec un aussi gros corps de troupes, et que, s'il laissoit aux ennemis le temps de l'attaquer, il auroit un grand besoin de ce corps pour renforcer son armée. Le chevalier de Luxembourg, pour calmer les alarmes du maréchal de Villars, le joignit quatre jours avant que le prince Eugène et Marlborough missent leur armée en mouvement. Ces deux généraux feignirent de marcher pour attaquer le maréchal de Villars: celui-ci, craignant toujours que c'étoit le dessein des ennemis, donna aveuglément dans le piège qu'on lui tendit, et, frappé de cette idée, retira la plus grosse partie de ses garnisons pour renforcer son armée. Celle de Tournay fut la première qu'il dépouilla, de six bataillons, de cent cinquante chariots de vivres et de cent mille livres d'argent[2].

1. Nous terminons ici la publication du texte du chevalier de Bellerive, ms. Fr. 14 173, fol. 287 v° à 309 et dernier. Voyez nos tomes XVI appendice VI, et XVII, appendice VIII.

2. Ci-dessus, p. 20.

« Le marquis de Surville-Hautefort, lieutenant général qui avoit donné des marques distinguées de son courage à la défense de Lille, avoit été envoyé, comme un officier entendu dans l'infanterie, pour commander à Tournay. Il représenta au maréchal de Villars qu'il ne pouvoit pas se dégarnir, que ce qu'il lui demandoit lui étoit absolument nécessaire pour la défense de la plus forte place de Flandre ; mais le maréchal de Villars lui répondit qu'il faisoit comme tous les gouverneurs des places, qui demandoient toujours, comme si lui-même dût craindre d'être assiégé, et qu'il falloit obéir : ce que Surville fit avec un extrême regret, pensant autrement que le maréchal sur le sort de cette place, car les murailles, les maisons ne sont pas les villes, mais les soldats ou les citoyens ; elles ne peuvent se défendre, quelque fortes qu'elles soient, sans les soldats. Les remparts et les bastions de Tournay furent donc abandonnés à la défense de quatre mille hommes.

« Pendant que le maréchal de Villars étoit ainsi agité de la crainte d'être attaqué dans son camp, il chargea le chevalier de Luxembourg d'un fourrage assez éloigné, ce qu'il fit sans aucun obstacle quoiqu'il fût de l'autre côté de la Deûle. De là comme d'un lieu élevé, Luxembourg épioit l'occasion de rendre quelque service digne de lui. Les intelligences qu'il avoit formées dans le pays pendant l'hiver précédent, qu'il commandoit à Tournay, où, par ses bons traitements, il avoit su gagner les cœurs de telle sorte que ceux de la ville et de la campagne ne lui laissoient ignorer aucun mouvement de l'armée ennemie[1].

« En effet, pendant que le chevalier de Luxembourg faisoit son fourrage, il eut des avis certains que l'ennemi avoit dessein d'assiéger Tournay; il adressa sur-le-champ une lettre, par un exprès, au maréchal de Villars, pour l'en informer. L'émulation guerrière et les vues du chevalier de Luxembourg parurent alors dans tout leur jour : il offrit au maréchal de Villars de s'aller jeter dans Tournay avec le corps de troupes qu'il jugeroit à propos de lui donner; que la garnison n'étoit pas assez forte, qu'elle manquoit d'argent, et que sûrement il entreroit dans la place pour y en porter; que son dessein étoit d'aller faire le tour par Condé, passer par Mortagne, et entrer dans la place par l'autre côté de l'Escaut, que l'ennemi n'auroit pas pu encore passer. Quelques heures après le départ du premier exprès dépêché au maréchal de Villars, le chevalier de Luxembourg en reçut un second d'un échevin de Tournay, avec la confirmation de la première nouvelle et l'avis qu'on voyoit, de la tour comme des remparts, l'armée ennemie s'avancer pour investir Tournay[2]. Le chevalier de Luxembourg écrivit une seconde lettre au maréchal de Villars, le pressant vivement de lui donner le détachement qu'il lui demandoit, et qu'il n'y avoit pas de temps à perdre. Le maréchal répondit à ces deux lettres qu'il avoit des avis certains que les ennemis vouloient l'attaquer, et qu'ils ne pen-

1. Phrase incomplète.
2. Premiers jours de juillet.

soient point à faire un siège de l'importance de Tournay sous les yeux d'une armée de cent mille hommes, et que les avis qu'il avoit reçus n'étoient pas bons. Le prince Eugène et Marlborough, profitant de la faute que le maréchal de Villars venoit de faire, se contentèrent de lui avoir inspiré la crainte d'être attaqué : ils marchèrent promptement pour assiéger Tournay, et signalèrent le premier exploit de cette campagne par la conquête de cette place. Surville, manquant de tout, se retira dans la citadelle, laissant aux bourgeois le soin de faire leur capitulation. Cependant, après que la place fut investie de tous côtés, Villars voulut y jeter du secours : pour cet effet, il manda au chevalier de Luxembourg, à son quartier, de donner à l'officier qui devoit commander le secours les instructions du projet qu'il avoit formé pendant le fourrage au delà de la Deûle, qui lui avoit paru bon. Ce lieutenant général lui écrivit qu'il n'était plus temps, et que ce qui étoit praticable dans le moment qu'il l'avoit proposé étoit absolument impossible par la position de l'ennemi ; qu'au reste, quelque bonne volonté qu'eût celui sur qui il avoit jeté les yeux pour se jeter dans Tournay, il ne réussiroit pas, et seroit peut-être battu : ce qui arriva comme le chevalier de Luxembourg l'avoit prévu. Il resta toutefois à ce dernier la gloire d'avoir pensé plus hautement que son général pour la défense de Tournay. Cette place, bien garnie de troupes et de munitions de guerre et de bouche, pouvoit tenir six mois. La citadelle étant minée et contre-minée, les assiégeants étant obligés d'envoyer au fourrage à dix lieues, le pays ayant été mangé jusqu'aux racines par les deux armées ennemies la campagne précédente, les alliés auroient été obligés de lever le siège de Tournay faute de fourrage, comme ils le dirent après la reddition de la citadelle, d'où Surville sortit avec une capitulation honorable[1].

« Le maréchal de Villars, pour se disculper auprès du Roi son maître, lui avoit déjà mandé que le marquis de Surville s'étoit trop pressé pour rendre la citadelle ; mais sa lettre fut interceptée par un parti ennemi et portée au prince Eugène, qui dit à Surville : « Villars « n'est pas de vos amis ; voyez ce qu'il écrivoit au Roi contre vous ; » et lui remit la lettre. Surville étant arrivé au quartier général de Villars, qui venoit de dîner avec le maréchal de Boufflers, celui-ci se leva pour embrasser Surville, dont il avoit toujours été ami. Villars se leva aussi, et lui dit : « M. de Surville, je suis votre serviteur. — Non « pas moi le vôtre, lui répliqua Surville. — Ha ! Monsieur, cela est « fier ! » Surville présenta la lettre en question à Boufflers, et lui dit : « Voyez, Monsieur, si j'ai raison de me plaindre de ce monsieur « que voilà, » en le montrant avec sa main droite ; « il se plaint de mon « peu de résistance après m'avoir ôté tout ce qui m'étoit nécessaire « pour en faire une des plus opiniâtres. » Villars, se voyant convaincu, ne dit pas un seul mot.

1. Ci-dessus, p. 141-149.

« Le prince Eugène et Marlborough, encouragés par la facilité que le général indépendant de l'armée de France leur avoit fait naître pour exécuter le premier progrès de leur campagne, ne pensèrent qu'à s'en assurer de plus éclatants. Dans ce dessein, ils marchèrent pour assiéger Mons, capitale du Hainaut[1]. Ces deux généraux sembloient ne s'attacher qu'aux places que Louis XIV avoit conquis[es] en personne.

« Le maréchal de Villars marcha du côté de cette place pour s'y opposer, et fut asseoir son camp à Quiévrain. Après avoir passé la Haine, il détacha le chevalier de Luxembourg, avec un gros corps de troupes, pour reconnoître l'armée ennemie, comme si Villars eût voulu faire usage du courage de ce généreux guerrier[2]. Dans cette pensée, Luxembourg s'avança près de la Trouille, d'où il reconnut en plaine l'armée ennemie qui faisoit le tour de Mons pour l'investir. Le souvenir des mouvements qu'il avoit vu faire en Flandre, en 1707, pour la conservation de Tournay et de Mons réveillèrent le zèle et la vive ardeur de ce lieutenant général. Le terrain, l'occasion et la bonne volonté des troupes, paroissant favorables pour tenter quelque action d'éclat, obligèrent Luxembourg de faire proposer à Villars d'attaquer les premières troupes, s'il vouloit le faire soutenir; mais le baron Pallavicin, lieutenant général, lui porta l'ordre positif de Villars de se retirer sur l'armée, à quoi il n'obéit qu'à regret.

« Le lendemain, le chevalier de Luxembourg reçut ordre de marcher, pour se poster dans la trouée où se donna la bataille de Malplaquet, avec la réserve de l'armée composée de la brigade de cavalerie Royal-Étranger, commandée par Saint-Chamant, et le régiment de dragons de Saint-Sernin, le tout faisant dix escadrons.

« Si le maréchal de Villars eût eu la prévoyance de détacher, au lieu de ce petit corps, la maison du Roi, tous les carabiniers, les dragons et les grenadiers en croupe, on se seroit saisi du grand bois et des autres postes, qu'il étoit de la dernière importance d'occuper. Je ne fais, sur ceci, que répéter les mêmes paroles des généraux de l'armée des alliés.

« Le prince Eugène et Marlborough firent aussi trois fautes grossières, qui n'auroient pas été pardonnables à des écoliers : la première, de ne pas tenir deux mille chevaux à l'entrée de la plaine pour tomber sur le chevalier de Luxembourg, qui n'auroit pu résister ; la seconde, d'avoir envoyé leur cavalerie au fourrage, et la troisième, d'avoir le tiers de leur infanterie absente de leur armée, et qui étoit encore en partie à Tournay et en partie à Saint-Guillain, petite place dont il faut s'emparer avant que d'attaquer Mons.

« Il faut bien sentir l'ascendant qu'on a sur un ennemi pour se dégarnir avec tant de confiance à l'approche de cent mille hommes de vieilles troupes, et compter sur des fautes plus grossières de sa part pour oser espérer qu'il donnera le temps aux troupes absentes de se joindre sans rien entreprendre. Enfin le maréchal de Villars arriva.

1. Ci-dessus, p. 158. — 2. Ci-dessus, p. 174.

« Sur les dix heures du matin, après bien de différentes pensées qui agitèrent son esprit, il voulut se retirer, craignant l'événement ; mais les remontrances d'Artagnan-Montesquiou le déterminèrent à rester. Jamais général n'eut une plus belle occasion de battre en détail une armée que celle que la fortune présenta à Villars. S'il eût d'abord attaqué l'armée des alliés avant la jonction de toutes leurs troupes, quelque ordre contraire [qu'il eût], le succès l'auroit mis à l'abri de tout, car il sauvoit Mons et reprenoit Tournay.

« L'expérience fait connoître que toute la bonne conduite dans les affaires de la guerre consiste principalement à savoir prendre et à connoître son temps, étant assuré que les moindres occasions qu'il fait naître sont ordinairement cause des plus glorieux événements.

« Le maréchal de Villars craignant que l'ennemi ne lui dérobât quelques mouvements et ne vînt l'attaquer par les derrières des bois, il envoya le chevalier de Luxembourg, avec la réserve, à la droite, pour garder le défilé de la Longeville. Les deux armées se canonnèrent. Villars se retrancha sur deux lignes, mais non pas selon les règles ordinaires de la guerre, car il eut le temps de faire lever la terre, avec un large et profond fossé, devant ses retranchements, avec des puits et des abatis d'arbres, pour y faire périr jusqu'au dernier soldat de l'armée des alliés[1]. L'infanterie françoise, en travaillant aux retranchements, se disoient les uns aux autres : « Camarades, voici une ma-« nœuvre bien opposée au génie des François ! Ce n'est pas derrière « des retranchements, et en plaine, qu'on soutient la gloire d'une « nation. Notre père Vendôme n'en usoit pas ainsi dans les plaines de « Flandre, ni ailleurs, en présence des ennemis. Nous serons battus. « C'est être à demi vaincus, ajoutoient-ils, que de craindre un ennemi. « — Car celui qui craint, répliquoient-ils, ne fait jamais rien qu'à « tâtons ; il semble que nous n'ayons présentement des armes que « pour nous défendre. »

« C'est ainsi que les soldats regrettoient l'absence du duc de Vendôme, qu'ils le suivoient des yeux et du cœur où il étoit, et croyoient que c'étoit eux qui étoient délaissés, et non pas lui qu'ils délaissoient. En effet, il montroit, quoique absent, qu'il n'étoit pas indigne de sa patrie, mais que c'étoit sa patrie qui étoit indigne de lui. Elle ressentit combien sa perte étoit grande, et, pour lui, il connoissoit qu'il n'avoit rien perdu du tout.

« Le 10 septembre, le maréchal de Villars se laissa amuser par un pourparler de paix, et l'on cessa de tirer de part et d'autre aux batteries ; mais le prince Eugène et Marlborough saisirent cette occasion pour examiner de près la position de l'armée de France[2] : ils remarquèrent que Villars avoit trop étendu ses deux lignes, qui, s'avançant en pointe sur leur armée, et surtout la gauche, pouvoient être facilement enveloppées, et difficilement secourues, et que Villars avoit dé-

1. Ci-dessus, p. 175. — 2. Ci-dessus, p. 178.

garni la plaine vis-à-vis son centre et laissé aux ennemis le bois qui partageoit cette plaine dégarnie que les deux ailes de l'armée de France enfermoient, et ce bois étoit favorable aux alliés pour cacher leurs manœuvres à Villars, et les portoit fort près de son centre. Ils s'emparèrent d'une hauteur qui le découvroit aussi.

« Le pourparler fini, le prince Eugène, dont le sentiment prévaloit sur tous les autres, fit décider le conseil de guerre pour attaquer Villars le lendemain 11e, qui jusque-là avoit paru fort incertain, les députés des États-Généraux s'étant opposés à l'attaque.

« Quoique les deux armées ne fussent qu'à la demi-portée de canon l'une de l'autre, le maréchal de Villars ignoroit, à onze heures du soir, qu'il seroit attaqué le lendemain après que le soleil auroit dissipé le brouillard. Il ne reçut cet avis que par un grenadier anglois, qui déserta pour l'avertir que le prince Eugène et Marlborough avoient fait distribuer l'eau-de-vie à leur infanterie, qu'il seroit attaqué le lendemain sur les sept heures du matin, à sa gauche par les Anglois à sa droite par les Hollandois, et que les Allemands étoient destinés pour attaquer son centre au cas qu'on ne pût pas pénétrer par les deux ailes.

« En effet, le lendemain, à la même heure, Villars fut attaqué comme le déserteur lui avoit rapporté. Le prince Eugène et Marlborough eurent la prévoyance de tenir toute leur cavalerie en colonne pour ne pas l'exposer inutilement. Le canon du maréchal de Villars fut assez bien servi dans le commencement ; mais il ne pouvoit tirer que sur de l'infanterie, qui fut bientôt aux mains avec la sienne.

« Marlborough, n'ayant pu pénétrer d'abord par la pointe de la gauche, fit avancer plusieurs bataillons, et força le régiment du Roi de lui abandonner les retranchements. Les Anglois plièrent ensuite les autres troupes l'une sur l'autre. Ce fut à ce feu que Villars fut blessé au genou, après avoir été chassé sans peine jusqu'à l'autre bout du bois qui étoit de son côté. Tout le monde crut qu'après avoir été pansé de sa blessure, qui n'étoit pas dangereuse, il se seroit remis à la tête des bataillons; mais il se retira au Quesnoy, pensant se mettre à couvert sur le sort de la bataille, qu'il voyoit perdue, et en attribuer la perte au maréchal de Boufflers, qui lui succéda dans le commandement. Je n'entre point dans les différentes charges qui se firent depuis, la perte de la bataille étant déjà décidée. Quoique le maréchal de Villars ne fût plus dans l'armée, sa disposition rouloit toujours sur lui. Ce ne fut aussi que par la position où lui-même l'avoit postée que la bataille fut perdue, et non par la faute de Boufflers, ni par celle des troupes, non plus que par la bizarrerie de la fortune.

« Il est temps de finir le récit de cette bataille. Les alliés victorieux à la gauche et à la droite, il ne leur restoit plus que le centre à combattre. Le prince Eugène et Marlborough remarquèrent, de la hauteur dont on a parlé, que le centre des François étoit dégarni, Villars, par sa position, n'ayant donné d'attention qu'à sa gauche et à sa droite, ne croyant pas que son corps de bataille seroit attaqué. Le prince Eugène et Marlborough ne s'acharnèrent à l'attaque de ses deux ailes que pour occuper Villars de cette pensée. Ils percèrent le centre. A cet effet, ils envoyèrent un officier religionnaire françois pour le reconnoître de près. Il vint assurer les François comme si c'eût été un officier de leur armée, et leur dit que la gauche et la droite des alliés étoient entièrement défaites, et qu'ils s'alloient retirer. Les François ne s'aperçurent de la tromperie qu'en voyant cet officier courir à toute bride pour retourner à ses troupes avertir le prince Eugène que le centre des ennemis étoit entièrement dégarni. Ce général et Marlborough firent promptement couler le long du bois qui en approchoit une partie de l'infanterie de leur gauche, qui joignit celle du centre, et, sans perdre un moment, marcha aux retranchements. Elle n'eut pas de peine à s'en emparer. Le régiment de gardes françoises ne tint pas un moment, ne fit qu'un feu très médiocre, et de très loin; on leur vit abandonner leur poste en confusion et se jeter entre les jambes des chevaux des gardes du corps. Le prince Eugène, content d'être maître du retranchement, ne voulut pas permettre à son infanterie de le passer, mais lui ordonna de tirer dessus la maison du Roi, qui fut bientôt contrainte de quitter son poste, étant exposée aux feux croisés des bataillons ennemis. La gauche des François se retiroit déjà.

« Enfin la bataille de Malplaquet fut décidée ; le prince Eugène et Marlborough restèrent maîtres du champ de bataille. Chemerault, lieutenant général des troupes de France, y fut tué d'un coup de fusil qu'il reçut dans son mauvais cœur. On a remarqué que c'étoit le même qui avoit de si grandes obligations au duc de Vendôme, qui l'avoit trahi l'année précédente par l'ingratitude la plus honteuse : le ciel prend soin de venger la vertu et de faire expier, tôt ou tard, la peine due aux forfaits des traîtres, des ingrats et des calomniateurs.

« Boufflers se fit admirer par l'ordre de sa belle retraite. C'est aussi tout ce qu'il y a de remarquable de la bataille de Malplaquet. Les alliés ne troublèrent pas cette retraite d'un seul coup de fusil. Le chevalier de Luxembourg, jugeant qu'il n'y avoit plus à craindre pour le défilé de la Longeville, rejoignit l'armée, qu'il trouva en désordre, et se chargea de l'arrière-garde, qui se retira par la plaine de Bavay sous le Quesnoy. Il fit respecter, par sa fière contenance, cette arrière-garde à l'armée ennemie, ce qui donna occasion, à beaucoup d'officiers françois dégouttants de sang de s'arrêter dans la prairie, à l'abri de tout danger, pour se faire panser de leurs blessures[1].

« Le chevalier de Luxembourg étoit encore à l'entrée de la plaine de Bavay, lorsque le maréchal de Boufflers s'y rendit, sa perruque sous son chapeau, avec le Prétendant à la couronne d'Angleterre, qui, ce jour-là, avoit la fièvre et prit du quinquina, ce qui ne l'empêcha pas d'affronter tous les périls de la bataille. Boufflers, dis-je, adressa ces paroles aux troupes de l'arrière-garde : « Allons, mes amis ! il faut

1. Ci-dessus, p. 198-199.

« prendre notre revanche. » Les deux partis se trouvoient alors séparés par la gorge qui est à la tête des défilés de Bavay. Je ne puis taire l'insolence de quelques hussards de l'armée des alliés qui suivoient de loin, et dont un crioit de vive voix aux troupes de France : « A Paris, « canaille ! à Paris, canaille ! » Je connois un homme en Dieu, sans cagoterie, qui dit aux François : « Entendez-vous, Messieurs, l'insulte « que ces gens-là vous font ? » Ne la pouvant souffrir, il courut sur, le pistolet à la main, suivi par quelques officiers ; mais ces hussards prirent la fuite. Il en joignit un, à qui il appuya le pistolet sur l'estomac. Deux de cette petite troupe se rendirent à lui, en criant « Déserteur ! » Il les envoya par un trompette à Boufflers.

« Le chevalier de Luxembourg passa la nuit près du village et château du Ramé, sur le ruisseau, jusqu'au lendemain 12e, que le maréchal de Boufflers lui envoya ordre de le venir joindre sous le Quesnoy. Fort satisfait de sa manœuvre, peu de temps après, il l'envoya à Bavay, où le général Cadogan se rendit de la part de l'ennemi pour donner sépulture aux morts et faire enlever les blessés de part et d'autre.

« Ensuite le maréchal de Boufflers détacha le chevalier de Luxembourg, avec un gros corps de cavalerie, sous Charleroy, le long de la Sambre, où il les fit subsister presque toujours sur le pays ennemi.

« Louis XIV, voulant reconnoître les importants services que le chevalier de Luxembourg lui avoit rendus dans ses armées, lui donna, l'hiver suivant, le gouvernement de Valenciennes.

« Le duc de Vendôme ne pensoit alors, à Anet, qu'à se délasser de ses travaux et à jouir des douceurs de la vie champêtre ; mais, comme bon citoyen, ces agréments ne pouvoient le consoler de la manière dont Tournay, la bataille de Malplaquet s'étoient perdues, et d'apprendre que les ennemis faisoient le siège de Mons. Ces surprenants événements ne servirent qu'à élever de nouveaux trophées à sa gloire et le mettre au-dessus de tous les autres, ayant su conserver ces deux capitales sans combattre. Il faut convenir qu'il y a certains revers impétueux de la fortune qui font connoître le mérite d'un grand homme et éclater sa réputation.

« Le prince Eugène, pendant le siège de cette dernière place, parlant du duc de Vendôme en des termes qui faisoient connoître la haute estime qu'il en avoit, demanda à un officier de marque de l'armée de France, son prisonnier, où étoit ce prince, ce qu'il faisoit : l'officier lui répondit qu'il goûtoit les plaisirs de la vie champêtre à Anet. « Ce « n'est pas là où M. de Vendôme devroit être, ajouta le prince Eugène ; » il a fait de glorieuses campagnes en Italie, et surtout celle de Cas- « sano. » L'officier prisonnier lui répliqua : « Vous savez bien, prince, « que la campagne dernière auroit été aussi glorieuse pour lui que « toutes les précédentes, si on avoit suivi ses sentiments, et si les « courtisans, la honte des hommes, qui vous servoient si bien en sé- « duisant les princes, fussent demeurés à la cour. »

« La campagne du Dauphiné [étant terminée], le maréchal de Berwick eut ordre de se rendre en Flandre, où l'armée de France avoit été renforcée, depuis la perte de la bataille de Malplaquet, par les secours venus de celle du Rhin et par les troupes qu'on avoit retirées des garnisons, de sorte que les François se trouvoient de beaucoup plus forts que le jour de la bataille, et les alliés affoiblis de plus de vingt-six mille hommes, de l'élite de leurs troupes, qu'ils avoient perdus à Malplaquet.

« Tous ceux qui ne connaissoient pas à fond Berwick croyoient qu'il n'étoit revenu en Flandre que pour se laver de la honte dont il s'étoit couvert l'année précédente en s'opposant au duc de Vendôme qui vouloit sauver Lille, et que, s'il avoit été alors dans le mauvais sentiment, ce n'étoit que pour ne pas servir sous le duc de Vendôme, quoique le Roi lui eût donné, deux ans auparavant, le commandement sur tous les maréchaux de France. Le duc de Vendôme, qui connoissoit par lui-même la façon de penser de Berwick, dit, à l'occasion de son arrivée en Flandre : « Ha ! Je connois celui-là ; il n'a pas « assez d'élévation dans l'esprit, ni les troupes assez de créance en « lui, pour entreprendre de sauver Mons, n'ayant pas voulu sauver « Lille ! »

« En effet, cette place fut prise sans même avoir fait des lignes de circonvallation, tant les alliés méprisèrent Berwick, qui, après avoir passé l'armée en revue, s'en retourna à la cour, peu satisfait du mauvais accueil que les troupes lui avoient fait. Mons fut très mal défendu par Grimaldi, gouverneur de cette place, chevalier de l'ordre de la Toison d'or, lieutenant général dans les troupes d'Espagne. Je ne puis m'empêcher de dire que cet officier étoit plus propre à sucer les peuples d'une province, ou à distribuer de la laine à des femmes et filer avec elles, qu'à faire la profession des armes sous les étendards de Philippe V.

« Pour ne pas rompre le fil de la narration, j'ai jugé à propos de remettre jusqu'ici l'aventure qui arriva au duc de Vendôme pendant la campagne de Malplaquet. Ce prince, étant allé faire sa cour au Dauphin, chez qui la duchesse de Bourgogne vint, et, l'y voyant, dit tout haut : « Eh ! voilà donc cet homme qui sait faire de si belles choses ! » Le duc de Vendôme, sans sortir du respect qu'il devoit à cette princesse comme duchesse de Bourgogne, se rendant [justice] à lui-même, lui fit cette réponse : « Ha ! Madame ! si on m'avoit laissé faire, j'au« rois réduit Turin en cendres, et M. de Savoie, votre père, à ne pou« voir montrer une poignée de terre de ses États. Il ne m'auroit pas « échappé comme à d'autres ; je l'aurois fait conduire aux pieds du « trône du Roi mon maître, pour lui demander pardon de son infidélité, « et, si on m'avoit laissé faire, Madame, la campagne dernière en « Flandre, Mgr le duc de Bourgogne auroit triomphé d'Oudenarde « comme de Gand et de Bruges, Lille ne se seroit point rendue, et les « ennemis ne seroient pas où ils sont présentement. » Le duc de Vendôme sortit de l'appartement du Dauphin et fut chez le Roi pour lui rendre compte de ce qui venoit de se passer. Le monarque, regrettant toujours la perte de sa première conquête, approuva la réponse que Vendôme avoit faite à la duchesse de Bourgogne.

« Le duc de Vendôme s'en retourna à Anet, d'où il ne revint à la cour que le jour de la Toussaints, qu'il eut l'honneur d'accompagner le Roi au sermon du Père de la Rue. La fin de ce sermon tira des larmes de Louis XIV. Cet habile ouvrier évangélique finit son discours par ces paroles sur la perte de la bataille de Malplaquet[1] :

« Le commencement de votre règne a été amer et difficile ; la fin en « est encore plus laborieuse ; l'intervalle qui touche aux deux extré- « mités a été semé de lis et de roses. Peut-être avez-vous négligé de « les rapporter à Dieu ; il les reprend, et sa justice se dédommage. « C'est de là que viennent tant d'ennemis. Que dis-je? tant d'ennemis ! « ce sont des instruments dont sa Providence se sert pour achever le « grand ouvrage de votre sanctification. Encore un peu de temps, les « verges infidèles seront jetées au feu ; mais nous avons eu lieu de « croire que sa justice étoit contente dans le dernier combat, où la « victoire a paru vouloir revenir à Votre Majesté ; mais elle est encore « retournée une fois teinte du sang de vos ennemis. »

« Cependant jamais aucun grand capitaine ne reçut plus d'honneurs, sur les plus surprenantes conquêtes, que le maréchal de Villars en eut après la perte de Tournay, la bataille de Malplaquet et la reddition de Mons ; car le monarque lui fit l'honneur de l'aller visiter dans son logement au château de Versailles.

« Villars ayant voulu faire insérer dans ses lettres patentes de pair de France qu'il avoit laissé la bataille gagnée quand il se retira au Quesnoy, Boufflers vint, à la tête des officiers généraux de cette armée, pour représenter à Louis XIV que la bataille étoit perdue lorsque Villars fut blessé, et le duc de Bourgogne obligea le baron de la Queue, exempt des gardes du corps qui avoit épousé une fille naturelle du Roi qui ne fut pas reconnue quoiqu'elle fût issue d'une personne libre, de lui dire la vérité à ce sujet. Ce baron avoua, avec tout le monde, que la bataille de Malplaquet fut perdue par la mauvaise position où le maréchal de Villars avoit mis l'armée. Des témoignages aussi authentiques furent cause que le Roi chargea Boufflers de faire raturer plusieurs pages dans la pairie de Villars, qui avoit osé avancer le contraire.

« La tranquillité dont jouissoit le duc de Vendôme, et les douces rêveries que lui inspiroient tous les jours les bords délicieux de la rivière de l'Eure, qui arrose la vallée d'Anet, furent troublées par une querelle domestique. Voici quel en fut le sujet. Ce prince avoit accordé aux Paris le privilège de tenir des barques sur une rivière qui dépend

1. Comparez ce même fragment dans les Papiers du P. Léonard, Arch. nat., L 14, n° 2, et dans le *Journal de Dangeau*, où les éditeurs l'ont imprimé (tome XIII, p. 56-57) avec la correspondance de la marquise d'Huxelles.

de la principauté de Martigues, pour tirer les marchandises de Provence. Comme le duc de Vendôme se plaignoit que c'étoit peu de dix mille écus pour la permission de ce privilège, l'abbé Alberoni lui répondit : « Il ne faut pas que Votre Altesse en soit surprise, Mon« seigneur ; Coteron, votre capitaine des gardes, et Magnani, votre « secrétaire, en ont eu autant, chacun, de pot-de-vin. » Les vérités blessant toujours les fripons, le capitaine des gardes se leva en faisant des menaces à l'abbé, qui courut à la cheminée se saisir d'un chenet, et vint pour le décharger sur la tête de Coteron ; mais le duc de Vendôme arrêta heureusement le coup. Le capitaine des gardes voulut le quitter, et lui dit qu'il se retiroit pour toujours ; mais ce prince, trop bon, courut après lui, et le fit rester en lui disant qu'il ne se fâchât point ; que, s'il n'étoit pas content, il étoit prêt de lui donner encore ses dix mille écus. Il y en avoit dans la maison qui n'aimoient pas l'abbé Alberoni, et qui attribuoient les avis qu'il donnoit au duc de Vendôme à ce qu'il ne pouvoit pas pêcher en eau trouble comme les autres. »

XII

LETTRES DU DUC DU MAINE[1].

I

Au maréchal de Boufflers.

« A Versailles, ce 4 janvier 1709.

« Je crois, Monsieur, qu'il n'a jamais été si à propos qu'à présent de vous souhaiter une bonne année, car la bizarre aventure de Gand[2] va bien augmenter votre besogne et votre gloire, si vous réhabilitez les affaires ; il doit vous paroître bien bizarre de voir une place rendue sans avoir essuyé ni canon ni coup de main, et de voir enfin que l'admirable et récent exemple que vous venez de donner ait été si mal suivi. Votre cœur, fait comme il est, se trouve sans doute dans un violent état de tout ceci ; me connoissant comme vous faites, jugez aussi de ce que je souffre.

« Permettez-moi de vous remercier des bontés dont vous continuez d'honorer le marquis de la Frezelière. Je l'ai endoctriné avant son départ, et il a reçu mes avis d'une manière à me faire espérer qu'il est résolu à se corriger de ce qui rend son commerce un peu difficile. Enfin, je serois ravi qu'il pût seconder vos bons desirs, ainsi que tous les gens qui ont rapport à moi, que je vous prie, Monsieur, de trouver bon que je vous recommande, vous assurant que vous ne trouverez pas en eux plus d'argent que dans les autres, mais qu'en revanche vous ne trouverez pas la discipline altérée comme ailleurs. Tous ceux qui étoient dans Lille sont charmés des louanges que vous leur avez données et s'attendent à n'être pas oubliés sur le mémoire des récompenses que vous demanderez au Roi. Je les assure qu'ils peuvent rester tranquilles, et qu'ils sont en bonne main. Continuez-moi toujours, je vous supplie, votre estime et votre amitié ; j'ose me flatter de les mériter. »

II

Au maréchal d'Harcourt[3]

« Le 19 août 1709.

« Hé bien ! qu'est-ce *(stilo maregiano)* ? Voici le fait. J'apprends

1. Extraites du second des registres communiqués par M. le comte de Paris. Voyez nos tomes XIV, p. 520-521 et 623-624, XVI, p. 640-651, et XVII, p. 583-602.
2. Notre tome XVII, p. 1-5.
3. Ci-dessus, p. 163.

par les galopins qu'on vouloit égorger tous les François à Strasbourg ; j'apprends à peu près de même que les ennemis menacent nos lignes. Si vous avez des ordres supérieurs pour cela, sans aucune exception, je vous en loue, Monsieur ; mais, si cela n'est pas, je suis bien mécontent de vous, car vous savez qu'un mot me satisfait. La façon don je suis[1] sur les détails des voyages de Marly et sur les tracasseries de la cour prouve assez que je ne suis point de ces curieux à montrer au doigt ; mais, ma foi ! je ne rougis point d'être François, et il n'est ni en mon pouvoir, ni en celui de personne, de m'empêcher de l'être tant que je ne serai pas désespérément fol. Ainsi, ne me cachez point le nœud de l'enclouure : je n'ai pas besoin d'une charretée de paroles pour me le faire entendre, et vous êtes trop solidement de mes amis pour me laisser donner dans un panneau, et pour trouver mauvais les reproches que je vous en fais ; car où en sommes-nous, si je suis suspect? Enfin donnez-moi le mot ; vous savez avec quelle docilité je l'ai reçu toute ma vie, et vous ne sauriez ignorer non plus de quelle façon je suis capable de le recevoir de vous. Crainte des aventures, je garde une minute de cette lettre, et vous prie de m'en accuser la réception. »

III

Au maréchal de Villars[2].

« Le 13 septembre 1709.

« Nous aurions trouvé, Monsieur, une victoire trop chèrement achetée par la blessure que vous avez reçue en cette dernière affaire ; jugez donc, s'il vous plaît, par là de l'effet violent que produit sur tous les bons François la perte d'un champ de bataille, joint à un accident qui vous met hors d'état d'agir pendant le reste de la campagne. J'en suis frappé, je vous assure, plus que personne, tant par rapport à l'État, que par la part sincère que je prends à tout ce qui vous regarde directement. Cette espèce de compliment seroit bien hors de saison, si vous le preniez comme une simple honnêteté ; mais je me flatte qu'il ne vous déplaira pas venant d'un homme qui, en vous le faisant, ne consulte que les mouvements de son cœur, son inquiétude pour votre santé, et la parfaite estime qu'il a pour vous. »

IV

Au maréchal de Boufflers[3].

« Le 13 septembre 1709.

« Bon François comme vous êtes, Monsieur, je sais que la gloire

1. Ici manque peut-être un participe, comme *informé*.
2. Ci-dessus, p. 197. — 3. Ci-dessus, p. 200.

personnelle que vous vous êtes acquise dans cette dernière affaire ne vous consolera point d'avoir laissé les ennemis maîtres du champ de bataille. Vous n'avez songé, à votre ordinaire, qu'à parler avantageusement de tous ceux qui étoient sous vos ordres ; mais la renommée a parlé de vous, et a fait dire à tout le monde que c'étoit le bon ange du Roi qui l'avoit incité à vous envoyer en Flandre. En effet, sans vous, où en étions-nous ? Je ne puis donc laisser passer cette conjoncture (quoique je ne sache précisément que vous dire) sans vous donner quelque signe de vie, et sans vous faire souvenir que jamais personne n'a partagé plus sincèrement que moi tous les mouvements de votre cœur, et tout ce qui peut, Monsieur, avoir quelque rapport à vous. »

ADDITIONS ET CORRECTIONS

Page 16, ligne 8. Ajoutez cette note de langue : « Selon *l'Académie* de 1718, « on dit qu'*une chose est sans comparaison, hors de com-* « *paraison,* pour dire qu'elle est excellente et sans pareille. — On « dit... : *Il ne faut pas faire de comparaison avec plus grand que* « *soi,* pour dire qu'un inférieur ne se doit pas égaler, ne doit pas traiter « de pair à compagnon avec ceux qui sont au-dessus de lui. »

Page 24, note 3. Philippe V écrivit à son aïeul, le 12 juin, cette lettre autographe, que j'ai copiée jadis dans la collection Rathery, n° 314 du catalogue, et que je reproduis textuellement :

« J'ay receû hyér la lèttre que Vostre Majesté m'a fait l'honneur de m'éscrire le 3e de ce mois ou j'ay veû la résolution qu'elle a prise de rappellér les trouppes qu'elle a présentement en ce pays cy pour les joindre à celles qu'elle veut opposér aux éfforts de nos énnemys et Mr Amelot m'a informé de leurs prétentions impértinentes et de la résolution que vous avéz prise de continüér la güérre. Je ne püis asséz vous éxprimér combién je süis sensible aux nouvélles marques de bonté que vous vouléz bién me donnér : je connois la nécéssité ou vous éstes après tous les malheurs que Dieu nous a envoyéz d'employér le plus de forces qu'il vous est possible pour réprimér l'orgüeil insupportable de nos énnemys, ainsi le party que vous prenéz de retirér vos trouppes ne diminüe point ma reconnoissance et je ne regarde en cétte occasion que l'obligation que je vous ay de continüér une güérre aussi pesante que célle cy pour l'amour de moy. Cependant souffréz je vous prie que je vous demande encore une grace qui méttroit le comble a toutes vos bontéz et qui me seroit de la dérnière importance. C'ést que comme je n'ay a présent d'infanterie dans les Royaumes d'Arragon et de Valence que ce qu'il en faut pour garnir més places et qu'ainsi je ne pourrai opposer d'abord à nos énnémys qu'un gros corps de cavallerie de ce costé la vous veüilliéz bién outre les 5 bataillons éstrangers que je vous ay demandéz me laissér 15 autres de vos bataillons à ma solde pour cétte campagne afin que j'aye le temps de faire éxécutér les mesures que je prends pour augmentér mon infanterie et d'en pouvoir portér un corps asséz considérable en Arragon pour y faire téste aux énnemys. Vous jugeréz du vuide que laisseroit tout d'un coup la retraite de 50 bataillons et de quélle conséquence il est pour moy d'avoir le temps de le remplir : d'ailleurs les 30 bataillons que vous retireriéz si vous vouléz bien me faire la grace de me laissér les vingt que je vous demande seroient toûjours avéc la cavallerie que vous auréz en ce pays cy un renfort très considérable pour vos autres armées, et ce n'est précisément que pour le temps qu'il faudra pour porter de mon infanterie sur la frontière de Catalogne que je vous prie de me laissér cés troupes. Du réste vous pouvéz compter que je n'épargnerai rien pour faire la güérre vigoureusement en ce pays cy a nos énnemys et pour m'y soûtenir malgré tous leurs éfforts Je ne doute pas que més sujéts qui m'ont déja donné tant de marques de leur zèle et de leur afféction ne m'en donnent encore de plus grandes quand il s'agira de leur honneur et de se consérvér leur légitime Roy qui est résolu à mourir plustost que de les abandonnér jamais et je süis persüadé que je ne püis mieux répondre à toutes vos bontéz ny vous mieux marquér tous les sentiments de tendrésse, de réspéct et de reconnoissance que j'ay pour vous qu'en süivant le chemin de la gloire que vous avéz toûjours eûe pour vostre but.

« Philippe.

« Mr Amelot m'a aussi monstré l'endroit ou vous lüy marquéz que vous jugéz a propos qu'il se retire croyant que cela est nécéssaire pour mon sérvice afin que més sujéts ayent toute ma confiance, et pour leur ostér par la tout prétèxte de ne pas bién faire leur devoir. Je vérrai je vous asseûre partir cét ambassadeur avéc beaucoup de déplaisir ayant trouvé en lüy toutes les qualitéz éstimables et solides que je pouvois désirér et lüy ayant l'obligation de m'avoir sérvi trés utilement dont je ne pérdrai jamais la mémoire. J'éspère aussi par cétte raison que vous augmenteréz encore la bonté que vous avéz toûjours eüe pour un sujét si fidèle et si zèlé.

« Je vous prie aussi d'avoir la bonté de laissér dans Roses la garnison qui y est veû l'impossibilité ou je süis de pouvoir faire passér des trouppes de ce costé la et d'ordonnér au duc de Noailles de veillér avéc lés trouppes qu'il aura sous sés ordres a la seûreté de cette place et du päÿs. »

Page 46, fin de note. Venant après les publications partielles de Soulavie en 1788-89 et en 1791, l'édition des *Mémoires* donnée en 1818 par le professeur Laurent n'était qu'une compilation tout arbitraire, où l'on voit se succéder en six volumes, non seulement des fragments pris sans ordre dans l'œuvre de Saint-Simon, mais aussi des pièces que Laurent, comme jadis l'abbé de Voisenon, avait eues en communication, et qui ne revinrent plus joindre, au Dépôt des affaires étrangères, les onze portefeuilles du manuscrit autographe. C'est sans doute pour cette raison que nous n'avons pu retrouver la copie, quoique assez volumineuse, du texte intercalé dans la lettre vi de Filtz-Moritz, puis dans le tome VI de l'édition de Laurent, p. 76-130. D'ailleurs, l'édition passa presque inaperçue malgré un essai de remaniement tenté huit ans plus tard, et, en 1829, le texte « complet et authentique » établi d'après le manuscrit autographe par le marquis de Saint-Simon la fit définitivement publier[1].

Page 62, note 2. On écrivait de Madrid, le 16 juillet, à la *Gazette d'Amsterdam* (nº LXIV) : « Il paroît que les ennemis ont de grandes intelligences en ce pays, puisque la cour a jugé à propos de faire arrêter plusieurs personnes suspectes, tant ici qu'à Lerida, entre autres le général-major Villaroël, M. Flot *(sic)*, adjudant général du duc d'Orléans, M. Renaud, secrétaire de S. A. R., don Bonifacio Manrique, lieutenant général et gentilhomme de la chambre du roi, le marquis de Fuente-Hermosa, et plusieurs autres. On parle diversement du sujet de leur détention, qui n'est pas encore connu : les uns disent qu'ils avoient comploté de livrer la ville de Lerida aux ennemis, et d'autres croient que c'est pour des raisons de plus grande conséquence parce que l'ont vient de se saisir de deux chariots dans lesquels il y avoit des miquelets qui devoient distribuer des manifestes. Le temps éclaircira mieux ce mystère, qui cause cependant beaucoup d'inquiétude à la cour. »

Page 71, note 1. Le mémoire d'Amelot, daté de novembre 1708, qui a été publié par le baron de Girardot (*Correspondance de Louis XIV avec M. Amelot*, tome II, p. 93-97), montre combien, à cette époque, la cour d'Espagne reconnaissait les services inappréciables que lui avait rendus le duc d'Orléans. Quoiqu'on trouvât quelque peu despotique sa manière d'agir dans les provinces reconquises, où il levait les contributions sur sa simple ordonnance et réglait sans contrôle les quartiers et la subsistance des troupes, néanmoins, pour la campagne de 1708, on en avait passé par tout ce qu'il avait voulu, quelle que fût la difficulté de trouver les fonds nécessaires.

Page 97, note 5. Les vers suivants avaient couru sur M. d'O, et ont été reproduits dans le *Nouveau siècle de Louis XIV*, tome IV, p. 277 :

Cet homme, qui, dans la chapelle,
Paroît si dévot à son air,
Qui masque sa crainte de zèle,
Qui se meurt de peur sur la mer,
Sur l'Escaut, à Mons-en-Puelle,
Quand il faut prendre en main le fer,
Devinez comment il s'appelle.
Sans *e*, sans *i*, sans *u*, sans *a*,
Ce n'est qu'une seule voyelle
Qui compose le nom qu'il a.
C'est un zéro d'arithmétique
Qu'on place en bas, qu'on place en haut,
Et, pour en parler comme il faut,
C'est de la place où l'on l'applique
Qu'il tire son mérite unique.
Sa place fait tout ce qu'il vaut;
Ce n'est aussi qu'une voyelle :
Devinez comment il s'appelle.

1. Voyez Armand Baschet, *le Cabinet du duc de Saint-Simon*, p. 273-277, 293-295 et 301.

Pages 101, note 3, et 103, note 2. Le Roi expliqua ainsi son refus à Philippe V, le 9 septembre (Dépôt de la guerre, vol. 2179, n° 67): «....Comme M. Amelot m'a servi autant que vous pendant le cours de son ambassade, et que e ne suis pas moins content que vous l'êtes de sa conduite, j'aurai soin de le récompenser; mais les grâces qui tombent sur sa personne lui doivent être plus agréables que celles qui regarderont sa fille. Vous savez d'ailleurs que je souhaite que les dignités de grand ne soient pas multipliées à l'égard de mes sujets. » — De son côté, la reine d'Espagne écrivit à M. Amelot (collection de M. le duc de la Trémoïlle): « A Madrid, ce 16 octobre 1709. Vous nous avez donné, au roi et à moi, trop de preuves essentielles de votre attachement, pour que nous puissions douter de votre affection pour nous. Vous avez été témoin du regret que nous avons eu de vous perdre. Nous connoissions l'utilité dont vous nous étiez, et combien il sera difficile de bien remplacer tout ce que vous faisiez. Le roi et moi serons toujours dans ces sentiments, et je vous prie de croire que vous pouvez compter sur notre estime et sur notre amitié. Marie-Louise. *P.-S.* J'ai été bien fâchée et bien surprise de la réponse qu'on a faite sur l'affaire que vous savez ; il me paroît qu'elle ne peut pas se soutenir. C'est pourquoi nous en récrirons tout de nouveau. Grâces à Dieu, me voici délivrée du gouvernement. L'éloquence du duc de Veraguas ne fait que croître et embellir, aussi bien que la passion que le comte de Frigilliana a pour moi ; car je veux bien vous en faire une confidence comme à un homme discret : il m'a dit franchement que je lui ferois tourner la tête. Il faut l'avoir aussi bonne que vous dites que je l'aie pour résister à de pareilles épreuves, surtout quand cela est accompagné d'un présent de deux mille et six cents pistoles, que ce comte m'a fait très galamment pour envoyer aux troupes d'Andalousie. J'espère qu'il voudra bien redresser sa cravate et l'avoir un peu plus blanche pour me plaire ; s'il vouloit y ajouter encore quelque autre somme, je ne sais plus comment je pourrois me défendre contre ses charmes. Vous ne m'eussiez pas trouvée si gaie avant le retour du roi. Lui, mon fils et moi nous portons fort bien, et vous pouvez en assurer ceux qui nous veulent tuer. En vérité, on fait bien mal de vouloir nous sacrifier, et vous devriez crier comme un enragé sur une chose aussi honteuse et aussi nuisible pour la France et pour l'Espagne. » La reine revint à la charge auprès de Mme de Maintenon, par cette lettre dont le R. P. Baudrillart a retrouvé la minute aux archives d'Alcala[1] : « Ne trouvez pas mauvais que je vous dise, ma chère Madame, qu'on ne pense pas bien à ce que l'on fait quand on refuse au roi une grâce qu'il demande pour le*** (comte de Chalais) qui doit épouser Mlle A*** (Amelot). Il y a trop de dureté à ne pas consentir que le roi donne une dignité à un sujet du Roi son grand-père qui est d'aussi bonne maison qu'aucun de ceux de ses sujets à qui il a voulu qu'on en donnât de même. Vous aurez beau

1. *Une mission en Espagne*, p. 35.

faire, ma chère Madame, vous ne nous ferez point avaler doucement, comme vous le voudriez, une pilule qui nous est trop amère, et je ne puis m'empêcher de vous dire que je ne sors point de mon étonnement du refus que le Roi mon grand-père fait au roi son petit-fils de ne pas consentir à la grandesse qu'il vouloit donner au comte de Ch*** pour épouser la fille de M. A***, quand il nous a fait tant donner à de ses sujets et à d'autres qui certainement n'étoient pas de meilleure maison que celui-ci, et quand le roi accorde cette grâce en faveur de M. A***, qui nous a rendu des services si importants pendant son ambassade. Il me paroît à cela une dureté que nous ne méritons pas. Attendez-vous donc que nous ne vous laisserons pas en repos jusqu'à ce qu'on change de résolution sur cette affaire, qui nous pique, le roi et moi. Je suis persuadée que, si vous étiez en ma place, vous penseriez de même. Nous avons assez d'autres choses de plus grande importance qui nous doivent affliger, sans que l'on nous donne encore ce chagrin. Je me fie assez en votre amitié pour croire que vous voudrez bien faire tout ce que vous pourrez auprès du Roi mon grand-père pour qu'il nous donne cette preuve de la sienne ; ne doutez jamais que celle que j'ai pour vous ne soit remplie d'autant de sincérité que d'estime. Je charge le duc d'Albe de vous entretenir : n'allez pas vous aviser de lui fermer votre porte ; il vaut bien la peine que vous l'écoutiez par lui-même. Je suis sûre que vous lui ferez plaisir d'entendre tout ce qu'il vous dira, car il sait combien nous desirons qu'il réussisse, et nous savons l'envie qu'il a toujours de nous plaire, et que son zèle et sa tendresse pour nous est telle que nous la pouvons souhaiter. Je sais aussi que la duchesse d'Albe et lui sont vos meilleurs amis, et que vous ne perdez jamais d'occasion de les louer ; ainsi, en voilà une que vous aurez de lui donner une nouvelle louange, s'il vient à bout de sa commission, comme je l'espère. »

Page 104, note 3. Mme de Maintenon avait écrit à Amelot, le 22 avril 1708 (catalogue Charavay du 21 janvier 1888) : « Le Roi m'ordonne, Monsieur, de vous mander qu'il a reçu votre lettre, et qu'il veut bien accorder à Monsieur votre fils la première charge de président à mortier qui viendra à vaquer. Vous croyez bien, Monsieur, que j'obéis à cet ordre avec une grande joie, desirant plus que personne du monde que les peines que vous avez soient adoucies par quelque endroit. Le Roi est aussi content de vos services que vous pouvez le desirer, et en connoît très bien l'importance. Il faut se dévouer dans des temps comme ceux-ci pour deux rois et une reine qui méritent bien d'être servis, et il seroit honteux d'être en repos quand nos maîtres n'y sont pas. Le Roi croit que vous devez lui écrire par les voies ordinaires pour lui demander la grâce qu'il vous a déjà accordée, afin que personne ne se fâche et qu'on ne sache pas le commerce direct que vous avez avec lui. Faites-moi la justice de croire, Monsieur, que je vous honore infiniment, que je suis vivement dans vos intérêts, et que je serai toute ma vie votre très humble et très obéissante servante. MAINTENON. »

Page 110, note 2. Un bruit que la duchesse d'Albe était enceinte malgré son âge courut au commencement de 1710, et Mme de Maintenon écrivit à la princesse des Ursins, le 25 janvier : « On ne doute presque plus à Paris de la grossesse de Mme la duchesse d'Albe. C'est un enfant de prières ; mais elle prétend que celles d'Espagne valent mieux que les nôtres, et qu'elles l'auroient plus tôt obtenu. » (Recueil Bossange, tome II, p. 29.) Le mari restait incrédule (*ibidem*, p. 38), et avec raison.

Page 114, note 3. Les dires de certains contemporains, et surtout les documents authentiques, ne confirment pas seulement ce que notre auteur raconte du fils de Mansart ; ils y ajoutent encore des détails très peu édifiants. C'était, dès sa jeunesse, un homme fort ridicule dans sa petite taille ; il ne fallut pas moins que le crédit de son père pour l'affubler, alors qu'il n'avait pas encore terminé ses études, du comté de Sagonne, acheté cent trente mille livres aux parents maternels de notre auteur, puis d'une charge de conseiller au Parlement. Les factums qui nous sont restés de procès intentés à Sagonne par la famille de sa femme, fille de Samuel Bernard, dénoncent l'existence la plus désordonnée, encore que cette femme fût très répandue dans le beau monde, fort recherchée, et même courtisée par le trop galant maréchal de Villeroy[1]. Elle mourut de la petite vérole en novembre 1716, n'ayant point eu d'enfants[2] ; mais, toujours à en croire les factums, Sagonne l'avait abandonnée au bout de trois mois de ménage, et ce fut une affaire de le rattraper pour en faire un maître des requêtes.

Il s'attacha alors, et pour toujours, à une débauchée, ancienne bouquetière ou marchande de poudre et de pommade, fille d'un maître à danser de Toulouse, laquelle avait commencé par faire les beaux jours de cette ville avant d'être amenée par sa mère à Paris. C'était un type achevé d'intrigante de bas étage. Féconde à l'excès, elle donna successivement à son amant : un premier fils, qui fut baptisé à Orléans le 21 octobre 1701, et mourut l'année suivante ; un deuxième fils, né également à Orléans et baptisé en juin 1703 sous le nom de Jean *Mansart ;* un troisième fils, né à Paris le 24 juin 1705, mais mort en nourrice chez une paysanne de Normandie. En ce temps-là, 1705, étant enceinte de nouveau, mais emprisonnée pour banqueroute à la poursuite de M. le Bas de Montargis, l'autre gendre de Samuel Bernard, elle se dit femme d'un sien beau-frère, du nom de Jean Maury, employé aux vivres, et fit baptiser son quatrième garçon comme fils de ce Maury et de Madeleine Duguény ; de même pour un cinquième, en 1707, tandis que le sixième et le septième furent déclarés fils de M. Mansart, comte de Sagonne, et de Madeleine Duguény, en 1709 et en 1710.

1. Bibl. nat., Imprimés, F[m] 10 370-10 374, et ms. Clairambault 764, fol. 111 ; Ernest Bertin, *les Mariages dans l'ancienne société française*, p. 390.

2. *Dangeau*, tome XVI, p. 484-485.

Toute cette suite de fausses déclarations est reconstituée dans les factums des Montargis contre le père et la mère[1].

La mère s'appelait-elle bien Madeleine Duguény ? On n'en peut rien assurer, tant sont nombreux les avatars que nous révèlent certains factums, et, surtout, il paraît bien vraisemblable que son mariage avec le Jean Maury, employé des vivres, — mariage qui eût rendu les enfants doublement adultérins, — n'était que pure fiction. Lorsque l'ancien intendant, réduit à la misère, fut devenu veuf, sa maîtresse ne parvint qu'au bout de dix ans à se faire épouser comme fille soi-disant d'un Jean-Phébus Duguény, capitoul de Toulouse, et à faire reconnaître les deux de ses fils qui survivaient, âgés l'un de vingt ans, l'autre de dix-sept. Le mariage réparateur eut lieu en l'église Saint-André-des-Arts le 29 novembre 1726, avec le consentement de la vieille veuve d'Hardouin-Mansart, qui ne mourut que le 30 août 1738[2], à quatre-vingt-douze ans; mariage forcé s'il en fut, car il paraît que la principale intéressée, pour en venir à ses fins, avait racheté une créance fort considérable sur M. de Sagonne et s'en servit pour le traîner au pied de l'autel. Née le 29 mars 1680, elle avait par conséquent quarante-six ans.

Les deux fils reconnus alors (quoique, dit-on, le Parlement eût interdit de leur laisser le nom illustre de Mansart) se firent l'un et l'autre une réputation dans l'architecture. L'aîné, Jean ou Jean-Pierre, né en 1705, prit le titre de marquis de Jouy, et est le Mansart qui, ayant commencé en 1752 le portail de l'église Saint-Eustache, l'éleva, avant de mourir, jusqu'à hauteur du premier étage[3]. Le second, Jacques, baptisé sous le nom de Mansart le 4 décembre 1709, après avoir couru l'aventure dans les troupes comme cavalier ou comme mousquetaire, et avoir passé plusieurs fois par la prison de Saint-Lazare, profita aussi de son nom pour faire de l'architecture à partir de 1732, devint membre de l'Académie d'architecture en 1735, construisit l'église Saint-Louis de Versailles de 1742 à 1745, et eut un titre d'architecte du Roi. On voit dans les *Mémoires du duc de Luynes*[4] que son protecteur Orry, alors contrôleur général en même temps que surintendant des bâtiments, le soutenait contre le célèbre architecte Gabriel.

Le marquis d'Argenson dit également qu'il présenta en 1750 le projet fort singulier d'un grand vivier à poissons, qui eût été établi en amont de la Seine, au Port-à-l'Anglais, et, en 1751, le plan d'une place à créer devant le pont tournant des Tuileries, auquel fut préféré un

1. Bibl. nat., Imprimés, F[m] 28 768 et 28 770.
2. Et non 1720, comme il a été imprimé dans le *Dictionnaire critique* de Jal, p. 833.
3. Il est dit dans une histoire de France bien connue que Mansart (l'illustre) alourdit Saint-Eustache d'un portail grec que, heureusement, on ne voit guère.
4. Tomes V, p. 33-34, et XIII, p. 325-326.

projet de Servandoni. C'était dès lors un personnage suspect et décrié, « fripon et monopoleur[1] ».

Les biographies d'architectes rapportent qu'il fut obligé de se faire donner plusieurs missions à l'étranger et finit misérablement, comme son père. Les factums[2] nous apprennent qu'il avait épousé de bonne heure, le 30 janvier 1734, malgré sa mère, mais avec l'appui de son père, une fille du nom de Marchebourg, qu'il fallut, en 1743, enfermer au couvent de peur qu'elle ne fît scandale à la cour[3]. N'oublions pas que, en 1753, ce Jacques Mansart avait acheté le duché de Levis, et c'est sous les noms et titres d'Hardouin-Mansart de Levis de Sagonne qu'il prêta serment pour la charge de lieutenant de Roi en Bourbonnais, le 22 mai 1757[4].

On a vu, p. 114, que, grâce à une longévité imméritée, le père assista à toute cette décadence d'un nom devenu si rapidement illustre, et qu'il ne mourut qu'en 1762. Quoique le commissaire Dubuisson, parlant de son fils à l'occasion de l'église de Versailles, dise que le dernier Mansart-Sagonne, « d'abord gendarme, puis garde du corps, » avait été chassé et était mort tout à fait gueux avant 1743, la date de 1762 n'en est pas moins sûre[5]. Les deux fils vivaient encore, et Jacques ne mourut que le 26 septembre 1778[6]. Ce fut le dernier du nom.

Page 125, note 4. La duchesse de Mantoue écrivait à Mme de Maintenon, de Vincennes, le 23 mai[7] :

« J'ose me flatter, Madame, que vous daignerez m'honorer de vos avis, sans lesquels je serois fort à plaindre. Je suis jeune, par conséquent sans expérience ; je ferai des fautes, et elles seront remarquées, j'ai donc besoin d'être conduite. J'ai recours à l'amitié que vous m'avez fait l'honneur de me témoigner, et je vous supplie de m'avertir et de me redresser, si, par un malheur que je ne prévois point, il m'arrive de faire quelque chose qui ne soit pas absolument du goût du Roi et du vôtre. Certainement je n'ai d'autres intentions que de prouver à S. M. mon profond respect, et à vous, Madame, ma très humble reconnoissance de vos bontés. Je crois encore que l'approbation du public est fort à desirer pour une personne de mon âge : ainsi, Madame, je veux espérer que vous mettrez le comble à tout ce que je vous dois en me donnant avis des torts que je pourrois avoir à son égard et en m'épargnant une partie des ridicules dont il plaira aux frondeurs de me charger. Pardonnez à la soumise confiance que j'ai en vous mes impor-

1. *Mémoires du marquis d'Argenson*, tome VI, p. 122, 410 et 422.
2. Bibl. nat., Fm 20483-84.
3. Arch. nat., O[1] 388, p. 157 et 168, et 389, p. 92. Cette femme, en 1744, refusa la relaxation que son mari demandait pour elle à condition de ne pas reparaître à la cour.
4. *Argenson*, tome VII, p. 447 ; *Gazette* de 1757, p. 259.
5. *Gazette* de 1762, p. 420.
6. Bibl. nat., ms. nouv. acq. fr. 3020, n° 6007.
7. Recueil de la Beaumelle, tome VIII des *Lettres*, p. 187-188.

tunités, et mettez-les, s'il vous plaît, Madame, sur le compte de l'envie que j'ai de vous voir contente de ma conduite. Mon zèle et mon attachement pour vous ne me permettront de repos qu'autant que vous ne la désapprouverez pas, et que vous serez persuadée de la tendre vénération avec laquelle, etc. »

Page 128, note 4. La lettre qui suit s'est égarée dans les *Dossiers bleus* du Cabinet des titres, vol. 321, dossier Gonzague, fol. 92; elle était adressée au comte de Pontchartrain :

« A Vincennes, ce 9 juin 1709. Je regarde comme un vrai malheur, Monsieur, d'être forcée de penser que vous n'avez point envie de me faire plaisir, puisque ce m'en seroit un sensible de vous compter toujours au nombre de mes amis. Je vous fais juge, Monsieur, si c'est en être que d'écrire en Espagne à M. Amelot, ainsi que Mme la princesse des Ursins me le mande, que, pour obéir à S. M. Cath., vous tirerez de dessus la compagnie des Nègres une somme pour me payer une année de la pension que le roi d'Espagne m'y donne. Souffrez que je vous demande pourquoi vous mandez à M. Amelot des choses si différentes de celles que vous me répondez. Je ne vous pardonne qu'à grand peine, Monsieur, ce contraste, et vous ne vous tirerez pas d'affaire avec moi par des compliments qui n'aboutissent à rien. Je veux croire, même malgré vous, que vous avez bonne intention, et vous réduire à me le prouver par la bonne opinion que j'ai de votre cœur. En conclusion, il est question de me faire toucher sur la compagnie de l'Assiento dix mille écus, qui font une année de la pension que S. M. Cath. m'a fait l'honneur de m'y assigner. Je sais, de ce que Mme des Ursins me dit, que le service que je vous demande dépend de vous, à qui je m'en prendrai absolument, si je ne suis pas contente à cet égard. Vous êtes en possession d'en avoir pour les gens de condition ; ma triste situation en mérite encore plus, je vous assure, que mon nom. Je me flatte qu'avec votre ancienne bonne volonté pour ce qui me regarde, vous me ferez de ces réponses positives et gracieuses qui vous sont naturelles quand vous avez envie que l'on soit contente. Je la serai fort de moi, si je vous persuade que j'ai raison, et que vous devez entrer dans celles d'embarras où je me trouve. Ce m'en seroit un infini d'avoir affaire à tout autre ministre que vous, Monsieur : j'aurois plus de peine à le convaincre de la vénération avec laquelle je vous considère et estime parfaitement. La duchesse de Mantoue. »

Le secrétaire d'État a écrit en apostille : « Répondre. Voir avec M. de Salaberry. Voilà un galimatias que je n'entends point. » Puis, le premier commis : « Réponse honnête sur l'impossibilité. M. Amelot s'est trompé, et elle en jugera par la copie de la lettre qui lui a été écrite, dont il faut lui envoyer l'article marqué. Quand il y aura des fonds, on fera, etc.... Me remettre la minute. »

Ibidem. Le 3 octobre 1709, la duchesse de Mantoue adressa la lettre suivante au contrôleur général Desmaretz (Arch. nat., G^7 1435) :

« A Vincennes, ce 3 octobre 1709. Je suis encore forcée, Monsieur, de vous faire les plus vives instances pour que vous daigniez mettre au bas du mémoire ci-joint un ordre précis au sous-directeur de la Monnoie de Paris de payer comptant les deux mille écus qu'il y a si longtemps que vous me faites espérer que je toucherai. La situation où je suis ne me permet plus d'attendre aucun délai, et M. Eudes a répondu à mes gens d'affaires qu'il ne pouvoit payer si tôt, à moins d'un nouvel ordre de votre part. Ayez donc la bonté, Monsieur, de me le donner ainsi que je vous le demande: sans quoi je me trouverai sans pain, état aussi triste que singulier, et dans lequel je ne suis, comme vous savez, Monsieur, que par avoir tout sacrifié au Roi, ce que je recommencerai de faire avec autant d'empressement que de plaisir. Persuadée que vous représenterez mes malheurs à S. M., qu'elle en sera touchée, et que vous y remédierez, au moins présentement, par la bagatelle en question, personne n'a pour vous, Monsieur, une vénération plus étendue que moi. LA DUCHESSE DE MANTOUE. » — A la lettre est joint ce mémoire : « Monseigneur a bien voulu ordonner, par l'état du 9 septembre dernier, que M. Gruyn, garde du Trésor royal, délivreroit à Mme la duchesse de Mantoue une assignation sur la Monnoie de Paris de six mille livres, et une autre, sur le quartier de janvier prochain de la ferme du contrôle des actes, de quatorze mille livres. Ces assignations ont été délivrées, et celle des six mille livres convertie en un récépissé de M. le Normant, au profit de M. Eudes, de pareille somme ; mais ce dernier a dit qu'il ne pouvoit payer cette somme, quoique modique, et ne prévoyoit pas le faire de quinze jours, si Monseigneur n'a la bonté de lui en donner l'ordre précis d'y satisfaire en lui présentant le récépissé dudit sieur le Normant. »

Pages 130, note 4, et 134, note 1. La marquise d'Huxelles raconta comme il suit, à son correspondant M. de la Garde, l'émeute du 20 août et ses suites (ms. Avignon 1420) :

« 21 août 1709. Il arriva hier une émotion populaire, qui fit plus de peur que de mal. Les pauvres qu'on veut faire travailler demandèrent du pain, et prétendirent qu'on ne leur eu avoit pas donné la veille. Au lieu de se payer de la raison qu'on leur dit, ils se révoltèrent à coups de pierres et firent du bruit. Le secours vint, on tira : il y eut deux personnes tuées, d'autres blessées, et des boulangers pillés. Le hasard y amena M. le maréchal de Boufflers, qui mit pied à terre et marcha depuis la porte Saint-Denis jusqu'à la rue aux Ours, exhortant ceux qui l'avoient arrêté à se calmer et à prendre patience, leur promettant d'en parler au Roi à Versailles, où il alloit. Tout se calma ; mais la peur vint dans la ville, et on ferma les boutiques, jusqu'au Palais même, où la plaidoirie cessa. On craignoit pour aujourd'hui, à cause du marché ; mais on a envoyé des escortes au-devant des boulangers de Gonesse, des compagnies des gardes françoises et suisses, on a fortifié le guet, et j'apprends ce matin que le pain est arrivé aux marchés à l'ordinaire, et que tout est apaisé.

« 23 août. La tranquillité continue. Je crois que l'on n'assemblera plus de pauvres pour les faire travailler. Il y a de rigoureuses défenses de s'attrouper, et, dans le même arrêt du Parlement rendu le même jour de l'émeute, il est dit que M. d'Argenson pourra juger en dernier ressort et faire pendre les séditieux sur-le-champ. Il ne sortit de sa maison que par la porte de derrière, en carrosse de louage, pour aller chez M. le premier président. Le Roi envoya M. le duc de Tresmes, et M. le maréchal de Boufflers y fut joint comme un aide de camp, etc.[1].... On a mis partout, aux endroits les plus dangereux, des corps de garde de ces soldats et des Suisses, et il s'est tenu un grand conseil à l'hôtel de ville, composé du gouverneur, de M. le maréchal de Boufflers, du prévôt des marchands et du lieutenant de police. On dit aussi qu'il y en eut un avant-hier, à Versailles, en présence du Roi. »

Madame écrivait de son côté, le 22 août, à sa tante Sophie de Hanovre (*Correspondance*, recueil Rolland, p. 296-298) : « Comme je passois en voiture par la porte Saint-Honoré à Paris, je vis tout le monde courir d'un air effaré. Quelques-uns disoient : *Ah! mon Dieu!* Toutes les fenêtres étaient pleines de monde ; il y en avait même jusque sur les toits. On voyait toutes les boutiques se fermer, ainsi que les portes des maisons. Le Palais-Royal lui-même était fermé, et je ne pouvais pas comprendre ce que cela signifiait ; mais, au moment où je descendais de voiture dans la cour intérieure, une bourgeoise que je ne connais pas vint à moi et me dit : *Savez-vous, Madame, qu'il y a une révolte dans Paris, qui dure depuis quatre heures du matin?* Je crus que cette femme était folle, et je me mis à rire ; mais elle me dit : *Je ne suis pas folle, Madame; ce que je vous dis est très vrai, et si vrai, qu'il y a déjà quarante personnes de tuées*[2]. Je demandai à mes gens si c'était vrai : ils me répondirent que ce n'était que trop vrai, et que c'était pour cela qu'ils avaient fermé les portes du Palais-Royal. Je leur demandai la cause de la révolte, et voici ce qu'ils m'apprirent. On travaille au boulevard et à la porte Saint-Martin, et l'on donne à chaque travailleur trois sols et un peu de pain. Il y avait ce matin deux mille travailleurs ; mais, sans qu'on s'en aperçût, il en vint quatre mille, qui demandèrent à grands cris du pain et de l'argent. Comme on n'en avait pas à leur donner, on arrêta une femme qui se faisait remarquer par son insolence, et on la mit au carcan. Alors le tapage commença ; au lieu de quatre mille hommes, il en vint encore six mille autres, qui arrachèrent la femme du carcan. Il y avait parmi eux beaucoup de laquais congédiés, qui se mirent à crier : *Pillons, pillons!* et qui coururent en effet chez les boulangers, dont on pilla les boutiques. On appela les soldats de garde pour tirer sur cette canaille ; mais, les émeutiers s'étant aperçus qu'on ne tirait qu'à poudre, et seulement pour les effrayer, ils s'écrièrent : *Attaquons-les! Ils*

1. Voyez p. 135, note 4.
2. Les phrases en italique sont en français dans le texte allemand.

n'ont point de plomb. Les soldats furent alors obligés d'en abattre quelques-uns. Cela dura ainsi depuis quatre heures du matin jusqu'à midi, où le maréchal de Boufflers et le duc de Gramont se trouvèrent par hasard passer en voiture sur le lieu de la révolte. Ils descendirent au milieu d'une grêle de pierres, parlèrent au peuple, lui jetèrent quelque argent, et promirent de dire au Roi comme quoi on leur avait promis du pain et de l'argent, qu'on ne leur avait pas donné. La révolte s'apaisa aussitôt, et les révoltés jetèrent leurs chapeaux en l'air en criant : « Vive le Roi et du pain ! » Ce sont tout de même de bonnes gens que ces Parisiens qui se calment si vite. Hier, ils ont tous été sur le marché, et sont restés bien tranquilles ; mais autant ils aiment leur Roi et la famille royale, autant ils détestent Mme de Maintenon. Je voulus prendre l'air un moment, car il faisait très chaud dans mon cabinet, qui est bas et petit ; mais à peine eus-je mis le nez à la fenêtre, qu'une grande masse de peuple arriva et m'accabla de bénédictions : après quoi ils se mirent à parler de la Dame d'une façon si affreuse, que je fus forcée de rentrer et de fermer la fenêtre. »

Enfin, voici comment M. Robert, procureur du Roi au Châtelet, rendit compte de l'émeute au contrôleur général Desmaretz (*Correspondance des Contrôleurs généraux*, tome III, n° 522, note, lettre du 20 août) : « Vous avez été sans doute informé de l'émotion populaire arrivée ce matin, et de ce qui y a donné lieu. Toute la troupe de séditieux a passé, sur les huit heures du matin, devant ma porte, et, ayant pillé la boutique d'un pâtissier du coin de la rue Neuve-Saint-Merry, a pris le chemin de la maison de M. d'Argenson. J'y suis allé dans le moment, et, comme je suis assez voisin, j'y suis allé à pied. J'ai trouvé aux environs de sa maison divers pelotons de populace, tant hommes que femmes, et j'y suis entré sans peine. Il y avoit un certain nombre d'archers et d'officiers dans sa maison ; mais, ne l'ayant pas jugé suffisant pour se rendre maître de la populace, nous avons attendu qu'il en fût venu un plus grand nombre, et ce pendant M. d'Argenson a jugé à propos que j'allasse rendre compte à M. le premier président et à M. le procureur général de ce qui s'étoit passé, et recevoir leurs ordres sur ce que nous avions à faire. M. d'Argenson et M. le prévôt des marchands se sont aussi rendus chez M. le premier président, avec M. l'avocat général Lenain et M. le procureur général, qui sont convenus de donner un arrêt pour commettre M. d'Argenson pour instruire et juger le procès en dernier ressort aux coupables de la sédition, et ce pendant ont prononcé une surséance aux ateliers publics. Je suis très persuadé qu'il est très important, pour le service du Roi et pour rétablir la tranquillité publique, de faire une punition exemplaire de quelques-uns de ces séditieux. Le peuple, quand il sent qu'on le craint, en devient plus insolent et plus méchant, et il le faut punir pour le calmer. A l'égard des ateliers publics, l'on ne peut pas les continuer, car tous les outils dont on avoit fait provision ont été pillés ; mais je suis persuadé qu'il n'y a rien de meilleur que de les rétablir dès que la Ville sera en état de le faire, et que ce n'est point une chose impossible de contenir le peuple, quoiqu'il soit assemblé dans les ateliers, pourvu que l'on prenne des précautions, qui peuvent dépendre de nous. L'on m'a mandé que l'atelier commencé derrière les Chartreux étoit très paisible, et l'on ne peut [trouver] un meilleur exemple. Je continuerai d'agir de concert avec M. d'Argenson, tant pour punir les coupables que pour prévenir et empêcher de nouveaux désordres. J'apprends que, ce matin, le sieur Duval, étant allé pour arrêter les premiers mouvements de la sédition et ayant fait tirer sur les coupables, dont deux ont été tués, avoit été chargé à coups de pierres et obligé de se sauver, et que, vers le midi, des soldats, ayant été commandés pour dissiper le reste des séditieux, en avoient tué ou blessé quatre ou cinq, et qu'ils avoient fait quelques prisonniers qu'ils avoient pris pillant les boutiques des boulangers. Je m'instruirai plus exactement du fait, et j'aurai l'honneur de vous en rendre compte. »

Le même jour, la comtesse de Sébeville envoya cette lettre au même Desmaretz : « Je n'ai pas la force de vous écrire ; je suis à moitié morte. Je me suis trouvée dans les rues dans le temps de la révolte : c'est une chose affreuse ; je n'en saurois revenir. Je ne suis pas sujette à la peur ; mais je vous jure que je crois que l'on ne peut jamais rien voir de plus affreux. Pour Dieu ! prenez-y garde ; ce n'est pas une chose à négliger. On ne vous dira peut-être pas la vérité, c'est-à-dire pourquoi cette sédition est arrivée : c'est que l'on avoit promis d'occuper tous les pauvres quand les travaux seroient ouverts, et que l'on leur donneroit du pain ; et, quand ils se présentent pour travailler, on les refuse et l'on n'en veut occuper que deux cents, ce qui a mis toute cette populace au désespoir. Vous saurez une partie de ce qui vient d'arriver, car, pour l'ordinaire, on ne vous dit pas tout ; mais, pour moi, qui n'ai d'autre envie que de revoir les choses dans leur première tranquillité, je vous prierai d'ordonner à ceux qui ont promis aux pauvres de les occuper et de leur donner du pain, de leur faire tenir leur parole. Ces malheureux crient dans les rues que l'on leur promettoit, et que l'on leur manquoit de parole. Je ne sais qui se mêle de ces travaux ; mais ils sont fort mal conduits, et il n'y a pas grande sûreté ici, si vous n'y mettez ordre. Enfin, si vous aviez vu ce que j'ai vu et entendu, vous ne vous porteriez pas mieux que moi. Songez donc aussi à me tenir parole : vous m'avez promis de l'argent ; le temps est bien long à qui n'en a point. Si vous ne m'en faites pas donner, j'irai chez vous, et vous me donnerez à manger. Encore une fois, faites-moi donner ce que j'ai demandé. »

Page 132, note 5. Dans une des lettres au duc de Noailles qui viennent d'être publiées récemment (*Revue d'histoire littéraire*, janvier 1904, p. 141), Valincour, lui aussi comme Madame, dit qu'il y eut quelques gens de tués « mal à propos, » ajoutant cette réflexion : « Il paroît trop dangereux de tirer sur un peuple non armé et qui est encore en état de reconnoître l'autorité et de s'y soumettre. »

Page 137, note 5. Le ministre Voysin écrivit, le 14 octobre, au chevalier de Bourk : « J'ai toujours bien cru que les bruits qui avoient couru d'abord contre la conduite de M. le maréchal de Bezons n'auroient pas de suite. Il est certain qu'il a servi le roi d'Espagne avec tout le zèle possible. » (Dépôt de la guerre, vol. 2178, nº 249.) Aussi Philippe V tint-il hautement à lui donner la Toison d'or ; sa belle lettre du 15 octobre, sur ce sujet, est dans le volume 2179, nº 71.

Page 139, note 6. Les lettres de Valincour qui viennent d'être indiquées roulent presque toutes, pour l'année 1709, sur cette campagne de Roussillon.

Page 143, ligne 7. Ajoutez cette note de langue : « *Réduit*, petit ouvrage construit dans un plus grand pour assurer une retraite aux défenseurs » (*Académie*, 1798).

Page 150, lignes 11 et 12. Le frère de l'évêque s'appelait Pierre-Madeleine de Beauvau du Rivau. Né le 2 mai 1663, il eut le guidon des gendarmes anglais en 1680, celui des flamands en 1693, passa brigadier en 1702, capitaine des chevaux-légers de Bretagne en 1708, maréchal de camp en 1709, lieutenant général en 1718, chevalier des ordres en 1724, eut l'honneur d'avoir l'ambassade extraordinaire pour le mariage du Roi en 1725, reçut le gouvernement de Douay en 1732, et mourut dans cette place le 30 mai 1734.

Page 156, note 8. Au lieu de *coud*, lisez : *coup*.

Ibidem, ligne 13. Nous avons insuffisamment indiqué au tome VI, p. 82, ce que c'était que *donner l'ordre*, et point ce que signifiait *donner le mot*. Notre auteur, comme d'ailleurs le *Dictionnaire de l'Académie* dans cette définition singulière : « *Ordre* est le *mot* que l'on donne tous les jours aux gens de guerre pour connoître les amis d'avec les ennemis, » n'ayant pas compris la différence d'une expression à l'autre, il convient de l'expliquer. A la cour, l'*ordre* était donné par le Roi chaque matin, aux officiers de quartier de sa maison, pour l'accompagner dans ses sorties et dans ses déplacements de la journée. Le *mot*, au contraire, était donné le soir, à la porte de sa chambre, aux officiers supérieurs des gardes, de la gendarmerie et des chevau-légers, pour la nuit. C'était, à proprement parler, le « mot de guet » que les sentinelles de faction et les rondes devaient exiger de toute personne circulant dans l'intérieur du palais. Le duc de Luynes a très bien fait la différence dans plusieurs articles de ses *Mémoires*, tome I, p. 289-295, tome II, p. 120-121, et tome XIII, p. 440. Il en était de même chez les fils et filles de France ayant un détachement de gardes attaché à leur personne, voyez l'*État de la France*, année 1698, tome I, p. 280 et 286. Aux armées ou dans les garnisons, les choses se passent pareillement pour le *mot* et pour l'*ordre*.

Page 175, ligne 11. « On dit *gagner quelqu'un de la main* pour dire gagner le devant en quelque affaire » (*Académie*, 1718).

Page 181, note 2. Le lieutenant le Faivre a bien voulu, sur ma demande, examiner tout le texte de Saint-Simon, et ses conclusions ont été que, si notre auteur a mal coordonné une partie des faits et commis mainte erreur, il n'en est pas moins évident que le fond de son récit de la bataille repose sur des relations de témoins oculaires ou d'officiers bien informés et autorisés. C'est ainsi qu'on peut, en divers endroits, constater une identité presque absolue avec le récit envoyé par le marquis de la Frezelière au duc du Maine, que le lieutenant Sautai a reproduit d'abord dans son livre sur les Frezeau de la Frezelière, puis dans sa publication plus récente sur la bataille de Malplaquet. Entre plusieurs passages, en voici deux que le lieutenant le Faivre m'a signalés comme très particulièrement analogues de part et d'autre :

Texte de Saint-Simon, ci-dessus, p. 182-184.	Texte de la Frezelière, dans *la Bataille de Malplaquet*, p. 189 et 190.
« Ils avoient eu la précaution de tenir leur cavalerie éloignée et presque en colonnes, pour ne la pas exposer à notre artillerie, tandis que la nôtre, qui barroit les deux trouées pour soutenir notre infanterie, étoit fouettée par leur canon à demi-portée, et y perdit beaucoup, sans utilité, six heures durant, avec cette inégalité que notre canon ne pouvoit tirer que sur de l'infanterie éloignée, et qui fut bientôt aux prises avec la nôtre, ce qui fit cesser notre artillerie sur elle....	« Notre artillerie fut bien servie, mais avec des effets fort différents de celle des ennemis, puisqu'ils tiroient à demi-portée sur des escadrons très serrés, et que nous ne pouvions tirer que sur des troupes fort éloignées et qui étoient en colonnes, ou sur de l'infanterie qui fut bientôt aux mains avec la nôtre, et par conséquent hors d'état de souffrir longtemps du canon....
« Ils jugèrent bien que l'attaque faite à toutes les deux à la fois attireroit toute l'attention du maréchal de Villars, et qu'ayant une plaine vis-à-vis de son centre,... il dégarniroit le centre au besoin, dans la pensée qu'il auroit toujours loisir d'y voir former l'orage, et d'y pourvoir à temps. »	« Les généraux des alliés espéroient que ces deux attaques, faites en même temps, attireroient toute notre attention, et, qu'ayant une plaine vis-à-vis de notre centre, nous la dégarnirions dans la confiance de voir venir de loin l'orage qui le menaçoit, et d'y pouvoir remédier. »

Page 181, note 2. Sur la journée du 11 septembre, outre les récits de contemporains comme le chevalier de Quincy, témoin oculaire qui fournit dans ses *Mémoires*, tome II, p. 351-384, une infinité de détails souvent pittoresques, ou comme Paris la Montagne, qui était alors fournisseur de l'armée de Flandre (ses *Mémoires*, Arch. nat., KK 1005^{c}, p. 31-35 et 58-75); outre les *Mémoires de Villars* lui-même, augmentés par le marquis de Vogüé de tant de pièces justificatives, et ceux *de Saint-Hilaire*, dont M. Lecestre a commencé une édition nouvelle ; outre les relations du temps, imprimées à part, que possède la Bibliothèque (Lb 37 4354-4361); outre les nombreux documents réunis dans les volumes du Dépôt de la guerre 2138-2140, 2152-2153, et dans le carton VII du Supplément; outre la publication du grand état-major autrichien : *Feldzüge des Prinzen Eugen*, tome XI, p. 96-110, nous énumérerons simplement ici les relations que publièrent dans le temps même la *Gazette* ou les feuilles et recueils périodiques de l'étranger, et celles qui ont pris place dans des ouvrages plus récents d'historiens militaires français.

Les étrangers désignèrent la bataille soit sous le nom de Taisnières, comme nous l'avons dit, soit sous celui de Blaugies, points où les combats furent également acharnés.

Gazette d'Amsterdam :

Nos LXXIV.	Premières nouvelles.
LXXV.	Rapports de MM. de Grovestins et de Tilly.
—	Extraordinaire. Extraits de lettres d'officiers.
LXXVI.	Lettre des députés des États-Généraux, 14 septembre.
—	Extraord. Lettre de Tilly à Fagel.
LXXVII.	Relation française de Paris.
—	Extraord. Critique de cette relation, et relation prussienne.
LXXVIII.	Relation de l'Anglais Shelton.
—	Extraord. Relation de la *Gazette de France*, et critique.
—	Lettre de Paris.
LXXIX.	Lettre du duc de Marlborough.
—	Extraord. Relation de son aide de camp Graham.
LXXX.	Lettre de Boufflers, du 13, au Roi.
—	Extraord. Critique de cette lettre.
LXXXI.	Relation du prince Eugène.
—	Extraord. Lettre d'un officier français de distinction, du 17.
LXXXII.	Nouvelle relation officielle française.
—	Extraord. Critique de cette relation.
LXXXIII.	Journal de l'armée alliée, article du 11.
—	Extraord. Réflexions.

Ces textes de la gazette hollandaise ne reparurent pas seulement dans les autres feuilles de même origine, mais aussi dans les recueils périodiques tels que la *Gazette de Verdun* ou le *Mercure historique et politique*.

Dans le *Theatrum Europæum* de 1709, p. 228-238, on trouve, avec un plan, les lettres de Villars, de Boufflers, de Tilly, la relation officielle française et les « Réflexions d'un officier français. »

Le recueil de Lamberty, p. 361-375, comprend la lettre « ampoulée » de Villars, les deux premières lettres de Boufflers, les rapports des députés hollandais et de Tilly, une lettre de Rantzau à Bulow, une réponse des États-Généraux au duc de Marlborough.

Mercure galant du mois de septembre.

Les lettres de Boufflers au Roi

et les relations diverses qui suivent:

p. 264-271. « M. le maréchal de Villars ayant su.... »
272-280. Relation d'un officier de la Cornette blanche.
280-288. — — du régiment du prince de Bavière : « M. le maréchal de Villars ayant appris.... »
289-309. Relation de la *Gazette*: « Le 8, le maréchal de Villars.... »
310-316. Relation d'un des principaux officiers de Bavière : « M. de Villars avoit dérobé.... »
316-328. Relation d'un lieutenant général : « Vous savez parfaitement.... »
334-339. Compte rendu des actions du Prétendant.
355-370. Relation d'un commissaire d'artillerie : « L'armée, après une marche.... »
376-389. Discussion des relations étrangères.

Mémoires militaires relatifs à la guerre de la Succession d'Espagne, tome IX :

p. 343. Lettres de Villars, 8, 10 et 11 septembre.
345. Lettre de Boufflers au Roi, 11 septembre.
349. Relation officielle imprimée (D. G., vol. 2152, n° 206 *bis*).
355. Relation ennemie, qui paraît être la meilleure.
364. Lettre de Villars au Roi, 12 septembre.
365. — de Boufflers au Roi, 13 septembre.
371. Rapport de Contades, —
373. — de d'Artagnan. —
374. — de Broglie. —
377. Lettre de Villars, 14 septembre.

Voici maintenant la suite de relations publiée par le lieutenant Sautai en appendice à son étude sur Malplaquet (1904).

Relations françaises adressées au duc du Maine:

Relation de Saint-Hilaire, 12 septembre.
— du chevalier de Rozel.
— du chevalier Dauger.
— anonyme.
— du marquis de la Vallière.
— de Goësbriand.
— du chevalier de Folard.

Relation du marquis de la Frezelière.
— d'un officier de cavalerie, au camp de Ruesnes.
— de des Bournays, écrite après 1711.

En outre, M. Sautai a donné dans ses notes bon nombre de lettres particulières d'officiers français conservées au Dépôt de la guerre.

Relations étrangères :

Relation du général Dopff.
— de Fagel.
— du comte d'Albemarle.

On a lieu d'espérer que le lieutenant le Faivre ajoutera à cette dernière série de très importants rapports officiels tirés des archives des États étrangers et restés inédits jusqu'ici.

En outre, nous possédons déjà des rapports ou des lettres de témoins oculaires du premier rang appartenant à l'armée alliée, dans les recueils de Marlborough, du prince Eugène, du comte de Schulembourg.

Je dois mentionner aussi que le tome VI et dernier de l'édition des *Mémoires de Villars* faite par M. le marquis de Vogüé pour la Société de l'Histoire de France contient, p. 265-266, une réplique aux critiques émises par le lieutenant Sautai contre ce maréchal et à l'appui de celles de Saint-Simon.

Voici, enfin, d'après le R. P. Baudrillart, *Une mission en Espagne*, p. 75-76, la lettre par laquelle M. le duc de Bourgogne annonça à son frère Philippe V la journée du 11 septembre : «.... Après sept heures du combat le plus opiniâtre, et où nous avons toujours repoussé les ennemis, leur supériorité nous a obligés de leur céder le champ de bataille, et l'on s'est retiré, dans le meilleur ordre du monde, au Quesnoy.... Notre perte a été très grande ; mais celle des ennemis est, de leur propre aveu, deux ou trois fois plus considérable que la nôtre. Ce nouveau malheur nous pourra coûter Mons ; mais elle *(sic)* a réacquis à la nation françoise son ancienne réputation, qu'elle a poussé *(sic)*, s'il se peut, plus loin dans cette journée que dans les victoires que nous avons remportées. Le maréchal de Villars a été blessé au milieu du combat ; mais le maréchal de Boufflers, qui a servi comme simple volontaire, par son extrême courage et sa bonne conduite a eu tout l'honneur et de l'affaire et de la retraite. Cependant le maréchal de Villars n'en a pas moins eu tant qu'il a été en état d'agir. Les ennemis, dans cette victoire, ont eu cinq ou six de nos drapeaux ou étendards, au lieu que nous leur en avons pris une quarantaine.... On vous enverra sans doute les lettres que le maréchal de Boufflers a écrites au Roi. On ne sauroit trop donner de louanges à ce grand homme, à qui on doit le salut de l'armée. Vous verrez que cette bataille, loin de nous avoir abattus, ne fait que relever notre courage et apprendre aux ennemis à nous craindre plus qu'ils ne faisoient depuis quelque temps.... »

Page 197, note 5, ligne 2. Ces vers ont été insérés dans le *Nouveau siècle*, tome III, p. 352 :

Il a fait faire des chansons
Qui disent que ce rodomont
Sans sa blessure eût tout réduit;
Mais le monde n'ignore pas
Qu'à Dorante il cède le pas
Lorsqu'il est question de mentir.
Connétable nous le verrons,
Car on croit à ces fanfarons
Dans ce pays maudit ici.

Comme fanfaronnade de Villars, le chevalier de Quincy rapporte (tome II de ses *Mémoires*, p. 336) qu'il avait offert aux ennemis de raser ses lignes pour avoir le plaisir de leur offrir la bataille en pleine campagne.

Page 199, note 6. Nous donnons ici quelques lettres inédites du maréchal de Villars à Desmaretz, dont les originaux se trouvent dans un des cartons du Contrôle général, G^7 543[2], qui n'ont guère été explorés jusqu'ici. Elles ont toutes trait aux besoins des armées et au manque de toutes ressources.

« A Tournay, le 8 avril 1709. J'apprends, Monsieur, qu'il est arrivé des sommes considérables venant des mers du Sud et appartenantes à des particuliers. Jamais secours ne pouvoit arriver plus à propos, et je ne doute pas que vous ne vous en serviez pour nous tirer de l'état violent où est cette frontière. J'en ai averti M. de Chamillart par un courrier. Nous sommes dans une très vive inquiétude pour les farines. L'on s'est flatté de trouver des ressources de blé dans ces pays-ci, qui n'y sont point; vous savez quelle consommation prodigieuse l'on a faite la campagne dernière et cet hiver. D'ailleurs, la récolte ne donnant aucune espérance, tout le monde cache ses grains. On ne peut être plus court de fourrage. Vous ne connoissez que trop notre indigence pour le reste. Je voudrois bien n'être pas obligé de vous affliger en vous en parlant encore ; mais j'y suis forcé. J'ai l'honneur d'être avec un très parfait attachement, Monsieur, votre très humble et très obéissant serviteur. Villars. *P. S.* Les ennemis font de prodigieux préparatifs, et toutes les apparences sont qu'ils se mettront en campagne dans les premiers jours de mai. »

« A Tournay, le 15e avril 1709. Je ne puis me dispenser d'avoir l'honneur de vous dire que nous n'avançons point du tout pour les subsistances de l'armée. Ou MM. les intendants n'osent pas vous mander la vérité, ou ils sont réduits à la dernière extrémité pour toutes les places de leurs départements, non seulement pour les troupes, qui vivent au jour la journée, mais même pour les peuples. Les munitionnaires se sont fort trompés quand ils ont compté sur des ressources en ces pays-ci : naturellement, elles n'étoient pas à espérer, par les prodigieuses consommations de la dernière campagne ; mais ce qui en augmente encore les difficultés, c'est que la récolte manque universellement dans tous ces pays-ci, de manière que, la famine paroissant inévitable, chacun cache son blé. Mais M. de Saint-Contest m'a assuré qu'il y en avoit en Lorraine, et, pour cela, il faut que notre voisin nous assiste de gré ou de force, et voici précisément le temps où il n'y a aucune sorte de ménagement à avoir. Vous savez mieux que moi les ressources que vous pouvez tirer de la vaisselle d'argent. Enfin, nous aurons des troupes : tâchons de les nourrir. Je ne vois rien d'assuré pour l'entrepreneur de la viande ; il faut pourtant que ce pauvre soldat, qui aura passé le plus rude hiver, puisse, dans les premiers jours de campagne, trouver un peu de viande, sans quoi il faut craindre les maladies. Les pauvres misérables n'ont pas eu de quoi boire de la bière, qui est trop chère ; les gens du pays même ne boivent pas l'eau crue. Pour moi, je ne puis trop vous représenter tout ce que nous avons à craindre. Vous ne le saurez que trop, et je sais encore que vous en êtes, pour le moins, aussi fâché que moi ; mais, comme je vois les périls de plus près, surtout ceux de n'avoir encore aucun magasin disposé, et par conséquent toutes les difficultés imaginables à pouvoir former aucun projet, même de défensive, je ne puis assez vous dire la nécessité d'y remédier promptement. Je suis, etc. LE MARÉCHAL-DUC DE VILLARS. »

« A Douay, le 24e mai 1709. Nous commencerons à camper sans que nos pauvres subalternes aient touché un sol, plusieurs prêts dus, bien des souliers manquant. Il y a trois jours que je n'espérois pas pouvoir assembler l'armée, ce qui eût été le plus grand de tous nos malheurs. J'ai forcé tous les expédients imaginables, et ai employé prières, autorité, force, pour avoir six à sept mille sacs de farine. Les ennemis marchent de tous côtés, et publient qu'ils viennent droit à nous ; je les ai fait assurer qu'ils me trouveront dans leur chemin. Un peu d'argent, un peu de pain, et Dieu nous donne bonne aventure ! Je suis, etc. LE MARÉCHAL-DUC DE VILLARS. »

« A Douay, le 26e mai 1709. La lettre que vous me faites l'honneur de m'écrire du 19e a été précédée de l'arrivée de l'argent, très bien nommé par le pauvre feu la Couture « étoile de gaieté » ; car je vous assure que ce petit secours en a produit une très vive dans nos pauvres subalternes, auxquels aucune étoile n'avoit éclairé depuis très longtemps. Cependant ils partoient avec courage ; car nous commençons à camper aujourd'hui, et demain je marche à Lens avec une tête de quarante bataillons, laissant tout le reste à portée de me joindre suivant les mouvements des ennemis. J'ai mis toute la cavalerie au vert, pour épargner les fourrages : moyennant l'économie dont nous usons depuis vingt jours et cette dernière précaution, je disputerai de fourrages aux ennemis. De pain, je ne crois pas en pouvoir disputer à personne ; je me flatte pourtant d'en mettre devant moi jusques au 20e juin, par tous les efforts que nous avons faits, bon gré malgré nos pauvres villes de Flandres et d'Artois. Enfin, voilà l'armée du Roi en campagne malgré l'opinion de nos ennemis, qui leur étoit confirmée par tous les amis. Je ne sais ce qui nous en coûtera de cette maudite opinion si divulguée ; mais je voudrois fort, pour la gloire du Roi, celle de la nation et le bien de l'État, qu'il pût y avoir une bataille avant le 15e juin. Je vois une ardeur dans nos troupes, une honte de la dernière campagne, une envie de l'effacer par quelque grande action, qui me donne de grandes espérances. Je vous rends mille grâces de celle que vous me donnez de faire suivre la première voiture d'une seconde. Je suis, etc. LE MARÉCHAL-DUC DE VILLARS. »

« Au camp de Lens, le 1er juin 1709. J'ai l'honneur d'écrire au Roi si amplement pour tout ce qui regarde l'extrémité où nous sommes pour les grains, et à M. de Chamillart, que je ne crois pas nécessaire de vous répéter tout ce qui est dans mes dépêches. Vous savez de quels moyens on s'est servi pour s'en assurer pour le mois de juin ; mais vous savez aussi que cette petite quantité ne peut être disposée de manière qu'elle puisse nous servir, si les ennemis marchoient le long des côtes de la mer, ou s'ils tournoient vers la Meuse. Il n'y a nulle apparence au dernier ; mais, pour le côté de Boulogne, ils en ont parlé à M. de Torcy. Ce n'est pas une raison pour le croire ; néanmoins, c'est assez leur manière. Il est donc indispensablement nécessaire de faire voiturer incessamment des blés de Normandie à Amiens, et même des farines, puisque nous manquons de moulins et de temps pour faire moudre. Il y a une autre matière dont j'ai eu l'honneur de vous écrire et celui de vous parler ; je sais même que M. le maréchal de Boufflers vous en avoit écrit. Tous Messieurs les intendants pensent de même, les plus habiles commerçants de ces frontières m'en ont aussi assuré : c'est que, si vous n'augmentez pas les vieux louis d'or au moins à quinze francs, il n'en restera pas un dans le Royaume ; tout le monde est convaincu que l'on fabriquera incessamment chez les étrangers. Je croirois manquer à ce que je dois au Roi et à l'honneur de vos bonnes grâces, sur lesquelles je compte, si je n'avois pas celui de vous en avertir. Quant à l'argent, je n'ai rien à vous dire ; vous savez tout ce qui manque aux troupes, tous les prêts qui sont dus, et la nécessité indispensable que le courant ne manque point, surtout dans les premiers jours de campagne. Je suis, etc. LE MARÉCHAL-DUC DE VILLARS. »

« Au camp de Denain, ce 2e août 1709.... Je n'ai pas l'honneur de vous écrire sur notre état ; j'ai pris la liberté de l'exposer au Roi très naturellement. Je ne vois, dans le péril où nous sommes d'une dissipation entière de l'armée, qu'une bataille, tel qu'en puisse être le succès ; mais, pour la donner, il faut, premièrement, que l'ennemi le veuille, et, en second lieu, pouvoir me mettre trois jours de farines d'avance : sans quoi, hors de combattre dans un de mes camps, où assurément l'ennemi ne viendra pas m'attaquer, il m'est impossible de me porter en avant. Dans de telles situations, tout François sage doit conseiller la paix, à moins que l'on ne soit très réellement assuré des subsistances. Il ne suffit pas de dire : l'on fera ce que l'on pourra ;

mais il faut y voir clair. Nos étrangers s'en vont; les discours des officiers sont mauvais et dangereux. Je soutiens nos soldats par leur parler continuellement; mais leur patience s'use malgré tous mes discours. Après cela, personne ne se rendra plus tard que moi, et je vous assure que je ne suis pas porté à penser foiblement; mais il y a de certains maux si violents, qu'il n'y a que les plus violents remèdes aussi pour les guérir. Vous savez qu'ils sont dangereux; je les mettrois en usage de bon cœur. Je suis, etc. LE MARÉCHAL-DUC DE VILLARS. »

« A Versailles, le 30e novembre 1709. Quoique je sois celui de tous les généraux qui ont l'honneur de commander les armées du Roi qui lui ait été le moins à charge, je ne me servirai pas de cette raison pour vous importuner dans des temps où l'argent est aussi rare. Je vous supplierai seulement que je ne sois pas plus mal que ceux qui ont cinquante mille écus par an du Roi plus que moi. Je crois que, lorsque vous avez suspendu les pensions, toutes celles de 1707 étoient payées. Vous eûtes la bonté d'ordonner, l'hiver passé, que la mienne le seroit pour cette année-là; votre ordre n'a pas été exécuté. Je n'ai pas voulu vous en parler pendant la campagne : la ressource eût été médiocre, puisqu'elle m'a coûté plus de quarante mille écus; mais, présentement, ces huit mille francs ne me seroient pas indifférents. Je voudrois bien que votre ordre fût réel, et point en assignations, qui me mèneroient encore bien loin. Il y a un autre article, lequel, je crois, ne vous paroîtra pas moins raisonnable : M. Gruyn ne veut payer les voyages des courriers que j'ai dépêchés qu'en billets de monnoie, en entier ou moitié; M. de Montargis fera peut-être la même difficulté. Cela n'est pas juste, parce que ces gens-là ne peuvent pas faire les courses à leurs dépens. Je vous supplierois donc que mes courriers fussent payés suivant l'ordonnance. Les appointements de maréchal de France me sont dus pour 1707 et 1708, ceux de 1707 en assignations, dont je ne puis rien finir. Quelques maréchaux de France sont payés de 1708, et, en vérité, aucun n'a plus de raison de les demander que moi. Je ne veux point être à charge; mais j'épargne plus que personne l'argent du Roi, et, si jamais vous avez le temps de faire examiner les dépenses ordonnées par les généraux, les mémoires de leurs secrétaires, vous serez surpris de la différence de celles qui se sont faites par mes ordres. Cette attention n'est jamais connue de S. M., et l'économie du général est le mérite qui la touche le moins, et qui déplaît le plus à ceux qu'elle contient; mais, enfin, je crois qu'il est de mon devoir d'en avoir, comme je suis persuadé que vous trouverez juste de m'accorder les deux grâces que je vous demande. Je suis, etc. LE MARÉCHAL-DUC DE VILLARS. »

Nous avons également, dans le même carton du Contrôle général, plusieurs lettres du maréchal-duc d'Harcourt sur les besoins de son armée[1], mais ne pouvons en reproduire qu'une seule :

1. Comparez ses lettres au duc du Maine, publiées par M. Hyrvoix de

« Langschleital, 16 août 1709. Je ne vous ai pas beaucoup importuné, Monsieur, depuis que je vous ai quitté ; cependant ce n'a pas été manque d'occasion, mais par pure discrétion. Elle est maintenant à bout, et je vous supplie de vouloir bien vous souvenir qu'en partant je devois être suivi par MM. Hogguer, dont l'un devoit venir à Strasbourg, l'autre à Lyon, et nous devoient fournir de matières. Depuis ce temps-là, il y a près de trois mois, je n'ai entendu parler de rien de la part de ces Messieurs, et, hors les cinq mille marcs de matières que vous m'avez donnés en partant, il n'y a eu aucune autre sorte de fonds, ni pour l'armée, ni pour les garnisons, encore moins pour l'achat des blés, pour le munitionnaire, et pour tout le reste, indépendamment duquel nous devrions consommer cinq cent mille livres par mois. Aussi tout est-il dans un état pitoyable ; les officiers ne peuvent plus subsister, ne touchant rien ; les uns demeurent dans les villes, ne pouvant vivre, les autres tombent malades et sont à l'hôpital ; les cavaliers et soldats désertent, les chevaux de vivres et d'artillerie meurent faute d'argent pour leur acheter de l'avoine ; les officiers généraux ne savent où donner de la tête, et moi tout le premier. En un mot, Monsieur, tout est à craindre. Les garnisons ne touchent rien, ni états-majors. Je vous supplie de faire attention à tout cela et de faire un effort. Je sais combien vous êtes pressé d'ailleurs ; mais enfin il faut que le père de famille répartisse avec justice la nourriture dans sa maison, et je vous supplie de faire un effort pour éviter la perte d'une armée dont je prévois que vous aurez grand besoin dans l'arrière-saison, et que vous n'aurez plus, si vous ne la soulagez avec promptitude.... »

Page 212, note 6. La marquise d'Huxelles écrivait, le 16 septembre : « La blessure de M. le maréchal de Villars a été consultée dans l'école de chirurgie de Saint-Côme ; il ne laisse pas d'y avoir du danger. Les premiers chirurgiens ont été accompagnés de beaucoup de garçons qu'on a envoyés, et, comme on rend compte à M. Mareschal, premier chirurgien du Roi, de tout ce qui se passe, il lui est écrit qu'on n'a jamais tant coupé de bras, de cuisses et de jambes.... On a déboursé cinquante mille livres pour faire partir les chirurgiens. »

Page 235, note 1. Voici, reproduit textuellement, un billet autographe que Godet des Marais adressa sans doute à quelque premier commis de la marine, puisqu'il se trouve dans un registre des archives de ce département, à l'année 1710 (Arch. nat., Marine, B 7 258) :

« Reflexion faite, monsieur, jay creu ne deuoir faire aucun usage de vre memoire. Vous estes, Monsieur, asses cognu pour ladresser vs mesme à Mme de M[aintenon], si vs le juges à propos. Je crois ne deuoir pas me mesler des affaires qui sont au dessus de moy, et qu'il ne me conuient pas de me charger d'une affre dont vre secretaire destat na pas voulu faire le raport à Sa Majesté. Vous aues dailleurs, mon-

Landosle dans la *Revue des Questions historiques*, octobre 1904, p. 558, 564, 565, etc.

sieur, des menagements à desirer par raport à vous p^r n'estre pas commis auec celuy dont vs dependes dans vre ministere. Il ma paru que je ne pourrois pas me promettre deuiter sur cella les inconuenients que vs craignes auec raison. Ainsy je vs renuoie vre paquet, vs asseurant que je suis, avec toute lestime possible, monsieur, vre très humble et très obéissant seruiteur. Paul, Eu. de Chartres. »

Page 242, note 3. A la suite de la conclusion des négociations de Ryswyk, M. de Crécy adressa au secrétaire d'État des affaires étrangères la lettre suivante (ms. Clairambault 1109, fol. 73-74) : « A Delft, 18 d'octobre 1697. Monsieur, la supériorité du génie du Roi dans les négociations, autant que celle de ses forces en campagne, et la sagesse de ses ordres, toujours distribués à propos et avec justesse, n'ont laissé à ceux qu'il a bien voulu employer ici, aux traités de paix, d'autre part à y prendre, ni d'autre gloire à y acquérir, que celle d'avoir su lui obéir exactement. En cela même je n'ai point d'autre honneur à prétendre, en mon particulier, que d'avoir pris la confiance que je devois en Messieurs mes collègues, et d'avoir compris que, me trouvant entre deux ministres aussi habiles et aussi appliqués, conduit par leurs soins et éclairé de leurs lumières, je ne pouvois m'égarer un pas de mon devoir et du véritable chemin du service. C'est, Monsieur, la seule force de la vérité qui tire de moi cet aveu sincère ; car, si j'étois capable de vouloir vous faire une surprise et profiter de la prévention que vous témoignez en ma faveur par la lettre dont il vous a plu m'honorer, ce seroit en une rencontre où je vois que l'honneur de votre estime et de votre bienveillance pourroit en être le prix. Je desire tellement y avoir quelque part, que je m'estimerois heureux de trouver des occasions de m'en rendre digne, et de mériter d'être regardé de vous, entre tous ceux qui vous honorent, pour celui qui fait le plus sûrement profession d'être avec un véritable respect et un sincère attachement, Monsieur, votre très humble et très obéissant serviteur. Verjus de Crécy. »

Page 246, note 6. D'Alembert, parlant de M. de Clermont-Tonnerre, évêque de Noyon (*Histoire des membres de l'Académie françoise*, tome II, p. 55-56), et, comme nous l'avons déjà dit au tome VIII, p. 75, note 4, faisant une « apologie » en forme de ce prélat, rapporte incidemment qu'au temps de M. de la Feuillade, un marquis de Marivault, qui ne saurait être autre que l'ami de notre auteur, fit rendre les honneurs à la statue d'Henri IV sur le Pont-Neuf, par ses soldats, en s'écriant : « Saluons celui-là ; il en vaut bien un autre ! » et que, sur le rapport du colonel, il fut forcé de quitter le service comme ayant commis une impertinence, mais qu'il prit sa revanche en disant au Roi lui-même qu'il se trouvait ainsi dispensé de toute reconnaissance. Toutefois, je ferai observer que le marquis ne paraît pas avoir jamais eu une compagnie aux gardes.

Page 249, note 1. Les comtes de la Contour, en Berry et en Poitou, prétendaient être une branche des Bouteillier de Senlis et de Moussy, et l'un d'eux, sous le règne de Louis XV, releva le titre de marquis de Moussy.

Page 257, note 2. La bulle que le pape Paul V fit dresser en 1607 contre Molina, mais qui ne fut jamais promulguée, est imprimée en tête du tome V de la *Suite du Supplément au Nécrologe des défenseurs de la vérité* (1764), avec cet avant-propos, qui résume, de la même manière, et presque dans les mêmes termes que l'a fait notre auteur, l'origine et les conséquences du molinisme : « On ne peut pas raisonnablement révoquer en doute que les maux qui ont inondé l'Église, et particulièrement la France, depuis deux cents ans, ne viennent essentiellement des jésuites. Ces Pères, dès le commencement de leur institut, donnèrent dans des sentiments pélagiens sur la grâce, et dans des opinions relâchées sur la morale, qu'ils sont parvenus peu à peu à établir, et à faire passer pour la foi et la règle de l'Église. Dès l'an 1547, ils eurent le front de s'opposer au quatrième canon sur la Grâce, que le concile de Trente venoit de faire ; ce qui irrita tellement les Pères de ce concile, qu'ils s'écrièrent : « Chassez dehors les pélagiens ! » Telles furent les étincelles de ce feu qui a causé, et qui cause encore tant de ravages dans l'Église. Hardis entrepreneurs, ils répandirent d'abord leur doctrine perverse dans les Pays-Bas, en Espagne et en Portugal, et se servirent enfin de Molina, leur confrère, pour mettre au jour leur système sur la Grâce : ce qu'il fit et étendit dans son livre de la *Concorde de la Grâce et du Libre arbitre*. A la vue de ce système pélagien, le cri de la foi se fit entendre, et l'on vit les théologiens se soulever contre un sentiment si erroné, et surtout les ordres de Saint-Augustin et de Saint-Dominique. Cette affaire fut poussée si vivement de part et d'autre, que le pape Clément VIII se vit obligé de l'évoquer entièrement à sa personne : c'est ce qui donna lieu, en 1598, aux fameuses congrégations *de Auxiliis*. Clément VIII, après un examen soutenu pendant huit années, étoit prêt à foudroyer le molinisme, lorsqu'il mourut, au grand dommage de la vérité. Paul V continua avec zèle les congrégations jusqu'à la décision inclusivement : ces congrégations durèrent dix ans, et occupèrent plus de deux cents séances, où la doctrine de Molina fut toujours qualifiée de pélagienne. En 1607, Paul V fit dresser la bulle contre Molina, à laquelle il ne manque que la publication pour faire loi. On en trouve le projet dans l'histoire des congrégations *de Auxiliis*, du P. Serri, dominicain. Nous en donnons ici une traduction fidèle, et nous avons lieu de nous flatter qu'elle sera bien reçue de ceux qui aiment la vérité ; et, si l'on ne peut pas en tirer un argument définitif, n'ayant pas reçu sa dernière perfection, ni été publiée par le saint-siège, c'est toujours un puissant préjugé, qui ne fait pas d'honneur au molinisme. »

Pages 267-268. Comparez, sur le caractère du P. le Tellier, non seulement ce qui a été dit dans notre tome XVII, mais encore mieux sa notice comme confesseur du Roi, publiée dans les *Écrits inédits de Saint-Simon*, tome II, p. 473-474.

Page 278, ligne 1. Le terme d'*hospice*, suivant *l'Académie* de 1718, signifiait à la fois « une petite maison religieuse établie pour y recevoir les religieux du même ordre qui passent, » et « une maison bâtie dans une grande ville pour y retirer pendant la guerre les religieux et religieuses des couvents bâtis dans la campagne. »

Page 291, note 1. Voyez un article de M. L. Denis, sur l'anecdote racontée par notre auteur, dans la revue *la Province du Maine*, tome III (1895), p. 109.

Page 302, ligne 10. Rapprochez cette locution *tout tard* de celle que nous avons eue au tome VI, p. 91 : *tous les premiers jours de l'année*.

Pages 302-303. Harcourt protesta, par une lettre du 22 septembre au ministre de la guerre, contre la pairie donnée à son détriment au maréchal de Villars, et ne reçut qu'une réponse très sèche. Les deux lettres viennent d'être publiées dans la *Revue des Questions historiques* d'octobre 1904, p. 567-568, par M. Hyrvoix de Landosle.

Page 327, ligne 11. Saint-Simon a déjà parlé de génies mystérieux dans l'historiette du comte de Cheverny reproduite à l'Appendice du tome VI, p. 582-583. Ici, il a écrit *Génies*, avec une majuscule. Le *Dictionnaire de l'Académie* donnait cette première définition : « L'esprit, ou le démon, soit bon, soit mauvais, qui, selon la doctrine des anciens, accompagnoit les hommes depuis leur naissance jusqu'à leur mort. »

Page 373, note 1. Comparez avec *archifait* le mot *archidévot*, dans l'Addition n° 902, ci-dessus, p. 444.

Page 378, note 4. Le Mémoire de 1664 sur le Poitou (ms. Cinq-cents de Colbert n° 278, fol. 130 v°) parle en ces termes de M. de Chausserais : « Le sieur de la Chausseraie Petit réside ordinairement en sa terre de la Chausseraie près de Thouars. A épousé une sœur de Mme la duchesse de la Meilleraye, de la maison de Brissac, ce qui lui donne la protection de M. le maréchal de la Meilleraye, qui, de plus, est son voisin par le moyen de Montreuil-Bellay. Il a acquis depuis dix ans la terre de Bersuire (*sic*, pour Bressuire), près la même ville de Thouars, qui vaut trois cent soixante mille livres, à bon marché. Il ne l'a pas payée, et fait bien tout ce qu'il peut pour en jouir toute sa vie sans en rien payer. Il est accusé de beaucoup de violences, vexations et usurpations, dont nous avons pris des éclaircissements qui serviront au besoin. »

Page 381, note 2. Comparez une autre lettre reproduite en partie dans le *Musée des Archives nationales*, n° 947.

Page 393, note 3. Nous donnons ici les lettres de la marquise d'Huxelles relatives à la disgrâce de Mme d'Argenton, d'après le ms 1420 de la bibliothèque d'Avignon :

« 6 janvier 1710.

« On donne pour cause à la disgrâce de Mme la comtesse d'Argenton, apprise hier, la fête de Saint-Cloud dont elle fit les honneurs à l'électeur de Bavière ; mais, quoi qu'il en soit, on la prétend éloignée, sans dire le lieu où elle va jusqu'à présent et si c'est par lettre de cachet, ou ordre du Roi annoncé par Mme la duchesse de Ventadour.

On dit que Mgr le duc d'Orléans ne la verra plus, et qu'il payera ses dettes, en grand nombre. »

« 8 janvier.

« C'est Mgr le duc d'Orléans qui a sacrifié de lui-même Mme d'Argenton, ayant dit à Mme de Maintenon qu'il étoit au désespoir du refroidissement qu'il paroissoit au Roi pour lui, et dans l'éclaircissement qu'ils ont eu ensemble. Les ordres de se retirer lui furent donnés par deux lettres, l'une de Mme de Ventadour, remise par Mlle de Chausserais, l'autre du prince, par l'abbé de Thésut. On ne dit point encore où; mais que, de quarante mille livres de rente qu'elle a, il en sera employé quinze mille pour la dépense du chevalier d'Orléans. M. Terrat a ordre de payer ses dettes; mais on prétend qu'il a dit qu'il n'y avoit point encore d'argent, et que, s'il y en avoit, il falloit commencer par celles de S. A. R. Elle a coûté de grandes sommes, et, suivant le bruit, elle doit avoir plus de deux cent mille francs de pierreries, entre lesquelles elle se paroit du collier de perles de la feue Reine mère. »

« 10 janvier.

« Mme d'Argenton partit hier au matin. Elle s'en va chez Monsieur son père, appelé la Boissière, en Picardie. Il est parent de M. de la Motte-Houdancourt. Sa fille sera plus riche que lui; car elle aura cinquante mille livres de rente. Mgr le duc d'Orléans lui a donné une pension de quatre mille francs, et lui laisse sa maison à vendre, située sur le jardin du Palais-Royal, dont elle trouve déjà quatre-vingt mille livres, y ayant eu pour cent mille francs de dépense en glaces et peintures aux frais de S. A. R. Enfin elle lui a déjà coûté des millions. Le Palais-Royal est ravi du divorce. Il y a un fameux notaire établi pour recevoir la déclaration de ses créanciers. »

« 13 janvier.

« On va voir comme une rareté la maison de Mme d'Argenton, où Coypel a peint un triomphe de l'Amour sur les dieux, comparable au Festin de Raphaël, des dieux aussi, à Rome. Mais Mgr le duc d'Orléans vient de reprendre le dessus au grand contentement de ses créatures. M. de la Boissière demeure auprès de Pont-Saint-Maxence. Son château s'appelle Brenouille, de peu de revenus. »

« 14 janvier.

« Mme d'Argenton a été surprise de la fièvre à quatre lieues d'ici. Ayant continué son voyage, on doute qu'elle soit bien reçue de son père, qui, fort opposé à son état de maîtresse de Mgr le duc d'Orléans, ne la vouloit point voir. Sa belle-mère, pas si difficile, profitoit de sa faveur, et s'en est allée avec elle pour se trouver à l'entrevue de son mari et de sa belle-fille. »

« 17 janvier.

« Il y avoit au Palais-Royal une chanoinesse appelée Mme de Fussey, qui tenoit académie de jeu, protégée par Mme d'Argenton; mais on en a fermé les portes, et mis son logement au-dehors, sous la férule de

M. d'Argenson. On parle de trois ou quatre autres dames qu'on veut déloger. Il se dit aussi qu'un homme à qui cette défunte maîtresse avoit procuré une charge d'écuyer de Mgr le duc d'Orléans, ayant épousé sa sœur, a ordre de la vendre. »

Page 396, note 6. Voici la lettre que l'abbé de Thésut adressa au duc d'Orléans pour lui rendre compte de sa mission auprès de Mme d'Argenton (Dépôt des affaires étrangères, vol. *France* 488, brouillon autographe non daté, classé à l'année 1717) : « Je m'acquittai fidèlement hier, Monseigneur, en arrivant ici, de tout ce que Votre Altesse Royale m'avoit ordonné de dire à Mme d'Argenton, comptant sur la liberté qu'elle a de choisir quel endroit elle voudra pour sa retraite, excepté Gomerfontaine. Je l'ai trouvée déterminée à aller chez Monsieur son père; et partira après-demain matin pour s'y rendre. Les préparatifs et meubles qu'il lui auroit fallu mener avec elle pour aller plus loin, et qui auroient différé davantage son voyage, qu'elle ne cherche qu'à avancer, sont cause, je crois, qu'elle a plutôt choisi ce lieu-là qu'Argenton. C'est à vous, Monseigneur, qui savez précisément les intentions du Roi, à juger si cela ne sera point regardé comme trop près : auquel cas vous aurez la bonté de m'ordonner ce que vous souhaitez que je dise ici. Supposé que cela vous paroisse tel, ne seroit-il pas à propos que vous la déterminassiez de vous-même à Argenton, par les ordres que vous me donneriez, pour vous éviter l'embarras d'en parler au Roi davantage, et à lui la peine d'entendre des propositions nouvelles sur une chose qu'il compte finie? Si cette négociation devoit encore durer longtemps, je supplierois très humblement Votre Altesse Royale de me dispenser de la suivre, n'étant presque pas possible, par les différents avis dont on est environné, qu'il ne retombe quelque chose sur les négociateurs, quelque précautionnés qu'ils soient et de quelque zèle qu'ils soient animés. Voici une lettre qu'on m'a envoyée à minuit : j'ai appréhendé que vous n'approuvassiez point que je la gardasse; mais, dans l'état où m'avez paru, permettez-moi de vous dire qu'il est contre le repos de l'un et de l'autre que je m'en charge[1] davantage. Je suis avec respect, etc. »

Page 410, note 9. Selon Littré, art. Poids 13°, l'*ancien poids* serait le poids du Sanctuaire gardé par les prêtres dans le temple de Jérusalem.

1. Les mots *m'en charge* sont en interligne, au-dessus de *vous en envoie*, non biffé.

TABLES

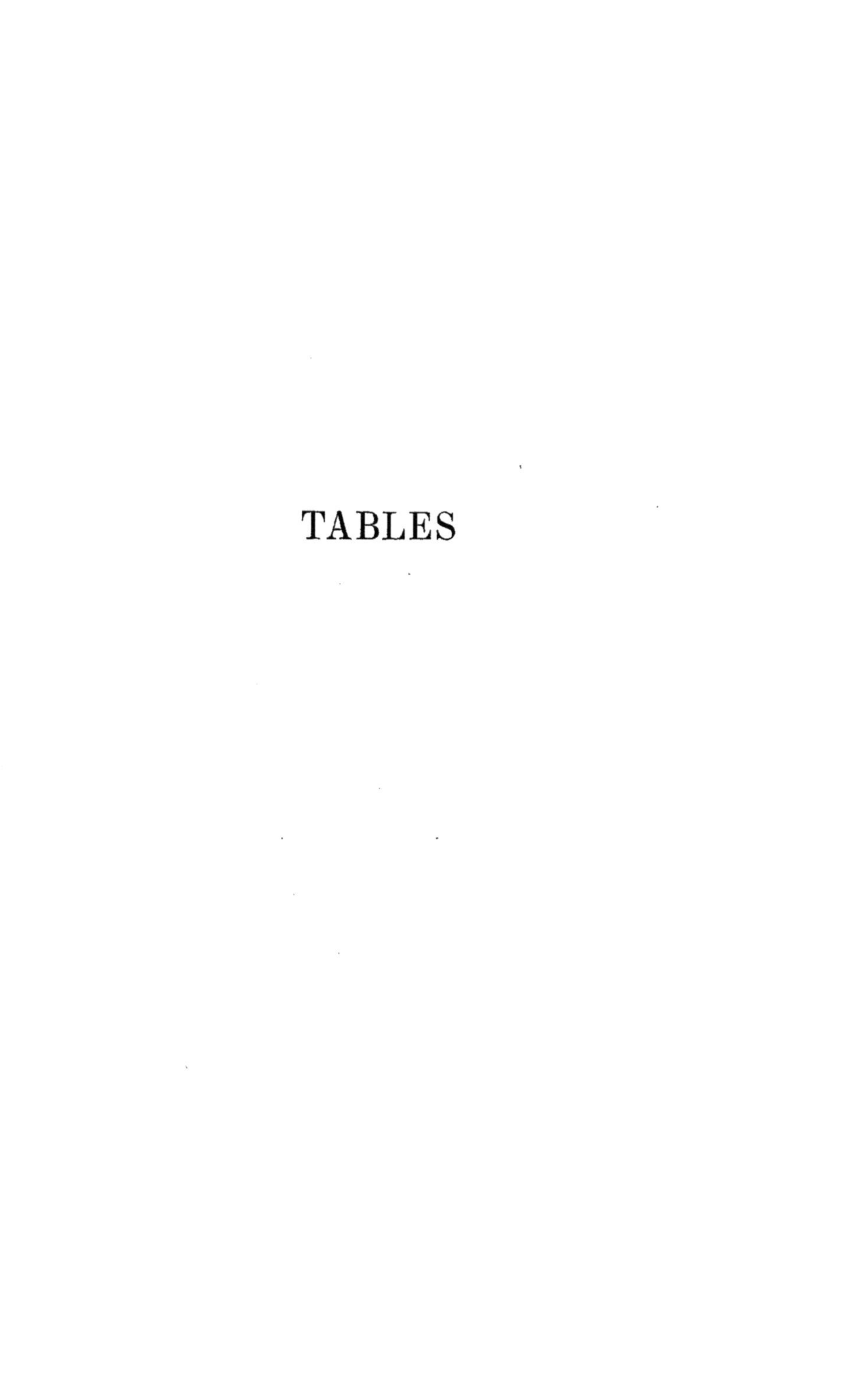

I

TABLE DES SOMMAIRES

QUI SONT EN MARGE DU MANUSCRIT AUTOGRAPHE.

Fin de 1709.

1710.

II

TABLE ALPHABÉTIQUE

DES NOMS PROPRES

ET DES MOTS OU LOCUTIONS ANNOTÉS DANS LES *MÉMOIRES*.

N. B. Nous donnons en italique l'orthographe de Saint-Simon, lorsqu'elle diffère de celle que nous avons adoptée.

Le chiffre de la page où se trouve la note principale relative à chaque mot est marqué d'un astérisque.

L'indication (Add.) renvoie aux Additions et Corrections.

A

C

D

G

H

I

J

L

M

N

O

P

Q

R

S

T

U

V

III

TABLE DE L'APPENDICE

PREMIÈRE PARTIE

ADDITIONS DE SAINT-SIMON AU *JOURNAL DE DANGEAU*.

(Les chiffres placés entre parenthèses renvoient au passage des *Mémoires* qui correspond à l'Addition.)

SECONDE PARTIE

TABLE DES MATIÈRES

CONTENUES DANS LE DIX-HUITIÈME VOLUME.

FIN DU TOME DIX-HUITIÈME.

CHARTRES. — IMPRIMERIE DURAND, RUE FULBERT.

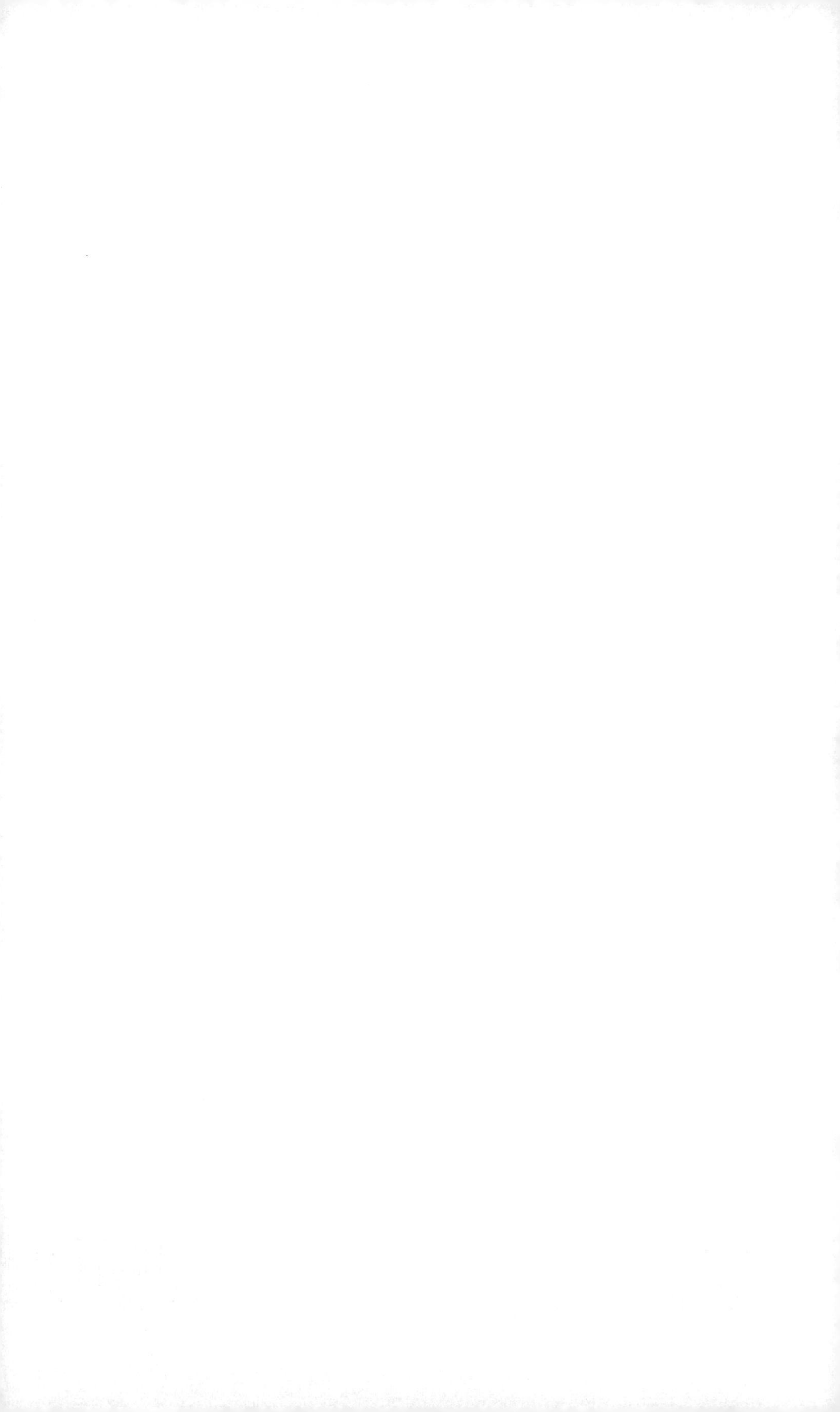

www.ingramcontent.com/pod-product-compliance
Ingram Content Group UK Ltd.
Pitfield, Milton Keynes, MK11 3LW, UK
UKHW022320190726
13856UKWH00001B/106